Schriften zur Kritischen Lebenskunst

Die Reihe Schriften zur Kritischen Lebenskunst unternimmt den Versuch, angesichts aktueller Fragen und Problemlagen des modernen Lebens, andere Denkhorizonte und praktische Herangehensweisen eines erstrebenswerten Lebens zu erschließen. Mit Hilfe interdisziplinärer Theorien und Modelle geht es dabei um nichts Geringeres als um einen gelingenden Alltag. Dabei braucht die Lebenskunst kritische Einsätze, die verdeutlichen, warum und worin Menschen versagen und scheitern und wie sie ihr Leben – je nach Umständen – anders und besser gestalten können. Ins Spiel kommen dabei biographische Erfahrungen, leibliche und soziale Beziehungen, soziale Ungleichheiten, politische Dominanzverhältnisse oder kapitalistische und technologische Steigerungslogiken ebenso wie pädagogische oder therapeutische Veränderungsstrategien. Die Reihe erlaubt, die Frage multiperspektivisch und interdisziplinär anzugehen und so die Möglichkeiten und Grenzen eines guten Lebens auf bisher unerreichte Art und Weise auszuloten. Gerade das Reihenformat ermöglicht, das Thema vor dem Hintergrund der spezifischen Herausforderungen unserer Zeit (Klimawandel, Nachhaltigkeit, Pandemien, Digitalisierung, K.I.) anzugehen und zwar so, dass Perspektiven sich ergänzen und neue Ideen entstehen. So kann die Reihe ein fortlaufendes Gespräch zu einem ewig jungen, immer wieder neu zu diskutierenden Thema initiieren.

Jörg Zirfas · Günter Gödde
(Hrsg.)

Schlüsselwerke der Kritischen Lebenskunst I

Von Theodor W. Adorno bis Corine Pelluchon

1682

J.B. METZLER

Hrsg.
Jörg Zirfas
Department Erziehungs- und Sozialwissenschaften, Universität zu Köln
Köln, Deutschland

Günter Gödde
Psychotherapeutische Praxis
Berlin, Deutschland

ISSN 2731-3905 ISSN 2731-3913 (electronic)
Schriften zur Kritischen Lebenskunst
ISBN 978-3-662-72345-6 ISBN 978-3-662-72346-3 (eBook)
https://doi.org/10.1007/978-3-662-72346-3

Die Deutsche Nationalbibliothek verzeichnet diese Publikation in der Deutschen Nationalbibliografie; detaillierte bibliografische Daten sind im Internet über https://portal.dnb.de abrufbar.

Einbandabbildung: Jakob Baranowski / alamy

Planung/Lektorat: Franziska Remeika
J.B. Metzler ist ein Imprint der eingetragenen Gesellschaft Springer-Verlag GmbH, DE und ist ein Teil von Springer Nature.
Die Anschrift der Gesellschaft ist: Heidelberger Platz 3, 14197 Berlin, Germany

Inhaltsverzeichnis

Herausgeber- und Autorenverzeichnis

Über die Herausgeber

Jörg Zirfas, Prof. Dr. phil., Professor für Allgemeine Erziehungswissenschaft mit dem Schwerpunkt Pädagogische Anthropologie an der Universität zu Köln, Vorsitzender der Gesellschaft für Historische Anthropologie (FU Berlin); Mitglied der Interdisziplinären Arbeitskreise Pädagogik und Vulnerabilität (UzK) und Kritische Lebenskunst (Berlin). Arbeitsschwerpunkte: Pädagogische und Historische Anthropologie, Bildungsphilosophie und Psychoanalyse, Anthropologische Bildungsforschung und Ökologische Bildung, Kritische Lebenskunst und Vulnerabilität. Ausgewählte Buchveröffentlichungen: Geschichte der Ästhetischen Bildung. Bde. 1–4 (Mitautor, 2009–2021); Handbuch Pädagogische Anthropologie (Hrsg. mit Ch. Wulf, 2014); Therapeutik und Lebenskunst (mit G. Gödde, 2016); Kritische Lebenskunst (Hrsg. mit G. Gödde, 2018); Handbuch Bildungs- und Erziehungsphilosophie (Hrsg. mit G. Weiß, 2019); Nietzsche on the Art of Living (Hrsg. mit G. Gödde, R. Müller, W. Stegmaier, 2023); Leiden und Lebenskunst (Hrsg. mit G. Gödde, E. Brock, 2024); Optimierung Ein interdisziplinäres Handbuch (Hrsg. mit M. Dederich, 2024); Heidegger und die Lebenskunst (Hrsg. mit D. Sölch, E. Brock, G. Gödde, 2025).

Günter Gödde, Dr. phil., Dipl.-Psych., jur. Assessor, psychologischer Psychotherapeut in eigener Praxis, Dozent, Supervisor und Lehrtherapeut in der Therapeutenausbildung, Mitglied der Interdisziplinären Arbeitskreise Psychodynamische Psychotherapie und Kritische Lebenskunst. Arbeitsschwerpunkte: Theorie, Praxis und Ausbildung der psychodynamischen Psychotherapie, Geschichte und Kulturtheorie der Psychoanalyse, Ideengeschichte des Unbewussten, Verhältnis von Psychoanalyse und Philosophie sowie von Therapeutik und Lebenskunst. Neuere Buchveröffentlichungen: Therapeutik und Lebenskunst (mit J. Zirfas, 2016); Kritische Lebenskunst (Hrsg. mit J. Zirfas, 2018); Entwicklungslinien psychodynamischer Psychotherapie (2021); Psychodynamisch denken lernen sowie Psychodynamisch handeln lernen (Hrsg. mit E. Püschel, S. Schneider, 2022 und 2023); Nietzsche on the Art of Living (Hrsg. mit J. Zirfas, R.G. Müller, W. Stegmaier, 2023); Leiden und Lebenskunst (Hrsg. mit J. Zirfas, E. Brock, 2024); Heidegger und die Lebenskunst (Hrsg. mit D. Sölch, E. Brock, J. Zirfas, 2025).

Autorenverzeichnis

Andreas Brenner, Prof. Dr. phil., Professor für Philosophie an der Universität Basel und der Fachhochschule Nordwestschweiz (FHNW) in Basel. Arbeitsschwerpunkte: Phänomenologie, insbesondere Leibphilosophie und Forschung zur angewandten Ethik, insbesondere Medizin-, Tier-, Umwelt- und Wirtschaftsethik. Buchveröffentlichungen: Ökologie-Ethik (1996); Lexikon der Lebenskunst (mit J. Zirfas, 2002); Bioethik und Biophänomen. Den Leib zur Sprache bringen (Habilitation, 2006); Leben. Eine philosophische Untersuchung (2007); Leben. Grundwissen Philosophie (2009); Umweltethik. Ein Lehr- und Lesebuch (2014); Wirtschaftsethik. Das Lehr- und -Lesebuch (2018); Alter als Lebenskunst (2019); Das Ende des Wokeismus (2024).

Daniel Burghardt, Prof. Dr. phil., Professor für Erziehungswissenschaft mit dem Schwerpunkt Ungleichheit und soziale Bildung an der Universität Innsbruck. Arbeitsschwerpunkte: Bildungs- und Erziehungsphilosophie, Kritische Pädagogik, Pädagogische und Historische Anthropologie, Pädagogische Ethnographie, Psychoanalytische Bildung. Ausgewählte Buchveröffentlichungen: Vulnerabilität. Pädagogische Herausforderungen (Hrsg. mit M. Dederich, J. Zirfas et al., 2017); Der pädagogische Takt. Eine erziehungswissenschaftliche Problemformel (mit J. Zirfas, 2019); Pädagogische Heterotopien. (Hrsg. mit J. Zirfas, 2019); Weiterdenken – Perspektiven pädagogischer Anthropologie: Festschrift für Jörg Zirfas (Hrsg. mit M. Krebs, J. Noack Napoles 2021); Verletzungspotenziale. Kritische Studien zur Vulnerabilität im Neoliberalismus (Hrsg. mit M. Krebs, 2022); Elend und Emanzipation. Über die Politisierung des Leidens (2024).

Markus Dederich, Prof. Dr. phil., Professor für allgemeine Heilpädagogik am Departement Heilpädagogik und Rehabilitation der Universität zu Köln. Arbeitsschwerpunkte: Pädagogische Anthropologie, ethische Fragen von Behinderung, Vulnerabilitätsforschung, Disability Studies, Inklusionsforschung. Ausgewählte Buchveröffentlichungen: Handlexikon der Behinderten-pädagogik: Schlüsselbegriffe aus Theorie und Praxis (Hrsg. mit I. Beck, G. Antor, U. Bleidick, 2016); Pädagogische Herausforderungen (Hrsg. mit D. Burghardt, J. Zirfas et al., 2017); Glossar der Vulnerabilität (Hrsg. mit J. Zirfas, 2022); Erfahrung, Wissen, Handeln. Zur Grundlegung der Heil- und Sonderpädagogik (mit P. Seitzer, 2024); Ambivalente Emotionen im Kontext von Inklusion und (Geistiger) Behinderung (Hrsg. mit S. Schuppener, 2024); Optimierung. Ein interdisziplinäres Handbuch (Hrsg. mit J. Zirfas, 2024).

Hannah Gerlach, Dr.in phil., M.A., wissenschaftliche Mitarbeiterin und Koordinatorin der Kritischen Gesamtausgabe der Werke Hannah Arendts an der Freien Universität Berlin. Forschungsschwerpunkte: Autorschaftsentwürfe und -inszenierungen, literarische Geschlechterdiskurse und die deutschsprachige Exilliteratur des 20. Jahrhunderts. Ausgewählte Veröffentlichungen: Paul Zech:

Probleme und Gestalten der deutschen romantischen und neueren Dichtung. Biographische und literaturgeschichtliche Essays. Textkritisch herausgegeben, eingeleitet und kommentiert (2018); Dichter/Frauen. Revisionen eines Produktionsmodells bei Marieluise Fleißer, Inge Müller und Friederike Mayröcker (2024).

Gerhard Heim, Dr. rer. soc., Dipl.-Psych., Studium der Psychologie und Philosophie in Konstanz, Klinischer Psychologe in psychiatrischen Kliniken, ab 1995 bis 2021 niedergelassener Psychotherapeut in Berlin, Dozent und Supervisor in der Therapeutenausbildung. Arbeitsschwerpunkte: Systematik und Geschichte der Psychopathologie und Psychotherapie, philosophische Aspekte der Psychotherapie. Ausgewählte Buchveröffentlichungen: Psychotherapie. Vom Automatismus zur Selbstkontrolle (Hrsg. mit P. Fiedler, 2010); P. Janet. Die Psychologie des Glaubens und die Mystik nebst anderen Schriften (Hrsg. 2013); Dissoziation und Kultur (Hrsg. mit U. Wolfradt, P. Fiedler, 2013); Schlüsselthemen der Psychotherapie (Hrsg. mit U. Wolfradt, P. Fiedler, 2017); Esther Fischer-Homberger. Pierre Janet und die Psychotherapie an der Schwelle zur Moderne (Hrsg. mit M. Wedell, 2021).

Alexander Kappe, Dr. phil., M. A., Postdoc-Stipendiat an der Leucorea/MLU Halle-Wittenberg, zuvor wissenschaftlicher Mitarbeiter am Institut für Germanistische und Allgemeine Sprachwissenschaft der RWTH Aachen. Studium der Philosophie, der Allgemeinen und Vergleichenden Literaturwissenschaft sowie des Literarischen Schreibens in Berlin und Leipzig. Promotionsförderung durch die Friedrich Schlegel Graduiertenschule für literatur-wissenschaftliche Studien der FU Berlin sowie das Evangelische Studienwerk Villigst. Forschungsaufenthalt an der University of Oxford (New College). Als Autor, Übersetzer und Literaturvermittler verschiedene literarische Publikationen und Auszeichnungen.

Dagmar Kiesel, Prof. Dr. phil., Außerplanmäßige Professorin am Institut für Philosophie an der Friedrich-Alexander-Universität Erlangen-Nürnberg. Forschungsschwerpunkte: Philosophie als Lebenskunst, Antike Philosophie, Friedrich Nietzsche; Überschneidungsfelder der Philosophie mit Psychotherapie, Literatur und Theologie. Buchveröffentlichungen u. a.: Selbstaufhebung der Person in *Also sprach Zarathustra* IV. Warum die höheren Menschen in Zarathustras Höhle sitzen (2015); Altruismus. Interdisziplinäre Perspektiven (Hrsg. mit S. Schmidt, T. Smettan, 2024); Politische Anthropologie in der Philosophie der Antike (Hrsg. mit C. Kietzmann, 2025).

Manuel Knoll, Prof. Dr. phil., Studium der Philosophie, der Politikwissenschaft und der Neueren und Neuesten Geschichte an der Universität München (LMU), nach drei ord. Professuren in Istanbul seit 2024 wieder Privatdozent für Politische Theorie und Philosophie an der LMU. Associate Editor von Polis. The Journal for Ancient Greek and Roman Political Philosophy, Mitglied von Instituto „Lucio Anneo Séneca“ der Universidad Carlos III de Madrid. Arbeitsschwerpunkte: Politische Philosophie und Ethik, im Besonderen antike und zeitgenössische Theorien der Gerechtigkeit, Platon, Aristoteles, Machiavelli, Nietzsche, Rawls und Walzer,

Sozialphilosophie und Kritische Theorie, Griechische Philosophie der Klassischen Antike. Mitherausgeber der Buchreihe Collegium Politicum (Nomos), Mitglied der wissenschaftlichen Beiräte zahlreicher Zeitschriften und Buchreihen. Ausgewählte Buchveröffentlichungen: Antike griechische Philosophie (2017); Aristokratische oder demokratische Gerechtigkeit? Die politische Philosophie des Aristoteles und Martha Nussbaums egalitaristische Rezeption (2009); New Perspectives on Distributive Justice: Deep Disagreements, Pluralism, and the Problem of Consensus (Hrsg. mit S. Snyder, N. Şimşek, 2019); Nietzsche as Political Philosopher (Hrsg. mit B. Stocker, 2017).

Moritz Krebs, Dr. phil., M.A., wissenschaftlicher Mitarbeiter an der Universität zu Köln im Arbeitsbereich Allgemeine Erziehungswissenschaft. Arbeitsschwerpunkte Pädagogische Anthropologie, Bildungs- und Erziehungsphilosophie, Ästhetische Bildung, Vulnerabilitäts-forschung, materialistische Theoriebildung und kritische Pädagogik. Ausgewählte Veröffentlichungen: Schlüsselwerke der Vulnerabilitätsforschung (Hrsg. mit R. Stöhr, D. Lohwasser et al., 2019); Bewegungen denken – Pädagogisch-anthropologische Skizzen (Hrsg. mit J. Noack Napoles, 2020); Weiterdenken – Perspektiven pädagogischer Anthropologie. Festschrift für Jörg Zirfas (Hrsg. mit D. Burghardt, J. Noack Napoles, 2021); Verletzungspotentiale. Kritische Studien zur Vulnerabilität im Neoliberalismus (Hrsg. mit D. Burghardt, 2022).

Thomas Laubach (Weißer), Prof. Dr. theol., Professor für Theologische Ethik am Institut für Katholische Theologie, Fakultät Geistes- und Kulturwissenschaften der Otto-Friedrich-Universität Bamberg. Arbeitsschwerpunkte: Religion, Moral und Alltag; Ethik und Identität; Genderfragen aus ethischer Perspektive; Ethik und Glaube in medialen Kontexten; bio- und beziehungsethische Fragen. Ausgewählte Veröffentlichungen: Alltagsmoral / Christliche Lebenskunst (2013); Geschlecht und Lebenskunst, in: K. Klöcker et al. (Hrsg.): Gender – Herausforderung für die christliche Ethik (2017); Subjekt und Ethik, in: Handbuch ethische Bildung (2021).

Reinhard G. Müller, PhD, M.A., Exekutivdirektor der Foundation for Philosophical Orientation (FPO) in Nashville/USA. Arbeitsschwerpunkte: „Philosophie der Orientierung" und Verbindungen zwischen Philosophie und Literatur. Publikationen über Friedrich Nietzsche, Gotthold Ephraim Lessing, George Bernard Shaw. Übersetzung von Werner Stegmaiers *What is Orientation? A Philosophical Orientation* (2019) ins Englische. Mitherausgeber der FPO Publishing House Orientations Press. Leitung von Seminaren zur Philosophie der Orientierung an der FPO.

Alexandra Pavlova M.A., Doktorandin an der Fakultät für Informatik der Technischen Universität Wien. Masterabschlüsse in Philosophie, Logik und Sprachwissenschaft. Arbeitsschwerpunkte: Phänomenologie, Logik und Affektivität, philosophische Grundlagen der Logik, mathematische philosophische Logik, formale Modelle der Verantwortlichkeit. Zu ihren Veröffentlichungen zählen unter anderem Arbeiten zur mittelalterlichen Logik („What Hamblins's formal dialectic tells about the medieval logical dispuation"), zu logischen Spielen („From semantic games to provability: the case of Gödel Logic") und zur Multi-Agenten-Logik („Logical aspects of the diversity of agents").

Nina Rabuza, Dr.in phil., Universitätsassistentin am Lehr- und Forschungsbereich soziale Ungleichheit und politische Bildung an der Universität Innsbruck. Arbeitsschwerpunkte: Kritische Theorie, Memory Studies, Erziehungs- und Bildungsphilosophie, Ästhetik sowie historisch-politische Bildung. Ausgewählte Buchveröffentlichung: Verräumlichte Erinnerung. Die Grenzen der Darstellung nationalsozialistischer Gewalt am Modell der KZ-Gedenkstätte Dachau (2023).

André Schütte, Dr. phil., M.A., Akademischer Rat in Allgemeiner Pädagogik an der Universität Siegen. Arbeitsschwerpunkte: Theorie und Geschichte von Erziehung und Bildung, Erziehungs- und Bildungsphilosophie, Ästhetische und Kulturelle Bildung, Pädagogische Anthropologie und Ethik. Buchveröffentlichungen: Glück – Annäherung an einen unsteten Zustand (Hrsg. mit K. Farokhifar, B. Fuchs, 2012); Ost und West – Himmel und Erde (Hrsg. mit K. Farokhifar, B. Fuchs, 2013); Freiheit, Moral, Beliebigkeit. Was sollen wir tun? (Hrsg. mit K. Farokhifar, B. Fuchs, 2014); Experimentum Scribendi. Philosophie und Literatur (Hrsg. mit K. Farokhifar, B. Fuchs, 2014); Fragile Existenz – Antworten französischer Philosophen (Hrsg. mit K. Farokhifar, B. Fuchs, 2014); Bildung und Vertikalspannung. Welt- und Selbstverhältnisse in anthropotechnischer Hinsicht (2015); Bauhaus-Paradigmen. Künste, Design und Pädagogik (Hrsg. mit A. Röhl, P. Knobloch, S. Hornäk, S. Henning, K. Gimbel, 2021); Wem folgen? Über Sinn, Wandel und Aktualität von Vorbildern (Hrsg. mit J. Nielsen-Sikora, 2023).

Dennis Sölch, PD Dr. phil., Philosoph und Wissenschaftlicher Angestellter am Institut für Philosophie der Heinrich-Heine-Universität Düsseldorf, Geschäftsführer und stellvertretender Vorsitzender der Deutschen Whitehead Gesellschaft, regelmäßiger Lehrbeauftragter an der Alpen-Adria-Universität Klagenfurt; Mitglied im German Pragmatism Network; Forschungsschwerpunkte: Geschichte der Amerikanischen Philosophie, insb. Transzendentalismus und Pragmatismus, Existenzphilosophie und Existenzielle Psychotherapie, Erziehungsphilosophie, Prozessmetaphysik. Ausgewählte Buchveröffentlichungen: Der amerikanische Transzendentalismus. Eine Anthologie (Hrsg. und Übers. mit L. Wackers, 2018); Wittgenstein und die Philosophiegeschichte (Hrsg. mit B. Ritter, 2021); Geschichte und Gegenwart der Existenzphilosophie (Hrsg. mit O. Victor, 2021); Albert Camus – ein Philosoph wider Willen? (Hrsg. mit O. Victor, 2022); Literarische Philosophie – Philosophische Literatur. Formen des Philosophierens von Platon bis Heidegger (Hrsg. mit B. Capelle, 2022); Heidegger und die Lebenskunst (Hrsg. mit E. Brock, G. Gödde, J. Zirfas, 2025).

Bernhard Stricker, Dr. phil, M.A., Wissenschaftlicher Mitarbeiter am Institut für Germanistik und Medienkulturen der Technischen Universität Dresden. Arbeitsschwerpunkte: Literatur und Philosophie (insb. ordinary language philosophy, analytische Sprachphilosophie und Phänomenologie), Literatur und Sprachreflexion, kalendarisches Schreiben und literarische Repräsentationen von Zeit und Zeitlichkeit. Ausgewählte Veröffentlichungen: Die Literatur, der Skeptizismus und das gute Leben. Stanley Cavell als Leser (2011); Kulturwissenschaftliche Zeitschrift, Schwerpunktheft: Geistesgegenwart und Nachdenklichkeit. Kleine Formen der Intervention (2025(1)); Jean Paulhan: Die Erfahrung des Sprichworts. Ethnographische Texte. Übers. und mit einem Nachwort von B. Stricker (2025).

Oliver Victor, Dr. phil., M.A., Wissenschaftlicher Mitarbeiter am Institut für Philosophie der Heinrich-Heine-Universität Düsseldorf, Projektleiter im Rahmen des DFG-Projekts „Albert Camus' philosophisches Frühwerk – neue Quellen und Perspektiven", Gastdozent an der Aix-Marseille Université in Frankreich. Arbeitsschwerpunkte: Geschichte der Philosophie (insbes. der Existenzphilosophie und des französischen Existenzialismus), der Anthropologie und der Verhältnisbestimmung von Philosophie und Literatur. Ausgewählte Buchveröffentlichungen: Kierkegaard und Nietzsche. Initialfiguren und Hauptmotive der Existenzphilosophie (2021); Geschichte und Gegenwart der Existenzphilosophie (Hrsg. mit D. Sölch, 2021); Albert Camus – ein Philosoph wider Willen? (Hrsg. mit D. Sölch, 2022); Europäische Utopien – Utopien Europas (Hrsg. mit L. Weiß, 2022); Das Konzept „Leben" in der Geschichte der Philosophie (Hrsg. mit S. Hüsch, 2023); Europa – Herkunft und Zukunft (Hrsg. mit S. Hansen, 2023).

Was ist ein philosophisches Schlüsselwerk der Kritischen Lebenskunst? Eine Einleitung in Band I

1

Jörg Zirfas und Günter Gödde

Was ist eine Kritische Lebenskunst der Philosophie?

In diesem Band soll es um *philosophische Schlüsselwerke der Kritischen Lebenskunst* gehen – doch was bedeutet dieser Anspruch? Dazu werden wir in der Einleitung vier Bemerkungen machen: Beginnen werden wir mit der Frage nach der Definition und dem Umfang der hier vorliegenden Lebenskunstperspektive; dann gibt es einen kurzen Überblick über die Geschichte der (Kritischen) Lebenskunst; in einem weiteren Schritt wird der Versuch unternommen zu klären, was unter einem Schlüsselwerk der (Kritischen) Lebenskunst verstanden werden kann, und schließlich findet sich am Ende des Textes eine Einordnung des Bandes.

Unter dem Begriff ‚Kritische Lebenskunst' werden Versuche verstanden, die Bedingungen der Möglichkeit eines gelingenden und bejahenswerten Lebens ebenso auszuloten wie die Bedingungen seiner Unmöglichkeit bzw. die Bedingungen seiner Erschwerung. Dabei kann der Begriff ‚Kritik' durchaus etwas Unterschiedliches meinen: etwa Herrschafts- und Machtkritik, Ideologie- und Entfremdungskritik, Sozial- und Subjektkritik oder auch eine pragmatistische oder eine genealogische Kritik. Die Kritische Lebenskunst ist hier nicht auf einen bestimmen Kritiktypus festgelegt und die hier genannten Kritiktypen bilden keine abschließende Sammlung.

Zudem ist die Kritische Lebenskunst nicht festgelegt auf die Ebene der Kritik, denn diese kann am Individuum, an der Interaktion zwischen Menschen, an den

J. Zirfas
Department für Erziehungs- und Sozialwissenschaften, Universität zu Köln, Köln, Deutschland
E-Mail: joerg.zirfas@uni-koeln.de

G. Gödde (✉)
Berlin, Deutschland
E-Mail: g.goedde@t-online.de

J. Zirfas und G. Gödde (Hrsg.), *Schlüsselwerke der Kritischen Lebenskunst I,* Schriften zur Kritischen Lebenskunst, https://doi.org/10.1007/978-3-662-72346-3_1

(politischen, sozialen, ökonomischen etc.) Institutionen, der gesamtgesellschaftlichen Verfassung (etwa Optimierungs-, Risiko-, kapitalistische Gesellschaft), oder an globalen Strukturen ansetzen. Dazu, und das macht die Differenz und der Zusammenhang der Ebenen schon deutlich, braucht eine Kritische Lebenskunst die Vielfalt der Disziplinen: Individuelle Problemlagen lassen sich häufig mit psychologischen und psychotherapeutischen Zugängen erschließen; für interaktive und kommunikative Zusammenhänge kann man etwa auf Forschungen der Literatur- oder Kommunikationswissenschaften zurückkommen; institutionelle Regeln, Strukturen und Effekte erschließen sich durch pädagogische oder ökonomische Forschungen; gesellschaftliche Gesamtlagen werden durch soziologische oder politische Analysen transparent und globale Perspektiven lassen sich in ethnographischen und interkulturellen Vergleichen analysieren. Mit einer Kritik der Lebenskunst verbunden sind immer ein spezifischer theoretischer Abstand, unterscheidende Urteile (etwa von mehr oder weniger, besser oder schlechter) und praktische Entscheidungen, dieses oder jenes zu tun. Und schließlich zielt eine Kritische Lebenskunst nicht auf einen elitären Kreis derjenigen, die in der Lage sind, aufgrund intellektueller Fähigkeiten, materieller Ressourcen, sozialem und kulturellem Kapital zu den auserwählten Lebenskünstlern zu zählen, sondern sie versucht eine demokratische Lebenskunst zu entwickeln, die prinzipiell für alle Menschen anschlussfähig sein soll.

Mit den zwei Bänden der *Schlüsselwerke der Kritischen Lebenskunst* wird eine Lücke in der bisherigen Lehr- und Forschungslandschaft geschlossen. Band I enthält grundlegende Schriften der Philosophie, während Band II gewichtige Werke der Human- und Sozialwissenschaften jeweils seit Mitte des 20. Jahrhunderts aufweist. Diese Bände führen anhand von Autor:innen und ihrer Schlüsselwerke in die Grundideen einer Kritischen Lebenskunst ein und sie liefern gleichzeitig einen Überblick über ihre maßgeblichen Ansätze in der Gegenwart. Sie sind konzipiert für eine Leserschaft, die sich mit den basalen Konzeptionen Kritischer Lebenskunst vertraut machen möchte. Um dieser Leserschaft einen Zugang zu der jeweiligen Theorie zu ermöglichen, weisen die einzelnen Artikel *grosso modo* eine bestimmte Struktur auf: nach Einleitung und Biographie wird das jeweilige Schlüsselwerk rekonstruiert und dann im Kontext der weiteren Werke des Autors diskutiert. Den Abschluss bilden Weiterentwicklungen, kritische Einschätzungen und Standortbestimmungen der jeweiligen Modelle.

Die in diesem Band thematisierten Autorinnen und Autoren bilden einen zentralen Teil der modernen Entwicklung einer philosophisch akzentuierten Kritischen Lebenskunst ab. Wir finden in ihr Vertreter:innen unterschiedlicher philosophischer Schulen, die von der Kritischen Theorie, dem Existentialismus, der analytischen Philosophie und der Philosophiegeschichte bis hin zur Phänomenologie, zur Anthropologie, zum Pragmatismus und zum Poststrukturalismus reichen. Damit wird ein weites Feld der philosophischen Beschäftigung mit Kritischer Lebenskunst abgesteckt.

Der Band nimmt dabei vier Grenzziehungen vor, nämlich eine historische, eine inhaltliche, eine formale und eine kulturelle.

Geschichte

Zunächst begrenzt der Band die Beschäftigung mit den Modellen Kritischer Lebenskunst auf die Zeit seit dem Zweiten Weltkrieg und klammert daher ihre historisch-philosophischen Vorläufermodelle aus, die ggf. benannt, aber nicht umfassend dargestellt werden können. Die zeitliche Begrenzung dient dem Versuch, eine umfassendere Sicht auf die Gegenwart zu gewinnen, d. h. eine Vielfalt von Modellen zu diskutieren, die unterschiedliche, aber für die Gegenwart sehr wichtige Thematiken enthalten, etwa über das Handeln, die Freiheit, die Hoffnung, die Übung oder die Orientierung.

Die Begründung der Auswahl der Autor:innen und Texte erfolgt hier unter den Gesichtspunkten der Bedeutsamkeit des jeweiligen Modells für eine Kritische Lebenskunst der Gegenwart. Diese Form der Begründung kann niemals kategorisch erfolgen, sondern allenfalls auf Plausibilität hoffen. Gleichwohl erhebt der Band den Anspruch, dass man mit ihm die Kritische Lebenskunst der Neuzeit in ihren wesentlichen Positionen nachvollziehen kann. Dieser Ansatz ist selbstredend mit dem Problem konfrontiert, dass die behandelten Autor:innen sich selbst nicht als solche einer Kritischen Lebenskunst verstanden haben – ein Begriff, den wir in den letzten Jahren entwickelt haben (vgl. Gödde & Zirfas 2018; Gödde, Zirfas & Wirth 2020). Das bedeutet umgekehrt, dass wir sie – zu Recht oder zu Unrecht? – für eine kritische Theorie und Praxis des gelingenden Lebens in diesen Rahmen einordnen. Insofern stellt der vorliegende Band einen Vorschlag zur Einordnung bestimmter Werke in die Denkrichtung einer Kritischen Lebenskunst vor, deren Relevanz sich erst durch eine Diskussion im Nachhinein erweisen muss.

Inhalt

Nicht explizit thematisiert werden etwa spezielle philosophische Disziplinen wie z. B. Ästhetik, Erkenntnistheorie, Logik, Naturphilosophie, Medizinethik oder Wissenschaftstheorie – auch wenn deren Erkenntnisse in den einzelnen Rekonstruktionen gelegentlich Erwähnung finden. Diese inhaltliche Einschränkung ist dem Gedanken geschuldet, nicht die gesamte Philosophie der Gegenwart auf ihren Beitrag für die Kritische Lebenskunst sichten zu können, sondern nur diejenigen Werke, die einen unmittelbaren Bezug zu Fragen des (nicht) gelingenden Lebens und seiner kritischen Einschätzung haben. Man könnte an dieser Stelle die Hypothese formulieren, dass sich aus jedem Werk der Philosophie auch Anleihen für eine Kritische Lebenskunst herausarbeiten ließen – was im Einzelnen dann noch bewiesen werden müsste.

Form

Nun gibt es eine Reihe von sehr populären und vielgelesenen Werken, die man durchaus der Philosophie zurechnen kann, etwa Axel Hackes Buch *Über die Heiterkeit in schwierigen Zeiten und die Frage, wie wichtig uns der Ernst des Lebens sein sollte* (2023) oder auch Janoschs *Wörterbuch der Lebenskunst* (2023). Auch diese Werke bieten wichtige Erkenntnisse für eine Kritische Lebenskunst, wenn etwa ökonomische Sachverhalte oder persönliche Eigenschaften kritisch gesehen und Vorschläge unterbreitet werden, wie wir mit den Schwierigkeiten des Lebens umgehen können. Etwa, dass ein heiterer Mensch zu sein nicht bedeutet,

> das Schwere zu ignorieren, sondern es in etwas Leichtes zu verwandeln. Es jedenfalls zu versuchen. [...] Erwarte kein Rezept, keine Pillen, keine Heiterkeitstherapie. Hoffe nicht auf andere. Sondern schau dir selbst das Leben an und beobachte, was es mit dir gemacht hat und weiter macht und was du mit ihm machen willst. Was tut dir gut? Was hat dich heiter gestimmt? Und folge dem, immer (Hacke 2023, S. 210, 217).

Oder:

> Das Leben ist so: Du wirst hineingeworfen wie in ein kaltes Wasser, ungefragt, ob du willst oder nicht. Du kommst lebend nicht mehr heraus. Darüber kannst du: a) unglücklich sein und ersaufen; [...] oder du kannst: d) dich darin voller Freude tummeln wie ein Fisch und sagen: „Ich wollte sowieso ins Wasser, kaltes Wasser ist meine Leidenschaft. Was für ein verdammt schönes Vergnügen, Leute!" (Janosch 2023, S. 7).

Wenn diese Art von Werken wie auch viele andere im Folgenden keine Beachtung finden, dann deswegen, weil sie uns einerseits – wie etwa bei Janosch – zu künstlerisch-verspielt erscheinen und andererseits – wie etwa bei Hacke – etwas zu speziell, d. h. nur auf einen (wichtigen) Aspekt einer Kritischen Lebenskunst bezogen sind. Und zudem haben wir auch keine Werke aufgegriffen, die wir in den Bereich der Ratgeberliteratur einordnen würden (etwa: Leonhardt, *Seneca – Praktische Philosophie für Manager*, 2002), weil sie uns zu einfache Lösungen für zu komplexe Sachverhalte anbieten, die häufig noch mit einer historischen Uninformiertheit kombiniert werden, die z. B. suggeriert, Ansätze einer antiken Lebenskunst wären umstandslos in die Gegenwart übertragbar. Hier gilt, dass das Nicht-Beachten dieser Werke im Rahmen der *Schlüsselwerke* nicht absolut gerechtfertigt werden kann, d. h. dass nicht prinzipiell jeder dieser Entscheidung zustimmen muss – dazu unten gleich mehr.

Hinter der Entscheidung, Werke der gerade genannten Kategorien nicht zu berücksichtigen, steht natürlich ein bestimmter Begriff von Philosophie, der diese Disziplin mit einer *Suche* nach tragfähigen objektiven Erkenntnissen und Urteilen oder verallgemeinerungsfähigen Haltungen und Handlungen in Verbindung bringt. Blickt man auf die Philosophiegeschichte und auf die interkulturelle Philosophie, dann zeigt sich, dass die Suche nach allgemein gültigen rationalen Begründungen von Sachverhalten oder objektiven Handlungsweisen nicht zum Ende kommen kann, dass Philosophie also keine allgemeingültigen Erkenntnisse hat, die man einfach wissen oder besitzen kann. In der Philosophie gibt es weder eine Endgültigkeit des theoretischen Erkennens noch eine Endgültigkeit des praktischen Wissens. Zudem gibt es wohl auch keinen philosophischen Fortschritt: Zwar kann sich die Philosophie der Gegenwart auf bessere wissenschaftliche Erkenntnisse der Einzelwissenschaften stützen, doch ob die Formen des Philosophierens als Suche nach Gewissheiten in der Antike oder im 19. Jahrhundert ‚schlechter' sind als aktuelle Ansätze, lässt sich mit Fug und Recht bezweifeln. In diesem Sinne gibt es auch keine endgültige Kritische Lebenskunst, sondern nur eine solche, die die immer wieder erneuerte Sinnsuche des Menschen aufgreift und die Bedingungen der Möglichkeit und der Unmöglichkeit eines gelingenden Lebens neu auszuloten versucht. Und sie versucht dies explizit oder implizit in der Auseinandersetzung mit konkurrierenden Modellen und in unserem Fall mit kritischen Perspektiven einer Lebenskunst.

Kultur

Der vorliegende Band enthält die Schlüsselwerke einer bestimmten, europäisch-nordamerikanischen Kultur. Das heißt nicht, dass Werke aus anderen Teilen dieser Welt keine Bedeutung für eine Kritische Lebenskunst hätten. Es wird, auch aus unserer Perspektive, zumal im Hinblick auf globale Fragen der Ökologie, der Gerechtigkeit und des Friedens, zunehmend wichtiger, Ansätze zu einer solchen Lebenskunst etwa aus afrikanischer, asiatischer und südamerikanischer Sicht aufzugreifen (vgl. von Werder 2001; Zirfas 2023). Dieses Desiderat muss aus Platzgründen, aber auch aus Kompetenzgründen, an dieser Stelle stehen bleiben; wir werden versuchen, die Frage nach anderen kulturellen Ansätzen einer Kritischen Lebenskunst im Rahmen eines Projekts von Nathanael Wallenhorst und Christoph Wulf zu einer *Enzyklopädie des Anthropozäns* in Zusammenarbeit mit Kolleginnen und Kollegen, die die entsprechende Expertise haben, aufzuarbeiten.

Zur philosophischen Geschichte der Kritischen Lebenskunst

Eine philosophische Geschichte der Lebenskunst bzw. der Kritischen Lebenskunst in Europa von den Vorsokratikern bis hin zu aktuellen Repräsentant:innen liegt bislang noch nicht vor (Ansätze und Einsätze bei Horn 1998; Schmid 1999; Werle 2000; Fellmann 2009; Gödde & Zirfas 2016). Wir werden im Folgenden einige Ergebnisse für die Antike und für die Zeit seit der Aufklärung vorstellen – wobei wir das christlich geprägte Mittelalter mit seiner Tradition der *caritas* und der Orientierung an einem göttlichen Vorbild ebenso auslassen, wie die von vielen Umbrüchen gekennzeichnete Frühe Neuzeit, in der die künstlerisch-ethische *humanitas* als erstrebenswertes Ideal zwischen der Wildheit, der *feritas* und der Göttlichkeit, der *divinitas* bedeutsam erschien.

Beginnen wir mit Sokrates (469–399 v. Chr.), denn er verwickelt seine Schüler immer wieder in Fragen nach dem richtigen und schönen Leben. Seine philosophischen Bemühungen setzen an beim vermeintlichen Wissen als Nichtwissen und beim – und das wird häufig übersehen – vermeintlichen Nichtwissen als Wissen und führen seine Schüler – in der Regel – in eine aporetische, ausweglose Situation. So wird z. B. in Platons Dialog *Alkibiades*, der zusammen mit der *Apologie* als Ausgangspunkt einer Theorie der Selbstsorge gelten kann, Alkibiades insofern in eine Aporie gestürzt, als er zwar beabsichtigt, andere zu beherrschen, dabei aber nicht in der Lage ist, sich selbst zu beherrschen. „Was gedenkst du nun aber mit dir selbst zu tun? Es so zu lassen, wie du jetzt bist, oder irgendeine Fürsorge zu treffen?" (Platon, Alkibiades 119a). Bildungsprozesse der Lebenskunst setzen eine negative Erschütterung voraus, die es unmöglich macht, in der bisherigen Form weiterzuleben (vgl. Zirfas 2007). Die aporetische Unbestimmtheit fordert eine Veränderung des Verhaltens, eine neue Gestaltung des Lebens, führt im Sinne der Sorge um sich zur Notwendigkeit einer Suche nach einer anderen Antwort (Weiß 2004, S. 30). Dabei setzt Sokrates voraus, dass auch im anfänglichen Nichtwissen eine Vorstellung darüber vorkommt, wie das Ziel der Bildung beschaffen ist (Platon, Menon 97b).

Die Erschütterung der vermeintlichen Sicherheit erfordert also eine Wahl und die Fragen danach werden dringlich, welches Leben man leben will und welche Person man sein möchte. Hiermit verwoben sind Fragen nach Freiheitsmöglichkeiten und der Wahl der Kriterien, Ziele, Wertungen, Haltungen für ein schönes Leben.

Bei Sokrates und Platon sehen wir, dass Verstand, Vernunft, Intellekt und Rationalität vorrangig in den Blickwinkel einer Kritischen Lebenskunst rücken. Hiermit wird die Weichenstellung eines logos-zentrierten Denkens mit seiner Vormachtstellung des Geistes über den Körper vorgezeichnet, dessen Auswirkungen wir heute noch spüren. Die Stoa (im Kern 300 vor bis 200 nach Chr.) setzt später einen Schwerpunkt im Handeln, und es ist daher kein Zufall, dass ihre Praxisbezogenheit und ihre Konkretheit für eine Philosophie der Lebenskunst über die Jahrhunderte hinweg so attraktiv geblieben sind. Die Epikureer (im Kern 300 vor bis 200 nach Chr.) hingegen fokussieren die Emotionalität und die Möglichkeiten, diese in Einklang zu bringen mit rationalen Erfordernissen auf der einen und mit Handlungsmodellen auf der anderen Seite.

Dementsprechend können hier auch unterschiedliche Konzepte von Problematiken identifiziert werden, auf die dann die Lebenskunst eine Antwort finden will. So leiden Sokrates und Platon unter der Vergänglichkeit der Dinge, aber vor allem an der mangelnden Bereitschaft der Menschen zur Selbstreflexivität und ihrer großen Bereitschaft, vorgefertigte Meinungen einfach zu übernehmen; die Stoa und namentlich Seneca kritisieren die Schwäche der Menschen im Umgang mit ihren Affekten, ihre Verschleuderung zeitlicher Ressourcen und die Konzentration auf Unwesentliches und Nichtbeherrschbares, und die Epikureer problematisieren die übertriebenen Ängste und Hoffnungen der Menschen und ihren unklugen Umgang mit den Begierden.

Aus heutiger Sicht sind es nicht so sehr die großen theoretischen Überlegungen der antiken Metaphysik, die hier interessant sind, sondern vielmehr die praktischen Überlegungen, die auf ein reflektiertes Alltagsverständnis und auf konkrete Übungen abheben wie etwa Meditation, Achtsamkeit und Kontemplation, Memorieren, Gewissenserforschung und Selbstermahnungen (Marc Aurel) oder Erziehung, Beratung und Therapie, wie sie von Sokrates, Seneca oder Epikur vorgetragen werden. Kurz, es geht um das „Leben lernen", das „mit anderen reden lernen", das „Lesen lernen" und das „Sterben lernen" (Hadot 2002, S. 15–47). Die Lebenskunstphilosophie trägt dazu bei, nicht nur moralisch und glücklich, sondern präsent und ganzheitlich zu werden, will doch jeder Augenblick gelebt und soll doch das ganze Leben verändert werden. Das individuelle Lebensglück, die Erfahrung des eigenen Sinns und Wohlbefindens, ist nur durch das Erkennen seiner realen Möglichkeiten und durch eine kluge Wahl möglich.

Wilhelm Schmid bestimmt verschiedene Momente aus den antiken Ansätzen der Lebenskunst, die insgesamt auch auf eine durchaus kritische und skeptische Wachsamkeit schließen lassen: So spricht er von der Berücksichtigung der Machtstrukturen als dem „sophistischen" Element, der dialogischen Betrachtungsweise als dem „sokratisch-platonischen" Element, der sensiblen, reflektierten Wahl als dem „aristotelischen" Element der Lebenskunst. „Die möglichst weit gehende Verfügung des Selbst über sich und sein Leben im Sinne der Selbstmächtigkeit (Autarkie), und die dafür erforderliche Arbeit des Selbst an sich zur Veränderung und Festigung seiner selbst (Askese) repräsentieren das kynische Element der reflektierten Lebenskunst und führen zum modernen Gedanken der Autonomie" (Schmid 1999, S. 52). Und so findet sich auch das „epikureische" Element einer Kalkulation und Wahl der Lüste und das „skeptische" Element gegenüber einem unbezweifelbar richtigen Wissen und Handeln in seiner reflektierten Lebenskunst der Wahl wieder. „Die reflektierte Lebenskunst setzt an bei der Sorge des Selbst um sich, die zunächst ängstlicher Natur sein kann, unter philosophischer Anleitung jedoch zu einer klugen, vorausschauenden Sorge wird, die das Selbst nicht nur auf sich, sondern ebenso auf Andere und die Gesellschaft bezieht" (ebd., S. 51).

Aus diesen Rekonstruktionen wird deutlich, dass das regulative Ziel der antiken Lebenskünste die Weisheit ist, als eine Lebensweise, „die Seelenruhe (*ataraxia*), innere Freiheit (*autarkeia*) und kosmisches Bewußtsein mit sich brachte" (Hadot 2002, S. 165). Philosophie ist Arbeit an der Angst, in der Welt zu sein, ebenso wie Einübung in die innere und äußere Freiheit; sie ist die Kunst, glücklich und zufrieden zu werden, ebenso wie die Technik, sich als Teil des großen kosmischen Ganzen zu begreifen. Dabei wirkt die Weisheit (*sophia*) als ein regulatives Ziel: ‚Der' Antike war bewusst, dass man nicht dauerhaft und umfänglich weise sein konnte, doch man war sich sicher, dass es Augenblicke und Phasen im Leben gibt, die diesem Anspruch gerecht werden können (vgl. Hadot 1999). Diese dienten als Orientierung und Legitimation einer Lebenskunst, die auf vernünftige und übende Selbstbeziehungen, Beziehungen zu den Mitmenschen und Beziehungen zum Kosmos setzte (vgl. Rabbow 1954).

Das Zentrum der asketischen Übungen der antiken Lebenskunst – „Askese“ im Sinne einer intensiven Bearbeitung – bildet die Idee, dass erst durch die Habitualisierungen von richtigen, vernünftigen Einsichten ein glückliches Leben möglich ist, weil durch die Umformung der Leidenschaften und Vorstellungen eine Ordnung und Stabilität des Lebens gewährleistet werden kann. Zu diesen Umformungspraktiken gehörten:

- *literarische* Übungen, die die Aufmerksamkeit auf bestimmte Lehrinhalte konzentrieren sollten;
- *dialogische* Übungen, in denen man sich wechselseitig (und häufig auch freundschaftlich oder in Schulen verbunden) über Ziele, Inhalte und Umsetzungen eines gelungenen Lebens verständigte;
- *monologische* Übungen, in denen in Selbstgesprächen Selbstprüfungen und selbstkritische Stellungnahmen vorgenommen werden sollten; und auch
- *imaginative* Übungen, insofern man durch gezielt hervorgerufene Vorstellungen Einstellungen, Emotionen und Träume zu beeinflussen suchte (vgl. Horn 1998, S. 38). Diese Perspektive betrifft vor allem die Antizipation von Krankheiten und Todesfällen sowie die Ablösung von Ärgernissen und unangenehmen Erlebnissen.

Insofern werden in allen Lebenskunstphilosophien zentrale Problematiken angesprochen und es werden dementsprechend therapeutische Mittel vorgeschlagen, um diesen Problematiken – die einem glücklichen Leben im Wege stehen – zu begegnen. Dazu zählen vor allem die Introspektion, die Selbstreflexion, die Kontemplation und die gemeinsame Beratung, mit deren Hilfe man eine kunstvolle, d. h. regelgeleitete, systematische Ordnung in das Denken, Fühlen und Handeln der Menschen bringen möchte. Die antiken Lebenskünste zielen insofern auf einen glücksermöglichenden Habitus des Menschen und sie arbeiten hierbei auch dezidiert mit therapeutischen Mitteln und Einsichten.

Vor diesem Hintergrund wird aber – vor allem in den Philosophien der Stoa und der Epikureer deutlich –, dass die Lebenskunst eine Kunst der Relationen und Relativierungen ist. Es geht hier nicht – wie noch bei Platon – um eindeutige und klare Grenzziehungen zwischen dem Richtigen und dem Falschen (Denken, Handeln, Fühlen), sondern um Maßverhältnisse, um ein Mehr oder Weniger, um ein Zuviel oder Zuwenig. Stoa und Epikureer entwerfen (ökonomische) Kalkulationsmodelle eines geglückten Lebens, die die anthropologischen Gegebenheiten und die – wie auch immer gearteten – Umweltbedingungen in eine Balance bringen möchten, während vor allem Platon auf ein (ontologisches) Konstitutionsmodell eines glücklichen Lebens abhebt, in dem die Kriterien für ein schönes und gelungenes Leben immer schon feststehen. Hierbei gibt es nichts mehr zu kalkulieren, sondern nur noch hinzunehmen.

Wichtig aber ist, dass alle Lebenskunstmodelle in einem metaphysischen Rahmen verortet sind. Das heißt, dass es in den antiken Positionen noch einen eindeutigen Orientierungsrahmen gibt, wie er mit dem Kosmos, der Ideenwelt oder der Natur vorgegeben ist. Lebenskunst hat hier ein metaphysisches Fundament. Dieses ist zwar interpretationsbedürftig, und insofern ist es nicht immer einfach zu entscheiden, was genau der Kosmos vorschreibt, was im Einzelnen die Ideenwelt zu erkennen gibt und welche Strategien die Natur verfolgt, doch *dass* es eine unveränderliche und konstitutive Ordnung der Lebenskunst gibt, die einen normativen Rahmen für das menschliche Leben bildet, ist nicht zweifelhaft. Das ändert sich auch nicht mit dem sich dann etablierenden Christentum, in dem Gott die Kontingenzformel – d. h. die Absorption der Idee, dass alles anders sein könnte – innehat. Erst mit der Frühen Neuzeit, namentlich mit Michel de Montaigne (1533–1592), wird die Lebenskunst auf den schleichenden Verlust eines absoluten Grundes der Lebenskunst eine Antwort finden müssen.

Ohne dies im Einzelnen an dieser Stelle ausweisen zu können, gibt es einen großen Umbruch in der Lebenskunstdebatte, der mit dem in der Frühen Neuzeit beginnenden Übergang von einem metaphysischen zu einem nachmetaphysischen Denken verbunden ist; und dieser Wechsel geht mit einem Wechsel von einem objektiven zu einem subjektiven Modell der Lebenskunst einher. Es wurde immer weniger plausibel, ein spezifisches Modell der Lebenskunst – sei es nun sokratisch, platonisch, stoisch, epikureisch (oder auch zynisch, skeptisch oder christlich) konturiert – als allgemeingültiges Vorbild für alle Menschen aufzustellen. Durch den Verlust einer verbindlichen kosmologischen, natürlichen oder auch christlichen Weltordnung, die als fundamentale Legitimationsbasis für Lebenskunst diente, und durch den damit einhergehenden Verlust einer sozialen Ständeordnung des Mittelalters, die die Lebenskunst auch sichtbar an spezifische Rollen und Funktionen band, und schließlich auch durch einen veränderten Kunstbegriff, der immer weniger Kunst als Regelkunst bzw. Kunst als Handwerk, sondern Kunst als Außerkraftsetzen von Regeln bzw. Kunst als Originalität meint, lässt sich von einer Neuausrichtung der Lebenskunst seit der Frühen Neuzeit sprechen. Im Zuge der neuzeitlichen Entwicklungen der Rezeptions- und Produktionsorientierung sowie der Subjektivierung und Pluralisierung im Bereich der Kunst und der Ästhetik erscheint es nunmehr fast aussichtslos, noch allgemeingültige objektive Standards einer Lebenskunst etablieren zu können.

Dieser über Jahrhunderte andauernde Prozess, wird selbst noch von Friedrich Nietzsche (1844–1900) mit seinen Thesen einer die Möglichkeiten des Lebens minimierenden christlichen Mitleidsethik und seiner Beobachtung, dass „Gott tot sei" (was nichts anderes meint, als dass es kein allgemeinverbindliches erkenntnistheoretisches, ethisches oder ästhetisches Fundament mehr gibt), thematisiert (vgl. Gödde, Loukidelis & Zirfas 2016). Damit wird – noch stärker als in Überlegungen der Antike – Lebenskunst prekär, d. h., wenn man so will, immer mehr theoretisierbar, doch immer weniger planbar. Sowohl die erkenntnistheoretische Sicherheit, die die Antike noch bezüglich des Wahren und Falschen, des Guten und Richtigen, aber auch des Schönen und Angenehmen postulieren konnte, als auch die diesbezügliche praktische Sicherheit, die mit den Techniken der Meditation, Beratung und Selbstbeherrschung verbunden war, die zur – maßvollen – Umsetzung der postulierten Ziele führen sollte, ist dahin. Sie weicht einer radikalen Unsicherheit und Unübersichtlichkeit in Theorie und Praxis, die mit der Pluralisierung der Modelle und der Kontingenz ihrer Umsetzung verbunden sind.

Denn dass es im Bereich der Lebenskunst keine festen, kategorischen Perspektiven mehr gibt, hat mit dem zunehmenden Kontingenzbewusstsein seit der Aufklärung zu tun. Das Kontingenzbewusstsein ist – mit all seinen Ambivalenzen von Orientierungslosigkeit, Unsicherheit und Risiko, aber auch von Freiheit, Spiel und Ermöglichung – ein Produkt der modernen Welt; es lässt sich schon in der Aufklärung finden, radikalisiert sich aber im 19. und 20. Jahrhundert mit Autoren wie Nietzsche, Albert Camus oder Michel Foucault.

Die modernen Konzeptionen der Lebenskunst lassen sich auch (und vielleicht) vor allem als Reaktion auf das zunehmende Kontingenzbewusstsein verstehen. Die modernen Menschen verlieren die biographischen Kontrollen, erleiden ihr Dasein als flüchtig und kontingent und sind immer weniger dazu in der Lage, ihre Lebensgeschichte in eine – wie auch immer geartete – kohärente Struktur und Entwicklung zu bringen (vgl. Gödde & Zirfas 2014).

Vor diesem Hintergrund erscheint es nun wieder plausibel, dass auch in modernen Lebenskunstmodellen problematische Strukturen eine größere Bedeutsamkeit gewinnen. Und man könnte sagen, dass diese Strukturen eine noch tiefere, existenziellere Tönung bekommen. Denn die Kritische Lebenskunst der Moderne muss sich nun mit dem Grund des Existierens selbst auseinandersetzen. Und damit verwickelt sie sich in äußerst problematische Zusammenhänge,

- wenn etwa Montaigne über die Selbsterfassung und Selbsterschaffung durch das Schreiben reflektiert,
- wenn Kant die Bedeutung der „dunklen Vorstellungen" für das Leben rekonstruiert,
- wenn Schopenhauer sich Gedanken darüber macht, wie man die Macht des Urwillens brechen kann,
- wenn Nietzsche vorschlägt, sich von den alten Werten und Lebensformen loszusagen und gegen alle gängigen Konventionen neue Überzeugungen und Stile zu erschaffen,
- wenn Foucault gegen die Macht des Diskurses und gegen die politische Macht der Gouvernementalen neue Formen der Selbstbeziehung zu entwickeln versucht,
- oder wenn Schmid fordert, sich eine Fülle von hermeneutischen und handlungsbezogenen Perspektiven für sein Leben zu erschließen.

War die Lebenskunst der Antike und des Mittelalters metaphysisch, so ist die moderne Lebenskunst nachmetaphysisch und das meint: *existenziell.*

Der Verlust eines metaphysischen Baldachins lässt – wie Nietzsche in einer Metapher diagnostiziert – die Menschen auf dem weiten Meer auf Flößen zurück, die sie permanent umbauen müssen. Die Moderne als Ort der Pluralität, der Unübersichtlichkeit, der Kontingenz und Inkommensurabilität macht es den Menschen nicht leichter, ihr Leben „schön" zu leben. Lebenskunst ist immer weniger ein Können, sondern immer mehr ein Nichtkönnen; und es scheint, dass das Modell der stoischen Gelassenheit einem Arbeits- und Konfliktmodell gewichen ist, in dem Lebenskunst immer stärker und permanent – gegen den triebhaften Willen

(Schopenhauer), gegen die Unvernunft (Kant), gegen die christlichen Werte der „Selbstlosigkeit" und „Selbstverleugnung" (Nietzsche), gegen hermeneutische und politische Dispositive (Foucault), gegen Einschränkungen der Wahl (Schmid) – errungen werden muss. Und dass der „pursuit of happiness" in der Neuzeit Verfassungsgut geworden ist, hat nicht nur positive politische oder soziale, sondern auch negative psychologische Konsequenzen: Denn dieser „pursuit" ist nicht nur eine Verheißung für das nunmehr endliche Leben, für eine Transzendenz in der Immanenz, sondern auch eine Verpflichtung, das „Leben als letzte Gelegenheit" (Gronemeyer) nutzen zu müssen. Und an beidem kann man scheitern.

Um nicht missverstanden zu werden: Auch bei den alten Griechen und Römern finden wir eine Reihe von psychischen, sozialen oder politischen Problematiken und wir finden schließlich auch Konzepte der Askese, der Katharsis und der Muße, die für eine praktische Lebenskunst etwa im Umgang mit den Leidenschaften oder der Macht stehen. Doch diese Überlegungen werden vor dem Hintergrund von metaphysischen Überlegungen durchgeführt, die bei aller Entscheidungsfreiheit, die auf eine kluge, weil maßorientierte Wahl zielte, dennoch ein hohes Maß an Übersichtlichkeit und Stabilität gewährleisteten. Konzepte des Glücks, der Schönheit und der Gesundheit sind *cum grano salis objektive Konzepte*, die entsprechende Kriterien einer rationalen und klugen Lebensführung ermöglichten.

Orientiert man sich in der Moderne an den antiken Modellen des Maßes, dann lassen sich einzelne Verhaltensweisen oder Haltungen nicht von vorneherein als gut oder schlecht klassifizieren, sondern nur dann, wenn das Maß etwa an Selbstbeherrschung über- oder das Maß an Selbstbildungsmöglichkeiten unterschritten wurde. Die Fragen nach dem Maß sind somit keine Fragen, die der Einzelne einfach durch eine universelle moralische Gesetzgebung (Kant), eine psychologisch-medizinische Programmatik, eine statistische Normalität, oder durch eine bestimmte Lebenstechnik beantwortet bekommt, sondern sie müssen durch ihn selbst je nach Augenblick, Kontext, Stand, Bedürfnis und Gegenüber jeweils durch verschiedene Formen der Einstellung und des Verhaltens geprüft werden. Dabei, und das ist für Foucault (1926–1984) in seinen Ausführungen zur Lebenskunst zentral, braucht es ein authentisches Sprechen, das immer die Wahrheit sagt (gr. *parrhesia*), auch wenn diese für den Sprechenden wie den Hörenden unangenehm ist. Wer sein Leben verändern möchte, muss sich auch mit schwierigen Wahrheiten auseinandersetzen; wer sie ausüben möchte, braucht „Mut zur Wahrheit" (vgl. Foucault 2012).

In diesem Zusammenhang spielt die reflektierte Wahl eine zentrale Rolle und somit auch Fragen nach den Möglichkeiten der Wahl, nach Möglichkeiten der Selbstbestimmung, der Selbstverwirklichung oder auch der Selbstaktualisierung (Schmid 1999, S. 188 ff.). Und erst, wenn sich das Individuum die Fülle der Möglichkeiten vor Augen geführt, wenn es die Hintergründe und Konsequenzen seiner Wahl bedacht, die Alternativen bewertet und wohl auch die eine oder andere Perspektive der Lebenskunst am eigenen Leibe erfahren hat, kann es eine reflektierte Wahl der Lebenskunst treffen.

Neben dem Maß und den Freiräumen lässt sich als dritter Gesichtspunkt einer Kritischen Lebenskunst der starke Rekurs auf die Selbstsorge, d. h. auf individuelle Praktiken und Techniken und nicht auf die Hermeneutik, das Selbstverstehen und Selbstdechiffrieren anführen (vgl. Foucault 2004). Diese „Technologien" des Selbst legen den Schwerpunkt der Selbstbeziehung auf den Umgang mit sich selbst und auf performative Praktiken. Sie betreffen die Körperlichkeit, die Rationalität und das Handeln selbst und sie zielen vor allem auf die Veränderungsfähigkeit, Selbstbestimmung, Bildungsfähigkeit und Verantwortungsübernahme.

Schließlich lassen sich viele moderne Versuche der Lebenskunst so verstehen, dass sie die Beziehungen des Menschen zu sich und zu anderen weniger unter dem Aspekt der Moral, sondern vielmehr unter dem Aspekt der Ästhetik – einer Ästhetik des Selbstbeziehung und einer Ästhetik der Beziehung zu Anderen – betrachten (am prominentesten bei Nietzsche und Foucault). Um Beziehungen zu sich und anderen ästhetisch zu gestalten, bedarf es asketischer Techniken (die eine maßvolle Arbeit der Selbstentwicklung vorantreiben: gr. *askesis*), und es braucht auch stilistische Praktiken, die von der Wahrnehmung (gr. *aisthesis*) über die Vorstellung eines glücklichen Lebens (gr. *eudaimonia*) bis hin zu einer ästhetisch geschmackvollen Lebensart (gr. *hexis*) reichen (vgl. Gödde & Zirfas 2021).

Was ist ein Schlüsselwerk?

Der Begriff ‚Schlüsselwerk' suggeriert zunächst, dass wir es mit Werken großer Bedeutsamkeit, ggf. auch kanonischen Ausmaßes zu tun haben. Dabei stellt sich die Frage, wie diese Bedeutsamkeit zustande kommt. Gehen wir zunächst von der individuellen Lebensgeschichte aus, so hat vermutlich jeder Leser und jede Leserin in seiner oder ihrer Biographie ganz bestimmte Schlüsselerlebnisse, in denen er oder sie einschneidende Erfahrungen mit dem Leben gemacht hat. Damit sind Erlebnisse gemeint, die für das weitere Leben folgenreich waren, weil sie Veränderungen angestoßen haben, Sachverhalte anders zu verstehen, Handlungen neu zu arrangieren oder Personen und Gegenstände in veränderter Art und Weise zu bewerten. Diese Schlüsselerlebnisse können in unterschiedlichen Lebenssituationen erfolgt sein, in künstlerischen, in wissenschaftlichen oder sportlichen, im Alltag oder im Beruf. Sie können mit Krisen und Leiden, aber auch mit Glück und Erfolg einhergehen (vgl. Gödde & Zirfas 2014; Gödde, Zirfas & Brock 2023). Vor diesem Hintergrund könnte eine Definition von Schlüsselwerken dann folgendermaßen lauten:

> Gemeint sind Werke, die zum ersten Mal oder aber besonders pointiert bestimmte Fragen aufgeworfen, überkommene Traditionen hinterfragt oder gar beseitigt haben, neue Materialien erkundet, Anstöße für wesentliche Techniken, Stilistiken oder ganze Richtungen gegeben haben, ein neues Verständnis [des Lebens] geöffnet, neue Tore des [Wahrnehmens und Gestaltens] aufgestoßen sowie bisher ungeahnte Möglichkeitsräume […] erschlossen und damit folgenreich gewirkt haben (Nonnenmacher 2015, o.S.).

Mit dieser Definition von Schlüsselwerken verbunden sind drei Momente (ebd.), erstens der *produktive* Aspekt, denn Schlüsselwerke haben einen Wert, der auch andere Menschen so fasziniert, dass sie auf die dort neu eröffneten Möglichkeiten reagieren, indem sie diese fortsetzen und unter Umständen zu regelrechten Stilrichtungen ausbauen. Zweitens sind Schlüsselwerke Ausgangspunkte für die *Rezeption* von bestimmten Sachverhalten und Stilrichtungen, die eine geschichtliche Wirkung dieser Schlüsselwerke überhaupt erst zur Entfaltung bringen. Diese Rezeption bildet dann wiederum drittens den Ausgangspunkt, den Wissenschaftler:innen historisch und systematisch *konstruktiv* einordnen, beschreiben und bewerten können. Damit sind Schlüsselwerke immer auch Kinder ihrer Zeit – und zwar in einem doppelten Sinne als der Zeit, in der sie etwa geschrieben worden sind, und der Zeit, in der sie wahrgenommen und diskutiert werden. Ob ein Werk zu einem Schlüsselwerk wird, entscheiden nicht die Autor:innen selbst – die sich wohl nicht prospektiv an das Schreiben eines solchen Werkes machen –, sondern retrospektiv die Nachwelt, die hinterher ein Werk zu einem Schlüsselwerk erklärt, weil es für ihre Zeit eine wichtige Bedeutung hat. Kurz, das, was Werk zu einem Schlüsselwerk macht, ist ein zuschreibendes Werturteil der Nachwelt, das jederzeit auch wieder geändert werden kann. Schlüsselwerke lassen sich in der Moderne nicht mehr kategorisch, sondern nur noch hypothetisch bestimmen; sie stellen eine Kombination von offenkundiger Willkürlichkeit und Plausibilität beanspruchender Objektivität dar.

Im Sinne von Immanuel Kant (1724–1804) lässt sich die Bewertung als Schlüsselwerk als ästhetisches Urteil bzw. als Geschmacksurteil verstehen: Obwohl es keinen allgemeinen, für alle Menschen zustimmungsfähigen Begriff für ein bestimmtes Schlüsselwerk als Schlüsselwerk gibt, und obwohl es daher nur in subjektiven Urteilen ausgedrückt werden kann, wird dieses Urteil, ein Werk sei ein Schlüsselwerk, prinzipiell allen Menschen zugemutet (vgl. Kant 1982, §§ 8–9). Die ästhetischen Urteile lassen sich als subjektiv-allgemeine oder unverbindlich-verbindliche Urteile verstehen: Sie stehen in der Spannung, nicht beweisbar und doch allgemein verbindlich zu sein.

Insofern finden sich im Folgenden zwanzig Schlüsselwerke, von denen die Herausgeber und auch der Beirat der Buchreihe zur Kritischen Lebenskunst der Meinung sind, dass sie für ein Verständnis Kritischer Lebenskunst der Gegenwart bedeutsame Anstöße und Pointierungen geliefert haben. Anders formuliert, erscheinen uns die hier behandelten Werke zwar nicht in einem absoluten und kategorischen Sinn – als Werke, die von jedem als Schlüsselwerke anerkannt werden – bedeutsam, sondern in einem relativen und hypothetischen Sinn: Diese Werke stehen erstens für entscheidende, besonders wichtige Denkereignisse und Denktraditionen Kritischer Lebenskunst – die wiederum für bestimmte philosophische Richtungen und Problemlagen eine große Bedeutung hatten und haben. Zweitens sind die hier behandelten Werke in dem Sinn relativ, dass sich in ihnen nicht jeweils alle oder wenigstens die wichtigsten Themen der Kritischen Lebenskunst wiederfinden lassen.

Kennzeichen einer Lebenskunst in der Moderne sind nämlich ihre normative Unverbindlichkeit und ihre offene Gestaltung eines schönen und bejahenswerten Lebens. Insofern herrscht in der Kritischen Lebenskunst sowohl ein Themenpluralismus als auch eine Vielfalt an Zugangsweisen und nicht zuletzt auch eine Fülle an unterschiedlichen Bewertungslogiken vor. Und diese inhaltlichen, methodischen oder evaluativen Aspekte lassen sich nicht unter den *einen* ‚Hut' einer Kritischen Lebenskunst bringen, sondern bilden selbst unterschiedliche ‚Hüte' mit eigenen Ansprüchen, die sich nur nebeneinander versammeln lassen. Anders formuliert:

> Denn wenn es kein Zentrum und keinen verbindlichen Hauptstrang [der Lebenskunst, die Verf.] mehr gibt, dann gibt es verständlicherweise auch keine „absoluten" Schlüsselwerke mehr, welche die Entwicklung dieses Hauptstrangs vorantreiben könnten. Dann gibt es strenggenommen nur noch „relative" Schlüsselwerke, die jeweils nur eine einzelne Richtung unter zahllosen anderen Richtungen angestoßen haben (Nonnenmacher 2015, o.S.).

Gehen wir davon aus, dass es nicht die eine Kritische Lebenskunst der Gegenwart gibt, sondern allenfalls ein Ensemble unterschiedlicher Ansätze, die sich mit diesem Begriff in Verbindung bringen, und gehen wir weiterhin davon aus, dass diese unterschiedlichen Kritischen Lebenskünste inkommensurabel in dem Sinne sind, dass es keine über- oder untergeordnete Lebenskunst gibt, die inklusiv alle Ansätze integrieren kann, dann haben die Schlüsselwerke nicht den Anspruch ‚Schlüssel', d. h. Überlegungen und Werkzeuge für ein bejahenswertes Leben zu bieten, die in *alle* ‚Schlösser' – im Sinne von alle Lebenslagen, Lebensformen, Lebenssituationen oder Lebensentwicklungen – passen, sondern solche ‚Einzelschlüssel' anzubieten, die nur auf eine einzige Tür (oder wenige Türen) passen, nämlich für diejenigen, die sie für bestimmte‚Türen' und Entscheidungen in ihrem Leben nutzen. Schlüsselwerke in diesem Sinne verstanden, öffnen dann nur die Türen des eigenen philosophischen ‚Hauses'; und sie dienen dann dazu, Erkenntnisse nur in einem Blickwinkel und Veränderungen nur in einer Richtung anzustoßen. Das wiederum verhindert, dass die Schlüssel anderer Philosophien auch auf die in Frage stehenden Schlösser passen.

Wenn Theodor W. Adorno (1903–1969) mit einem berühmten Satz aus seiner unvollendet gebliebenen *Ästhetischen Theorie* behauptet: „Ein Kunstwerk ist der Todfeind des anderen" (Adorno 1973, S. 59), dann ließe sich auch sagen: Ein philosophischer Ansatz Kritischer Lebenskunst ist der Rivale des anderen.

> So gesehen wären Schlüsselwerke gerade nicht Türenöffner, die neue Richtungen einzuschlagen erlauben, sondern strenggenommen genau das Gegenteil, nämlich „Verschlusswerke", die einmal geöffnete Türen gerade umgekehrt wieder zustoßen und bereits eingeschlagene Richtungen wieder verschließen, damit ja kein zweiter durch dieselbe Tür gehen und bereits entdeckten Boden erneut betreten kann (Nonnenmacher 2015, o.S.).

Um zu verhindern, dass die Schlüsselwerke einen hermetischen, letztlich für sich stehenden Charakter behalten, lässt sich der Versuch unternehmen, die sozusagen ‚querliegenden' Schlüsseleinsichten der unterschiedlichen Schlüsselwerke zusammenzudenken und seine eigene Kritische Lebenskunst zu entwickeln.

Einordnung des Bandes

Der Aufbau des Bandes folgt einem alphabetischen Schema, das auch anzeigt, dass die einzelnen Autor:innen jeweils für sich stehende philosophische Ansätze (re-)präsentieren und dass die einzelnen Werke nicht einfach an vorangegangenen Werken ansetzen oder sich kritisch auf solche Werke beziehen. Da sich das Buch an zentralen Autor:innen der zweiten Hälfte des 20. Jahrhunderts orientiert, die für ganz bestimmte philosophische Zugänge stehen, gibt es aber durchaus Überschneidungen zwischen den einzelnen Werken, die v. a. mit dem jeweiligen philosophischen Zugang zu tun haben, d. h. etwa zu einer phänomenologischen Tradition (Marten, Pelluchon), einer historischen Konzeption (Hadot, Marquard), einem pragmatischen Ansatz (Cavell, Rorty) oder zur existentiellen Philosophie (Camus, Marcel) gerechnet werden können.

Insofern bietet die hier vorliegende Sammlung einen ausschnitthaften und exemplarischen Anfang einer systematischen Erforschung einer philosophisch-kritischen Lebenskunst der Gegenwart. Nun lässt sich eine Auswahl für einen Band zu den „Schlüsselwerken der kritischen Lebenskunst" wohl nicht absolut legitimieren, doch wir hoffen, dass nach der Lektüre deutlicher wird, warum wir die hier thematisieren Werke für eine solche Perspektive für unerlässlich halten.

Die vorangehend skizzierte Auswahl schließt natürlich nicht aus, dass es eine ganze Reihe weiterer Autorinnen und Autoren gibt, die wichtige Gesichtspunkte zu einem vertieften Verständnis der Kritischen Lebenskunst beizutragen hätten und die daher auch in diesem Band berücksichtigt werden könnten. Wir nennen hier wiederum zwanzig vor allem aktuelle Beispiele, die wir der Einfachheit halber in alphabetischer Reihenfolge festhalten – wobei die Anzahl auch verdeutlichen soll, wie schwierig eine Auswahl wichtiger Werke selbst in einem so kurzen Zeitraum von siebzig Jahren ist:

Alain, *Die Pflicht glücklich zu sein*; Seyla Benhabib, *Situating the Self. Gender, Community and Postmodernism in Contemporary Ethics*; Andreas Brenner, *Altern als Lebenskunst*; Daniel Burghardt, *Elend und Emanzipation. Über die Politisierung des Leidens*; Jacques Derrida, *Politik der Freundschaft*; Isabella Guanzini, *Zärtlichkeit. Eine Philosophie der sanften Macht*; Michael Hampe, *Das vollkommene Leben. Vier Meditationen über das Glück*; Hartmut von Hentig, *Annäherung an das Gute Leben. Eine Essay-Trilogie*; Agnes Heller, *Das Leben ändern. Heller im Gespräch mit F. Adornato*; Otfried Höffe, *Lebenskunst und Moral*; Rahel Jaeggi, *Kritik von Lebensformen*; Bernulf Kanitscheider, *Das hedonistische Manifest*; Christoph Menke, *Theorie der Befreiung*; Eva von Redecker, *Revolution für das Leben. Philosophie der neuen Protestformen*; Beate Rössler, *Autonomie. Versuch über das gelungene Leben*; Ariadne von Schirach, *Du sollst nicht funktionieren. Für eine neue Lebenskunst*; Paul Ricoeur, *Wege der Anerkennung*; Martin Seel, *Versuch über die Form des Glücks*; Robert Zimmer, *Leben als Versuch und Irrtum*.

Wir möchten uns zunächst bei allen Beiträgerinnen und Beiträgern bedanken, die sich nicht nur sehr schnell entschieden haben, einen Beitrag zu liefern, sondern mit ihren Texten selbst wertvolle Perspektiven für eine Kritische Lebenskunst geliefert haben. Sodann danken wir allen Kolleginnen und Kollegen, die uns per Mail oder auf zwei Tagungen in Potsdam und Berlin im Sommer 2023 und im Sommer 2024 zu Fragen der Konzeption der zwei Bände der *Schlüsselwerke* beraten haben. Und schließlich bedanken wir uns ganz herzlich bei Franziska Remeika, die unser Projekt von Anfang an und wie immer sehr nachhaltig und konstruktiv unterstützt hat.

Literatur

Adorno, T.W. (1973). *Ästhetische Theorie*. Hrsg. von G. Adorno und R. Tiedemann. Suhrkamp.

Fellmann, F. (2009). *Philosophie der Lebenskunst zur Einführung*. Junius.

Foucault, M. (2004). *Hermeneutik des Subjekts. Vorlesung am Collège de France (1981/82)*. Suhrkamp.

Foucault, M. (2012). *Der Mut zur Wahrheit. Die Regierung des Selbst und der anderen II. Vorlesung am Collège de France (1983/84)*. Suhrkamp.

Gödde, G., Loukidelis, N., & Zirfas, J. (Hrsg.). (2016). *Nietzsche und die Lebenskunst. Ein philosophisch-psychologisches Kompendium*. J.B. Metzler.

Gödde, G., & Zirfas, J. (Hrsg.). (2014). *Lebenskunst im 20. Jahrhundert. Stimmen von Philosophen, Künstlern und Therapeuten*. Wilhelm Fink.

Gödde, G., & Zirfas, J. (2016). *Therapeutik und Lebenskunst. Eine psychologisch-philosophische Grundlegung*. Psychosozial-Verlag.

Gödde, G., & Zirfas, J. (Hrsg.). (2018). *Kritische Lebenskunst. Analysen – Orientierungen – Strategien*. J.B. Metzler.

Gödde, G., & Zirfas, J. (2021). *Therapieziel Selbstsorge*. Vandenhoeck & Ruprecht.

Gödde, G., Zirfas, J., & Brock, E. (Hrsg.). (2023). *Leiden und Lebenskunst. Biographisch-philosophische Studien zu Krisen, Therapien und Wandlungen*. J.B. Metzler.

Gödde, G., Zirfas, J., & Wirth, H.-J. (Hrsg.). (2020). *Kritische Lebenskunst. Themenheft Psychosozial*. Psychosozial-Verlag.

Hacke, A. (2023). *Über die Heiterkeit in schwierigen Zeiten und die Frage, wie wichtig uns der Ernst des Lebens sein sollte*. Dumont.

Hadot, P. (1999). *Wege zur Weisheit oder Was lehrt uns die antike Philosophie*. Eichborn.

Hadot, P. (2002). *Philosophie als Lebensform. Antike und moderne Exerzitien der Weisheit*. Fischer.

Horn, C. (1998). *Antike Lebenskunst. Glück und Moral von Sokrates bis zu den Neuplatonikern*. Beck.

Janosch. (2023). *Wörterbuch der Lebenskunst*. Reclam.

Kant, I. (1982). Kritik der Urteilskraft [1790]. *Werkausgabe Band X*. Hrsg. von W. Weischedel. Suhrkamp.

Leonhardt, R. (Hrsg.). (2002). *Seneca – Praktische Philosophie für Manager: Von Seneca profitieren, beruflich und privat*. Gabler.

Nonnenmacher, R. (2015). Werke als Schlüssel zu Werken? Zur umstrittenen Kategorie „Schlüsselwerke der neuen Musik". *MusikTexte* 147 (November), 35–46. https://texte.musiktexte.de/mt-147/36/zur-umstrittenen-kategorie-schlusselwerke-der-neuen-musik#footnote-14631-14. Zugegriffen: 15. Sept. 2024.

Platon. (1984). *Sämtliche Werke*. Hrsg. von W.F. Otto et al. Rowohlt.

Rabbow, P. (1954). *Seelenführung. Methodik der Exerzitien in der Antike*. Kösel.

Schmid, W. (1999). *Philosophie der Lebenskunst. Eine Grundlegung*. Suhrkamp.

Weiß, G. (2004). Über die unvermittelbare Kunst des Lebens. In C. Sommerfeld-Lethen (Hrsg.), *Lebenskunst und Moral. Gegensätze und konvergierende Ziele* (S. 27–41). BWV.

von Werder, L. (2001). *Einführung in die philosophische Lebenskunst Asiens: Chinesische, indische und arabische Wege zum Glück*. Schibri-Verlag.

Werle, J. M. (Hrsg.). (2000). *Klassiker der philosophischen Lebenskunst. Von der Antike bis zur Gegenwart*. Goldmann.

Zirfas, J. (2007). Das Lernen der Lebenskunst. In M. Göhlich, C. Wulf, & J. Zirfas (Hrsg.), *Pädagogische Theorien des Lernens* (S. 163–175). Beltz.

Zirfas, J. (2023). Buen vivir. In N. Wallenhorst & C. Wulf (Hrsg.), *Handbook of the Anthropocene* (Bd. II., S. 1677–1680). Springer Nature.

Theodor W. Adorno: *Minima Moralia. Reflexionen aus dem beschädigten Leben* (1951)

2

Nina Rabuza und Daniel Burghardt

Einleitung

Die Aphorismensammlung *Minima Moralia. Reflexionen aus dem beschädigten Leben* ist das erfolgreichste Werk Theodor W. Adornos und eines der bedeutsamsten und meist rezipierten Bücher der Kritischen Theorie (Seel 2006). Bereits kurz nach dem Erscheinen 1951 im noch jungen Suhrkamp Verlag strahlte es eine eigentümliche Faszination aus, die sich nicht zuletzt in den knapp 60 zeitgenössischen Besprechungen, von denen die meisten durchaus wohlwollend waren, ausdrückte (Demirović 1989). Dies verwundert einerseits wenig, da die Vielstimmigkeit des Buches von gänzlich gegensätzlichen Lesarten getragen werden konnte. Gleichwohl sollte der rasante Erfolg Autor und Verlag doch überrascht haben, fristete das Werk doch seit seiner Fertigstellung eine fünfjährige Existenz in der Schublade. So schrieb Thomas Mann auf Adornos Insistieren hin im August 1946 an den Bermann-Fischer Verlag, dass das Buch in seinen „glänzend scharfen Formulierungen" und seiner „radikalen Gesellschaftskritik" einen angesehenen Verlag verdient habe, wenngleich es, so Manns frühe Fehleinschätzung, wohl kein größeres Publikum erreichen könne (Raulff 2003, S. 125). Das Verfassen eines Vorwortes lehnte Mann dagegen ab, wie er in einem „zweiten, merklich abgekühlten Werbebrief" (ebd., S. 126) an den Verlag deutlich machte. So sei der Ton des Buches doch recht „ätzend, überscharf, ja überintellektuell" und könne in seiner Unbescheidenheit womöglich abstoßend wirken (ebd., S. 126–128.). Diese Beur-

N. Rabuza
Institut für Erziehungswissenschaft, Universität Innsbruck, Innsbruck, Österreich
E-Mail: nina.rabuza@uibk.at.ac

D. Burghardt (✉)
Institut für Erziehungswissenschaften, Universität Innsbruck, Innsbruck, Österreich
E-Mail: Daniel.Burghardt@uibk.ac.at

J. Zirfas und G. Gödde (Hrsg.), *Schlüsselwerke der Kritischen Lebenskunst I,* Schriften zur Kritischen Lebenskunst, https://doi.org/10.1007/978-3-662-72346-3_2

teilung stieß beim Verlag auf offene Ohren, sodass Bermann-Fischer in einem Antwortschreiben schnell seinen Widerstand gegen die „Superklugheit" des Buches kundtat. Die Veröffentlichung der *Minima Moralia* scheiterte folglich so lange, bis Peter Suhrkamp nach seinem Bruch mit Bermann-Fischer dessen antirestaurative Form zum expliziten Anlass der Publikation nahm. Seitdem bildet Adornos Sammlung von 153 Miniaturen in den Worten Ulrich Raulffs (2003) eines der letzten großen „philosophischen Volksbücher" (ebd., S. 123), in dem der Autor eine materialistisch inspirierte Phänomenologie des „beschädigten" und – wie es an prominenter Stelle heißt – des „falschen Lebens" entwirft.

Das Werk geht auf Notizen zurück, die Adorno in den frühen Jahren seines Exils in England und Amerika zwischen 1934 und 1938 anfertigte. Niedergeschrieben wurden die meisten Aphorismen zwischen 1944 und 1947 im kalifornischen Exil, wo auch die zusammen mit Max Horkheimer verfasste *Dialektik der Aufklärung* entstand. Dem engen Freund und Weggefährten Horkheimer ist die „Kleinste Ethik" (*Minimia Moralia*) auch als „Dank und Versprechen" gewidmet. Denn anders als die aristotelischen *Magna Moralia* enthalten die Stücke keine umfassende Lehre vom *guten Leben*, vielmehr wird dem misslungenen und verdinglichten Leben bis in die Kapillaren des kapitalistischen Alltags hinein nachgespürt (Geulen 2001). Oder in den Worten Adornos: „Wer die Wahrheit übers unmittelbare Leben erfahren will, muß dessen entfremdeter Gestalt nachforschen, den objektiven Mächten, die die individuelle Existenz bis ins Verborgenste bestimmen" (Adorno 2003a, S. 13).

Im Vorwort charakterisiert Adorno das Anliegen des Buches als den Versuch „Momente der gemeinsamen Philosophie von subjektiver Erfahrung her darzustellen" (ebd., S. 12). Hierbei rücken sonst von der Philosophie vernachlässigte Formen des Wohnens, des Schenkens oder des Takts in den Blick; es geht um das Verhältnis zum Türknauf, aber auch um Fragen der Geschlechter und der Liebe. Der Gang ins Kino, aus dem man „dümmer und schlechter" (ebd., S. 26) wieder herauskommt, zeugt ebenso vom „bösen Hintersinn des Behagens" (ebd.), wie das scheinbar harmlose Gespräch in der Eisenbahn.

Die kompromisslose Haltung Adornos drückt sich sowohl am Inhalt des Werks wie an dessen Form aus. Der Gestus des Buches ist nach Düttmann (2004) einer des *So-ist-es*. Der Gehalt der einzelnen Stücke kommt häufig in ihrer Prägnanz und Kürze zum Tragen: „An der Psychoanalyse ist nichts wahr als ihre Übertreibungen" (Adorno 2003a, S. 54); „Der Splitter in deinem Auge ist das beste Vergrößerungsglas" (ebd., S. 55); „Ein Deutscher ist ein Mensch, der keine Lüge aussprechen kann, ohne sie selbst zu glauben" (ebd., S. 124) und: „Zart wäre einzig das Gröbste: daß keiner mehr hungern soll" (ebd., S. 178).

Entgegen einem tradierten Vorurteil bildet Adorno kaum Bandwurmsätze. Die einzelnen Formulierungen sind dialektisch gehalten, sodass der Widerspruch, der in den Dingen liegt, auch im Satzbau seinen Ausdruck findet. In dieser Einheit von Darstellung und Kritik folgt Adorno keinem Geringeren als Karl Marx. Darüber hinaus standen für das letzte Werk großer Philosophie zahlreiche andere Werke großer Philosophen Pate: So ist der fragmentarische Charakter und die Form der Aphorismen ausdrücklich Friedrich Nietzsche entlehnt, dessen *Fröhliche Wissen-*

schaft bereits im ersten Stück eine Umwidmung als nunmehr traurige Wissenschaft erfährt. Angeregt wurde Adorno aber auch von Zeitgenossen und intellektuell Verbündeten wie Walter Benjamins *Einbahnstraße* (1928), Ernst Blochs*Spuren* (1930) oder Max Horkheimers *Dämmerung* (1934).

Aufgebaut ist das Buch chronologisch in drei, jeweils mit einem Motto versehenen, Teilen. „In den drei Teilen wird jeweils ausgegangen vom engsten privaten Bereich, dem des Intellektuellen in der Emigration. Daran schließen sich Erwägungen weiteren gesellschaftlichen und anthropologischen Umfangs" (Adorno 2003a, S. 12). Dabei repräsentiert, wie Martin Seel (2006) betont, kein Aphorismus allein die Aussage des Buchs. Das Besondere der Aphorismen lässt sich also kaum von einem allgemeinen Leitbild her bestimmen und umgekehrt ist das Allgemeine nur durch die einzelnen Stücke hindurch überhaupt erkennbar (Bernard & Raulff 2003). Eine Textkomposition, die sich keiner Subsumtionslogik fügt und der Adorno auch in seinen späteren Schriften treu blieb. „Das Ganze ist das Unwahre" (Adorno 2003a, S. 55): Die Umkehrung des hegelschen Diktums ist auch deshalb wahr, weil durch das Ganze die Anerkennung des Besonderen verstellt bleibt. Hierfür sollte Adorno in der *Negativen Dialektik* den Begriff des Nichtidentischen prägen (Seel 2006). Es bleibt somit der Aneignungsgabe der Leser:innen überlassen, den Korpus der *Minima Moralia* aufzuschlüsseln oder gar ein übergeordnetes Motto zu erkennen. Dergleichen wurden in der Rezeptionsgeschichte viele gefunden. Während dem Diktum vom nicht richtigen Leben mehrere Abhandlungen zur Ethik gewidmet wurden, heben andere auf Adornos Messianismus und die darin aufgehobene Perspektive der Erlösung oder die in dem Buch verhandelte Anthropologie ab (Düttmann & Schmidt 1969; Schweppenhäuser 1993). Seel betont indes das Konzept des Individuellen, als „Kern eines guten menschlichen Lebens" (Seel 2006, S. 34), wohingegen Rahel Jaeggi das Werk als „Kritik der Lebensform" (2005, S. 115) deutet. Der hier gewählte Zugang möchte dagegen das Werk über die Figur des Leidens entschlüsseln. Dabei wird das Leid über vier Motive nachverfolgt: Auschwitz (1) spielt dabei ebenso eine Rolle wie der Verlust von subjektiver Erfahrungsfähigkeit (2), die Geschlechterverhältnisse (3) und schließlich die offene Frage der Utopie (4). Wir beginnen mit einem kurzen Überblick über Biografie und Werk.

Biografie und Werk[1]

Theodor Wiesengrund Adorno wurde am 11. September 1903 in Frankfurt am Main geboren. Sein Vater, Oskar Wiesengrund, war ein jüdischer Weingroßhändler, seine Mutter, Maria Calvelli-Adorno della Piana, war Sängerin und Pianistin. Adorno wuchs behütet in liberal-bürgerlichen Verhältnissen auf, geprägt wurde er

[1] Eine frühere Fassung des Abschnitts über „Biografie und Werk" Theodor W. Adornos findet sich in: Burghardt (2019, S. 36–56). Der Abschnitt wurde ergänzt und dem vorliegenden Text inhaltlich angepasst.

vor allem von der musisch-ästhetischen Erziehung der Mutter und seiner mit im Hause lebenden Tante, die er stets als zweite Mutter bezeichnete. Die Antizipation von Leid und Faschismus in der Kindheit bildet ein Grundmotiv des Werkes im Allgemeinen und der *Minima Moralia* im Besonderen. Dabei prägte das gesellschaftliche Ressentiment bereits die frühe Wahrnehmung des Klassenprimus Adorno. So heißt es in *Der böse Kamerad*, einem 1935 geschriebenen Aphorismus, der von Adorno nachträglich in die *Minima Moralia* aufgenommen wurde „Eigentlich müßte ich den Faschismus aus der Erinnerung meiner Kindheit ableiten können" (Adorno 2003a, S. 217). Die „Sendeboten" des Faschismus erkennt Adorno idiosynkratrisch im konformistischen Sozialcharakter, den er in seinen *Studien zum autoritären Charakter* analysierte. „Jene aber, die immerzu trotzig gegen die Lehrer aufmuckten und, wie man es wohl nannte, den Unterricht störten, vom Tag, ja der Stunde des Abiturs an jedoch mit den gleichen Lehrern am gleichen Tisch beim gleichen Bier zum Männerbund sich zusammensetzten, waren zur Gefolgschaft berufen, Rebellen, in deren ungeduldigem Faustschlag auf den Tisch die Anbetung der Herren schon dröhnte" (ebd., S. 218).

Nach dem Abitur im Jahr 1921 begann Adorno im selben Jahr ein Studium der Philosophie, Soziologie, Psychologie und Musikwissenschaften an der Universität Frankfurt. Dort machte er die Bekanntschaft mit Walter Benjamin und mit Max Horkheimer, mit dem ihn zeitlebens eine enge Freundschaft verband. Auch seine spätere Frau Margarete Karplus lernte er zu jener Zeit kennen. 1924 promovierte er bei Hans Cornelius über die Phänomenologie Husserls. Ein Jahr später begann er in Wien ein Kompositionsstudium bei Alban Berg, der neben Arnold Schönberg, dem Begründer der Zwölftontechnik, ein zentraler Vertreter der neuen Musik in Wien war. Nach seiner Habilitation 1931 über die *Konstruktion des Ästhetischen bei Kierkegaard* wurde ihm im Wintersemester 1933 durch die Nationalsozialisten die Lehrbefugnis entzogen und er emigrierte 1934, zusammen mit Margarete Karplus, nach Oxford – wo einige Notizen zu den *Minima Moralia* entstanden – um schließlich 1938 in die USA überzusiedeln.

Vermittelt durch Horkheimer, der mit dem Frankfurter Institut für Sozialforschung bereits Anfang der 1930er Jahre nach Amerika auswanderte, arbeitete Adorno zunächst in New York als Leiter eines empirischen Forschungsprojekts zu den gesellschaftlichen Auswirkungen von Massenmedien. 1941 zog Adorno an die Westküste und wirkte zentral an den antisemitismustheoretisch motivierten und psychoanalytisch fundierten Studien zum autoritären Charakter mit. Parallel schrieb er zusammen mit Horkheimer ein Schlüsselwerk der Kritischen Theorie, die *Dialektik der Aufklärung*, die drei Jahre nach ihrer Fertigstellung erstmals 1947 publiziert wurde. Adorno arbeitete in Los Angeles außerdem mit Thomas Mann und mit Hanns Eisler, mit dem er das Standardwerk *Komposition für den Film* verfasste, zusammen. In jener Zeit schrieb Adorno unter dem Eindruck des Faschismus durchwegs an den Aphorismen der *Minima Moralia,* deren Veröffentlichung schließlich 1951 – zwei Jahre vor seiner Rückkehr nach Deutschland – gelang. Dort wurde Adorno zum planmäßigen außerordentlichen Professor für Philosophie und Soziologie an der Universität Frankfurt am Main berufen. Im Jahr

1958 übernahm er schließlich offiziell von Horkheimer die Leitung des wieder dort angesiedelten Instituts für Sozialforschung.

Nicht zuletzt durch den Erfolg der *Minima Moralia* wurde Adorno im Nachkriegsdeutschland als einer der wichtigsten kritischen Intellektuellen in der Öffentlichkeit bekannt. Gewissermaßen als deren Fortsetzung plante Adorno seine Erfahrungen der Rückkehr aus dem Exil abermals aphoristisch unter dem Titel *Graeculus* zu publizieren. Dazu sollte es jedoch nie kommen, sodass lediglich einzelnen Aufzeichnungen in den *Frankfurter Adorno Blättern* 7 und 8 abgedruckt sind (Adorno 2001, 2003d).

Adornos Zeitdiagnosen hatten Auswirkungen auf die Generation der rebellierenden 1968er Studenten, die er als außerparlamentarische Opposition unterstützte und hinter denen er eine Form des Widerstands gegen die ‚verwaltete Welt' erkannte. Daneben beeinflusste Adorno die liberale Linke durch sein engagiertes Eintreten zu Fragen der Erziehung (nach Auschwitz) und der Kunst.

Akademischen Nachhall verursachte in den 1960er Jahren der sogenannte Positivismusstreit, der im Rahmen der Deutschen Gesellschaft für Soziologie, deren Vorsitzender Adorno 1963 bis 1967 war, ausgetragen wurde. Mit der *Negativen Dialektik* (1966) konzentrierte sich seine philosophische Arbeit auf das Verfassen seines nach eigenen Angaben eigentlichen Hauptwerks sowie auf die unabgeschlossene, posthum herausgegebene *Ästhetische Theorie* (1970).

Als sich die Protestaktionen der sogenannten Studentenbewegung immer stärker gegen ihn selbst zu richten begannen, fühlte sich Adorno von dieser instrumentalisiert. Er vermutete auch im studentischen Aktionismus einen Teil jener narzisstischen Strukturen, die den autoritätsgebundenen Charakter formen. Die politische Situation und seine eigene Rolle darin nahmen Adorno sehr mit. In seinem letzten Brief an Herbert Marcuse sprach er von sich selbst als „einem schwer ramponierten Teddie" (Tiedemann 2000, S. 115). Adorno verstarb am 6. August 1969 an einem Herzinfarkt während eines Erholungsurlaubs in der Schweiz (vgl. Wiggerhaus 1986; Demirović 1999; Tiedemann 2000; Claussen 2003; Müller-Doohm 2011; Burghardt 2019).

„Nach Weltuntergang" – Die Katastrophe in Worte fassen

Adornos Intention in den *Minima Moralia*, das ‚Falsche' des gesellschaftlichen Zusammenhangs bis in die entlegensten und scheinbar privatesten Haltungen" (Jaeggi 2005, S. 115) aufzuspüren, erschöpft sich nicht in der Kritik an der Ökonomisierung aller menschlichen Lebensbereiche. In den *Minima Moralia* versucht er erstmals, Worte für die Katastrophe des nationalsozialistischen Massenmordes an den europäischen Jüdinnen und Juden zu finden (Gerber 2017).

Doch bereits der Versuch, einen sprachlichen Ausdruck für das Geschehene zu finden, ist für Adorno in die Dialektik von Vernunft und Gewalt verstrickt, die den Antisemitismus hervorgebracht hat. Einerseits sei es, wie Adorno im Aphorismus *Der Paragraph* schreibt, notwendig, das Geschehene zur Sprache zu bringen, „wollte man nicht den Opfern […] noch den Fluch des Nicht-gedacht-soll-ihrerwerden antun" (Adorno 2003a, S. 288 f.). Andererseits werde das „Unsagbare" (ebd., S. 289), einmal in Begriffe gefasst, „kommensurabel" (ebd.). Das Leiden der Verfolgten werde vergleich- und messbar, reduziert auf eine juristische Kategorie, wie Adorno am damals neuen Begriff „Genozid" (ebd.) darlegt. Dadurch werde der Mord an den europäischen Jüdinnen und Juden zwar zum Modell für die Kodifizierung eines neuen internationalen Straftatbestandes, doch die Logik des Begriffs führe auch dazu, dass der konkrete und singuläre historische Sachverhalt aus dem Blick gerate. Der Begriff ziele nicht darauf ab, einen Ausdruck für das Leiden der Verfolgten zu finden. Die begriffliche Darstellung, sei es im Recht, in der Geschichtswissenschaft, in der Soziologie oder in der Pädagogik, trage dazu bei, den Mord an den europäischen Jüdinnen und Juden zu rationalisieren und damit gerade das Erschütternde, das von ihm ausgeht, abzuschneiden (Claussen 1994).

Dies sei auch der Grund, warum Adorno, so Detlev Claussen, den Namen Auschwitz verwendet, um den Mord an den europäischen Jüdinnen und Juden zu benennen. Der Name bezeichne nichts Allgemeines, sondern etwas Konkretes, das sich dem „Common Sense" (Claussen 1988, S. 55) entziehe. Auschwitz als Ortsbezeichnung liege „nur mit Belzec, Sobibór und Treblinka" (ebd.), d. h. anderen Vernichtungslagern auf einer Linie, so Claussen.

Das Beharren auf dem Namen als Bezug auf das Singuläre stellt weder eine metaphysische Überhöhung noch den Versuch dar, Auschwitz außerhalb der Geschichte oder der wissenschaftlichen Auseinandersetzung anzusiedeln. Denn nur mit den Mitteln einer reflektierenden Vernunft kann darüber nachgedacht werden, was Auschwitz unfassbar macht und was dieses Verbrechen für das menschliche und zivilisatorische Selbstverständnis bedeutet. Noch in der Verweigerung der Abstraktion liegt ein Verweis auf das nicht reduzierbare Leiden der Opfer, dem eben nur als spezifischem und singulärem Ereignis Ausdruck verliehen werden kann.

Auschwitz affiziert das gesamte menschliche Leben. Der Satz „Es gibt nichts Harmloses mehr" (Adorno 2003a, S. 26) beschreibt, wie für Adorno die menschliche Praxis „nach [dem] Weltuntergang" (ebd., S. 61) angegriffen ist. Die Katastrophe des nationalsozialistischen Mordens beschädigt die politische und soziale Ordnung, aber auch den Alltag. Adorno dokumentiert in den *Minima Moralia* sein Erschrecken darüber, dass die Katastrophe so scheinbar unbemerkt geblieben ist:

> Der Gedanke, dass nach diesem Krieg das Leben „normal" weitergehen oder gar Kultur „wiederaufgebaut" werden könnte – als wäre nicht der Wiederaufbau von Kultur allein schon deren Negation – ist idiotisch. Millionen Juden sind ermordet worden, und das soll ein Zwischenspiel sein und nicht die Katastrophe selbst. Worauf wartet diese Kultur eigentlich noch? […] Normal ist der Tod (ebd., S. 61-62).

Von der Katastrophe Auschwitz aus kann laut Adorno die Geschichte der Menschheit nicht mehr als Fortschrittsbewegung geschrieben werden. Denn von der „nie zuvor erfahrenen Marter und Erniedrigung der in Viehwagen Verschleppten" falle „das tödlich-grelle Licht noch auf die fernste Vergangenheit, in deren stumpfer und planloser Gewalt die wissenschaftlich ausgeheckte teleologisch bereits mitgesetzt war. Die Identität liegt in der Nichtidentität, dem noch nicht Gewesenen, das denunziert, was gewesen ist“ (ebd., S. 268). Auschwitz ist also nicht einfach ein weiterer Exzess in der Geschichte der Menschheit, der in diese Geschichte integriert werden könnte. Von Auschwitz ausgehend lässt sich die Geschichte der Menschheit nur noch als eine Geschichte des Grauens schreiben.

Was bleibt, ist die radikale Selbstkritik der Vernunft, eingedenk eines neuen moralischen Imperativs, den „Hitler […] den Menschen im Stande ihrer Unfreiheit aufgezwungen“ (Adorno 2003b, S. 358) habe, wie es später in der *Negativen Dialektik* heißt, alles daran zu setzen, dass Auschwitz sich nicht wiederhole. Nicht das Reich der Freiheit, sondern die Verhinderung der Katastrophe ist nun die Aufgabe praktischer Philosophie.

„Was nicht verdinglicht ist, sich zählen und messen läßt, fällt aus.“ – Zum Verfall der Erfahrung

Ein Großteil der Aphorismen der *Minima Moralia* handelt vom Zerfall der subjektiven Erfahrungsfähigkeit. Dabei ist dem Unternehmen Adornos durchaus etwas Aporetisches zu eignen, denn während das Werk im Bewusstsein „vom Verfall der Erfahrung“ (Adorno 2003a, S. 270) geschrieben ist, stellt es zugleich den Versuch dar, „Philosophie von subjektiver Erfahrung her darzustellen“ (ebd., S. 17). Adorno sieht in diesem Ansatz einen wesentlichen Hebel der Erkenntnis. So heißt es bereits in der *Zueignung*: „Im Zeitalter seines Zerfalls trägt die Erfahrung des Individuums von sich und dem, was ihm widerfährt, nochmals zu einer Erkenntnis bei, die von ihm bloß verdeckt war, solange es als herrschende Kategorie ungebrochen positiv sich auslegte“ (ebd., S. 16). Dabei findet eine Verkehrung der Begriffe des Subjektiven und Objektiven statt. Denn während als objektiv die „nicht kontroverse Seite der Erscheinung“ wie klassifizierte Daten treten, gilt als subjektiv dasjenige, was „in die spezifische Erfahrung der Sache eintritt“ (ebd.).

Die Unfähigkeit zur subjektiven Erfahrung wird von Adorno bis in die kleinsten Begegnungen mit Dingen des Alltags zurückverfolgt. Im Aphorismus *Nicht anklopfen* etwa beschreibt Adorno, wie die Türklinke durch drehbare Knöpfe und Schiebentüren ersetzt werde. Von der Annahme, dass dadurch verlernt werde, „leise, behutsam und doch fest eine Tür zu schließen“ (ebd., S. 44), kommt Adorno gleichsam auf die Gewalt, die in den Bewegungen selbst liegt, „welche die Maschinen von den sie Bedienenden verlangen“ (ebd.). Hier findet sich bereits eine erste Keimform für „das Gewaltsame, Zuschlagende, stoßweis Unaufhörliche der faschistischen Mißhandlungen“ (ebd.).

> Am Absterben der Erfahrung trägt Schuld nicht zum letzten, daß die Dinge unterm Gesetz ihrer reinen Zweckmäßigkeit eine Form annehmen, die den Umgang mit ihnen auf bloße Handhabung beschränkt, ohne einen Überschuß, sei's an Freiheit des Verhaltens, sei's an Selbständigkeit des Dinges zu dulden, der als Erfahrungskern überlebt, weil er nicht verzehrt wird vom Augenblick der Aktion (ebd., S. 44).

Adornos materialistische Phänomenologie des Erfahrungsverlustes ist zweifelsohne am Werk Benjamins geschult, der den Wandel menschlicher Praxis in der Moderne anhand des Motivs von Schock und Unterbrechung beschreibt. Überdies fußen Adornos Überlegungen auf jenen materialistischen Annahmen, die Marx im *Kapital* ausbuchstabiert. So zieht Adorno Parallelen zwischen der organischen Zusammensetzung des Kapitals, womit Marx das Verhältnis von Produktionsmitteln zur verausgabten Arbeitskraft analysiert, und der „organische[n] Zusammensetzung des Menschen" (ebd., S. 262). „Das, wodurch die Subjekte in sich selber als Produktionsmittel und nicht als lebende Zwecke bestimmt sind, steigt wie der Anteil der Maschinen gegenüber dem variablen Kapital" (ebd.).

Anknüpfend an Georg Lukács zeichnet Adorno eine ökonomisch fundierte, historische Anthropologie, wonach die Menschen sich im Kapitalismus als Tauschobjekte und Konkurrenten wie die Waren zueinander verhalten. Diesen Prozess der Verdinglichung fasst er als den Grundmodus, in welchem sich kapitalistische Vergesellschaftung und Individuation vollzieht. Verdinglichung erscheint damit als Vorbedingung der Reproduktion der Verhältnisse:

> Nur indem der Prozeß, der mit der Verwandlung von Arbeitskraft in Ware einsetzt, die Menschen samt und sonders durchdringt und jede ihrer Regungen als eine Spielart des Tauschverhältnisses a priori zugleich kommensurabel macht und vergegenständlicht, wird es möglich, daß das Leben unter den herrschenden Produktionsverhältnissen sich reproduziert. Seine Durchorganisation verlangt den Zusammenschluß von Toten (ebd., S. 262).

Schließlich ist Unfähigkeit zur Erfahrung eine der zentralen Kategorien in Adornos Analysen des Antisemitismus, der, so heißt es prominent in den *Minima Moralia*, „das Gerücht über die Juden" ist (ebd., S. 125). Weder lässt sich das Wahnsystem des antisemitischen Denkens durch gegenläufige Erfahrungen korrigieren, noch spielen Erfahrungen einzelner mit Juden eine Rolle. Für die Kritische Theorie Adornos ist die falsche Projektion das Konstituens des Antisemitismus, der „sein Objekt gewissermaßen erst erfinden [muss]" (Adorno & Horkheimer 2003, S. 232). Die Kriterien für die Unterscheidung in wahre und falsche Projektionen ergeben sich dabei aus dem Umstand, dass letztere als bloße Abwehr durch eine ausbleibende Realitätsprüfung verabsolutiert werden. Um dieses Ausbleiben aufrecht zu erhalten, nimmt die Wahrnehmung wahnhafte Züge an. So passt das antisemitische Subjekt seine Wahrnehmung nicht mehr der äußeren Wirklichkeit an, vielmehr wird umgekehrt die äußere Realität der eigenen Triebstruktur angeglichen. Im kollektiv geteilten Wahnsystem des Antisemitismus geht somit gerade das Reflexionsvermögen des Geistes verloren, das dem Wahn entgegenarbeitet. Das Gerücht tritt an die Stelle des Faktischen, die Projektion an die der Reflexion.

„Wundmal gesellschaftlicher Verstümmlung" – Das Leiden an den Geschlechterverhältnissen

Obwohl die *Minima Moralia* weit davon entfernt sind, als dezidiert feministisches Werk zu gelten, so finden sich dennoch in zahlreichen Aphorismen Analysen und Kritiken des Geschlechterverhältnisses. Adorno präpariert anhand konkreter Phänomene wie der Ehe und der Familie, der geschlechtlichen Arbeitsteilung, der Prostitution, der Sexualmoral und der bürgerlichen Triebunterdrückung heraus, wie das Kapitalverhältnis in die intimsten Beziehungen eindringt und wie die patriarchale Herrschaft die Frau unterjocht.

Dabei zielt Adornos ideologiekritische Methode darauf ab, die Naturalisierung gesellschaftlicher Verhältnisse zu entlarven (Stögner 2023, S. 14). Dementsprechend analysiert er die prolongierte Naturnähe der Frau als Ideologie der bürgerlichen Gesellschaft. Das Bild von der Frau als Natur sei, wie jedes Bild von Natur, „Wundmal gesellschaftlicher Verstümmelung" (Adorno 2003a, S. 107), das aus der Naturbeherrschung entspringe. Daher seien das Ideal der Weiblichkeit wie der „weibliche Charakter" (ebd.) schon „Produkte der männlichen Gesellschaft" (ebd.).

Mitunter kritisiert Adorno das Weibliche als Resultat patriarchaler Macht durchaus radikal: „Der weibliche Charakter ist ein Abdruck des Positivs der Herrschaft. Damit ist er aber so schlecht wie diese" (ebd.). Befriedigt durch die Warenwelt und der Kulturindustrie würden sich die Frauen mit der männlichen Herrschaft und dem „Ideal des Weiblichen" (ebd.) identifizieren und damit ihrer eigenen Verdummung zustimmen. Weder die Integration der Frau in den Arbeitsmarkt noch die „Lockerung des Sexualtabus" (ebd., S. 103) deutet Adorno als feministische Errungenschaften, sondern als fortdauernde „Entmenschlichung" (ebd., S. 103) der Frau. Die Frauen blieben „Objekte" (ebd., S. 103) der Herrschaft, ob als Töchter, Ehefrauen, Mütter oder Angestellte. Die Geschlechterverhältnisse könnten nicht ohne eine allgemeine Veränderung der sozio-ökonomischen Strukturen verändert werden: „Keine Emanzipation [der Frau, N.R., D.B.] ohne die der Gesellschaft" (ebd., S. 197).

Für den Sozialpsychologen Adorno setzt sich die Unterdrückung der Frau bis in die Sexualität hinein fort. Er fasst sexuelle Lust als eine Errungenschaft des Menschseins auf, die sich über die „archaische Frigidität" (ebd., S. 101), in der Sexualität der Gattungsreproduktion dient, erhebt. Zugleich wird den Frauen als „Weibchen" (ebd.) die Lust verwehrt, da sie Sexualität nur als „Gewalt" (ebd.) erfahren würden. Doch ihr widerständiger Verzicht auf die sexuelle Lust zementiere zugleich die Unfreiheit. Deshalb blieben Männern wie Frauen die „subjektive Fähigkeit zum Glück" (ebd., S. 102), durch die freie und sexuelle Lust erfahren werden könnte, so lange verstellt, bis „die objektive Möglichkeit" des Glücks gewährt würde (ebd., S. 102). Auch die Befreiung der Sexualität ist verwiesen auf die befreite Gesellschaft.

Trotz des unentrinnbaren Netzes von patriarchaler Unterdrückung und der Herrschaft des Kapitalverhältnisses beharrt Adorno darauf, sich nicht mit den Geschlechterverhältnissen abzufinden. Die Position, man sei der Übermacht der Verhältnisse ausgeliefert, weist er als (männliche) Komplizenschaft zurück:

> Aus der Einsicht etwa in die Verstümmelung der Frauen durch die patriarchalische Gesellschaft, in die Unmöglichkeit, die anthropologische Deformation ohne deren Voraussetzung zu beseitigen, vermöchte gerade der unerbittlich illusionslose Dialektiker den Herrn-im-Haus-Standpunkt abzuleiten, dem Fortbestand des patriarchalischen Verhältnisses das Wort zu reden (ebd., S. 282).

Dementsprechend finden sich in den *Minima Moralia* verstreute Bemerkungen über die Möglichkeit des Widerstandes gegen die verhärteten Geschlechterverhältnisse wie der Universalität des Tauschprinzips. Gerade die Liebe und, unter Umständen, auch die Ehe werden für Adorno zu Residuen, die dem gesellschaftlichen Druck der Ökonomie und der Anpassung entzogen sein könnten, wie er etwa im Aphorismus *Constanze* (ebd., S. 195 f.) schreibt.

Auch wenn Adorno kein „Macho" (Lenk 2003, S. 50) sei, wie Elisabeth Lenk betont, so ist er doch kein Feminist. Er fasst im Aphorismus *Tisch und Bett* das Leiden an den Geschlechterverhältnisse in der bürgerlichen Gesellschaft als patriarchale Herrschaft über die Frau und*zugleich* als Triebunterdrückung des Mannes auf. So sei „die Verfügung des Mannes über Eigentum und Arbeit der Frau" „barbarisch" (Adorno 2003a, S. 34). Jedoch sei die „Sexualunterdrückung, die den Mann tendenziell dazu nötigt, für die sein Leben lang die Verantwortung zu übernehmen, mit der zu schlafen ihm einmal Lust bereitete" (ebd.), „nicht minder barbarisch". Hier scheint jener Mann zu sprechen, der unter dem Vorwand der Libertinage auch jene Momente der Sexualmoral und der Ehe von sich weisen will, die der unterdrückten Frau zumindest die, wenn auch abhängige, Existenz sichern.

So bleibt Adornos Analyse der Geschlechterverhältnisse aus feministischer Perspektive ambivalent. Gudrun-Axeli Knapp weist darauf hin, dass der Kritischen Theorie von feministischer Seite mit Recht eine androzentrische Perspektive angekreidet werde (Knapp 2003). Zudem stellt sich die Frage, ob Adornos Kritik an der Ideologie der Weiblichkeit diese nicht auch verfestige (Ziege 2004). Jedoch lege er auch den „Finger auf die Wunde des Feminismus" (Knapp 2003, S. 47), weil er Formen von vermeintlicher Emanzipation entlarven würde, wie etwa die doppelte Ausbeutung von Frauen durch Lohn- und Hausarbeit. Dies gelingt ihm durch eine radikale Reflexion auf das Leiden an den Geschlechterverhältnissen, das innerhalb der Gesellschaft der Moderne mitunter gemildert, vor allem jedoch verschoben und keinesfalls aufgehoben wurde.

„... daß keiner mehr hungern soll" – Über Utopie

Dass Adorno nicht trotz, sondern wegen seines offenkundigen Negativismus bis heute als Denker der Erlösung und des Utopischen gilt, ist nicht zuletzt zentralen Passagen in den *Minima Moralia* zu verdanken. Während sich das Buch vornehmlich dem Scheitern, der Entfremdung und dem falschen Leben widmet, sind darin immer auch Residuen aufgespart, die den Gedanken zur Utopie eines besseren Lebens antreiben. Im letzten Aphorismus, der mit *Zum Ende* betitelt ist, umreißt Adorno sein philosophisches Unternehmen der Gegenwart: „Philosophie, wie sie im Angesicht der Verzweiflung einzig noch zu verantworten ist, wäre der Versuch, alle Dinge so zu betrachten, wie sie vom Standpunkt der Erlösung aus sich darstellten. Erkenntnis hat kein Licht, als das von der Erlösung her auf die Welt scheint: alles andere erschöpft sich in der Nachkonstruktion und bleibt ein Stück Technik" (Adorno 2003a, S. 283).

Dabei ist die Einnahme jenes Standpunktes „das Allereinfachste, weil der Zustand unabweisbar nach solcher Erkenntnis ruft“, und zugleich unmöglich, „weil es einen Standort voraussetzt, der dem Bannkreis des Daseins, wäre es auch nur um ein Winziges, entrückt ist“ (ebd.). Adorno wandelt damit das alttestamentliche Bilderverbot philosophisch ab, indem jener Standpunkt der Erlösung nicht am Bestehenden gemessen werden kann. Andernfalls verdoppelt sich das Bestehende, indem es als die einzig mögliche Wirklichkeit erscheint. Das Andere, Bessere oder Richtige lässt sich demnach nicht positiv benennen und treibt den Gedanken geradewegs zur Utopie. Nicht mehr das Wahre wird zum Prüfstein seiner selbst, sondern das Falsche gerät zum Index des Wahren (Adorno 2003c). Umgekehrt ist jedoch auch im Begriff der Utopie selbst das potenzielle Scheitern der Hoffnung auf eine andere Welt bereits mitangelegt. So büßt der Utopiebegriff sein veränderndes Potential eben dort ein, wo er rein abstrakt verbleibt: „Die abstrakte Utopie wäre allzu leicht mit den abgefeimtesten Tendenzen der Gesellschaft vereinbar“ (Adorno 2003a, S. 116). Dennoch zeichnet Adorno an manchen Stellen vorsichtig ein Bild einer richtigeren Gesellschaft. Dies geschieht freilich „im strengen Modus der bestimmten Negation bestehender Strukturen“, wie Gerhard Schweppenhäuser betont (2009, S. 110).

In *Sur l'eau*, dem wohl bekanntesten Aphorismus, der die Utopie zum Gegenstand hat, widmet sich Adorno der Frage der richtigen Gesellschaft sowohl über die Kritik der bestehenden Gesellschaft als auch über eine Kritik des sozialistischen Gegenmodells. Dabei knüpft er in der Negation des abstrakten Kultus des Fortschritts sowohl westlicher als auch (real)sozialistischer Provenienz an Ideen der bürgerlichen Aufklärung an. So ist beiden Entwürfen die Vorstellung „vom fessellosen Tun, dem ununterbrochenen Zeugen, der pausbäckigen Unersättlichkeit, der Freiheit als Hochbetrieb“ (Adorno 2003a, S. 178) eingeschrieben. Und beide Modelle unterliegen einem unreflektierten Fortschrittsglauben wie einer Ontologisierung menschlicher Herrschaft über Natur und andere. „Darin“, so Adorno, „und nicht in der vorgeblichen Gleichmacherei verharrten die positiven Entwürfe des Sozialismus, gegen die Marx sich sträubte, in der Barbarei“ (ebd., S. 179). Daher seien alle Bestimmungen des Utopischen wie „die Erfüllung der menschlichen Möglichkeiten“ (ebd., S. 178) schon am menschlichen Verhalten der Produktion als Selbstzweck gebildet. Bürgerliche wie sozialistische Utopien teilen dagegen denselben Arbeitsfetisch und gleichen sich dementsprechend in ihrer Sorge vor der Muße und dem Nichtstun: „Nicht das Erschlaffen der Menschheit im Wohlleben ist zu fürchten, sondern die wüste Erweiterung des in Allnatur vermummten Gesellschaftlichen, Kollektivität als blinde Wut des Machens“ (ebd.). Dem hält der Materialist Adorno ganz konkret die Möglichkeiten der entfalteten Produktivkräfte entgegen, die im Kapitalismus gleichwohl dafür sorgen, dass immer noch gehungert wird, während sich „die Not mit dem Reichtum erweitert“ reproduziert. „Zart wäre einzig das Gröbste: daß keiner mehr hungern soll. Alles andere setzt für einen Zustand, der nach menschlichen Bedürfnissen zu bestimmen wäre, ein menschliches Verhalten an, das am Modell der Produktion als Selbstzweck gebildet ist“ (ebd.). Fluchtlinien jenseits der unentwegten Steigerung der Produktion ließen dagegen „aus Freiheit Möglichkeiten ungenützt“ (ebd., S. 179) – hier erweisen sich Adornos Überlegungen als durchaus kompatibel mit Diskursen angesichts der Klimakatastrophe.

Einstweilen ist der Ausgang des Menschen aus seiner Vorgeschichte noch versperrt und so endet der Aphorismus mit einem Bild von Guy de Maupassant, auf den bereits der Titel des Aphorismus zurückgeht: „Rien faire comme une bête, auf dem Wasser liegen und friedlich in den Himmel schauen, ‚sein, sonst nichts, ohne alle weitere Bestimmung und Erfüllung' könnte an Stelle von Prozeß, Tun, Erfüllen treten und so wahrhaft das Versprechen der dialektischen Logik einlösen, in ihren Ursprung zu münden" (ebd.).

Entgegen dem ersten Eindruck wird hier nicht das süße Nichtstun ausgemalt, sondern vielmehr auf eine düstere Erzählung Maupassants verwiesen, deren Protagonist eine unfreiwillige Nacht in einem festsitzenden Boot verbringt. Nachdem der Morgen graut und der Kahnfahrer wie verzaubert von der Landschaft ist, lichtet sich das Geheimnis: Der Anker des Bootes hat sich an der Leiche einer alten Frau am Grund des Flusses verfangen.

Es bleibt offen, warum Adorno gerade dieses Bild als Möglichkeit der Muße wählt. Vielleicht ist jede Ruhe, jede noch so kleine Pause im Bestehenden, trügerisch. Vielleicht entkommen wir wie der Kahnfahrer niemals der Gewalt, die untergründig an uns zerrt. Solange die Verhältnisse nach Produktivität und Aktivität verlangen, solange ist jede Form der Erholung lediglich ein neues Atemholen (Schweppenhäuser 2009, S. 111–115). Die Gegenbegriffe wie Kontemplation und Dasein sind noch im Bannkreis des Bestehenden gefangen, Hegels dialektische Logik mündet erneut in ihren Ursprung. Und hier gilt bekanntlich: „Das Ganze ist das Unwahre" (Adorno 2003a, S. 55).

15 Jahre nach dem Erscheinen der *Minima Moralia* bestimmt Adorno die Bedeutung des Leidens für seine Philosophie als *Negative Dialektik*. In scharfer Kritik der „abscheulichen deutschen Tradition" (Adorno 2003b, S. 28), in der als „tief die Gedanken" gelten würden, die sich „auf die Theodizee von Übel und Tod vereidigen" (ebd.), verpflichtet er die Philosophie darauf, dem Leiden Ausdruck zu verleihen: „Leiden beredt werden zu lassen, ist die Bedingung aller Wahrheit" (ebd., S. 29). Der sprachliche Ausdruck des Leidens dient nicht seiner Rechtfertigung, etwa als notwendige Bedingung auf dem Weg zur Freiheit, wie in der Philosophie Hegels. Das subjektive Leiden, so individuell es empfunden werden mag, weist über sich hinaus auf das objektiv Falsche an den gesellschaftlichen Verhältnissen.

Die *Minima Moralia* können daher auch als eine materialistisch-phänomenale Studie dessen gelten, was Adorno in seinem späteren Werk theoretisch begründet. In den Miniaturen verhilft er dem Leiden zur Sprache mit der Intention, die Negativität eines entfremdeten Lebens im Kapitalismus und der patriarchalen Herrschaft offenzulegen. Darin liegt bereits ein erster Schritt zur Überwindung vermeidbaren Leidens, wenngleich die reale Abschaffung politisch wie historisch für Adorno verstellt bleibt.

Möglicherweise liegt genau hierin ein Moment dessen, was Lebenskunst bedeuten könnte, wenngleich Adorno selbst diesen Begriff nicht reklamieren würde. Das Leiden beredt werden lassen ist die Bedingung der Möglichkeit zu dessen Bewältigung wie auch Einspruch gegen die gesellschaftlichen Verhältnisse, die das Leiden hervorgebracht haben. In menschlichen Beziehungen, aber auch in der Kunst erblickt Adorno, trotz der Negativität des gesellschaftlichen Zustands, Momente eines anderen, besseren Zustands im *hic et nunc*.

Gleichwohl weist Adornos Kritik des Leidens auch auf die Widersprüche seiner Theoretisierung hin: So diese kann über das Leiden selbst hinweggehen, sei es durch seine Rechtfertigung oder indem es das Leiden durch begriffliche Einpassung verstellt. Zugleich zielt Adorno trotz dem Beharren auf die subjektive Leidenserfahrung nicht auf dessen Apotheose. Gerade der radikale Fokus auf die Leidenserfahrung birgt indes Probleme in sich, denn wie sollen verschiedene Erfahrungen des Leidens miteinander und mit den objektiven Strukturen der Welt in Verbindung und in einen Vergleich gebracht werden? Deutlich wird dies etwa, wenn Adorno die Entrechtung der Frau mit dem Verlust des sexuellen Begehrens des Mannes auf eine Stufe stellt. Auch wenn beide unter den Geschlechterverhältnissen leiden mögen, ist doch die jahrhundertelange Herrschaft des Patriachats kaum mit einer Einschränkung der Libido gleichzusetzen.

Die Leistung der Minima Moralia besteht darin, dass sie das Leiden begrifflich versucht zu bestimmen. Erst dadurch übersteigt das Leid den je individuellen, privaten Bereich und wird im Modus der Kritik bearbeitbar. Zugleich erhebt Adorno an die sprachliche Darstellung den Anspruch, das spezifisch Konkrete der Leidenserfahrung auszudrücken – auch wenn sie dabei auf eine gesellschaftliche Objektivität verweist. Das Leiden soll gerade nicht unter einem Begriff subsumiert werden und damit selbst wieder in die Logik der kapitalistischen Vergesellschaftung als Kommensurables eingefügt werden. Eben das gelingt durch die aphoristische Schreibweise in den *Minima Moralia* wie in kaum einem anderen Werk; die Verbindung einer abstrakten Darstellung im Ausdruck des Konkreten, anstatt einer logischen Subsumtion des Besonderen unter das Allgemeine.

Literatur

Adorno, T.W. (2001). Graeculus (I). Musikalische Notizen. In *Frankfurter Adorno Blätter 7* (S. 9–36). Edition Text & Kritik.

Adorno, T.W. (2003a). *Minima Moralia. Reflexionen aus dem beschädigten Leben. Gesammelte Schriften, Bd. 6.* Suhrkamp.

Adorno, T.W. (2003b). *Negative Dialektik. Gesammelte Schriften, Bd. 6.* Suhrkamp.

Adorno, T.W. (2003c). Kritik. In Ders., *Kulturkritik und Gesellschaft II. Gesammelte Schriften, Bd. 10.2* (S. 785–793). Suhrkamp.

Adorno, T.W. (2003d). Graeculus (II). Notizen zu Philosophie und Gesellschaft 1943–1969. In *Frankfurter Adorno Blätter 8* (S. 9–41). München: Edition Text & Kritik.

Adorno, T.W., & Horkheimer, M. (2003). *Dialektik der Aufklärung. Gesammelte Schriften, Bd. 3.* Suhrkamp.

Bernard, A., & Raulff, U. (2003). *Theodor W. Adornos „Minima Moralia" neu gelesen.* Suhrkamp.

Burghardt, D. (2019). „Leiden beredt werden lassen". Theodor W. Adornos Reflexionen des beschädigten Lebens. In D. Burghardt, M. Dederich, D. Lohwasser, et al. (Hrsg.), *Schlüsselwerke der Vulnerabilitätsforschung* (S. 36–56). VS-Verlag.

Claussen, D. (1988). Nach Auschwitz: Ein Essay über die Aktualität Adornos. In D. Diner (Hrsg.), *Zivilisationsbruch. Denken nach Auschwitz* (S. 54–68). Suhrkamp.

Claussen, D. (1994). *Grenzen der Aufklärung. Die gesellschaftliche Genese des modernen Antisemitismus*. Suhrkamp.
Claussen, D. (2003). *Theodor W. Adorno. Ein letztes Genie*. Fischer.
Demirović, A. (1989). Zwischen Nihilismus und Aufklärung. Die ‚Minima Moralia' in bundesdeutschen Medien. In R. Erd, & D. Hoß (Hrsg.), *Kritische Theorie und Kultur* (153–171). Suhrkamp.
Demirović, A. (1999). *Der nonkonformistische Intellektuelle. Die Entwicklung der Kritischen Theorie zur Frankfurter Schule*. Suhrkamp.
Geulen, E. (2001). Mega Melancholia: Adorno's Minima Moralia. In P.U. Hohendahl & J. Fisher (Hrsg.), *Critical Theory. Current State and Future Prospects* (S. 49–68). Berghahn Books.
Gerber, J. (2017). Gedichte nach Auschwitz. Die Kritische Theorie und der Holocaust. *Jahrbuch für Antisemitismusforschung, 26*, 253–276.
Düttmann, A. G. (2004). *So ist es. Ein philosophischer Kommentar zu Adornos »Minima Moralia«*. Suhrkamp.
Jaeggi, R. (2005). „Kein Einzelner vermag etwas dagegen." Adornos Minima Moralia als Kritik von Lebensformen. In A. Honneth (Hrsg.), *Dialektik der Freiheit. Frankfurter Adorno-Konferenz 2003* (S. 115–141). Suhrkamp.
Knapp, G.-A. (2003). Konstellationen von Kritischer Theorie und Geschlechterforschung. In K. Stögner & A. Colligs (Hrsg.), *Kritische Theorie und Feminismus* (S. 37–47). Suhrkamp.
Lenk, E. (2003). Ausgrabung. In A. Bernard, & U. Raulff (Hrsg.),*Theodor W. Adorno. „Minima Moralia" neu gelesen* (S. 47–51). Suhrkamp.
Müller-Doohm, S. (2011). Versuch eines Portraits. In R. Klein, J. Kreuzer, & S. Müller-Doohm (Hrsg.), *Adorno Handbuch* (S. 1–10). J.B. Metzler.
Raulff, U. (2003). Die Minima Moralia nach fünfzig Jahren: Ein philosophisches Volksbuch im Spiegel seiner frühen Kritik. In A. Bernhard, & U. Raulff (Hrsg.), *Theodor W. Adorno. Minima Moralia neu gelesen* (S. 123–131). Suhrkamp.
Schmidt, A. (1969). Adorno – Ein Philosoph des realen Humanismus. In Ders. (Hrsg.), *Kritische Theorie, Humanismus, Aufklärung. Philosophische Arbeiten 1969–1979* (S. 27–55). Reclam.
Schweppenhäuser, G. (1993). *Ethik nach Auschwitz. Adornos negative Moralphilosophie*. Argument.
Schweppenhäuser, G. (2009). *Theodor W. Adorno. Zur Einführung*. Junius.
Seel, M (2006). Minima Moralia. Reflexionen aus dem beschädigten Leben. In A. Honneth (Hrsg.), *Schlüsseltexte der Kritischen Theorie* (S. 34–37). VS Verlag.
Stögner, K. (2023). Kritische Theorie und Feminismus – ein produktives Spannungsverhältnis. In K. Stögner & A. Colligs (Hrsg.), *Kritische Theorie und Feminismus* (S. 11–23). Suhrkamp.
Tiedemann, R. (2000). *Frankfurter Adorno Blätter 6*. Edition Text & Kritik.
Wiggerhaus, R. (1986). *Die Frankfurter Schule. Geschichte – Theoretische Entwicklung – Politische Bedeutung*. Hanser.
Ziege, E.M. (2004). Die „Kritik des Weiblichen" bei Theodor W. Adorno und die frühe Kritische Theorie. In *Die Philosophin. Forum für feministische Theorie und Philosophie, 15*(30), 129–140.

Hannah Arendt: *Vita activa oder Vom tätigen Leben* (1960)

3

Hannah Gerlach

The Human Condition, ein später zu einem Klassiker der politischen Theorie gewordenes Werk Hannah Arendts, erschien 1958 in den USA. Es war ein Jahr massiver technologischer und gesellschaftlicher Veränderungen: Der noch in der überarbeiteten deutschen Fassung des Textes *Vita activa oder Vom tätigen Leben* (1960) thematisierte ‚Wettlauf ins All' hatte begonnen. Im Inneren der USA prägten die anhaltenden Kämpfe der Bürgerrechtsbewegung das politische Klima – ein Themenfeld, zu dem sich Arendt in einem ihrer umstrittensten Texte, den „Reflections on Little Rock" (1959), äußern sollte. Die nukleare Aufrüstung und die Debatten um sie setzten sich fort. Gegen Ende des Jahres leitete das sowjetische Ultimatum zum Abzug der alliierten Truppen aus Berlin die ‚Zweite Berlin-Krise' ein; ein geopolitisches Signal, das die Spannungen des Kalten Kriegs erneut verschärfte.

Hannah Arendt lebte seit 1941 in den Vereinigten Staaten. 1933 war sie aus Deutschland, wo sie der Sammlung antisemitischer Hetzartikel für die Zionistische Vereinigung für Deutschland wegen kurzzeitig verhaftet worden war, zunächst nach Frankreich geflohen. In den USA, in die sie gemeinsam mit ihrem Ehemann Heinrich Blücher und ihrer Mutter emigriert war, war sie schon kurz nach ihrer Ankunft publizistisch und politisch aktiv gewesen. Sie hatte im Kontext von Gasttätigkeiten und Vorträgen an verschiedenen Universitäten gelehrt. Wenige Jahre später würde sie eine ordentliche Professur an der University of Chicago erhalten. „Aus dieser neuen Sicherheit heraus", fasste Annette Vowinckel den Entstehungskontext des 1958 erschienenen Buchs zusammen, „fand Arendt die Ruhe, sich an ein Grundlagenwerk zur politischen Theorie zu begeben" (2004, S. 60).

H. Gerlach (✉)
Hannah Arendt Forschungsstelle Berlin – Kritische Gesamtausgabe, Freie Universität Berlin, Berlin, Deutschland
E-Mail: hannah.gerlach@fu-berlin.de

J. Zirfas und G. Gödde (Hrsg.), *Schlüsselwerke der Kritischen Lebenskunst I,* Schriften zur Kritischen Lebenskunst, https://doi.org/10.1007/978-3-662-72346-3_3

The Human Condition schloss in verschiedener Hinsicht an frühere Arbeiten Arendts an: Mit ihrem Text *The Origins of Totalitarianism* (1951, dt. *Elemente und Ursprünge totaler Herrschaft*, 1955) hatte sie ein vielbeachtetes Werk zum Totalitarismus verfasst. Als dessen „schwerwiegendste[n] Mangel" sah sie, wie sie 1952 der Guggenheim Foundation erläuterte, das „Fehlen einer angemessenen historischen und begrifflichen Auseinandersetzung mit den ideologischen Hintergründen des Bolschewismus" (Young-Bruehl 2018, S. 384).[1] In diesem Bereich bewegte sich lange ihre Arbeit im Vorlauf zu *The Human Condition*, im Kontext derer sich Arendt ausführlich auch mit Karl Marx' Arbeitsbegriff auseinandersetzte (Vgl. Hahn, McFarland & Nordmann 2019; Meyer 2019). Der Fokus ihrer Überlegungen würde sich später, nicht zuletzt vor dem Hintergrund ihrer Annahme einer Vermischung des Herstellens und Arbeitens der menschlichen Tätigkeiten bei Marx und deren enormer Wirkung, in Teilen verschieben: „Seit etwa drei Jahren", fasst sie ihr Vorhaben in einem Brief an Martin Heidegger vom 8. Mai 1954 zusammen, versuche sie an „drei Sachen heranzukommen", darunter „[v]ielleicht von Marx einerseits und Hobbes andererseits ausgehend, eine Analyse der grundverschiedenen Tätigkeiten, die von der vita contemplativa aus gesehen in den einen Topf der vita activa gewöhnlich geworfen werden: also Arbeiten – Herstellen – Handeln […]" (Arendt & Heidegger 2013, S. 145). Das Handeln betreffend, greift *The Human Condition* auch durch einen Wechsel der Blickwinkel auf eine in den *Origins of Totalitarianism* angenommene Verknüpfung zurück: Als Einfallspunkt totalitärer Herrschaft sieht das frühere Werk die „allenthalben zunehmende[] Verlassenheit" der Menschen (Arendt 2022, S. 978). Arendts 1958 veröffentlichte Studie entwirft das Handeln im Kontrast zur Isolation; sie geht ihm als gemeinsamer Tätigkeit nach und versteht Handeln als Ausdruck von Freiheit. Freiheit wiederum hat ihr folgend „ihren Sitz im Gesellschaftlichen" (Arendt 2020, S. 51; vgl. auch Young Bruehl 2006).

Dem Kontext „Lebenskunst" lassen sich *The Human Condition* und *Vita activa* in zweierlei Hinsicht verbinden; in Bezug auf die in Arendts Texten propagierten Lebensformen, zuvorderst das Handeln, aber auch in Bezug auf Werke, in denen Handlungen überliefert und durch die sie mit initiiert werden. Das Handeln als flüchtige Tätigkeit entsteht nach Arendt, aller Differenzierung zum Trotz, in einer Welt, die ihre Gestalt und Dauer durch Menschen erhält. Der Blick auf die Relevanz von „Lebenskunst" in *Vita activa* rückt insofern auch das Verhältnis zwischen Arendts Begriff des Handelns, seiner ergebnisoffenen Pluralität und seiner fixierten Darstellung in den Mittelpunkt – als Ausdruck „mögliche[r] Größe der Sterblichen" und zugleich mit Blick auf die „unvergängliche Spur[]" derselben (ebd., S. 38).

[1] Hier zitiert nach der Übersetzung von Hans Günter Holl in Young-Bruehl (2018).

Zwei Formen von Lebenskunst

Arendts *Vita activa* – also nur die deutsche Fassung des Werks –[2] beginnt mit einem Zitat: „Als im weißen Mutterschoße aufwuchs Baal", lautet es, „War der Himmel schon so groß und still und fahl / Jung und nackt und ungeheuer wundersam / Wie ihn Baal dann liebte, als Baal kam" (ebd., S. 12). Zitiert wird nach diesem Einstieg des „Chorals vom Manne Baal" (1918, hier nach Brecht 1988) auch der Schluss des Gedichts: „Als im dunklen Erdenschoße faulte Baal / War der Himmel noch so groß und still und fahl / Jung und nackt und ungeheuer wunderbar / Wie ihn Baal einst liebte, als Baal war" (Arendt 2021, S. 12).

Formal ist das Zitat nicht untypisch für Arendts Texte: Viele von ihnen beziehen sich gerade auf literarische Werke Dritter. Als Einstieg von *Vita activa* gibt die Brecht-Referenz allerdings vorab Hinweise auf Thesen des Textes: Die Relevanz der dem Individuum als „Bezugsgewebe menschlicher Angelegenheiten" vorgängigen Welt klingt an (ebd., S. 249).[3] Die Kontrastierung von Geburt und Tod im Zitat entspricht der im Text erläuterten Durchkreuzung des Kreislaufs biologischen durch das jeweils als „Neubeginn" einsetzende, individuelle menschliche Leben (ebd., S. 25). Baals „Liebe" zum Himmel, in den, so Arendt, „die von Menschen errichtete Welt sich streckt" (ebd., S. 12), deutet ein in *The Human Condition* wie *Vita activa* aufgegriffenes, statt auf das Individuum auf den Außenkontakt gerichtetes Konzept der „Weltliebe" an (ebd., S. 374). „Ich habe die Welt dem Leben entgegengesetzt", erklärt Arendt 1958 auch in anderem Kontext, „und da wir in einer Zeit leben, in welcher eine ungeheuere Überschätzung des Lebens gang und gäbe ist, habe ich die Weltliebe, die zu aller Kultur gehört, vielleicht übertrieben" (zit. n. Heuer 1992, S. 92).

Schon in Arendts Rückgriff auf Brechts Figur klingt eine gewisse Doppeldeutigkeit von Lebenskunst an: Sie verweist auf ein Leben *in* der Welt, das mit der Geburt beginnt, aber auch auf ein Darstellen *von* Welt, das mit Brechts Text, als Literatur, ein menschengemachtes ist. Zugleich deutet Brechts Protagonist in seinem fehlenden Vorbildcharakter – Arendt hat Baal, Brecht nicht ganz unähnlich, als „Mensch gewordenen" Gott der „Säufer, Fresser und Hurer" bezeichnet (1969, S. 627) – auf einen Aspekt von „Lebenskunst" hin, der in *Vita activa* fehlt: Der Text umreißt kein Konzept moralisch ‚guter' Lebensgestaltung und keine „Selbstbeherrschung" (Gödde & Zirfas 2018, S. 467) etwa im Sinne der Orientierung an vorgegebenen Werten. Im Zentrum der Überlegungen steht das Tätigsein selbst, das Arendt in der Dreiteilung von Arbeit, Herstellen und Handeln darstellt, in der Antwort auf die Frage „Was wir tun, wenn wir tätig sind" (Arendt 2020, S. 20).

[2] Beide Textfassungen und relevante Texte im Kontext des Werks macht der voraussichtlich 2026 erscheinende siebte Band der *Kritischen Gesamtausgabe* der Werke Hannah Arendts zugänglich. Vgl. zu den sprachlichen Differenzen dieser und weiterer, von Arendt in vielen Fällen selbst übersetzter Texte etwa Wild (2009).

[3] Vgl. zur sich hier schon andeutenden Nähe von Arendts und Martin Heideggers Vorstellungen des „Seiende[n] als Welt" Holme (2018).

„Lebenskunst", kann man sagen, wird in *Vita activa* in einer kaum auf das Einzelleben bezogenen Form relevant. Arendt distanziert sich sowohl von Ideen der „Gestaltung" der eigenen Existenz (Marten 1993, S. 9) wie der „Daseinsbewältigung des Individuums" (Scheurer 2014, S. 143). „Kein Mensch kann sein Leben ‚gestalten'", hält sie fest, „oder seine Lebensgeschichte hervorbringen" (Arendt 2020, S. 255). Ihr Text entwirft andere Formen von „Lebenskunst": Sie schließen mit dem Handeln „spontane Prozesse" (ebd., S. 328) ein, sind aber auch als Form ihrer Verdinglichung über Erinnerungen an sie verständlich.

Arendts Begriff des Handelns hat den Diskurs zum Text in besonderer Weise geprägt (vgl. Sigwart 2020), schon insofern, als „Sprechen und Handeln" im Werk die „höchsten und menschlichsten Tätigkeiten der *Vita activa*" darstellen (vgl. ebd., S. 238). Handeln ist mit Freiheit verbunden, konkret der Freiheit, in der Gemeinschaft Neues zu schaffen. Das „Wunder", so Arendt, „besteht darin, daß überhaupt Menschen geboren werden, und mit ihnen der Neuanfang, den sie handelnd verwirklichen können" (ebd., S. 353). Der Sonderstatus der Tätigkeit wird im Werk erläutert: Das „Handeln, Sprechen und Denken" differenziert Arendt in *Vita activa*, im Fall des Denkens schon im Verweis auf spätere Schriften,[4] als „lebendige[n] Geist" von „dem Herstellen und der Arbeit" (ebd., S. 129 f.). In der Überlieferung der erstgenannten Tätigkeiten sieht sie den „Preis, den das Lebendige zahlt", um in der Welt „bleiben zu dürfen" (ebd., S. 130).

Zugleich verweist die Umwandlung der Handlung ins Werk auf einen sich im Text andeutenden Spannungszustand. Er entsteht gerade durch das zuvorderst dem privaten Raum zugeordnete Herstellen: Das, was als Handeln erinnert und in Werke transformiert wird, prägt seinerseits die Welt mit, in der Handeln entsteht. Es entwirft einen zentralen Kontext des Handelns und bildet die Grundlage neuen Erzählens. Obwohl Arendt Handeln und Herstellen explizit unterscheidet – gerade Herr seines Tuns ist nur der Herstellende, kein Handelnder kann schon die Folgen der eigenen Interaktion mit anderen Menschen erkennen – verzahnt sie im Text die zwei Tätigkeiten.

„Lebenskunst" lässt sich so gleichfalls als Ausgangspunkt zweier, die Trennung der Tätigkeiten tangierender Sichtweisen auf Arendts Text verstehen: Sie verweist auf einen Entwurf des menschlichen Miteinanders wie auf das Resultat der in Werken vermittelten Menschheits-Geschichten. Auch der Zugang zu *Vita activa* hier folgt einer das Herstellen als mehr denn ein Dauerhaft-Machen der Welt lesenden Sicht auf den Text. Nachvollziehbar wird mit ihr im Kontrast zu einer – in verschiedenen Kontexten lohnenden – Hervorhebung der Differenzierungen Arendts (vgl. etwa Thürmer-Rohr 2007) ein Wechselverhältnis von Handeln und Herstellen.

[4] In Arendts Typoskripten zu ihrem letzten, unveröffentlichten Buch *The Life of the Mind* (2024), stehen im Kontrast zu den diskutierten, unmittelbar in der Welt aktiven Tätigkeiten des Arbeitens, Herstellens und Handelns das Denken, Wollen und Urteilen im Mittelpunkt. Die Wendung in Richtung des Denkens klingt allerdings schon am Ende von *Vita activa* an: „[H]ätten wir die verschiedenen Tätigkeiten der Vita activa lediglich von der Frage her betrachtet, welche von ihnen die ‚tätigste' ist und in welcher sich die Erfahrung des Tätigseins am reinsten ausspricht", unterstreicht sie dort, „dann hätte sich vermutlich ergeben, daß das reine Denken alle Tätigkeiten an schierem Tätigsein übertrifft" (2020, S. 460).

Zugänge zum Text: *Vita activa* im „Lebenskunst"-Kontext

Der Forschungsdiskurs zu *Vita activa* schließt verschiedene lebenskunstbezogene Zugänge ein. Arendts Überlegungen sind explizit mit Blick auf das Stichwort der „Lebenskunst" diskutiert worden (vgl. Weiß 2014; Schippan 2019; Keller 2024). In indirekteren Bezug zu ihm setzen mehrere Arbeiten *The Human Condition* und *Vita activa* über Referenztexte Dritter. Gerade mit Michel Foucaults Entwürfen einer *Ästhetik der Existenz* (2007) oder der *Sorge um sich* (1989) ist der Werkkomplex verglichen worden – oft im Verweis auf die zuvorderst selbstbezogene Orientierung Foucaults im Kontrast zu Arendts pluralem und weltbezogenem Handlungsverständnis (vgl. Holme 2018; Tilleczek 2024). Arendt selbst differenziert das „tätige Leben" von einem Leben im Sinne der Kontemplation, dem, wie sie unterstreicht, schon Plato Vorrang einräumt (vgl. Arendt 2020, S. 32). Ihr „Einwand gegen die Tradition" entsteht gerade hier; er besteht „wesentlich darin, daß durch das in der überlieferten Hierarchie der Kontemplation zuerkannte Primat die Gliederungen und Unterschiede innerhalb der Vita activa verwischt [...] worden sind" (ebd., S. 35). Eine Form von „Verwischung" hält dem Text folgend bis in die die Vita activa aufwertende, aber in ihr ähnlich undifferenziert Arbeit und Produktivität verehrende Neuzeit an; Arendts Überlegungen in *Vita activa* sind zurecht auch als Gegenentwurf zu einer isolationsgeprägten modernen „Gesellschaft von jobholders" (ebd., S. 51) verstanden worden. Entgegen steht ihr die skizzierte Dreiteilung, freilich mit Schwerpunkt auf einem „acting in concert" (Arendt 1958, S. 162), einem Handeln in Gemeinschaft, das Arendt am Beispiel der „griechische[n] Agora" als „Handlungsraum *par excellence*" (Vowinckel 2004, S. 61; vgl. Brunkhorst 1999, S. 233 f.) auf der einen und als überzeitliches Konzept auf der anderen Seite entwickelt.

Verschiedene Forschungsarbeiten haben *Vita activa* in erwähnter Form direkt auf Lebenskunst bezogen: „[W]eder ist der Handelnde selbst der Künstler", verwies Gabriele Weiß auf Arendts Verneinung eigenmächtiger Lebensgestaltung, „noch kann das Kunstwerk zu Lebzeiten hergestellt werden. [...] Lebenskunst [...] ist nur inmitten der Anderen möglich" (2014, S. 199 f.). Diskutiert worden ist auch die Frage, in welchem Maß sich Leben nach Arendt sinnvoll erst konstituiert, wenn es „Lebensgeschichte hervorbring[t]" (2020, S. 255), der Vorstellung folgend, „dass man im Grunde lebe, um Geschichten zu erleben und zu erzählen, die überdauern" (Bertheau 2016, S. 222; Vgl. Kristeva 2001). Schon in der Idee eines im Erzählen von Handlungen dauerhaft werdenden Lebens klingt zugleich ein kunstnahes, sprachlich vermitteltes Verständnis des Lebens an: „Sind die [Lebens-] Fäden erst zu Ende gesponnen", beschreibt Arendt die Folge menschlicher Handlungen und des Erzählens von ihnen in *Vita activa*, „so ergeben sie wieder klar erkennbare Muster bzw. sind als Lebens*geschichten* erzählbar" (2020, S. 253 f.; Hervorh. i.O.). Das Symbol der Lebensfäden verweist auch auf den Text, die *textura*, als Sprachgewebe.

Alle vier Aspekte der zitierten Forschung zu *Vita activa* – ihr Rückbezug auf die Antike, die Verweise auf die Relevanz eines „acting in concert", Arendts unterschiedlich stark hervorgehobene Neuzeitkritik und ihre Referenzen auf die Kunst – sind nachfolgend Ausgangspunkte zunächst eines Blicks auf das nach Arendt plural zu denkende Handeln. Gegenstand ist anschließend die Verbindung des Handelns zum „Werk" und (modernen) Kunstwerk. Nicht speziell die Thematik des Kunstwerks, aber die der Sprache als Grundlage von Lebensgeschichten klingt schon in den Einleitungen zu *The Human Condition* und *Vita activa* an.

Handeln als „höchste" der menschlichen Tätigkeiten

The Human Condition beginnt mit einem Verweis auf ein für den ‚Wettlauf ins All' entscheidendes Großereignis. Als der Text erscheint, liegt es rund ein Jahr zurück: 1957, so Arendts Prolog, sei ein menschengemachtes Objekt, „an earth-born object made by man", in den Weltraum befördert worden (1958, S. 1). Die erste Reaktion sei Erleichterung gewesen: „The immediate reaction, expressed on the spur of the moment", so Arendt, „was relief about the first ‚step toward escape from men's imprisonment to the earth'" (ebd.). Mit dem Objekt ist „Sputnik 1" gemeint, der Satellit, den die Sowjetunion am 4. Oktober 1957 ins Weltall geschossen hatte. Arendt hatte das Ereignis unter anderem in der *New York Times* verfolgt – aus ihr stammt die Formulierung des Schritts „toward escape from man's imprisonment to the earth" (Vgl. Markell 2024, S. 484). Sie zitiert die Zeitung ohne Quellenangabe, aber auch zwei Jahre später mit erkennbarer Skepsis, als fragwürdiges „Bestreben, ‚dem Gefängnis der Erde' […] zu entrinnen" (ebd., S. 15). „Die Frage kann nur sein", fährt sie in *Vita activa* fort,

> ob wir unsere neue wissenschaftliche Erkenntnis und unsere ungeheuren technischen Fähigkeiten in dieser Richtung zu betätigen wünschen […]. Es könnte immerhin sein, daß es für erdgebundene Wesen, die handeln, als seien sie im Weltall beheimatet, auf immer unmöglich ist, die Dinge, die sie solcherweise tun, auch zu verstehen, d.h. denkend über sie zu sprechen. […] Sofern wir im Plural existieren, und das heißt, sofern wir in dieser Welt leben, uns bewegen und handeln, hat nur das Sinn, worüber wir miteinander oder wohl auch mit uns selbst sprechen können […] (ebd., S. 15–17).

Im Werk wird das Sprechen als eng verbunden mit einem „acting in concert" eingeführt. Pluralität erscheint als Grundbedingung menschlicher Existenz auch im sprachlichen Austausch. Gegenwartskritisch zeigt sich der Einstieg mit Bezug auf ein „sprachlich oder gedanklich" nicht mehr darstellbares und vom Standpunkt des Weltalls aus geformtes „Weltbild" (ebd., S. 16): Dem „Handeln der Wissenschaften" abseits der irdischen Erfahrung fehlt dem Text folgend Verständlichkeit und damit der „Sinn"; das „Vermögen zu handeln" ist auf „die Wenigen beschränkt" (ebd., S. 459).

Der Begriff des „Sinns" bleibt im Text gerade im Umfeld des Sprechens und Handelns präsent; schon die antike *polis*, so Arendt, habe auf der Überzeugung beruht, dass „menschliches Zusammenleben nur darum und in dem Maße sinnvoll […] [sei], als es in einem ‚Teilnehmen und Mitteilen von Worten und Taten'" bestehe (ebd., S. 276). Sinnlosigkeit sieht Arendt im Kontrast dazu verknüpft mit der neuzeitlichen „Glorifizierung" der Arbeit (ebd., S. 119). Auch hier argumentiert sie ausgehend von Karl Marx, dessen Werk sie als zentral für die Aufwertung der Arbeitstätigkeit interpretiert. Anders als Marx nach ihrer Lesart versteht sie Arbeit allerdings nicht als typisch menschliche, sondern als „natürlichste und somit [...] wenigst weltliche aller menschlichen Tätigkeiten" (ebd., S. 137; Vgl. zu ihrer Marx-Interpretation Meyer 2019).

Arbeit entspricht *Vita activa* folgend der Notwendigkeit des physischen Daseins. Ihre neuzeitlichen „Verherrlichungen" (2020, S. 120) führt Arendt auf eine Verwechslung des Arbeits- mit dem Herstellungsprozess zurück, die Verwechslung von Gebrauch und Verbrauch, dauerhaft haltbarem Werk und „*Konsumartikel*" (ebd., S. 137; Hervorh. i.O.). Konsumkritisch ist auch der Bezug von *Vita activa* auf den Glücksbegriff, hier verstanden als Lustgefühl, ein schlichtes Gefühl der Erleichterung nach Vollendung der Arbeit. „Nichts vielleicht ist geeigneter", so Arendt,

> unsere Aufmerksamkeit auf dies unselige Glücksideal des Animal laborans und die Gefahr seiner Verwirklichung zu lenken, als das Tempo, mit dem die moderne Wirtschaft notwendigerweise sich in Richtung einer „waste economy", einer auf Vergeudung beruhenden Wirtschaft, entwickelt, die jeden Gegenstand als Ausschußware behandelt und die Dinge fast so schnell, wie sie in der Welt erscheinen, auch wieder aufbraucht und wegwirft, weil sonst der ganze komplizierte Prozeß mit einer plötzlichen Katastrophe enden würde (ebd., S. 179).

„Der ganze Prozeß" meint einen Kreislauf, in dem den Arbeiter:innen die Arbeit fehlt – in der Arbeitsgesellschaft nach Arendts Verständnis schließt sich dem Streben nach Glück durch das Fehlen von Aufgaben vor allem omnipräsente Unzufriedenheit an. Dem Herstellen kommt eine zunächst nachhaltigere Rolle zu: Es verursacht kein Glücksgefühl (vgl. ebd., S. 144), formt jedoch menschliches Leben durch die „Verdinglichung" der Welt in eine dauerhafte Gestalt um. Aus dem privaten Raum tritt das Herstellen zumindest in Teilaspekten heraus; die in „dem privaten Bereich" für einen „wesentlich privaten Gebrauch" (ebd., S. 221) geschaffenen Werke des *Homo faber* werden von ihm als Tauschgegenstände auf den Markt getragen. Gleichzeitig wird der am deutlichsten scheinende Unterschied zwischen Herstellen und Arbeit im Verlauf von Arendts Text durch ihn selbst hinterfragt: „Es ist das eigentliche Merkmal des Herstellens", schreibt sie zu Beginn des entsprechenden Kapitels noch, „daß es einen definitiven Anfang und ein definitives, voraussagbares Ende hat" (ebd., S. 191). Wie sie umgekehrt festhält, tut der herstellende Mensch „alles [...], um einen bestimmten Zweck zu erreichen" und lässt er in einer auf Dauer angelegten Instrumentalisierung von Dingen die Grenze zu den natürlichen, der Arbeit verknüpften Kreisläufen verschwimmen. Im nützlichkeitsorientierten Denken konstituiert sich ein Widerspruch; der *Homo faber* ist darin gefangen, dass das utilitaristische Prinzip sich „als Sinn etabliert" (ebd., S. 206) und selbstbezogen Sinnlosigkeit erzeugt.[5]

---

[5] Vgl. zu Arendts Kritik eines kantianischen Zwecks der Menschheit „in sich" etwa Markell (2011, S. 29 f.).

Selbst dem *Homo faber* scheint damit abhanden zu kommen, was ihm erlauben könnte, „Lebenskunst“ in sinnvoller Form zu verkörpern. Gerade der zunehmend sichtbaren Abgrenzungsschwierigkeit zwischen Herstellen und Arbeit folgt dabei im Text eine Erweiterung des Herstellungsbegriffs: Im Anschluss an die Feststellung der Annäherung der Bereiche kommt Arendt in *Vita activa* auf Kunstwerke zu sprechen. Kunst entwirft sie als wortwörtlich nutzlos. „Zu den Dingen, die der Welt [...] Stabilität verleihen“, so ihre Formulierung im Werk,

> gehören auch eine Anzahl von Gegenständen, die überhaupt keinen Nutzen aufweisen und dazu noch so einmalig sind, daß sie prinzipiell unvertauschbar sind, also überhaupt keinen „Wert“ besitzen, den man in Geld ausdrücken [...] könnte. Wenn sie auf dem Markt erscheinen, erzielen sie zwar auch Preise, aber diese Preise stehen überhaupt in keinerlei Verhältnis mehr zu ihrem „Wert“ [...]. Auch ist die angemessene Art des Umgangs mit den Dingen, die wir Kunstwerke nennen, sicher nicht das Brauchen und Gebrauchen [...]. Es ist, als würde in dem Währen des Kunstwerks das weltlich Dauerhafte transparent, und als offenbare sich hinter ihm ein Wink möglichen Unsterblichseins [...] (Arendt 2020, S. 226 f.).

Das Zitat schlägt den Kreis zu dem einleitend erwähnten Wechsel- und womöglich Spannungsverhältnis von Handeln und Herstellen zurück: Das Kunstwerk, das Arendt umreißt, rückt in seiner Sonderstellung in eine fast kommunikative Rolle. Entsprechend beschreibt *Vita activa* es weiter; als „leuchtend, um gesehen zu werden, tönend, um gehört zu werden, in die Welt noch hineinsprechend aus den Zeilen des gelesenen Buches“ (ebd., S. 227, Vgl. auch Markell 2011). Im Entwurf einer Antwort auf Foucaults Frage „Aber könnte nicht das Leben eines *jeden* Individuums ein Kunstwerk sein?“ hat Gabriele Weiß (2014) Arendts Kunstwerks-Darstellung sicher zurecht in ihrem Sonderstatus hervorgehoben; in Weiß’ Fall über die Arendt zugeschriebene Position, „jeder“ müsse „die Möglichkeit haben, sein Leben zu einem Kunstwerk werden zu lassen“, jedoch sei die Macht der „Zuschauer“ einzubeziehen (ebd., S. 198, Hervorh. i. O.). Relevanz, der Eindruck entsteht, kommt dem Kunstwerk gerade in seiner öffentlichkeitsbezogenen und mit Sprechen und Handeln eng verknüpften Darstellung zu – auch wenn sie in Arendts Text vorläufig nicht weiter Thema ist. Stattdessen endet die Erläuterung des Kunstwerks mit einer Wiederholung seiner Abgrenzung vom Handeln: „[S]o viel ist sicher“, schließt Arendts Kapitel zur Kunst, „das Maß für die Welt [...] kann nicht in dem Reich von Mitteln und Zwecken gefunden werden, das maßgebend ist für die Herstellung der Weltdinge und maßgeblich noch für den Gebrauch, den wir von ihnen machen“ (2020, S. 238).

Das Handeln bleibt so zunächst als priorisierte Tätigkeit im Text präsent: Strukturell schließt sich dem Unterkapitel zu den Kunstwerken seine Beschreibung als „höchste[r] und menschlichste[r]“ Tätigkeit der entwickelten Dreiteilung der Vita activa an (ebd., S. 238). Zentral ist hier wiederum die Pluralität, die Arendt als Grundbedingung eines zugleich notwendig Akteur:innen zugeordneten Handelns entwirft: „Handeln, das in der Anonymität verbleibt, [...]“, so das Credo des Textes, ist sinnlos und verfällt der Vergessenheit“ (ebd., S. 249). Handeln von Akteur:innen, die sich in ihm „offenbaren“ (ebd., S. 256) – auch hier zeigt sich ein emphatischer Handlungsbegriff – wirkt zugleich an keine moralischen Leitwerte gebunden. Deutlich wird das unter anderem in Arendts Erläuterung zu Perikles' Rede auf die Gefallenen des Peloponnesischen Kriegs. Als zentralen Inhalt der Rede sieht sie,

> daß der tiefste Sinn der getanen Tat und des gesprochenen Wortes nicht am Erfolg hängt, ja daß dieser Sinn gerade ganz unabhängig von allen Siegen und Niederlagen weiter in der Welt bestehen kann, daß also das Gehandelte und Gesprochene trotz der Folgen, die sich unvermeidlich aus ihm ergeben, in diese Folgen niemals so verstrickt wird, daß es um seine eigenständige Existenz und mögliche Größe gebracht würde. [...] Thukydides – bzw. Perikles, der durch ihn zu uns spricht – scheut sich nicht, auf diesen Bruch des Handelnden mit den gemeinhin gültigen Maßstäben des täglichen Sichverhaltens direkt hinzuweisen, wenn er sagt, daß der Ruhm Athens darin bestehen werde, daß die Athener „überall die immerwährenden Mahn- und Denkmäler [...] ihrer guten *und bösen* Taten" hinterlassen haben (ebd., S. 291 f.; Hervorh. i.O.).

Mindestens drei Thesen sind in dem Zitat enthalten: Einerseits differenziert es die Größe des möglichen „Handelns" von moralisch qualifizierten Taten. Zweitens wird das Handeln durch die politisch-öffentliche Gemeinschaft der *polis* mit initiiert; sie bietet den Raum für Tätigkeiten, die als ruhmvolle Handlungen überliefert werden können. Drittens liest sich die Wahrnehmung und Überlieferung des Handelns als *conditio sine qua non* menschlicher Geschichte: Das Handeln gewinnt seinen Ruhm erst dadurch, dass die Öffentlichkeit es in „Geschichten" erzählt, animiert aber gerade durch diesen Ruhm auch zu weiteren Taten.

Menschheitsgeschichte(n)

Auf den ersten Blick, lassen sich die genannten Überlegungen zusammenfassen, scheint in Arendts *Vita activa* eine Hierarchie der Tätigkeiten zugunsten des reinen Handelns erkennbar. Umgekehrt wirkt das Handlungskonzept des Textes stellenweise auffallend eng; nachvollziehbar wird vor seinem Hintergrund auch die kritische Kommentierung von Arendts Idee des Politischen und ihrer Separation des Handelns von ökonomischen und sozialen Lebensbedingungen (vgl. Pitkin 1994; Benhabib 1998). Unter anderem Seyla Benhabib hat die Problematik der skizzierten Lokalisierung von Arbeit, Herstellen und Handeln einschließlich ihrer Verknüpfung mit bestimmten Themenbereichen formuliert. Das Handeln „im Einverständnis" miteinander, verwies sie sicher zurecht auf die teilweise engen Handlungsbereiche des Textes, verbiete „eine Tagesordnung [...], die das Thema der öffentlichen Erörterung *vorab*" festlege (Benhabib 1991, S. 152; Hervorh. i.O.).

Zugleich führt die Kritik an Arendts Werk auf dasselbe zurück, weil der Text die Grenzen des Handelns gerade in seiner Verknüpfung mit dem Herstellen selbst erweitert; mit Blick auf die sukzessive eingeführte Verbindung der Tätigkeiten hat schon Patchen Markell (2011) eine plausible Lesart von *Vita activa* als Entwicklung eines Versuchs der Trennung von Arbeit und Herstellen zu einer späteren Inbezugsetzung von Herstellen und Handeln vorgeschlagen. Die entsprechende

Gesamtentwicklung des Textes wird noch Thema sein. Erkennbar wird die Verknüpfung der Begriffe allerdings gerade in den „Geschichten“ vom Handeln als Ausweg aus dem „Fluch der Sinnlosigkeit“ der Zweck-Mittel-Fixierung (Arendt 2020, S. 335).

Die genannten Verbindungen deutet schon Arendts sprachliche Gestaltung von *Vita activa* an. Als Beispiel der Engführung der Begriffe sind die Metaphern des Textes im Kontext der die „Vergänglichkeit in ein immerwährendes Feuer“ transformierenden Kunstwerke lesbar (Arendt 2020, S. 229). Werkhaftigkeit klingt auch im „Gewebe menschlicher Bezüge und Angelegenheiten“ (ebd., S. 129) an, das durch das Handeln und Sprechen konstituiert wird. Text und *textura* als Sprachgewebe und potenziell Gewebe unterschiedlicher Stimmen schließen handlungsbezogen an Pluralität, aber auch an Verschriftlichung an. Die „Geschichten“, die Arendt im Text als Ergebnis des Handelns versteht, differenziert sie von literarischen Werken; im Text tritt der „Verfasser einer Novelle“ (ebd., S. 257) der fehlenden Autorschaft menschheitsbezogener Geschichten gegenüber. Umgekehrt wirkt die Differenzziehung durchlässig und erscheint das Erzählen in Arendts Sinn zumindest im Grenzbereich zwischen dem Sprechen als Handlung und seiner dauerhaften sprachlichen Form angesiedelt. „Daß die Spanne menschlichen Lebens“, schreibt Arendt in ihrem Kapitel zum Handeln,

> zwischen Geburt und Tod schließlich sich zu einer erzählbaren Geschichte formiert mit Anfang und Ende, ist die vorpolitische und prähistorische Bedingung dessen, daß es überhaupt so etwas wie Geschichte im Dasein der Menschheit gibt. Wenn wir von einer Geschichte der Menschheit oder überhaupt von der Geschichte einer Menschengruppe sprechen, deren Existenz nicht notwendigerweise von Geburt und Tod begrenzt ist, so gebrauchen wir eigentlich das Wort ‚Geschichte‘ im Sinne einer Metapher; denn zum Wesen der „Geschichte“ der Menschheit gehört, daß sie selbst keinen von uns wißbaren Anfang und kein von uns erfahrbares Ende hat und so eigentlich nicht mehr ist als der *Rahmen, innerhalb dessen die unendlichen, erzählbaren Geschichten der Menschheit gesammelt und niedergelegt werden.* Aber daß jedes Menschenleben eine nur ihm eigene Geschichte *zu erzählen hat* und daß Geschichte schließlich zu einem unendlich erweiterbaren *Geschichtenbuch* der Menschheit werden kann, in dem es eine Unzahl von „Helden“ gibt und das doch keiner je verfaßt hat, hat seinen Grund darin, daß beide gleichermaßen das *Resultat des Handelns* sind (ebd., S. 255; Hervorh. H.G.).

Die Differenz zwischen der durch erinnerte Handlungen entstehenden Geschichte und literarischem Text wiederholt das Kapitel an späterer Stelle: Als „Unterschied zwischen einer wirklich geschehenen und einer nur erfundenen Geschichte“ wird dort festgehalten, „daß nur die letztere erst ausgedacht und dann im Sinne des Ausgedachten verfaßt wurde, während die wirklich geschehene Geschichte weder durch ein Ausdenken noch ein Herstellen entstanden ist“ (ebd., S. 259). Umgekehrt wirkt der entworfene Unterschied idealisiert: Einerseits setzt er den literarischen und den fiktiven Text gleich, andererseits lässt er offen, wie die „wirklich geschehene[] Geschichte“ erfahren werden kann, ohne von Menschen in der schieren Wiedergabe, womöglich auch in der Einordnung innerhalb des eigenen Erfahrungsbereichs, transformiert zu werden. Dass Arendt selbst den Unterschied zwischen „Geschichte“ und „Geschichten“ teils unterläuft, unterstreicht auch der auf literarische Herstellung verweisende Einstieg des Kapitels zum „Handeln“: „All sorrows“, wird hier Isak Dinesen alias Karen Blixen zitiert, „can be borne if you put them into a story or tell a story about them“ (ebd., S. 239) – in und durch Geschichten wird aller Kummer erträglich. Wieder vermischen sich so „Geschichten“ mit und ohne Verfasser:innen; mit Blixen wird explizit eine Schriftstellerin genannt. In der Verbindung deutet sich der narrative Charakter menschlichen Daseins nach Arendt an. „[D]ie unablässige Nacherzählung der Vergangenheit, die andauernde Wiedereingliederung der Vergangenheit in die Geschichte (story) der Gegenwart“, fasst schon Benhabib ihn zusammen, sind die „ontologische[n] Bedingungen für die Art von Wesen [...], die wir sind“ (1998, S. 155).

Die Annäherung von „Geschichte“ an Geschichten als Kunstwerke verweist auf Arendts teilweise Engführung von Handeln und Herstellen auch im Bereich der Gebrauchsgegenstände (vgl. Markell 2011, S. 31): Die Werke des *Homo faber*, unterstreichen frühere Textteile noch, träten „aus dem Privatbereich“ nur, wenn sie als „Waren“ (Arendt 2020, S. 221) zum Tausch offeriert würden. „Weil alles Seiende auch erscheint“, kommentiert Arendt das Herstellen in ihrem Kapitel zum Kunstwerk, „und nicht erscheinen kann ohne eine ihm eigene Gestalt, gibt es in Wahrheit kein Ding, das nicht das bloße Gebrauchtwerden bereits übersteigt und eine Art von Existenz hat, die jenseits seiner Funktion liegt“ (ebd., S. 236). Die hergestellten Gegenstände prägen damit die Welt menschlichen Handelns unmittelbar mit, „in seinem Sosein“ entzieht sich

> alles Gestaltete und Geformte [...], auch wenn es dem Gebrauch dient, in gewisser Weise den nur „subjektiven“ Bedürfnissen derer, für deren Zwecke es doch hervorgebracht ist, und geht ein in eine von „objektiven“ Maßstäben bestimmte Welt von Gegenständlichem, in der es nicht nur dem Gebrauch dient, sondern auch das Aussehen, die spezifische Qualität, der dinglichen Umwelt bestimmt, in der menschliches Leben sich bewegt (ebd., S. 237).

Die von Arendt skizzierte Nähe und Wechselbeziehung zwischen Handeln und Herstellen prägt die Logik des Textes mit. Relevant wirkt das insofern, als es die Frage aufwirft, ob die Muster niedergeschriebener oder anderweitig fixierter Geschichte die Entwicklung des Handelns und seine Freiheit tatsächlich unberührt lassen. Nach Arendt ist Handeln an keine Regeln gebunden; es würde „gar nicht zustande kommen [...], wenn es nicht das gemeinhin Übliche durchbräche“ (ebd., S. 291). Gleichzeitig wird gerade die Kunst in *Vita activa* sowohl als Erinnerung an das „Große und herrlich scheinende“ wie als Ansporn, „das Außerordentliche“ und mithin das Handeln zu wagen, gedacht (ebd., S. 292). Auch vor dem Hintergrund seiner fehlenden Vorhersehbarkeit und seiner Entwicklung in immer neuen Bereichen menschlicher Pluralität deutet sich eine Wirkung der menschengemachten Welt auf das Handeln an. Anders formuliert: Wenn die Ordnung und das Außerordentliche der Menschheitsgeschichte dargestellt sind, drängt sich die Frage auf, ob nicht Abweichungen von der Norm, das Neue des Handelns, auch erst vor ihrem Hintergrund erkannt und definiert werden können. In gewissem Maß verweist schon der einerseits lebensweltliche und andererseits ästhetisch-werkorientierte Begriff der „Lebenskunst“ auf ein potentiell auch die Freiheit des Handelns tangierendes Wechselverhältnis.

Lebenskunst als Ausdruck der Voraussetzungen des Handelns

Lebenskunstbezogen relevant wirkt Arendts Darstellung von Handeln und Herstellen vor dem erläuterten Hintergrund in Ergänzung des oben zitierten zuschauerbezogenen Sinns: Das Verständnis des Kunstwerks als Objekt, das „vermittels der nur ihm eigenen Verdichtung [...]“ Handeln nach außen hin zum „[E]rstrahlen“ bringt (Bertheau 2016, S. 219), lässt sich insofern erweitern, als selbst die nicht-künstlerischen, für den Gebrauch entworfenen Gegenstände Arendts Überlegungen folgend Bedingungen schaffen, unter denen Handeln überliefert und ein Eindruck der Welt vermittelt werden kann. Die Idee eines Handelns durch herstellend, spezifisch auch künstlerisch tätig werdende Zuschauer:innen umfasst die zitierte Interpretation des Textes noch nicht. Lohnend wirkt die Diskussion der Engführung beider Bereiche gerade als Gegenüber der im Werk zunächst – und verschiedentlich – suggerierten Separierung der Tätigkeiten.

Die von Weiß für Arendt entworfene Antwort auf Foucaults Verständnis des Lebens als „Kunstwerk“ lässt sich so im Sinne der Zweiteilung von „Lebenskunst“ als in Handlungen gedachtem Leben und in Werken vermitteltem Leben erweitern; ihr folgend, müsste nicht „jeder [...] die Möglichkeit haben, *sein* Leben zu einem Kunstwerk werden zu lassen“ (Weiß 2014, S. 198; Hervorh. H.G.) – eher ergibt sich aus menschlichem Leben als Miteinander und durch den Austausch im politischen Raum die mögliche Verdichtung im Werk. Wenn diese Verdichtung allerdings selbst wirksam wird – ohne damit die Konsequenzen des Handelns notwendig absehbar zu machen –, kann die Wahrung der Möglichkeit, freies Handeln „zu einem Kunstwerk werden zu lassen“, nur den Versuch der Stärkung der Voraussetzungen für gemeinsames Handeln *und* seine möglichst diverse Überlieferung meinen; als Pluralisierung auch der Darstellung von Außerordentlichkeit, die so auf unterschiedliche Ordnungen rückverwiese. Erwähnenswert wirkt die Rolle der die Geschichten menschlichen Handelns womöglich erzählenden Mitmenschen im Text auch hier; Arendt wird sie später, in ihren Studien zum „Leben des Geistes“, in Fragen zur Abhängigkeit von „doer“ und „teller“ thematisieren (Arendt 2024, S. 127). Auf die Notwendigkeit menschlicher Verschiedenheit verweist schon *Vita activa*; „[d]as Handeln bedarf einer Pluralität, in der zwar alle dasselbe sind, nämlich Menschen, aber dies auf die merkwürdige Art und Weise, daß keiner dieser Menschen je einem anderen gleicht“ (Arendt 2021, S. 25). Vielfalt in diesem Sinn erscheint angesichts der Engführung der Tätigkeiten auch in der Herstellung von „Lebenskunst“ als Fixierung flüchtigen Lebens nötig.

„Lebenskunst“, suggeriert der Text, entsteht von allein, sofern die Bedingungen für ihre Entstehung gegeben sind – insofern lässt sie sich kritisch auf Ideen des selbstgestalteten Lebens beziehen. Jedes Dasein kann Kunst werden, auch im Sinne der „Ausarbeitung“ in einer „bestimmte[n] Form [...], in der man [...] von den anderen anerkannt werden k[ann]“ (Foucault 2007, S. 282), aber niemand kann ein Leben künstlerisch „führen“, weil es erst nachträglich in Erzählungen verdinglicht und in (Kunst-)Werken zu einem Teil der von Menschen überlieferten Menschheitsgeschichte gemacht wird. Inwieweit Lebenskunst dieser Form – nicht als Gestaltung eigenen Lebens, sondern als Miteinander und als Erzählung von menschlichem Leben aufgrund vollzogener Handlungen – letztlich entsteht, scheint dabei eher als die unabsehbare Größe konkreten Handelns von beeinflussbaren Faktoren abzuhängen: Handeln miteinander ist, *Vita activa* folgend, in verschiedenen Kontexten leichter als in anderen denkbar – und insofern förderbar. Im Sinne der Argumentation des Textes gilt Ähnliches für die Pluralität seiner Darstellung: Die entworfenen Zusammenhänge lassen den Einbezug unterschiedlicher Stimmen etwa in der gezielten Öffnung des herstellend-darstellenden Bereichs denkbar und womöglich nötig erscheinen.

Von diesem Verständnis des Textes wiederum führt auch ein Weg zu Arendts Brecht-Referenzen zurück: Baal, Brechts Theaterfigur, die einerseits erfunden scheint und andererseits als Anspielung auf Brecht verständlich ist, wird im Zitat dessen beraubt, was sich als „Größe" seines Handelns verstehen ließe. Die Strophe „Als im weißen Mutterschoße aufwuchs Baal [...]" deutet nurmehr den Akteur einer von Arendt in Auslassungspunkten ausgesparten Geschichte „Baals" an. Was sie umschlossen haben und was die Figur damit handlungsseitig gekennzeichnet haben könnte, bleibt offen; nur der „so groß[e] und still[e] und fahl[e]" Himmel ist noch präsent und erinnert als Spitze an die einleitend vorgestellte Handlung „in die Natur" im Kontext der Raumfahrt. Die Auslassung, der Eindruck entsteht, schließt umgekehrt einen Aufruf an die Leser:innen von *Vita activa* ein: Dass Baal gehandelt haben und sein Handeln auch fiktiv als Beispiel menschlicher Geschichte dienen könnte, suggeriert schon die Wiedergabe in Brechts Werk. Die Rezeption von Baals Geschichte, ihre Transformation und die Weitergabe der Handlungen der Figur bleiben, das ganz im Sinne der Pluralität, Sache der Leser:innen.

Literatur

Arendt, H. (1958). *The Human Condition*. The University of Chicago Press.

Arendt, H. (1959). Reflections on Little Rock. *Dissent, 6*(1), 45–56.

Arendt, H. (1969). Quod Licet Jovi... (II). *Merkur. Deutsche Zeitschrift für europäisches Denken, 23*(255), 625–642.

Arendt, H. (2021). *Vita activa oder Vom tätigen Leben*. Erw. Neuausgabe. Hrsg. von T. Meyer. Mit einem Nachwort von H.-J. Sigwart. 2. Aufl. Piper.

Arendt, H. (2022). *Elemente und Ursprünge totaler Herrschaft. Antisemitismus, Imperialismus, totale Herrschaft*. 24. Aufl. Piper.

Arendt, H. (2024). *The Life of the Mind* (= Dies., *Kritische Gesamtausgabe, Bd. 14.1*). Hrsg. von W. Cornelissen, T. Bartscherer, & A. Eusterschulte. Wallstein.

Arendt, H., & Heidegger, M. (2013). *Briefe 1925 bis 1975 und andere Zeugnisse*. Aus den Nachlässen hrsg. von U. Ludz. 4., unveränderte Aufl. Klostermann.

Benhabib, S. (1991). Modelle des öffentlichen Raums: Hannah Arendt, die liberale Tradition und Jürgen Habermas. *Soziale Welt, 42*(2), 147–165.

Benhabib, S. (1998). *Hannah Arendt: Die melancholische Denkerin der Moderne*. Übers. von K. Wördemann. Rotbuch.

Bertheau, A. (2016). *„Das Mädchen aus der Fremde": Hannah Arendt und die Dichtung*. transcript.

Brecht, B. (1988). Choral vom Manne Baal. In Ders., *Werke. Große kommentierte Berliner und Frankfurter Ausgabe. Bd. 11: Gedichte I.* Hrsg. von W. Hecht, bearb. von J. Knopf, & G. Knopf (S. 107–108). Suhrkamp.
Brunkhorst, H. (1999). Ästhetik der Existenz: Foucault, Hannah Arendt, die Griechen und wir. *Revue Internationale de Philosophie, 53*(208), 2, 223–240.
Foucault, M. (1989). *Die Sorge um sich (= Sexualität und Wahrheit 3).* Übers. von U. Raulff & W. Seitter. Suhrkamp.
Foucault, M. (2007). *Ästhetik der Existenz. Schriften zur Lebenskunst.* Hrsg. von D. Defert & F. Ewald. Übers. von M. Bischoff, U. Bokelmann, H.-D. Gondek & H. Kocyba. Suhrkamp.
Gödde, G., & Zirfas, J. (2018). Richtungen und Formen einer kritischen Lebenskunst. In Dies. (Hrsg.), *Kritische Lebenskunst. Analysen – Orientierungen – Strategien* (S. 449–472). J.B. Metzler.
Hahn, B., McFarland, J. & Nordmann, I. (2019). Ins Endlose geraten. Nachwort. In H. Arendt, *The Modern Challenge to Tradition: Fragmente eines Buchs (= Krit. Gesamtausgabe, Bd. 6,* 827–851). Wallstein.
Heuer, W. (1992). *Citizen. Persönliche Identität und politisches Handeln. Eine Rekonstruktion des politischen Humanismus Hannah Arendts.* Akademie.
Holme, H. (2018). *Die Sorge um sich – die Sorge um die Welt. Martin Heidegger, Michel Foucault und Hannah Arendt.* Campus.
Keller, H. E. (2024). Lebensreise mit Hannah Arendt. In G. Gödde, J. Zirfas, & E. Brock (Hrsg.), *Leiden und Lebenskunst. Biographisch-philosophische Studien zu Krisen, Therapien und Wandlungen* (S. 239–250). J.B. Metzler.
Kristeva, J. (2001). *Hannah Arendt: Life is a Narrative.* Übers. von F. Collins. University of Toronto Press.
Markell, P. (2024). The Outdoor Condition. Reading Arendt on a Warming Planet. *The Review of Politics, 86*, 483–504.
Markell, P. (2011). Arendt's Work: On the Architecture of The Human Condition. *College Literature, 38*(1), 15–44.
Marten, R. (1993). *Lebenskunst.* Fink.
Meyer, A. (2019). Wie Hannah Arendt versuchte, Karl Marx beizukommen. Bemerkungen anlässlich des Erscheinens der Arendt-Gesamtausgabe. *Sozial.Geschichte Online, 25*, 119–151.
Pitkin, H. F. (1994). Justice: On Relating Private and Public. In L.P. Hinchman & S.K. Hinchman (Hrsg.), *Hannah Arendt. Critical Essays* (S. 261–288). State University of New York Press.
Scheurer, H. (2014). Schwierige Patienten – Belastung und Bereicherung für Therapeuten und Therapie. Ein Plädoyer für Selbstfürsorge und Lebenskunst bei der Psychotherapie schwieriger Patienten. In D. von Engelhardt & H.A. Kick (Hrsg.), *Lebenslinien – Lebensziele – Lebenskunst. Festschrift zum 75. Geburtstag von Wolfram Schmitt* (S. 135–148). LIT Verlag.
Schippan, M. (2019). Das Leben des Geistes – das gute Leben? Überlegungen zur Vitalitätsphilosophie Hannah Arendts. In H. Feger & N. Chamat (Hrsg.), *Literaturstraße. Chinesisch-deutsche Zeitschrift für Sprach- und Literaturwissenschaft. Sonderband 1: Das Gute Leben* (S. 237–247). Königshausen & Neumann.
Sigwart, H.-J. (2021). Die Erfahrung des Tätigseins – Nachwort. In H. Arendt, *Vita activa oder Vom tätigen Leben.* Erw. Neuausgabe. Hrsg. von T. Meyer. Mit einem Nachwort von H.-J. Sigwart. (2. Aufl., S. 528–586). Piper.
Thürmer-Rohr, C. (2007). Der Sinn des Unterscheidens und die Gefahren des Unbegrenzten. *HannahArendt.net. Zeitschrift für politisches Denken/Journal for Political Thinking, 1*(3). https://www.hannaharendt.net/index.php/han/article/view/111/188. Zugegriffen: 31. März 2025.
Tilleczek, W. (2024). Training the Philosopher King: Ancient Models of Political Action in Hannah Arendt and Michel Foucault. *Journal of the Philosophy of History, 18*(3), 365–391.
Vowinckel, A. (2004). *Hannah Arendt. Zwischen deutscher Philosophie und jüdischer Politik.* Lukas.

Weiß, G. (2014). Sich dem Leben exponieren, damit es einen trifft. Hannah Arendts Gedanken zur Lebenskunst. In G. Gödde & J. Zirfas (Hrsg.), *Lebenskunst im 20. Jahrhundert. Stimmen von Philosophen, Künstlern und Therapeuten* (S. 185–200). Fink.
Wild, T. (2009). *Nach dem Geschichtsbruch. Deutsche Schriftsteller um Hannah Arendt*. Matthes & Seitz.
Young-Bruehl, E. (2006). *Why Arendt Matters*. Yale University Press.
Young-Bruehl, E. (2018). *Hannah Arendt. Leben, Werk und Zeit. Erweiterte Ausgabe mit neuem Vorwort*. Übers. von H. G. Holl. 5. Aufl. Fischer.

Peter Bieri: *Das Handwerk der Freiheit* (2001)

4

Dagmar Kiesel und Alexandra Pavlova

Werkgeschichtliche und biografische Perspektiven

Beim Erscheinen der Monografie 2001 lehrte Bieri als Professor für Theoretische Philosophie an der Freien Universität Berlin. Und zweifellos liefert *Das Handwerk der Freiheit* einen Beitrag zu einer der grundlegendsten Fragen der Philosophie überhaupt: dem Problem des freien Willens. Intensiv rezipiert wurde das Werk jedoch nicht in metaphysischen, ethischen oder handlungstheoretischen Debatten oder in der Philosophie des Geistes, wo das Willensfreiheitsproblem traditionell verortet ist,[1] sondern im Kontext lebenskünstlerischer Reflexionen.[2] Verwunderlich ist dies allerdings nicht: Bieri geht es neben der Frage nach einem adäquaten Verständnis von Willensfreiheit vor allem um die – so der Untertitel des Werkes – „Entdeckung des eigenen Willens", d. h. um die Frage, wie wir den eigenen Willen *verstehen* und ihn, falls er sich als dysfunktional für ein gelingendes Leben erweisen sollte, korrigieren und *gestalten* können. Unser Wille kann unfrei sein durch

[1] Ausnahmen sind Baumeister (2010) und Hastedt (2013).

[2] Interessanterweise ist es auch hier weniger der philosophische, sondern der seelsorgerlich inspirierte christliche Lebenskunstdiskurs, der Bieris Überlegungen aufgreift (vgl. Engemann 2006, 2009; Steinmeier 2015, S. 323, 326). Im Rahmen einer philosophischen Lebenskunst erörtern Kiesel und Schmidt (2019) den Zusammenhang von (un-)freiem Willen, epistemischer Ungewissheit und personaler Identität in Anlehnung an Bieri.

D. Kiesel (✉)
Institut für Philosophie, Universität Erlangen, Erlangen, Deutschland
E-Mail: dagmar.kiesel@fau.de

A. Pavlova
Research Group of Informatics Theory and Logic, TU Wien, Wien, Österreich
E-Mail: alexandra@logic.at

J. Zirfas und G. Gödde (Hrsg.), *Schlüsselwerke der Kritischen Lebenskunst I,* Schriften zur Kritischen Lebenskunst, https://doi.org/10.1007/978-3-662-72346-3_4

diverse Formen der Fremdbestimmung, aber auch durch das Versäumnis, sich um das eigene „Denken, Fühlen und Wollen“ (Bieri 2011, S. 11) zu kümmern.

Die Kunst eines selbstbestimmten Lebens ist auch in den Nachfolgewerken das zentrale Thema. *Wie wollen wir leben?* (2011) nimmt in drei Vorlesungen auf diverse Einsichten von *Das Handwerk der Freiheit* Bezug; neu ist der Fokus auf die Ausbildung einer kulturellen Identität, die Orientierung für „unsere Gedanken und Gefühle“ schafft und als „Leitfaden des Wollens und Handelns“ (ebd., S. 61) dienen kann. Zentral hierbei sind das Bewusstwerden der Kontingenz kultureller Prägungen und der Vergleich mit anderen Kulturen. Sie ermöglichen eine kritische Distanz zur eigenen Tradition und sind folglich die Voraussetzung für eine reflektierte (Wieder-)Aneignung von Sprache, Religion und Moral, deren Ziel es ist, eine „eigene Stimme“ (ebd., S. 72) in der Mannigfaltigkeit der Kulturen zu finden. Diese „wache, kenntnisreiche und kritische Aneignung von Kultur“ (ebd., S. 62) fasst Bieri in den Begriff der „Bildung“, den er bereits 2008 in dem Aufsatz „Wie wäre es, gebildet zu sein?“ näher erörtert hatte. Die dort vorgetragene Definition von Bildung nimmt Bezug auf ebendiese Kenntnis kultureller Vielfalt und verortet sie unmittelbar in der individuellen Lebenskunst: „Der Gebildete ist einer, der ein möglichst breites und tiefes Verständnis der vielen Möglichkeiten hat, ein menschliches Leben zu leben“ (Bieri 2008, S. 17). Auch in anderer Hinsicht dient Bildung der Lebenskunst: Bildung im Sinne von Aufklärung über die Möglichkeiten und Grenzen von „Wissen und Verstehen“ (ebd., S. 14) sowie über gutes und schlechtes Argumentieren stattet den Gebildeten mit Macht und Handlungswirksamkeit aus.

Neben dem Bildungsbegriff diskutiert Bieri ein spezifisches Verständnis von Würde als „Muster des Denkens, Erlebens und Tuns“ (Bieri 2015, S. 11) im Rahmen der Lebenskunst: *Eine Art zu leben* (2013) verhandelt, so der Untertitel, die *Vielfalt menschlicher Würde*. Bieri unterscheidet hier drei Dimensionen bewahrter oder zerstörter Würde. Eine Person kann, erstens, durch das Verhalten anderer in ihrer Würde gestärkt oder verletzt werden. Umgekehrt kann sie auch durch ihre Einstellung und ihr Tun gegenüber anderen Menschen ihre Würde bewahren oder verspielen. Und schließlich kann das Gelingen (oder Misslingen) eines würdevollen Lebens davon abhängen, wie die Person sich selbst sieht, bewertet und behandelt (vgl. Bieri 2015, S. 12–13). Wenn Bieri schreibt, die „Lebensform der Würde“ sei eine „existentielle Antwort auf die existentielle Erfahrung der Gefährdung“ unseres zerbrechlichen Daseins als „denkende, erlebende und handelnde Wesen“ (ebd., S. 14–15), so entspricht dies exakt der Zielsetzung einer Kritischen Lebenskunst, die dem Menschen „dazu verhilft, […] mit seinem Körper und seiner Leiblichkeit, mit Zufall, Schicksal und Endlichkeit, mit Kontingenz, Unfall, Abhängigkeit und Unveränderlichkeit sowie mit Krankheit, Krise und Entfremdung auf würdige […] Weise fertig zu werden“ (Gödde & Zirfas 2018, S. VIII). Erhellend sind hier insbesondere Bieris Überlegungen zur Wahrung der Selbstbestimmung im Umgang mit Sterben und Tod sowie dem möglichen geistigen Verfall im Alter.

In allen Schriften Bieris zu einem selbstbestimmten Leben leuchtet ein Charakteristikum auf, das für den Autor spezifisch ist und im Leitmotiv *eine eigene Stimme finden* (vgl. Bieri 2011, S. 26, 67, 72) zum Ausdruck kommt: der Bezug zu Sprache und Literatur. Mit der Sprache „lernen wir auch die Idee des *Begründens*“

(ebd., S. 67) und werden nicht nur in die Lage versetzt, unserer eigenen Identität narrativen Ausdruck zu verleihen, sondern auch, unsere Überzeugungen kritisch zu hinterfragen und neue Wege einzuschlagen. Das *Lesen* von Literatur vergrößert „den Radius unserer Phantasie" (ebd., S. 24) für die eigene Willensbildung mit Blick auf vielfältige Gestaltungsmöglichkeiten des Lebens (Beruf, soziale Identität, zwischenmenschliche Beziehungen etc.).

Weit mehr noch als das Lesen trägt, so Bieri, das *Schreiben* von Literatur zur Selbsterkenntnis und -gestaltung bei: An der Wahl der Themen zeigt sich, „welche Konflikte, welche Verletzung, Sehnsucht und Vorstellung vom Glück den Schreibenden bewegen" (ebd., S. 49). Es erstaunt daher nicht, dass Bieri diesen Weg der Selbstfindung eingeschlagen und unter dem Pseudonym Pascal Mercier bei seinem Tod im Jahr 2023 fünf Romane hinterlassen hat. Insbesondere *Nachtzug nach Lissabon* (2004) wurde ein millionenfach verkaufter Bestseller (vgl. Machac 2012). Alle Romane illustrieren anhand der Lebensgeschichte der Protagonisten und ihren Konflikten, wie Identität und Freiheit von inneren oder äußeren Zwängen durch Akte der Selbstgestaltung erarbeitet werden müssen, welche Rolle Traumata oder Schuld dabei spielen und weshalb die Bewältigung von Lebenskrisen die Übernahme von Verantwortung voraussetzt. In diesem Sinne leisten sie nicht nur eine narrative Exploration, Verdichtung und Vertiefung der zentralen Themen von *Das Handwerk der Freiheit*, sondern sind selbst Zeugnis der Selbstbefreiung ihres Autors, der sich 2007 vorzeitig von den zunehmenden ökonomischen und bürokratischen Zwängen des akademischen Betriebs verabschiedet hat (vgl. Papst 2007), um sich seinen ureigensten Projekten in Philosophie und Literatur widmen zu können.

Das Handwerk der Freiheit. Eine Werkdarstellung

Der Wille und seine unfreien Formen

Bieris Überlegungen zur lebenskünstlerischen Erschließung von Freiheitserfahrungen fußen auf der kompatibilistischen Auffassung der Vereinbarkeit von Determinismus und Willensfreiheit. Die Idee einer verständlichen Welt, in der ausnahmslos alle Phänomene durch die gesetzmäßige Verknüpfung notwendiger und zusammen hinreichender Bedingungen erklärt werden können, und die Idee von Freiheit und Verantwortlichkeit sind nach kompatibilistischer Lesart in gleicher Weise zur Artikulation unserer „Stellung in der Welt" (Bieri 2023, S. 22) nötig und lassen sich plausibel miteinander verbinden. Prima facie jedoch scheinen sich beide Ideen zu widersprechen: In einer deterministischen Welt legt die Vergangenheit nämlich auch mit Blick auf unsere Willensentscheidungen „eine einzige, eindeutig bestimmte Zukunft fest" (ebd., S. 16). Die aus der Innenperspektive menschlichen Handelns entsprungene Idee der Freiheit suggeriert dagegen die Vorstellung einer offenen Zukunft.

Grundlage der Ausführungen Bieris sind die Definitionen der einschlägigen Begrifflichkeiten. So versteht er den Willen als „Wunsch, der handlungswirksam wird, wenn die Umstände es erlauben und nichts dazwischenkommt" (ebd., S. 41). Ich kann den Wunsch haben, den Minutenwalzer zu üben, und werde daran gehindert, weil das Konservatorium geschlossen hat. Nichtsdestotrotz kann der Wunsch zu üben als mein Wille gelten. In diesem Fall ist zwar meine *Handlungsfreiheit* eingeschränkt – äußere Umstände verhindern es, dass ich meinen Willen realisieren kann –, nicht jedoch meine *Willensfreiheit* als „Freiheit, uns für oder gegen etwas *entscheiden* zu können" (ebd., S. 54): Mein Entschluss, den Minutenwalzer zu üben, war schon gefallen, als ich vor verschlossenen Türen stand. „Entscheiden" wiederum ist „Willensbildung durch Überlegen" (ebd., S. 61). Wir überlegen, welche Gründe *dafür* und *dagegen* sprechen, das Klavierstück zu üben, und entscheiden uns (idealerweise) nach Maßgabe der gewichtigeren Gründe.

Bieri unterscheidet hier zwischen *instrumentellen Entscheidungen*, denen die Frage zugrunde liegt: „Was sollte ich vernünftigerweise tun, wenn ich X erreichen möchte?", und substanziellen Entscheidungen, die sich der Frage widmen: „Will ich X wirklich, und warum?" (ebd.). Substanzielle Entscheidungen betreffen die „Frage, welche meiner Wünsche zu einem Willen [also: handlungswirksam; Verf.] werden sollen und welche nicht" (ebd., S. 62). Sie beziehen sich zum einen auf Wünsche, die „ihrem Gehalt nach miteinander verträglich sind, die aber nicht gleichzeitig erfüllt werden können" (ebd.): Ich kann den Abend nicht gleichzeitig mit einem langen Kinobesuch und mit einer Aufräumaktion in meinem Keller verbringen. Zum anderen betreffen sie Wünsche, die ihrem Gehalt nach miteinander unverträglich sind, beispielsweise meinen Wunsch, Mönch zu werden, und meinen Wunsch nach einer erfüllten Liebesbeziehung. Im ersten Fall können wir eine zeitliche Priorisierung vornehmen, im zweiten Fall müssen wir „für einen der widerstreitenden Wünsche *Partei ergreifen*" (ebd., S. 64). Wir *identifizieren* uns mit diesem Wunsch und „entscheiden uns für eine bestimmte Identität" (ebd., S. 65): Ich möchte jemand sein, der sein Leben Gott widmet, und identifiziere mich deshalb mit dem Wunsch, Mönch zu werden.

Mit Bezug auf die Lebenskunst betont Bieri zwei Vermögen, die beim Treffen substanzieller Entscheidungen hilfreich sind: Eine rege Phantasie ermöglicht es mir, die vielfältigen konkreten Lebensumstände eines mönchischen Daseins zu imaginieren, und eine gut ausgebildete Selbsterkenntnis zeigt mir, wie ich auf diese Umstände reagieren werde. Je größer die Entfaltung meiner Phantasie und meiner Selbsterkenntnis ist, desto größer sind die Chancen, Entscheidungen zu treffen, die zu einem erfüllten Leben führen.

Die Pointe in Bieris Monografie liegt nun in seinem Verständnis der *„Freiheit des Willens"* als Bedingtsein *„durch unser Denken und Urteilen"* (ebd., S. 80). „Daß jemand in seinem Willen frei ist, heißt, daß er denjenigen Willen hat, zu dem er sich durch Überlegen entschieden hat" (ebd., S. 182). Wenn ich mich in diesem Sinne mit dem Wunsch, Mönch zu werden, identifiziert habe, aber dennoch aufgrund meiner unbezwingbaren Sehnsucht nach einer Liebesbeziehung nicht ins Kloster eintrete, ist mein Wille unfrei: Ich habe nicht den Willen, zu dem ich mich durch Überlegung entschieden habe.

Aber auch im Fall vorliegender Freiheit des Willens ist, so Bieri, unsere Willensbildung bedingt durch unsere individuelle Lebensgeschichte, unsere

Persönlichkeit sowie durch körperliche Bedürfnisse und Gefühle, die die Basis unseres Überlegens und Urteilens darstellen. Es handelt sich also um einen *bedingt freien Willen.*

Einschlägig für die Kritische Lebenskunst sind Bieris Analysen vielfältiger Formen des als unfrei erfahrenen Willens und deren je eigener Zeiterfahrung. So versäumt es der *Getriebene*, eine kritische Distanz zu den eigenen Wünschen herzustellen. Er bewertet sie nicht und fällt kein Urteil darüber, welche seiner Wünsche im Handeln realisiert werden sollen. Stattdessen gibt er sich unreflektiert und spontan seinen Wünschen hin. Weil er keine substanziellen Entscheidungen trifft, die seine Identität modellieren könnten, mangelt es seiner Gegenwartserfahrung sowohl an Freiheit als auch an Tiefe. Dieses Versäumnis verhindert zudem eine Wahrnehmung der eigenen Vergangenheit als zeitlicher Ort früherer Selbstpositionierungen sowie der Gegenwart als aktueller Sphäre seiner Zukunftsgestaltung.

Unfrei ist auch derjenige, der *das Nachdenken übergeht* und dessen Entscheidungsfähigkeit blockiert ist: Hypnose und Hörigkeit sind Beispiele. Ohne sich des Verlusts des eigenen Wollens bewusst zu sein, verwirklicht der Hörige den Willen eines anderen und bewegt sich daher nicht in der eigenen, sondern in einer fremden Gegenwart. Erst wenn er sich wieder um den eigenen Willen kümmert, gewinnt er mit seiner Freiheit auch seine Zeit zurück.

Als subtile „Versklavung" (ebd., S. 93) durch echte oder „sanfte Sekte[n]" wie „Familie", „politische Partei" oder die „Stammtischrunde" (ebd., S. 95) manifestiert sich die Unfreiheit des *gedanklichen Mitläufers.* Seine Gedanken und Überlegungen sind von fremden Einflüssen geprägt und nicht offen für Korrektur und Transformation. Die monotone Gleichförmigkeit seiner Deliberation bewirkt eine „langweilige Zeit" (ebd., S. 139) ohne Überraschungen oder Veränderungen der Perspektive. Ein Wandel tritt ein, wenn es dem Mitläufer gelingt, sich von der Fremdbestimmtheit zu lösen, und es erwachen Neugierde und Phantasie für die Formung des Willens mit dem Ziel einer selbstbestimmten Zukunft.

Ein häufiges Phänomen ist der *zwanghafte Wille*, der einer Sucht in Form von Drogen, Alkohol, Nikotin oder einem übermächtigen Leistungsdruck unterworfen ist und sich nicht an der besseren Einsicht orientiert: Der zwanghafte Wille lässt sich trotz intensiven Bemühens nicht durch Überlegen beeinflussen. Ebendeshalb erscheint er dem Betroffenen als fremd, abgespalten und ihm äußerlich. Aufgrund der Unkontrollierbarkeit des zwanghaften Willens wird die Zukunft als vorhersehbare Wiederholung des bereits in Vergangenheit und Gegenwart Widerfahrenen erlebt: Das Unvermögen des zwanghaften Willens, sich weiterzuentwickeln, sowie seine Fremdheit bedeuten, „daß ich ständig darauf *warte*, daß er verschwindet, um mich wieder ganz bei mir selbst fühlen zu können. […] Die Gegenwart wird dadurch zu etwas, das ich immer vor mir herschiebe, ohne es jemals erreichen zu können" (ebd., S. 142).

Auch dem *Unbeherrschten* mangelt es an Kontrolle über seinen Willen. Anders als im Fall des zwanghaften Willens, dem (wenngleich ohnmächtige) Überlegungen vorausgehen, handelt der Unbeherrschte im Affekt, der jedes Überlegen erstickt. Während der zwanghafte Wille stets als fremd erfahren wird, kann der Unbeherrschte (auch im Nachhinein) beispielsweise von der Berechtigung seines

Zorns überzeugt sein: „Was mich unfrei machte, war nicht die Wut, sondern die Unfähigkeit, sie zu zügeln“ (ebd., S. 109).

Derjenige, der einem *erzwungenen Willen* folgt, wählt in einer äußeren Zwangslage das geringere von zwei Übeln: Der Lazarettarzt entscheidet sich in Ermangelung von Narkotika, den Soldaten ohne Narkose zu operieren, und rettet ihn auf diese Weise vor dem sicheren Tod. Im Alltag findet sich der erzwungene Wille beispielsweise bei dem Bankangestellten, dem sein Job verleidet ist, der aber aufgrund fehlender beruflicher Alternativen weiterhin in der Bank tätig bleibt, um nicht in wirtschaftliche Not zu geraten. In beiden Fällen ist das Wollen durch eine „geborgte Wünschbarkeit“ (ebd., S. 115) charakterisiert: Wozu sich sowohl der Arzt als auch der Bankangestellte entschieden haben, dient nur als (nicht um seiner selbst willen gewünschtes) Mittel, einen anderen, höher gewichteten Wunsch (Lebensrettung bzw. finanzielle Sicherheit) zu realisieren. Da beide ihre wahren Wünsche nicht verwirklichen können, werden sie „durch ein aufgezwungenes Warten auf die Gegenwart um ihre eigene Zeit betrogen“ (ebd., S. 148).

Unbedingte oder bedingte Freiheit?

Nach den im ersten Teil des Werkes vorgenommenen begrifflichen Klärungen und der Präsentation verschiedener Formen des unfreien Willens untersucht der zweite, weitaus komplexere Teil des Werkes kritisch das Konzept eines unbedingt freien Willens und sein Potenzial, die Erfahrung persönlicher Freiheit sowie die Grundlage moralischer Verantwortung und Urheberschaft für Handlungen zu sein, die für die persönliche Rechenschaftspflicht erforderlich sind. Ausgangspunkt ist jedoch die Idee der *bedingten Freiheit*, bei der menschliches Handeln und Wollen durch Überlegungen und Gründe geprägt werden. Der Wille ist frei, wenn er *durch Überlegung* bestimmt wird: „Ich überlege, also bin ich frei“ (ebd., S. 182), so transformiert Bieri Descartes’ berühmte These. Entscheidend für Bieris Verständnis bedingter Freiheit ist nun, dass diese Überlegungen unhintergehbar in unserer Geschichte, unserer Persönlichkeit, unseren Gefühlen und körperlichen Bedürfnissen gründen und daher faktisch nur zu einem einzigen, aus der Außenperspektive von vornherein festgelegten Ergebnis führen können.

Bieri exploriert zunächst, wie sich aus einem naheliegenden, aber irreführenden Verständnis von Personalität und Verantwortlichkeit die Idee eines unbedingt freien Willens ergibt, und entlarvt im Anschluss den vermeintlich bedingungslos freien Willen als leeres Konzept: Ein „unbedingt freier Wille [...] wäre gar kein Wille“ (ebd., S. 256). Eine wesentliche Rolle in der Argumentation spielt dabei der Appell an individuelle Erfahrungen und die Phänomenologie des Erlebens von Entscheidungsprozessen, die am Beispiel von Raskolnikovs Mord an der Pfandleiherin in Dostojewskis Roman *Verbrechen und Strafe* konkretisiert werden.

Ein wichtiges Moment für das Erleben von Freiheit ist das Vorhandensein *echter* Wahlmöglichkeiten: „Es muß *wahr* sein, daß sich sein [Raskolnikovs] Weg auf der Oberfläche der Erde vom Zeitpunkt seines Überlegens an in verschiedene

Richtungen verzweigen kann“ (ebd., S. 183). Voraussetzung für die Freiheit der Willensentscheidung scheint zu sein, dass nichts aus der Vergangenheit den vom Subjekt gewählten Weg bestimmt. Wenn Raskolnikov Überlegungen anstellt, ob er die alte Pfandleiherin töten soll oder nicht, ist es entscheidend, dass er unter *denselben* inneren und äußeren Bedingungen *verschiedene Dinge wollen kann.* Bedingte Freiheit setzt jedoch voraus, dass die Menge der Möglichkeiten auf eine einzige Option reduziert ist, es „ist der Glaube, daß es für uns jeweils nur eine einzige Möglichkeit des Wollens und Tuns gibt“ (ebd., S. 186). Der Spielraum des Entscheidens und Handelns, der unserer „Idee des Personseins“ (ebd., S. 187) inhärent ist, scheint sich demnach als Illusion und das Erleben von Freiheit als Wahnvorstellung zu erweisen, als eine Art von *Donquichotterie*.

Hier kommt die Idee der *unbedingten Freiheit* ins Spiel: „Auf diese Weise werden Sie [...] zu einem Verfechter der unbedingten Freiheit“ (ebd.). Wenn man für die *unbedingte Freiheit* plädiert, argumentiert man, dass nur ein vom vorhergehenden Kausalnexus losgelöster Wille – ein „unbewegter Beweger“ (ebd., S. 184) – echte Autonomie garantieren könne. Nur ein solcher Wille, der keinerlei Vorbedingungen unterliegt, ermöglicht laut dieser Sichtweise *absolute Wahlfreiheit*, moralische Verantwortung und die Erfahrung echter Urheberschaft. Ohne diese radikale Unabhängigkeit, so die libertarianische These der Verfechter eines bedingungslos freien Willens, seien Entscheidungen vorherbestimmt, Verantwortung eine Illusion, und moralische Empfindungen wie Schuld oder Reue irrational.

Doch die Idee eines *kausal entkoppelten Willens* erweist sich, so Bieri, bei näherer Prüfung als paradox: Ein unbedingter Wille wäre *unbestimmbar* und würde uns in der Selbsterfahrung als fremd und befremdlich erscheinen, da er nicht mit unserer narrativ gewonnenen personalen Identität, unseren Überzeugungen und unserer Lebensgeschichte verbunden ist. Im Gegenteil besäße ein unbedingter Wille „exakt diejenigen Merkmale [...], die nach unserer bisherigen Geschichte die *Unfreiheit* eines Willens ausmachen: Unbeeinflußbarkeit, fehlende Urheberschaft, Fremdheit“ (ebd., S. 231). Handlungen würden in ein *leeres Vakuum* gestellt – ohne Erklärbarkeit, Nachvollziehbarkeit oder Bezug zur handelnden Person: „Statt zum Ausdruck zu bringen, was *Sie* – dieses bestimmte Individuum – aus der Logik Ihrer Lebensgeschichte heraus wollen, bräche ein solcher Wille, aus einem kausalen Vakuum kommend, einfach über Sie herein, und Sie müßten ihn als einen vollständig entfremdeten Willen erleben, der meilenweit von der Erfahrung der Urheberschaft entfernt wäre, zu deren Rettung er doch eingeführt wurde“ (ebd., S. 230). Ein solcher Wille könnte plötzlich und unerklärlich, weil grundlos wechseln, was ihn de facto zu einer Quelle von Chaos und Ohnmacht machen würde. Der unbedingt freie Wille entpuppt sich demnach als philosophische Fata Morgana: Er scheint intuitiv als sicher geltende Faktoren (Verantwortung, Zukunftsoffenheit) zu bewahren, untergräbt aber zugleich die Grundlagen von Identität, widerspricht unserer Selbsterfahrung von Freiheit und erweist sich letztlich als inkohärent.

Wir stehen also vor einem prima facie unlösbaren Problem: Der *bedingte Wille* führt zu einem *Determinismus*, der mit gängigen Vorstellungen von Freiheit unvereinbar ist. Der *unbedingt freie Wille* wiederum ist vom Individuum (Lebensgeschichte, Persönlichkeit, weltanschauliche Überzeugungen) losgelöst, chaotisch und daher unerklärlich. Das bedeutet, dass das Individuum auch nicht frei sein kann, weil es den Willen in keiner Weise beeinflusst und ihm folglich hilflos ausgeliefert ist. Was auch immer angenommen wird, alles scheint zur *Unfreiheit* zu führen. Was schlägt Bieri vor?

Er verteidigt die Idee des bedingt freien Willens als diejenige, die mit unserer Selbsterfahrung korrespondiert und die sich letztlich als konsistent erweist. Die oben geschilderte Verkürzung ist nach seiner Darstellung eine Folge von begrifflichen Fehlern und der Fehlinterpretationen von Konzepten, und die Überzeugung von der Notwendigkeit eines unbedingt freien Willens für das Bewahren von Personalität und moralischer Verantwortlichkeit gründet, wie Bieri meint, in einem Kategorienfehler und der assoziativen, aber nicht notwendigen Verknüpfung der Begriffe ‚Zwang' und ‚Ohnmacht' mit dem Begriff des ‚Bedingtseins': „Wenn beschwörend Verbindung zwischen dem Bedingtsein und dem Erzwungensein des Willens hergestellt wird, […] werden zwei ganz verschiedene Kategorien miteinander verschmolzen" (ebd., S. 254). Zwang wird (zu Recht) mit Unfreiheit assoziiert, während Bedingungen nichts mit der Frage von Freiheit und Unfreiheit zu tun haben.

Im Gegenteil: Freiheit und Unfreiheit unseres Willens existieren nur im Rahmen von Bedingungen. Ein Wille, der völlig losgelöst von inneren oder äußeren Einflüssen agiert, wäre kein Wille, da Bestimmtheit Bedingtheit voraussetzt. Bedingungen beschreiben jedoch lediglich Voraussetzungen für die Willensbildung, ohne automatisch deren Unfreiheit zu implizieren. Die Erfahrung von Freiheit entsteht durch das gelingende Zusammenspiel von Überlegungen und Willensbildung, nicht durch die Annahme eines von Bedingtheiten freien reinen Subjekts, das Bieri als „Homunculus" (ebd., S. 275) im Inneren der Person deutet. Mit demselben Argument weist Bieri auch die „[m]oderate Unbedingtheit" (ebd., S. 276) zurück, die zugesteht, „daß es für den fraglichen Willen einen Rahmen von Bedingungen geben muß, der ihn zum Willen von jemandem macht, der auf eine bestimmte Situation antwortet. Doch dann kommt ein Punkt, wo es trotz aller Vorgeschichte offen ist, was der Betreffende wollen wird" (ebd., S. 276–277). Eine Entscheidung, die „so oder anders ausfallen kann", weil sie von Bedingungen wie „Erinnerungen, innere[n] Bildern, Überlegungen" (ebd., S. 277) losgelöst ist, wäre vergleichbar mit dem Entschluss, den Münzwurf zwischen zwei Optionen entscheiden zu lassen: Sie würde auf Zufall beruhen und ebendeshalb dem Wesen des Entscheidens zuwiderlaufen.

Freiheit, so die Kernthese Bieris, liegt nicht im Widerspruch zu Bedingungen, sondern entfaltet sich in ihnen: Selbst eine (aus der Außenperspektive) „festgelegte" Lebenslinie kann in der Innenperspektive Ausdruck *aktiver Entscheidungen* sein, die aus Urteilsfähigkeit und Identität erwachsen. Anhand dreier Kriterien, die Ohnmacht oder Zwang demonstrieren, will Bieri zeigen, dass Bedingtheit und Freiheit des Willens keinen Widerspruch darstellen (zum Folgenden vgl. Kiesel und Schmidt 2019, S. 228–228):

1. „Damit jemand einem Geschehen gegenüber wehrlos und ohnmächtig sein kann, muß dieses Geschehen *von ihm verschieden* sein“ (Bieri 2023, S. 257). Dies ist bei bedingt freien Willensentscheidungen nicht der Fall: Zwar gibt es im Entscheidungsprozess gemäß Bieri zwei Rollen (die des Überlegenden und Urteilenden sowie die des Wollenden), doch fallen diese bei bedingt freien Entscheidungen zusammen: „Das Entscheiden ist dasjenige Geschehen, in dem ich in der Rolle des Urteilenden auf mich in der Rolle des Wollenden Einfluß nehme. […] Ich will so, wie ich urteile“ (ebd., S. 260). Es gibt neben diesen beiden Rollen keinen weiteren Standpunkt im Entscheidungsprozess, von dem aus die Person sich als verschieden von demselben wahrnehmen könnte.
2. Das Geschehen „ist vom Opfer nicht beeinflußbar“ (ebd., S. 257). Dass dies auf bedingt freie Willensentscheidungen nicht zutrifft, zeigt ebenfalls die Identität von Urteilendem und Wollendem im Entscheidungsprozess: „Ich mit meinem bedingt freien Willen *bin* dieses Geschehen“ (ebd., S. 260).
3. „Das Opfer *möchte nicht*, daß die bedrohlichen Dinge geschehen“ (ebd., S. 257). Auch dieser Punkt lässt sich mit Verweis auf den fehlenden weiteren Standpunkt der Person außerhalb des Entscheidungsprozesses verneinen: „Es ergibt keinen Sinn anzunehmen, daß ich vielleicht *nicht möchte*, dass mein Wille frei wird, indem er sich meinem Urteil fügt, und daß ich das ganze Geschehen, an dessen Ende der bedingt freie Wille steht, *aufhalten* möchte und es nicht kann. Mein Entscheiden kann mir nicht wie eine bedrohliche innere Lawine vorkommen, weil es keinen Standpunkt gibt, von dem aus ich es so erleben könnte“ (ebd., S. 260).

Die oben dargestellten Überlegungen werden von Bieri durch eine fiktive Debatte zwischen Raskolnikov und seinem Richter um *moralische Verantwortung* und *Freiheit* veranschaulicht. Raskolnikov beharrt darauf, dass sein Mord zwangsläufig aus seiner persönlichen Vorgeschichte hervorging – er habe *nicht anders handeln können* und sei daher nicht verantwortlich. Er fordert eine *unbedingte Freiheit*, um Verantwortung überhaupt begründen zu können. Der Richter kontert mit dem Konzept der *bedingten Freiheit*: Menschen seien verantwortlich, weil sie durch Überlegen ihren Willen steuern können, selbst wenn dieses durch ihre Biografie geprägt ist. Entscheidend sei die Fähigkeit zur *Selbstbewertung von Wünschen*, nicht die Abwesenheit von Determinismus. Raskolnikov zeigt sich nicht überzeugt und kritisiert die Praxis des Verantwortlichmachens als *unfair*, da Individuen für Entscheidungen und Handlungen bestraft würden, die sie aufgrund ihrer Vorgeschichte nicht vermeiden konnten. Der Richter entlarvt dies als *rhetorischen Trick*: Die Rede vom „Nicht-anders-Können“ suggeriere Ohnmacht, ignoriere aber, dass Freiheit gerade im Rahmen von Bedingtheit liege. Verantwortung sei kein natürlicher Zustand, sondern ein *sozial zugeschriebener Status*, der den Schutz der Gesellschaft und moralische Erziehung ermögliche. Der Richter betont den *moralischen* Standpunkt: Wer bewusst fremde Interessen missachte, verlasse die normative Gemeinschaft und verwirke Anspruch auf Fairness.

Im weiteren Dialog Raskolnikovs mit dem Richter thematisiert Bieri *Reue* als Ausdruck der Einsicht, dass die Determiniertheit einer Tat keine Entschuldigung ist. Reue reflektiere die Trauer, sich selbst zum „Ausgestoßenen" (ebd., S. 364) gemacht zu haben, und bestätige den moralischen Standpunkt: „Reue, könnte man sagen, ist eine nie verjährende *Trauer* darüber, daß ich mich vorübergehend verloren hatte [...] als eine Person, die sich vorher vom moralischen Standpunkt her verstanden hatte und dies nun wieder tut" (ebd.).

Der Dialog verknüpft Freiheit mit der *Legitimität gesellschaftlicher Normen.* Während Raskolnikov Determiniertheit als Ausflucht nutzt, betont der Richter die *Mitgestaltungspflicht des Einzelnen* an der moralischen Ordnung. Letztlich gründet Verantwortung nicht in metaphysischer Freiheit, sondern in der *praktischen Notwendigkeit*, eine gemeinsame Lebensform zu schützen, die Empathie, Gerechtigkeit und Reue ermöglicht. Moral ist kein abstraktes Ideal, sondern ein *kollektives Projekt*, das trotz individueller Bedingtheit Handlungsfähigkeit voraussetzt.

Dimensionen der Willensaneignung

Im abschließenden dritten Teil des Werkes liegt der Fokus wieder auf der praktischen Lebenskunst. Bieri reflektiert hier die Aneignung des eigenen Willens als eine Erfahrung lebenskünstlerisch erarbeiteter Freiheit, die wesentlich in substanziellen Entscheidungen für bzw. gegen bestimmte Wünsche besteht und die als Vollzug der Selbstgestaltung gelten kann. Mit erfolgreicher Aneignung des Willens erlangen wir zugleich ein freies Verhältnis zur Zeitlichkeit unserer Existenz in Bezug auf Vergangenheit, Gegenwart und Zukunft.

Bieri erörtert drei miteinander verbundene „Dimensionen" (ebd., S. 384) der Willensaneignung: Artikulation, Verstehen und Bewerten. Erforschung und *Artikulation* des eigenen Willens sind vor allem in Lebenskrisen nötig. Der alte Wille hat sich als unfrei und bedrückend erwiesen, ohne dass die Ziele eines neuen Willens bereits ersichtlich sind: Wir brauchen „Klarheit" darüber, „was genau es ist, was wir uns langfristig wünschen", und decken dabei „bedrohliche, verstoßene und verbannte Wünsche" sowie „Selbsttäuschungen" (ebd., S. 387) über unsere wahren Motivationen und Absichten auf: „[I]ch lüge mir vor, daß ich jemand bin, der sein Leben im Verborgenen leben will, um weniger unter dem ausbleibenden Erfolg zu leiden" (ebd., S. 388). Das (oft schmerzliche) Aufdecken gegenläufiger und konflikthafter Wünsche ist die Voraussetzung für die Artikulation des neuen und langfristigen Willens.

Auch das *Verstehen* des eigenen Willens ist ein wichtiges Moment seiner Aneignung. Fehlendes Verständnis zeigt sich vor allem beim Auftreten von Wünschen, die ihrem „*Gehalt* nach nicht zum sonstigen Wunschprofil der Person" (ebd., S. 391) passen: Jemand, der ansonsten die Nähe anderer sucht, findet plötzlich nur noch an weitläufigen und menschenleeren Orten Ruhe. Im Zuge der Artikulation verschiedener Wünsche kann der Betroffene beispielsweise feststellen, dass seinem Bedürfnis nach Nähe eine ambivalente Sehnsucht nach Abhängigkeit zugrunde liegt, die zunehmend als bedrohlich erlebt wird. Mit dieser Entdeckung ist die Aufdeckung eines Irrtums verbunden: Es geht in Wahrheit nicht um den leeren Raum im Außen, sondern um die gewünschte Fähigkeit der Abgrenzung von anderen, also um ein Phänomen im seelischen Inneren. Ein weiterer Aspekt im Verstehen eines rätselhaften Willens ist die Suche nach bislang unentdeckten „*Überzeugungen* […], die ihn entstehen ließen und ihn in Gang halten" (ebd., S. 394). So kann die Überzeugung, „man habe Schuld auf sich geladen", ebenso wie „weltanschauliche Überzeugungen" (ebd.) den Willen prägen. In gleicher Weise können widersprüchliche Emotionen (Hassliebe) einem mehrdeutigen und folglich unverständlichen Willen zugrunde liegen. Das Aufdecken der „verborgene[n] Stimmigkeit" eines „ungereimten Willen[s]" bedeutet „einen Zuwachs an Willensfreiheit" (ebd., S. 395): Wir können unseren Willen durch Identifikation mit bestimmten Wünschen neu formieren, sodass die innere Zerrissenheit verschwindet. Den eigenen Willen zu verstehen und seine Freiheit zurückzugewinnen, heißt also gerade nicht, ihn als unbedingt zu begreifen, sondern im Gegenteil, seine „Herkunft" und seine „Entwicklung" nachzuvollziehen (ebd., S. 396).

Die dritte Dimension der Willensaneignung ist dessen *Bewertung* und *Billigung*. Als Kriterien schlägt Bieri einerseits die Funktionalität für das Erreichen meiner Ziele, und andererseits die Kompatibilität mit meinem Selbstbild vor. Unter Umständen können die beiden Kriterien ein unterschiedliches Ergebnis erzielen: Ich kann beispielsweise meinen Wunsch nach Einsamkeit hinsichtlich meiner ambitionierten Karriereziele als ungünstig bewerten und ihn gleichzeitig mit Blick auf mein Selbstbild als (aktuell bedauerlicherweise) Leistungssklave, aber zukünftig Unangepasster befürworten. Zwischen dem Selbstbild einer Person und ihren Wünschen gibt es verschiedene Zusammenhänge. So gibt es Wünsche, „die das Selbstbild *ausmachen*" (ich sehe Unangepasstheit als etwas Positives und will daher unangepasst sein), und Wünsche, „die am Selbstbild *gemessen* werden" (passt mein Wunsch nach Einsamkeit oder mein Wunsch nach Karriere besser zu meinem Selbstbild als unangepasste Person?) (ebd., S. 400). Die beiden Formen von Wünschen lassen sich nicht sauber trennen: Wie das Selbstbild den negativ bewerteten Wünschen die Umsetzung ins Handeln verweigern kann, so kann sich umgekehrt das Selbstbild unter dem Druck vormals missachteter Wünsche verändern und entwickeln. Das Eingeständnis, dass ich einen Willen habe, der meinem Selbstbild zuwiderläuft und den ich nichtsdestotrotz als den meinigen anerkenne, bezeichnet Bieri als *Resignation* (ebd., S. 402). Dagegen charakterisiert er das entschiedene Parteiergreifen für einen bislang „verbotenen Willen" als „*Revolte gegen die innere Zäsur*", die in uns den Eindruck erweckt, „einem freien gegen einen geknechteten Willen Geltung zu verschaffen" (ebd., S. 402–403).

Die Aneignung des Willens durch Artikulation, Verstehen und Bewerten ist, so Bieri, die „*fluktuierende Freiheit eines fließenden Selbst*" (ebd., S. 408), die erlangt und wieder verlorengehen kann. Darüber hinaus ist die so erreichte Freiheit nie die des gesamten Willens; sie kann immer nur bestimmte Bereiche unseres Wollens umfassen und hat den Status einer „relativen Aneignung" (ebd., S. 409–410). Gleichwohl ist sie entscheidend für unser Selbstverständnis als „Urheber und Subjekt" (ebd., S. 410) unseres Willens, da sie mehr ist als bloß vordergründiges Überlegen und Entscheiden: Wir bilden unseren Willen mit Blick auf unsere Wünsche, Werte und unser Selbstbild, reflektieren deren Herkunft und Bedeutung und entscheiden immer wieder neu, ob uns alte Muster weiterhin überzeugen oder ob wir einen neuen Weg einschlagen möchten. Dennoch: Auch ein fließendes Selbst, das sich in steter Weiterentwicklung verändert, bedarf einer „gewissen *Kontinuität*" im Sinne einer „Stimmigkeit des Willens, die sich über die Veränderung des Gehalts hinweg fortschreibt" (ebd., S. 412). Den Verlust dieser Stimmigkeit erfahren wir als Lebenskrisen, die das Selbst in Gefahr bringen. Und so hält Bieri abschließend fest: „Willensfreiheit ist ein Stück weit *Glückssache*. [...] Auch die ein für allemal erreichte Freiheit des Willens, auf der man sich für immer ausruhen könnte, gibt es nicht. [...] Vielleicht ist Willensfreiheit [...] in ihrer vollkommenen Ausprägung eher ein Ideal als eine Wirklichkeit" (ebd., S. 415).

Das Handwerk der Freiheit als Klassiker der Kritischen Lebenskunst. Eine kritische Würdigung

Wenn Fach-Philosophen auf den „recht therapeutisch klingenden Titel" (Baumeister 2010, S. 507) des Werks eines Kollegen hinweisen, ist dies häufig kein Ausdruck von Wertschätzung. Ein (selbst-)therapeutisches Ansinnen verweist auf die Bedürftigkeit von Autor und Rezipient und scheint die Sauberkeit der philosophischen Analyse durch den Einbezug von persönlichen Befindlichkeiten zu trüben. Übersehen wird dabei, dass die menschliche Bedürfnisnatur ein anthropologisches Faktum darstellt, dem eine Philosophie, die sich als Anleitung zur Lebenskunst versteht, Rechnung tragen muss. Gleichwohl müssen eigene Befangenheiten, vorbewusste Sehnsüchte, innerpsychische Konflikte oder Traumata ans Licht gebracht und mit Blick auf ein gelingendes Leben reflektiert werden. Peter Bieris *Handwerk der Freiheit* ist hinsichtlich beider Punkte ein herausragendes Beispiel für eine zeitgenössische Lebenskunst-Philosophie.

Das hat mehrere Gründe: Zum einen fußen die Analysen Bieris auf der *Anerkennung des Bedingtseins unseres Überlegens und Entscheidens*, also: unseres Willens. Die Wünsche, Ziele, Emotionen und Werte, die bei der Willensbildung im Spiel sind, gründen in unserem individuellen Sein und Werden. Meine je eigene genetische Ausstattung, meine Sozialisation und Kultur prägen ebenso wie persönliche (freudvolle wie schmerzliche) Erfahrungen meine Willensbildung, selbst meine Zustimmung zu bestimmten philosophischen Normen und Werten ist davon nicht unabhängig. Die *Anerkennung* der Bedingtheit meines Willens ist zugleich die Voraussetzung für seine *Veränderung*: Indem ich die *Kontingenz* meines Willens erkenne, nehme ich ihm gegenüber eine Beobachterposition ein und werde in die Lage versetzt, meinen Willen mit Blick auf seine *Funktionalität* für ein erfülltes Leben zu überprüfen: Fühle ich mich in meinem eigenen Wollen entfremdet, weil ich auf der Basis fremder, mir aufgezwungener Wertvorstellungen (beispielsweise dem Ehrgeiz meiner Eltern) meine Entscheidungen treffe, oder mangelt es meinen Entscheidungen an einer „inneren Kongruenz zwischen dem Wünschen, Wollen, Entscheiden und Handeln, also von Erfahrungen, die das Freiheitsgefühl eines Menschen konstituieren" (Engemann 2009, S. 276)?

Die *„Basiskompetenzen der Lebenskunst"*, die das Werk vermittelt, sind die *Reflexion* der eigenen Wünsche mit Blick auf die Frage, ob diese Ausdruck von empfundener Fremd- oder Selbstbestimmung sind, und die so ermöglichte *Identifikation* mit bestimmten Wünschen, das Erwägen von „Spielräumen“ und „Grenzen“ beim „Sondieren von Wünschen“, der Einsatz von Selbsterkenntnis und Phantasie beim Abschätzen der Folgen meiner Handlungsoptionen und schließlich „das Heraustreten aus dem Prozess des Überlegens in den des Handelns“ (Engemann 2006, S. 31–32).

Dass die Reflexionen Bieris über eine selbstbestimmte Willensbildung auf jegliches Moralin verzichten, ist ein weiterer Aspekt, der *Das Handwerk der Freiheit* in die Riege der Klassiker der Kritischen Lebenskunst einreiht. Zwar stehen der Gedanke moralischer Verantwortlichkeit und moralische Empfindungen wie Reue, Scham oder Groll im Zentrum des zweiten Werk-Teils, und auch an anderer Stelle plädiert Bieri für den moralischen Standpunkt, wonach die „Interessen Anderer für uns Gründe sind, etwas zu tun oder zu lassen“ (Bieri 2011, S. 28), sowie für den Verzicht auf Grausamkeit. Allerdings ist das Kalkül, das hinter der Einhaltung moralischer Spielregeln steht, nämlich dass es „uns allen besser“ geht (ebd.), bewusst philosophisch anspruchslos gehalten. Bieri präsentiert keine eigene Moraltheorie, vielmehr anerkennt er ausdrücklich die geschichtliche Bedingtheit und damit die Relativität moralischer Auffassungen, und die reflektierte Hinwendung des Einzelnen zu *je eigenen* moralischen Werten ist für ihn ein wesentliches Moment der Selbstbestimmung. Diese Offenheit für moralischen Pluralismus sowie für einen großen individuellen Freiraum bei der Gestaltung der eigenen Existenz entspricht der Haltung der Kritischen Lebenskunst, wonach das Leben und die Lebenskunst aufgrund einer „radikalen Kontingenz der Begründungsformen“ einem „individuellen Projekt verpflichtet“ bleiben (Gödde & Zirfas 2018, S. XII).

Im Kontext der Moralinfreiheit der Ausführungen Bieris ist auch seine fehlende moralische Bewertung von Emotionen zu würdigen. Bieri zählt Gefühle ausdrücklich zu den Faktoren, die unseren Willen beeinflussen und begrenzen: Viele unserer Wünsche gründen in Emotionen. Die Bewertung von Gefühlen kann nach Bieri zwar im Rahmen der individuellen Willensaneignung sinnvoll erscheinen, doch handelt es sich vorrangig nicht um eine *moralische*, sondern um eine *praktische Klugheits-Bewertung* ihrer Funktionalität für die Bildung eines bedingt freien Willens: So können sich beispielsweise „widersprüchliche Gefühle […] in einem widersprüchlichen [und als solchem unfreien; Verf.] Willen spiegeln“ (Bieri 2023, S. 395). Für die Fälle, in denen die Person selbst eine *moralische* Bewertung der eigenen Gefühle vornimmt, empfiehlt sich, so Bieri, ein Nachdenken über den Ursprung dieser Bewertung: Ist sie lediglich von außen übernommen (durch Eltern, Peergroup oder Glaubensgemeinschaft) oder ist sie Ausdruck von Selbstbestimmung und bedingt freier Wertorientierung?

Dass Bieri selbst keine moralische Bewertung von Emotionen vornimmt, ist insofern bemerkenswert, als gerade die antiken Philosophen, die die Idee einer Lebenskunst-Philosophie in die Welt gebracht haben, zum Teil massive Abwertungen und Invalidierungen von Emotionen vorgenommen haben (vgl. zum Folgenden Kiesel 2024): Platon kritisiert u. a. die Trauer über im Krieg verstorbene Freunde als würdelos (vgl. Rep. 3, 338d) und in den Augen der Stoiker sind alle Affekte, die sich auf den Gewinn oder Verlust außermoralischer Vor- oder Nachteile (Gesundheit – Krankheit, Reichtum – Armut, Ansehen – Ehrverlust etc.) beziehen, Ausdruck objektiv falscher Werturteile. Güter sind nach stoischer Lehre allein die Tugenden, während die Laster als Übel und alle übrigen Dinge und Sachverhalte als für das menschliche Glück gleichgültig gelten (vgl. Diog. Laert. 7, 101–103). Selbst im epikureischen Hedonismus werden beispielsweise Todesfurcht oder Trauer nach dem Verlust geliebter Menschen als Folge einer falschen Auffassung über den Tod gedeutet (vgl. Men. 125).

Insbesondere die christliche Tradition, die seit Augustinus unterscheidet zwischen frommen Gefühlen, die einer mit „Selbstverachtung (*contemptus sui*)“ einhergehenden „Gottesliebe“ entspringen, und sündigen Gefühlen, die in der menschlichen „Selbstliebe“ (civ. 14,28) gründen, hat im Kontext des menschlichen Glücksstrebens der emotionalen Invalidierung Vorschub geleistet: Wer leidet, ist selbst schuld, weil er (oder sie) weltlichen und verlierbaren Gütern anhaftet. Während der zeitgenössische Jesuit Franz Jalics in seinen *Kontemplativen Exerzitien* noch die augustinische Position übernimmt, wonach jedes schmerzliche Gefühl eine Folge von „Ichbezogenheit“ (Jalics 1994, S. 98) darstellt, kritisiert der evangelische Theologe Wilfried Engemann am christlichen Erbe das „gebrochene Verhältnis zur Selbstliebe und die Tabuisierung von Aggressionen“ und plädiert sowohl im Umgang mit der je eigenen Affektivität als auch in der Seelsorge für die Akzeptanz von Gefühlen „ohne Zensur und Strafe“ (Engemann 2009, S. 272). Dass Engemann mit extensiver Bezugnahme auf *Das Handwerk der Freiheit* argumentiert, zeigt den nicht zu unterschätzenden und, wie wir meinen, positiven Einfluss Bieris auf die christliche Lebenskunst.

Ein weiterer Vorzug des Werkes ist die literarische Qualität. Bieri verbindet gedankliche Klarheit und Prägnanz mit einem unprätentiösen, großenteils leicht zugänglichen und gleichzeitig exzellenten Stil. Hinsichtlich der leichten Verständlichkeit stellt der zweite Teil, der die unbedingte Freiheit diskutiert, eine Ausnahme dar. Der permanente Perspektivenwechsel zwischen den Ideen bedingter und unbedingter Freiheit stellt eine Herausforderung für den Leser dar und erhellt sich wohl erst durch eine Re-Lektüre. Das Buch kommt in Gänze ohne Fußnoten aus, zugleich werden Quellen und Ideengeber in einem Anhang benannt und gewürdigt. Die zahlreichen, narrativ explorierten Beispiele für Phänomene des bedingt freien oder unfreien Willens gestalten Bieris Darstellung nachvollziehbar und lebendig. Bieri lädt ein zum aktiven Mitdenken und zur Erforschung unseres Erlebens und Deutens von Willensentscheidungen; sein Appell an die praktische Erfahrung veranschaulicht die theoretischen Überlegungen und spielt eine bedeutende Rolle bei der Lösung der logischen Widersprüche, die sich aus der Problematisierung des Freiheitsbegriffs ergeben. Wenngleich mancher Fachphilosoph die exzessive Breite des Erzählens kritisiert (Farr 2002, S. 433 urteilt in diesem Sinne vorsichtig, während Leist 2004, S. 314 eine vernichtende Kritik abgibt): Insbesondere für philosophische Laien erleichtert der erzählerische Duktus den Zugang zu der komplexen und schwierigen Thematik außerordentlich, und es verwundert nicht, dass das Buch zum Bestseller wurde. Auch wenn vermutlich trotzdem die Mehrzahl der Leser und Leserinnen einem akademischen Bildungshintergrund entstammt, lässt sich eine breitere Ausstrahlung annehmen: Therapeutinnen, Coaches und Sozialarbeiter können die aus der Lektüre gewonnenen Einsichten an ihre Klientel weitergeben und auf diese Weise den Sprung vom philosophischen Elfenbeinturm in das gewöhnliche Leben unternehmen. Damit ist unserer Auffassung nach das anti-elitäre Ansinnen der Kritischen Lebenskunst (vgl. Gödde & Zirfas 2018, S. VIII) erfüllt.

Besonders eindrücklich diesbezüglich ist Bieris Erörterung empfundener (Un-) Freiheit im Kontext subjektiver Zeiterfahrung. Bereits in seiner Dissertation (vgl. Bieri 1972) hat der Autor die Thematik diskutiert, allerdings – entsprechend den akademischen Anforderungen – abstrakt und auf einem hohen theoretischen Niveau. Dass er in *Das Handwerk der Freiheit* das Zeiterleben nicht nur im Rahmen des bedingt freien Willens, sondern auch für ein breiteres Publikum aufbereitet, zeugt der Sache nach von einer entschiedenen Hinwendung zur Kritischen Lebenskunst, auch wenn der Begriff von Bieri nicht explizit gebraucht wird.

Und last, but not least: Wenn Bieri über die Freiheit und Unfreiheit sowie über die Aneignung des eigenen Willens schreibt, geschieht dies nicht nur aus rein theoretischem Interesse, sondern auch im Vollzug seiner individuellen Willensaneignung. Indem er sich avant la lettre auf das Projekt einer Kritischen Lebenskunst einlässt und dabei seine literarischen Ambitionen und Kompetenzen einbringt, beweist er nicht nur Originalität und Mut, sondern exerziert, wie Rinofer-Kreidl (2002, S. 227) richtig feststellt, „einen Anwendungsfall dessen, worüber er schreibt. Sein Buch ist ein philosophisches Buch, das auf einem Selbstexperiment beruht. Dieses Experiment ist geglückt."

Literatur

Augustinus, A. (1997). *Vom Gottesstaat.* 2 Bde. Übertragen von W. Thimme, eingeleitet und kommentiert von C. Andresen. 4. Aufl. Dtv. [Sigle: civ.]

Baumeister, T. (2010). Über Willensfreiheit: Überlegungen im Anschluss an Hume und Peter Bieri. *Tijdschrift voor Filosofie, 72*(3), 497–520.

Bieri, P. (1972). *Zeit und Zeiterfahrung. Exposition eines Problemfelds.* Suhrkamp.

Bieri, P. (2008). Wie wäre es, gebildet zu sein? In R. Göppel et al. (Hrsg.),*Bildung ist mehr. Potentiale über PISA hinaus. 9. Heidelberger Dienstagsseminar* (S. 13–21). Mattes.

Bieri, P. (2011). *Wie wollen wir leben?* 3. Aufl. Residenz Verlag.

Bieri, P. (2015). *Eine Art zu leben. Über die Vielfalt menschlicher Würde* [2013]. 2. Aufl. Fischer.

Bieri, P. (2023). *Das Handwerk der Freiheit. Über die Entdeckung des eigenen Willens* [2001]. 14. Aufl. Fischer.

Diogenes Laertius. (1998). *Leben und Meinungen berühmter Philosophen.* Übersetzung von O. Apelt. Hrsg. mit Vorwort, Einleitung und Kommentar von H.G. Zekl. Meiner. [Sigle: Diog. Laert.]

Engemann, W. (2006). Aneignung der Freiheit. Lebenskunst und Willensarbeit in der Seelsorge. *Wege zum Menschen, 58*, 28–48.

Engemann, W. (2009). Das Lebensgefühl im Blickpunkt der Seelsorge. Zum seelsorgerlichen Umgang mit Emotionen. *Wege zum Menschen, 61*, 271–286.

Epikur. (1985). Brief an Menoikeus. In Ders., *Briefe, Sprüche, Werkfragmente* (Gr./Dt.). Übersetzt und hrsg. von H.-W. Krautz. Bibliographisch ergänzte Aufl. (S. 41–51). Reclam. [Sigle: Men.]

Farr, W. (2002). Buchbesprechung zu Peter Bieri, Das Handwerk der Freiheit. Über die Entdeckung des eigenen Willens. *Philosophisches Jahrbuch, 109*(2), 431–434.

Gödde, G., & Zirfas, J. (2018). Prolog. Kritik und Krise – Hinführung zu einer kritischen Lebenskunst. In Dies. (Hrsg.), *Kritische Lebenskunst. Analysen – Orientierungen – Strategien* (S. VII–XIII). J.B. Metzler.

Hastedt, H. (2013). Was ist Freiheit? *Zeitschrift für Pädagogik und Theologie, 65*(2), 99–109.

Jalics, F. (1994). *Kontemplative Exerzitien. Eine Einführung in die kontemplative Lebenshaltung und in das Jesusgebet.* Echter.

Kiesel, D. (2024). „Denn nur so weit empfanden sie Schmerz, wie sie sich selbst den Schmerzen ausgeliefert hatten" (civ. 1, 10): Emotionale Invalidierung bei Augustin. *Perspektiven der Philosophie, 50*, 3–35.

Kiesel, D., & Schmidt, S. (2019). Freier Wille, personale Identität und epistemische Ungewissheit. In D. Kiesel & C. Ferrari (Hrsg.), *Willensfreiheit* (S. 221–258). Klostermann.

Leist, A. (2004). In Geschichten verstrickt. Buchkritik zu Peter Bieri: Das Handwerk der Freiheit. Über die Entdeckung des eigenen Willens. *Deutsche Zeitschrift für Philosophie, 52*, 313–341.

Machac, L. (2012). „Für Herrn Berset war es wohl langweilig". *Tagesanzeiger* (15.03.2012). https://www.tagesanzeiger.ch/fuer-herrn-berset-war-es-wohl-langweilig-704656743998. Zugegriffen: 16. Apr. 2025.

Papst, M. (2007). Peter Bieri alias Pascal Mercier hat genug von der Universität. *NZZ am Sonntag* (27.05.). https://www.nzz.ch/articleF7R1L-1d.413125. Zugegriffen: 16. Apr. 2025.

Platon. (2004). *Der Staat*. Hrsg. und übersetzt von K. Vretska. Reclam. [Sigle: Rep.]

Rinofner-Kreidl, S. (2002). Peter Bieri, Das Handwerk der Freiheit. Über die Entdeckung des eigenen Willens. *Grazer Philosophische Studien, 64*(1), 225–227.

Steinmeier, A. M. (2015). Geistesgegenwärtig – Zur Kultur der Sorge um die Seele. *Wege zum Menschen, 67*, 321–334.

Albert Camus: *Der Mythos des Sisyphos* (1942)

5

Oliver Victor

Einleitung: Camus und die Kritische Lebenskunst

Albert Camus und seine Werke werden in der Regel nicht zu den großen philosophischen Klassikern sowie Grundlagen- oder Schlüsseltexten der Philosophie gezählt. Zu ambivalent und disparat scheinen zum einen seine (Selbst-)Verortungen als Schriftsteller, Journalist, Künstler, Philosoph und *homme de théâtre* sowie zum anderen das breite Spektrum literarischer Genres seiner Texte.[1] Eine klassische wissenschaftliche Abhandlung oder ein philosophischer Traktat sind bei ihm strenggenommen überhaupt nicht zu finden. Auch sein weltweites Renommee beruht hauptsächlich auf seinem Wirken als Romancier und Literat – man denke etwa an die Romane *Der Fremde* oder *Die Pest* sowie die Novelle *Der Fall*, die ihm schließlich 1957 den Nobelpreis für Literatur beschert hat. Camus im Kontext eines Bandes zu Schlüsseltexten Kritischer Lebenskunst der Philosophie zu thematisieren, bedarf also eingangs einer Rechtfertigung. Allerdings scheint es, dass, wenn man Camus und seinem Œuvre überhaupt den Rang eines philosophischen Klassikers attestieren möchte, dann wohl am ehesten mit Blick auf den Topos Kri-

[1] Das gesamte Wirken und Engagement Camus' beschreibt Schillinger-Kind (1999, S. 7) als „Literat, Philosoph, Dramatiker, Dramaturg, Schauspieler, Journalist und Widerstandskämpfer" in Personalunion.

Der Beitrag ist im Rahmen eines durch die Deutsche Forschungsgemeinschaft (DFG) geförderten Projekts entstanden (Projektnummer: 514216159). Svenja Schmitz danke ich für die kritische Durchsicht des Manuskripts.

O. Victor (✉)
Heinrich-Heine-Universität Düsseldorf, Düsseldorf, Deutschland
E-Mail: oliver.victor@uni-duesseldorf.de

J. Zirfas und G. Gödde (Hrsg.), *Schlüsselwerke der Kritischen Lebenskunst I*, Schriften zur Kritischen Lebenskunst, https://doi.org/10.1007/978-3-662-72346-3_5

tischer Lebenskunst und den Essay *Der Mythos des Sisyphos*. Hierzu lassen sich zunächst zwei Gründe anführen: (1) Camus selbst beschreibt die Aufgabe des Intellektuellen seiner Zeit – das Zitat stammt vom Dezember 1957 – wie folgt: „eine Lebenskunst für Katastrophenzeiten zu schmieden" (Camus 1997a, S. 227). (2) Das Buch *Der Mythos des Sisyphos* widmet sich Grundfragen menschlicher Existenz, wie dem Sinn oder Wert des Lebens, der Endlichkeit des Lebens, dem Tod und dem Selbstmord. Alles Themen, die in unmittelbarer Verbindung zum Verständnis einer Philosophie als Lebensform und (Kritischer) Lebenskunst stehen. So beschreibt der französische Gegenwartsphilosoph André Comte-Sponville die Bedeutung dieses Buches für die konkrete, praktische Lebensführung eines Menschen nicht ohne Grund mit den eindringlichen Worten: Camus sei zwar kein Philosoph vom Range eines Aristoteles oder eines Kant, *Der Mythos des Sisyphos* gehöre aber zu den Texten, die eine neue Orientierung der menschlichen Empfindsamkeit und Intelligenz bieten. Daran schließt er sein „Bekenntnis" an, „mir ist es gleichgültig, ob meine Kinder eines Tages die *Kritik der reinen Vernunft* oder die *Nikomachische Ethik* lesen oder nicht; aber ich würde es für sie, für ihr Leben als Menschen, bedauern, wenn sie nicht eines Tages und wenn möglich in ihrer Jugend den *Mythos des Sisyphos* lesen" (Comte-Sponville 1997, S. 159–160; Übers. O.V.).

Was möchte Comte-Sponville uns damit sagen? Etwa, dass die Kantischen Kritiken oder die Aristotelische Ethik nicht lesenswert seien? Wohl kaum, zumindest wäre eine solche Aussage für einen ehemaligen Philosophieprofessor der Sorbonne doch sehr überraschend. Die Botschaft Comte-Sponvilles erschließt sich vielmehr über den direkten Bezug der genannten Texte von Kant und Aristoteles zu Camus' Essay über Sisyphos. Für das Leben eines Menschen als Mensch sei letzterer Essay von größerer Relevanz und Tragweite. Um es genauer zu formulieren: Für die unmittelbare Lebenswirklichkeit und Lebensführung eines Menschen ist die Lektüre von *Der Mythos des Sisyphos* ergiebiger, bedeutsamer und prägender. Damit ist freilich nicht gesagt, dass die *Kritik der reinen Vernunft* für den Menschen belanglos sei, sondern nur, dass sie für sein *Leben als Mensch* in einem bestimmten Sinne nachrangig ist. Dass dem so ist, ergibt sich aus den unterschiedlichen Problemen und Fragestellungen, die in den jeweiligen Texten thematisiert werden. Kreist Kants Schrift um erkenntnistheoretisch-transzendentalphilosophische Fragen wie die Bedingungen der Möglichkeit von Erkenntnis oder der Möglichkeit synthetischer Urteile a priori, so möchte Camus auf die grundlegendere Frage antworten, ob das Leben es wert sei, gelebt zu werden oder nicht (vgl. Camus 2011a, S. 15). Letztere wird für ihn sogar zur „Grundfrage der Philosophie" (ebd.), insofern alle weiteren Fragen im wahrsten Sinne des Wortes erst später bzw. danach kämen. So heißt es denn in augenscheinlicher Anspielung an Kant und direkt im Anschluss an die o.g. Grundfrage der Philosophie: „Alles andere – ob […] der Geist neun oder zwölf Kategorien hat – kommt später. Das sind Spielereien; erst muss man antworten" (ebd.). Insofern die Kritische Lebenskunst nicht zuletzt Denkhorizonte für praktische Herangehensweisen eines erstrebenswerten Lebens erschließen möchte, liegt es auf der Hand, sich dabei auch Camus' Frage nach dem Wert oder Sinn des Lebens zu widmen.[2] Zugleich sollte dann ein gehaltvoller Ansatz Kritischer Lebenskunst je nach ‚Diagnose' – hier hinsichtlich eines potenziellen bzw. fraglichen Sinns oder Werts des Lebens – mit Theorien, Denkmodellen und Praktiken für ein gelingendes (Alltags-)Leben aufwarten können.

Im Folgenden soll Camus' Leben und Werk, insbesondere *Der Mythos des Sisyphos*, als ein solcher ergiebiger Beitrag zur Kritischen Lebenskunst präsentiert werden. Um Camus' Herangehensweise an philosophische Probleme besser verstehen und nachvollziehen zu können, muss dafür zunächst auf sein Leben, vor allem seine frühen Jahre, eingegangen werden. Leben und Werk, Philosoph und Philosophie, Künstler und Kunstwerk stehen bei Camus in einem reziproken Verhältnis zueinander. Wie kaum ein Zweiter verarbeitet er persönliche Leiden und Freuden in seinen literarischen und philosophischen Texten (vgl. Kiesel 2023). Theoretische Reflexionen werden ihrerseits in die Lebenspraxis integriert – seine stoisch gefärbte Haltung angesichts der eigenen Sterblichkeit und der Endlichkeit des Daseins wird ihm zum Leitmotiv des Umgangs mit seiner Tuberkuloseerkrankung. Das *savoir-faire* soll in ein *savoir-vivre* münden (vgl. Camus 2011a, S. 118). Im Anschluss an die Ausführungen zu Leben und Werk wird *Der Mythos des Sisyphos* als Schlüsseltext philosophischer Lebenskunst ausgelegt und abschließend eine kritische Verortung Camus' in Bezug auf die Kernanliegen Kritischer Lebenskunst vorgenommen sowie nach seinem systematischen Beitrag zu dieser Art des Philosophierens in der Gegenwart gefragt.

Biographisches: ein Leben und Wirken in Krisenzeiten

Albert Camus wurde am 7. November 1913 in Mondovi (heute: Dréan) als Sohn französischer Siedler in dritter Generation im damaligen französischen Staatsgebiet Algerien geboren. Er wuchs in sehr ärmlichen Verhältnissen und unter den Wirren des Ersten Weltkriegs auf. Sein Vater fiel schon im Herbst 1914 in der Marne-Schlacht, als Camus noch kein Jahr alt war, und so wurde seine frühe Kindheit vor allem von zwei weiblichen Bezugspersonen und der Abwesenheit eines ihm unbekannten Vaters bestimmt. Die nahezu taub-stumme Mutter, die weder lesen noch schreiben konnte, und eine herrschsüchtige, strenge Großmutter, die Albert und seinen Bruder Lucien „mit der Peitsche" erzog, prägten sein Leben und Werk maßgeblich (Camus 1973, S. 39). Mit gerade einmal 17 Jahren erkrankte Camus an Tuberkulose. Die damals nicht heilbare Krankheit schränkte ihn zeit seines Lebens stark ein, zwang ihn zu mehreren Krankenhaus- und Kuraufenthalten sowie längeren Arbeitspausen. Bereits in jungen Jahren wird Camus so mit der eigenen Sterblichkeit, mit der Fragilität und Endlichkeit menschlichen Lebens konfrontiert; fortan wird sein Leben beinahe in einem permanenten Krisenmodus verlaufen – nicht zuletzt natürlich forciert durch die noch folgenden, epochalen

[2] Wir werden im letzten Abschnitt sehen, dass Camus zwischen Sinn und Wert des Lebens unterscheidet. An hiesiger Stelle ist diese Unterscheidung noch nicht relevant.

historischen Ereignisse, insbesondere den Zweiten Weltkrieg. Seinen Durst nach Wissen, vor allem nach Literatur und Philosophie, sollte die Erkrankung allerdings nur noch mehr befördern. Während seines ersten Krankenhausaufenthalts liest Camus Texte der späten römischen Stoa, namentlich hauptsächlich Epiktet, Marc Aurel und Seneca (vgl. Reichenbach-Klinke 2014, S. 36–55). In diesen Schriften findet Camus nach eigener Aussage Halt und eine gewisse Art der Selbstdisziplinierung in Umgang mit der Krankheit: „Ich habe Epiktet im Krankenhaus gelesen. Er hat mir geholfen, ‚standzuhalten'", berichtet Camus (2008, S. 645; Übers. O.V.). Die Philosophie wird ihm gewissermaßen zur Therapie, dient zur Bewältigung und Problematisierung unmittelbarer Probleme des alltäglichen Lebens.

Insofern die Konfrontation mit dem Tod im Allgemeinen und der eigenen Sterblichkeit im Besonderen eine Form von Absurditätserfahrung darstellt, wird Camus' Denken beinahe zu einem therapeutischen Handbuch in Umgang mit der Absurdität. Thomas Pölzler (2016, S. 73–76) sieht die wesentlichen Potenziale von Camus' Absurdität sogar in einer Psychologie des Absurden, insofern Camus',Logik des Absurden' zuallererst in einer psychologisierenden Lesart ihre vollständige Überzeugungskraft entfalte.

Inwieweit bei Camus die Philosophie zur einer Art Therapie im Sinne einer *ars vitae* wird, wie eng Leben und Werk miteinander verflochten sind, kommt besonders prägnant in einer seiner Tagebuchnotizen zur Geltung. Stil und Sprachduktus lassen wiederum an die Form stoischer Texte zurückdenken, für welche die Auflistung anschließend in der Praxis zu realisierender Handlungsmaximen charakteristisch ist. Das thematische Spektrum des knapp zwei Seiten langen Eintrags reicht vom simplen Haushalten mit den eigenen körperlichen Kräften bis hin zu den großen Fragen der Moral und Wahrheit. Unter dem sprechenden Titel „Etappen einer Heilung" notiert Camus u.a.:

> An der Wirklichkeit der Menschen und der Dinge festhalten. Sooft wie möglich zum persönlichen Glück zurückkehren. Sich nicht weigern, das Wahre anzuerkennen, auch wenn das Wahre sich zufällig dem Wünschenswerten widersetzt. Bspl: Zugeben, daß auch die Kraft, vor allem die Kraft, überzeugt. Die Wahrheit lohnt jede Qual. Sie allein ist die Grundlage der Freude, die dieses Bemühen krönen soll. Die Energie wiederfinden – in der Mitte (Camus 1997b, S. 280; vgl. Orme 2007, S. 196–197).

Es scheint, als diene Camus das Tagebuch dazu, bestimmte Einsichten festzuhalten, sich vor Augen zu führen, folglich zu internalisieren und zu habitualisieren.[3] Der Anspruch, das Wahre nicht dem Wünschenswerten zu opfern, die sich in der unmittelbaren Erfahrung der Welt und der Dinge erschließenden Gewissheiten anzuerkennen und sich nicht in illusorische Erlösungsprojektionen oder heilsgeschichtliche Versprechungen zu flüchten, wird zum Leitmotiv der Camus'schen

[3] Eine solche Funktion des (philosophischen) Tagebuchs zieht Gerhard Ernst (2016, S. 308) in seinen Überlegungen zur Philosophie als Lebenskunst im gegenwärtigen Kontext in Betracht. Mit Blick auf die Motive Lebensangst und Lebenskunst ist jüngst Sebastian Lübcke (2021) den Tagebüchern Camus' unter dem Topos einer Arbeit am eigenen Selbst nachgegangen.

Philosophie werden. Die teils emphatischen, selbstauferlegten Gewissheitsansprüche erinnern an Descartes – vorbehaltlich der Einschränkung, dass es Camus nicht um Gewissheiten der Ratio, sondern Gewissheiten des Empfindens geht (vgl. Kann 2013).

In *Der Mythos des Sisyphos* stellt Camus an den absurden Menschen die Anforderung: „*nur* mit dem zu leben, was er weiß, sich nur mit dem einzurichten, was ist, und nichts einzuschalten, was nicht gewiss ist" (Camus 2011a, S. 66). Die zitierte Tagebuchnotiz bedarf keiner umfangreichen, werkgeschichtlichen Kontextualisierung, um ihre persönlichen und autobiographischen Elemente zu erkennen. Dass auch *Der Mythos des Sisyphos* trotz seiner zuvorderst theoretischen Betrachtungen eines philosophischen Essays ebenso direkte Erlebnisse einerseits von Camus selbst, andererseits der damaligen Zeit(-geschichte) reflektiert, verdeutlicht bereits der allererste Satz des Buches: „Die folgenden Seiten handeln von einem Sinn für das Absurde, den man in unserem Jahrhundert immer wieder finden kann – und nicht von einer Philosophie des Absurden, die unsere Zeit, genau genommen nicht kannte" (ebd., S. 13). Der Zusatz, „und nicht von einer Philosophie des Absurden", wurde und wird in der Forschungsliteratur zu Camus nahezu unisono übergangen oder zumindest überlesen.[4] Insofern Camus das Absurde freilich sowohl aus historischer als auch systematischer Perspektive in einen breiten Rahmen philosophischer Überlegungen einbettet, lässt es sich rechtfertigen, von einer Philosophie des Absurden zu sprechen. Versteht man allerdings unter Philosophie die in ein System mündende, mehr oder weniger abschließende Untersuchung und Ausbuchstabierung konkreter Ergebnisse sowie vor allem formeller Handlungsprinzipien auf dem Gebiet der Moralphilosophie, so handelt sein Essay nicht von einer Philosophie des Absurden. Ein begrifflich-rationales System zur Kategorisierung der Welt dürfen die Leser:innen nicht erwarten. Und das auch deshalb nicht, weil sich das Absurde in das konkrete Zeitgeschehen einfügt und sich die Analysen keiner universellen, zeitlosen Wahrheit verschreiben, sondern lediglich über ein Gefühl, eine Stimmung – Camus spricht vom „Klima der Absurdität" (ebd., S. 24) – nachdenken, das sich auf den Straßen der Zeit findet.

Das lässt den *Mythos des Sisyphos* allerdings umso attraktiver für eine Untersuchung aus der Perspektive einer Kritischen Lebenskunst werden. Der Essay regiert auf aktuelle Fragen, Problemlagen und Denkhorizonte des (modernen) Lebens und nimmt sich einer kritischen Erörterung praktischer Umgangsweisen mit diesen an. In dieser Hinsicht wird Camus dann auch durchaus zu einem Klassiker des 20. Jahrhunderts, da „er es verstanden hat, das Lebensgefühl des modernen Menschen zu beschreiben, der die Erfahrung macht, daß alles absurd ist, weil seine berechtigten Sinnansprüche ins Leere" laufen (Pieper 1995, S. 137).

---

[4] Zu Lebzeiten hat Camus selbst bemerkt, dass sein Denken häufig auf das Absurde reduziert werde: „So wird man zum Propheten des Absurden. Und doch, was tat ich anderes, als über eine Idee nachzudenken, die ich auf den Straßen meiner Zeit fand?" (Camus 1973, S. 177). Eine Einseitigkeit in der Forschungsliteratur konstatiert schon Schlette (1975, S. 6).

Camus' Philosophieren ist ein Philosophieren *in* und *für* Krisenzeiten und das in zumindest zweifacher Hinsicht: Zum einen *historisch* betrachtet, insofern das Absurde in direkte Relation zu den Gräueln des Zweiten Weltkriegs gesetzt wird, zum anderen *systematisch* gesehen, da es die Frage nach dem ‚Warum' und die damit einhergehende Erfahrung grundlegender Sinnlosigkeit des Lebens auf den Begriff bringt. Wobei es allerdings mit Blick auf Camus hinzuzufügen gilt, dass beide Dimensionen kaum strikt voneinander zu trennen sind, insofern vor allem die spezifische historische Situation seiner Zeit die Frage des Warum noch einmal in einer zugespitzten Form stellt.[5] Wie sich nun zeigen wird, erfüllt *Der Mythos des Sisyphos* dadurch ein zentrales Merkmal Kritischer Lebenskunst. Er nimmt eine historisch-kulturelle Situation in den Blick, distanziert sich von einem, über alle Zeiten hinweg gültigen Konzept gelingenden Lebens und formuliert anstelle eines transzendentalen Regulativs ein historisches Korrektiv (vgl. Gödde & Zirfas 2018, S. IX).

Der Mythos des Sisyphos

Der Mythos des Sisyphos erscheint im Oktober 1942 noch unter deutscher Besatzung beim Pariser Verlagshaus Gallimard. Zeitlich nur wenige Monate nach dem Roman *Der Fremde* (Mai 1942) veröffentlicht, markieren diese beiden Werke Camus' Durchbruch als Schriftsteller. Quasi über Nacht wird er berühmt und sogar Jean-Paul Sartre verfasst 1943 in der Revue *Les Cahiers du Sud* eine Kritik zu *Der Fremde*, die den Roman in Bezug zum Essay setzt (vgl. Sartre 1978, S. 75–90). Zusammen mit dem Drama *Caligula* konstituieren diese Texte Camus' Werkzyklus des Absurden, auf den anschließend derjenige der Revolte – hier sind insbesondere *Der Mensch in der Revolte*, *Die Pest* und *Die Gerechten* zu nennen – und noch das Stadium der Liebe folgen sollten. Letzteres blieb aufgrund seines plötzlichen Unfalltods am 4. Januar 1960 unvollendet.[6]

Die Bedeutung des *Mythos des Sisyphos* für die Kritische Lebenskunst sticht bereits in den Anfangspassagen hervor, in denen Camus dem Gefühl und Klima der Absurdität nachspürt und eine phänomenologische Beschreibung dessen vornimmt, was er unter der Erfahrung des Absurden versteht. Das Augenmerk liegt dabei kaum zufällig auf Alltagssituationen, geht es Camus doch darum, sich ein Phänomen zu erschließen, das weite Teile seiner Generation und Gesellschaft

[5] Christian Polke (2022, S. 20) weist darauf hin, dass es Camus darum gehe, über die *conditio humana* im Hier und Heute, also in einem „geschichtlich bewussten Sinne" nachzudenken. Dem Motiv des Denkens und Schreibens (in) der Krise im Spektrum des Existenzialismus insgesamt sind die Beiträge des Bandes von Blasberg & Deiters (2004) nachgegangen.

[6] Camus hat sein Gesamtwerk in den drei genannten Stadien konzipiert und strukturiert. Vgl. dazu Camus' eigene Aussagen (1965, S. 1610). Eine Besonderheit dabei ist, dass er jedes Thema (das Absurde, die Revolte und die Liebe) je in drei unterschiedlichen literarischen Gattungen behandelt hat bzw. noch thematisieren wollte. Diese sind der Roman, der philosophische Essay und das Drama.

erfasst und bedroht. So kann zum Beispiel die mechanische Monotonie des Alltags eines durchschnittlichen (modernen) Menschen eine Absurditätserfahrung zutage fördern: „Aufstehen, Straßenbahn, vier Stunden Büro oder Fabrik, Essen, Straßenbahn, vier Stunden Arbeit, Essen, Schlafen, Montag, Dienstag, Mittwoch, Donnerstag, Freitag, Samstag, immer derselbe Rhythmus – das ist meist ein bequemer Weg. Eines Tages aber erhebt sich das ‚Warum', und mit diesem Überdruss, in den sich Erstaunen mischt, fängt alles an" (Camus 2011a, S. 24 f.). Der Einsturz der Kulissen (vgl. ebd., S. 24), das *thaumázein* über das plötzliche Fraglich-Werden bisweilen noch so banal erscheinender Gegenstände und Situationen, vermag eine Absurditätserfahrung zu evozieren und eine grundlegende Reflexion über das eigene Vorhandensein in der Welt anzustoßen. Camus selbst vergleicht das Absurde mit dem Ekel Sartres (vgl. ebd., S. 27), es kann im Gewand des Todes, der Fremdheit der Welt und des Anderen, der Leere, der Grenzen wissenschaftlicher Erklärungen etc. in Erscheinung treten. Camus entscheidet sich bewusst für eine primär phänomenologische Herangehensweise an das Absurde und nicht für das Ausformulieren einer allgemeingültigen Definition: „Es handelt sich nicht um eine Definition, sondern um eine *Aufzählung* der Gefühle, die Absurdes enthalten können. Auch mit der vollständigen Aufzählung hat man jedoch das Absurde nicht erschöpft" (ebd., S. 26).

Nicht ohne Grund fühlt man sich bei der Lektüre des Sisyphos-Essays an die Beschreibungen des Ekels durch Antoine Roquentin – seines Zeichens Protagonist von Sartres Roman *Der Ekel* – erinnert, in denen die existenzielle Dramatik dieser Erfahrungen zum Vorschein kommt. Auf einer allgemeineren Ebene beschreibt Camus das Absurde in den Kategorien von Mensch und Welt, genauer anhand der Mensch-Welt-*Beziehung* und einer dieser zutiefst innewohnenden Dissonanz. Camus zufolge ist der Mensch ein nach Sinn und Einheit strebendes Wesen. Unser Bedürfnis nach Klarheit und (sinnvollen) Erklärungen stellt eine anthropologische Konstante dar, die zugleich als „wesentliche Triebkraft des menschlichen Dramas" (ebd., S. 30) benennbar ist. Wie ist das zu verstehen?

Die Sehnsucht nach Absolutem, nach Wissen, ja letztlich nach einem dem Leben als Ganzem zugrunde liegenden Sinn stößt an „Mauern" (ebd., S. 33). Der Mensch macht die Erfahrung, dass die Welt keine Antworten auf seine grundlegende Frage nach dem Warum bereithält, sein Verlangen nach Rationalem stößt auf das Irrationale der Welt. Absurd ist somit „der Zusammenstoß des Irrationalen mit dem heftigen Verlangen nach Klarheit, das im tiefsten Inneren des Menschen laut wird" (ebd.). Oder, um es in der bekannten, anschaulichen Metaphorik auszudrücken: „Das Absurde entsteht aus diesem Zusammenstoß zwischen dem Ruf des Menschen und dem vernunftlosen Schweigen der Welt" (ebd., S. 40). Wichtig dabei ist, dass Camus nicht die Welt selbst als absurd bezeichnet. Das Absurde entsteht ursprünglich in dem Aufeinanderprallen des Menschen und der Welt, es handelt sich demnach um eine relationale Kategorie. Beide Relata – Mensch und Welt – in ihrer jeweiligen Verfasstheit stellen somit zuallererst die Bedingungen der Möglichkeit einer Absurditätserfahrung dar: auf der einen Seite haben wir den Menschen mit seinem Verlangen nach Sinn und Einheit, auf der anderen die ‚schweigende' Welt. So präzisiert Camus: „Das Absurde hängt ebenso sehr vom

Menschen ab wie von der Welt. Es ist vorerst das einzige Band zwischen ihnen. Es bindet sie so fest, wie nur der Hass Geschöpfe aneinanderketten kann" (ebd., S. 33 f.). Ein Mensch, der diese Erfahrung gemacht hat, sich der tieferen Sinnlosigkeit des Lebens bewusst geworden ist, sieht sich vor die eingangs genannte Grundfrage der Philosophie gestellt, ob das Leben es wert sei, gelebt zu werden oder nicht. Die Bedeutung des Absurden für eine Philosophie der Lebenskunst liegt somit auf der Hand, und Camus gießt sie selbst in die pointierte Frage: „Gibt es eine Logik bis zum Tode?" (ebd., S. 21). Ist das Absurde einmal erkannt und qua Erfahrung für Camus eine nicht mehr zu leugnende Gewissheit in dem o.g. Sinn, sprich ein Faktum der Erfahrung, so stellt sich die Frage, ob aus dem Absurden der Selbstmord abzuleiten ist. Vor dem Hintergrund der etwas feinmaschigeren Differenzierung der sich dem Menschen angesichts des Absurden offenbarenden Wahlmöglichkeiten, die Camus skizziert, scheint die Frage zwar etwas zugespitzt formuliert, sie trifft aber dennoch den wesentlichen Punkt.

Beim Selbstmord unterscheidet Camus zwischen Selbstmord im engeren Sinne, d.h. physischem Selbstmord (Suizid), und dem „philosophischen Selbstmord" (ebd., S. 54). Bedeutet ersterer mittels Suizid körperlich aus dem Leben zu scheiden und auf diese Weise dem Absurden zu ‚entfliehen', so bezeichnet der philosophische Selbstmord ein bewusstes Verdrängen bzw. Verleugnen des Absurden auf der Ebene des Verstandes. Philosophischer Selbstmord kann sowohl in Form einer Flucht in transzendente Sinnhorizonte (Glaube, Religion) geschehen – hier spricht Camus in kritischer Replik auf Kierkegaards christliche Existenzphilosophie von einem ‚Sprung' – als auch in Form eines Aufstellens philosophisch-metaphysischer Systeme mit Absolutheits- und universellen Wahrheitsansprüchen. Beides, körperlicher und philosophischer Selbstmord, käme für Camus einer Flucht bzw. einem Ausweichen vor dem Absurden gleich, insofern in beiden Fällen eines der beiden Relata der absurden Gleichung aufgehoben bzw. ausgelöscht würde (vgl. Pieper 1994, S. 6–9). Das hieße jedoch, dass auch das Absurde selbst aufhören würde zu existieren. Diese Flucht vor dem Absurden ist negativ besetzt, da sie den o.g. Gewissheitsansprüchen nicht nachkommt und das Faktum des Absurden negiert. Wenn nun Camus die Frage stellt: „Soll man sterben, durch den Sprung entfliehen, ein Gebäude von Ideen und Formen nach seinem Maß einrichten? Oder soll man im Gegenteil auf die zerstörende und wunderbare Wette des Absurden eingehen?" (Camus 2011a, S. 65), überrascht es kaum, dass er sich für letzte Option entscheidet. Doch was bedeutet das und welche Konsequenzen zieht eine solche „Wette des Absurden" nach sich? Und kann der von Camus präsentierte Typus des absurden Menschen mit seiner absurden Freiheit ein gehaltvoller Beitrag zur Kritischen Lebenskunst sein?

Die Haltung und die Lebenseinstellung des absurden Menschen werden in besonderer Prägnanz anhand einer Heldenfigur aus der griechischen Mythologie, Sisyphos, illustriert, dessen Geschichte Camus zwar erst am Ende seines Buches auf ein paar wenigen Seiten aufgreift, die allerdings nicht ohne Grund titelgebend für den ganzen Essay wurde. Sinnbildlich ist dabei derjenige Teil, den Camus dem überlieferten Mythos hinzufügt und ihn somit gewissermaßen weiterdenkt.[7] Bekanntlich wurde Sisyphos von den Göttern dazu verurteilt, einen Stein einen Berg hinaufzurollen, von dessen Gipfel der Stein immer wieder herunterrollt. Dieses ihm von den Göttern als Strafe auferlegte Schicksal – für das sich schon bei Homer kein eindeutiger Grund findet – sollte sich unablässig wiederholen. Sisyphos' Qual, das mühsame Hinaufrollen des Steins, wird demnach immer wieder von vorn beginnen, ohne jemals ein Ende zu finden. Camus interessiert sich aber nicht für den sich den Berg hinauf quälenden Sisyphos, sondern für den sich wieder im Abstieg befindenden Helden. In dieser Zeit des Abstiegs liegt der Interpretation Camus' zufolge der Schlüssel zur absurden Freiheit: „Diese Stunde, die gleichsam ein Aufatmen ist und ebenso zuverlässig wiederkehrt wie sein Unheil, ist die Stunde des Bewusstseins. In diesen Augenblicken, in denen er den Gipfel verlässt und allmählich in die Schlupfwinkel der Götter entschwindet, ist er seinem Schicksal überlegen. Er ist stärker als sein Fels" (ebd., S. 143).

Um Camus' Auslegung des Mythos besser zu verstehen, müssen wir auf den hier zugrunde liegenden Freiheitsbegriff eingehen. Camus spricht von einer absurden Freiheit (vgl. ebd., S. 64–79). Darunter möchte er die Gestaltungsmöglichkeiten eines vor das Absurde gestellten Menschen verstanden wissen: „Die einzige Freiheit, die ich kenne, ist die des Geistes und des Handelns. Das Absurde macht zwar alle meine Chancen einer ewigen Freiheit zunichte, doch gibt es mir eine Handlungsfreiheit wieder und feiert sie" (ebd., S. 70). Die Entdeckung des Absurden setzt einen Prozess der Desillusionierung in Gang. Angesichts des Zwiespalts zwischen dem Verlangen des Menschen und dem Schweigen der Welt sind der menschlichen Freiheit Grenzen gesetzt. Eine absolute Freiheit kann es nicht geben, der Mensch erfährt sich als ein Geworfener in eine ihm fremde Welt – weder hat er sich selbst in diese Welt gesetzt noch entspricht diese Welt seinem Sinn- und Orientierungsverlangen. Heideggers Begriff des ‚geworfenen Entwurfs' kann hier zum Verständnis beitragen (vgl. Heidegger 2006, S. 285). Die Rahmenbedingungen des In-der-Welt-seins spiegeln die Grenzen menschlicher Freiheit wider, sie liegen außerhalb der Verfügungsgewalt des Menschen. In Camus' Begriffen bedeutet das: Die Tatsache, in einer Welt zu existieren, die nicht dem Verlangen des Menschen entspricht, mithin die Absurdität des Lebens, ist dem Menschen auferlegt. Innerhalb dieser Rahmenbedingungen jedoch, kann der Mensch seine Existenz frei gestalten und sich entwerfen. Das Absurde stellt das unausweichliche Schicksal des Menschen dar, aber *wie* sich der Mensch angesichts dieses Schicksals verhält, das liegt in seiner Macht und zeichnet seine Handlungsfreiheit aus, die zwar keine absolute, aber eine relative, d.h. in Camus' Worten eine absurde Freiheit ist. „Das Absurde klärt mich über diesen Punkt auf: es gibt kein Morgen. Das ist von nun an der Grund meiner tiefen Freiheit" (Camus 2011a, S. 71). Dieser Freiheit muss sich

[7] Genau hierin sieht Camus die wesentliche Funktion und Inspirationskraft von Mythen: „Die Mythen leben nicht aus sich selber. Sie warten darauf, daß wir sie verkörpern" (Camus 1973, S. 159). Seinen drei Werkstadien teilte Camus je eine Gestalt der griechischen Mythologie zu: Sisyphos dem Absurden, Prometheus der Revolte und Nemesis der Liebe.

der Mensch allerdings erst bewusst werden und dann vor allem das Bewusstsein um diese Handlungsfreiheit in Anbetracht einer absurden Existenz aufrechterhalten. Das verdeutlicht einmal mehr eindrucksvoll die Figur des Sisyphos, zu der wir nun zurückkehren können.

Jetzt wird verständlich, warum sich Camus für Sisyphos auf dem Weg hinab zu jenem Felsbrocken interessiert, den der Held soeben vergebens den Berg hinaufgewälzt hatte. Der Abstieg ist der Moment des Bewusstseins, währenddessen hat Sisyphos Zeit, um über sein Schicksal nachzudenken, sich zum einen der Grenzen seiner *conditio*, zum anderen aber auch der sich im Rahmen derselben auftuenden Möglichkeiten, d.h. seiner Freiheit, bewusst zu werden. „Die Klarsichtigkeit, die Ursache seiner Qual sein sollte, vollendet zugleich seinen Sieg. Es gibt kein Schicksal, das durch Verachtung nicht überwunden werden kann" (ebd., S. 143). Sisyphos erkennt das Ausmaß seines, ihm von den Göttern oktroyierten Schicksals und wird sich darin seiner Freiheit bewusst, dass die Haltung diesem Schicksal gegenüber in seinen Händen liegt. Er sagt ‚Ja' zu seinem Schicksal, eignet es sich an, macht es zu seiner Sache (vgl. ebd., S. 144). Das *Dass* des Schicksals liegt nicht in seiner Macht, das *Wie* bzgl. der Umgangsweise und der Haltung angesichts des Schicksals spiegelt jedoch seine Freiheit wider. Wenn auch zugestandenermaßen in einer extremen Form, wird Sisyphos somit zum Inbegriff eines absurden Menschen, der in eine Lebensregel verwandelt, was prima facie eine Aufforderung zum Tode schien, und den Selbstmord – sowohl den physischen als auch philosophischen – ablehnt. Im Hinblick auf den absurden Menschen im Allgemeinen, d.h. unabhängig vom Sisyphos-Mythos, heißt es: „Durch das bloße Spiel des Bewusstseins verwandle ich in eine Lebensregel, was eine Aufforderung zum Tode war – und lehne den Selbstmord ab" (ebd., S. 77 f.).

Die Camus'sche Auslegung des Sisyphos-Mythos schließt mit den bekannten Worten: „Der Kampf gegen den Gipfel vermag ein Menschenherz auszufüllen. Wir müssen uns Sisyphos als einen glücklichen Menschen vorstellen" (ebd., S. 145). Inwiefern diese Haltung angesichts des Absurden zu einer glücklichen Existenz, einem glücklichen oder gelingenden Leben führen kann, bedarf dennoch, so hat es zumindest den Anschein, einer weiteren Erklärung. Insbesondere vor dem Hintergrund zu Überlegungen einer Philosophie der Lebenskunst muss abschließend noch genauer erläutert werden, ob und wie Camus' Umgang mit dem Absurden nicht nur eine ‚Logik bis zum Tode' verneinen, sondern zugleich zu einem gelingenden Leben führen kann. Ist die Auflehnung des Sisyphos eine Denkfigur Kritischer Lebenskunst? Damit sind wir bei den Fragen angelangt, denen wir uns im letzten Abschnitt mittels einer kritischen Verortung des *Mythos des Sisyphos* in der Philosophie der Lebenskunst widmen möchten.

Eine kritische Verortung: Fazit und Ausblick

Camus' Philosophie ist ein Denken der Immanenz, das sich entschieden absetzt von Transzendenzspekulationen jeglicher Art – sei es auf dem Gebiet der Metaphysik, der Moral oder der Religion. Hier bewegt er sich ganz im Fahrwasser seines Idols Friedrich Nietzsche, der in *Also sprach Zarathustra* mit dem Leitspruch, der Erde treu zu bleiben, Grundzüge einer philosophischen Lebenskunst im Umgang mit dem Nihilismus skizziert (vgl. Victor 2021). Darauf rekurriert Camus augenscheinlich, wenn es zur Gestalt des Sisyphos heißt, diese lehre „uns die höhere Treue, die die Götter leugnet und Felsen hebt" (Camus 2011a, S. 145).[8] Sisyphos hebt Felsen, hält sich an das ihm unmittelbar Gewisse, d.h. die konkret erfahrbare Wirklichkeit seines im Stein verkörperten Schicksals, und wendet sich von all dem ab, was sich überirdischen Hoffnungen, den Göttern, hingibt. Er bleibt dem Felsen und damit der Erde treu. Die metaphysikkritischen Prämissen dieser am Diesseits orientierten Philosophie machen aus dem Schicksal eine „menschliche Angelegenheit, die unter Menschen geregelt werden muss" (ebd., S. 144). Um zu zeigen, inwiefern der Mensch die „Angelegenheit" auf eine Art und Weise ‚regeln' kann, dass er dabei als ein *glücklicher* Mensch erscheint, ist auf Camus' Unterscheidung zwischen *Sinn* und *Wert* des Lebens einzugehen, die uns gleichsam zur Ausgangsfrage des Buches und Grundfrage der Philosophie bei Camus zurückführt.

In Cartesischer Manier fordert Camus, wie gesehen, nur mit dem zu leben, was unmittelbar gewiss ist. Die erste, ihm unmittelbare Gewissheit ist die Erfahrung des Absurden, der Umstand, dass die Welt das Sinnverlangen des Menschen unbeantwortet lässt. Das inkludiert eine Absage an einen der Welt und dem Leben inhärenten und übergeordneten Sinn. Genauer gesagt, bedeutet es eine Gleichgültigkeit gegenüber einem derartigen Sinn, da er in die Sphäre des bloß Wahrscheinlichen und Spekulativen entrückt ist, insofern gerade eine ihm konträre Erfahrung, nämlich die des Absurden, die menschliche Existenz prägt. Camus behauptet nicht, dass es einen *Sinn des Lebens* nicht gibt – damit würde er seinerseits einen höheren, objektiven Blick von nirgendwo (vgl. Nagel 2012) reklamieren –, aber eines ist deutlich: „[I]ch weiß, dass ich diesen Sinn nicht kenne und dass es mir vorerst auch nicht möglich ist, ihn zu erkennen. Was bedeutet mir ein Sinn, der außerhalb meiner *conditio* liegt? Ich kann nur auf menschliche Weise etwas begreifen" (Camus 2011a, S. 64). In dieser Hinsicht kann Camus im Rahmen seiner Überlegungen davon sprechen, dass das Leben keinen vorgelagerten Sinn hat. Wichtig ist nun, dass daraus keineswegs folgt, dass dem Leben auch jedweder Wert abgesprochen werden muss. *Sinn* und *Wert* des Lebens sind zu unterscheiden (vgl. Pieper 2013, S. 111).[9] Ist ein vermeintlicher Sinn des Lebens auf metaphysisch-ontologischer Ebene anzusiedeln, so fällt die Kategorie des Wertes, um Camus' Worte wieder aufzugreifen, in den Bereich menschlicher Angelegenheiten. Die Camus'sche Grundfrage der Philosophie lautet sonach auch, wie schon mehrfach angeführt, ob das Leben es *wert* sei, gelebt zu werden oder nicht. Also explizit nicht, ob dem

[8] „Ich beschwöre euch, meine Brüder, bleibt der Erde treu und glaubt Denen nicht, welche euch von überirdischen Hoffnungen reden!" (Nietzsche 1999, S. 15). Camus wandelt daran anlehnend das Wort aus dem Johannes-Evangelium, „Mein Reich ist nicht von dieser Welt" (Joh. 18,36), um in: „Ich bin glücklich in dieser Welt, denn mein Reich ist von dieser Welt" (Camus 2011b, S. 20).

[9] Ähnliche Betrachtungen stellt Polke (2022, S. 24–26) an. Er rückt Camus' Argumentation in die gegenwärtig geläufigere Unterscheidung zwischen Sinn *des* Lebens und Sinn *im* Leben.

Leben ein *Sinn* innewohne. Das ist insofern nur folgerichtig und konsistent, da für Camus das Absurde lediglich den Ausgangspunkt seiner Überlegungen bildet (vgl. Camus 2011a, S. 13). Würde er die Frage nach dem *Sinn* des Lebens zur philosophischen Grundfrage erheben, könnte er – überspitzt gesagt – seinen Essay bereits nach der ersten Seite wieder schließen. Die Tatsache, dem Leben einen Sinn abzusprechen, führt nicht notwendigerweise dazu, zu erklären, das Leben sei es nicht wert, gelebt zu werden (vgl. ebd., S. 20).

Sisyphos verkörpert als Typus eines absurden Menschen die bewusste Auflehnung gegenüber seinem *clare et distincte* er- und anerkannten Schicksal. Die Auflehnung, nach Camus eine der „wenigen philosophisch kohärenten Positionen" (ebd., S. 67), ist weder Resignation noch Illusion. Auflehnung ist die bewusste Konfrontation mit dem Absurden, in ihr ist sich der Mensch seiner Grenzen, aber auch seiner Möglichkeiten, seiner absurden Freiheit, bewusst. Indem Sisyphos seinem als absurd erkannten Schicksal in die Augen blickt, weiß er, dass sein Leben ein zutiefst sinnloses ist. Zugleich ist er allerdings in der Lage, sich gegen ebendieses Schicksal aufzulehnen, im *Wie* des Umgangs mit der Situation weiß und erlebt er sich frei. Er münzt das ihm als Strafe von den Göttern oktroyierte Schicksal zu *seinem* Schicksal um und verleiht seiner Existenz so einen *Wert*: „Die Auflehnung gibt dem Leben seinen *Wert*. Erstreckt sie sich über die ganze Dauer einer Existenz, so verleiht sie ihr ihre Größe" (ebd., S. 68; Hervorh. O.V.). Um den Heidegger'schen Topos noch einmal aufzugreifen, ließe sich resümieren: Der Mensch nimmt sich aktiv und bewusst seiner Geworfenheit an, um sich aus ihr heraus zu entwerfen, d.h. seiner absurden Existenz einen Wert zu verleihen. Nahezu euphorisch mutet Camus' Rede von einer menschlichen Intelligenz im Widerstreit mit einer sie überschreitenden Realität an (vgl. ebd.). Das Motiv vom „absurden Lebensstolz" ist davon nicht mehr weit entfernt (vgl. Lüthe 2012). Sich ihres begrenzten Universums bewusst, sagen Sisyphos und der absurde Mensch „ja" zum Spektrum ihrer Möglichkeiten im Rahmen einer absurden Freiheit, die sich keiner überirdischen Hoffnungen hingibt, und ihre „Anstrengung hört nicht mehr auf" (Camus 2011a, S. 145). In dieser Hinsicht reicht selbst das scheinbare noch so sinnlose Schicksal des Sisyphos aus, um ein Menschenleben auszufüllen. Glück und Absurdität entstammen ein und derselben Erde (vgl. ebd., S. 144).

Der absurde Lebensstolz kündigt die in der Auflehnung enthaltene Dialektik von Ja und Nein an, die dann im zweiten philosophischen Hauptwerk Camus', *Der Mensch in der Revolte*, den Ausgangspunkt bildet. Ein revoltierender Mensch ist jemand, der, Ja' und, Nein' zugleich sagt – er akzeptiert jene Rahmenbedingungen seiner *conditio*, die er nicht ändern kann, um zugleich innerhalb dieser Notwendigkeiten von seiner Freiheit Gebrauch zu machen und seinem Schicksal einen Wert zu geben. Dieser *Wert* revoltiert gegen den nicht vorhandenen bzw. nicht erkennbaren *Sinn* des Lebens und setzt ihm so ein, Nein' entgegen (vgl. Camus 2011c, S. 27, 43–46).

Vor dem Hintergrund eines metaphysikkritischen Denkens der Moderne – und auch unserer Gegenwart kann eine latente Metaphysikskepsis wohl kaum abgesprochen werden – scheint Camus' Konzept des Absurden nichts an Aktualität eingebüßt zu haben. Seine kritische Zeitdiagnostik der*condition humaine* legt das

Vorhandensein eines Sinns für das Absurde in seiner Generation frei und stellt sich aktiv der Bewältigung und dem konkreten Umgang mit der Situation. Dass es sich dabei um eine existenzielle, grundlegende Krisenerfahrung des Menschen handelt, wird einmal mehr durch die Vielzahl an Beispielen alltäglicher Situationen deutlich, die eine Absurditätserfahrung auslösen können. Insofern finden wir bei Camus ein Konzept Kritischer Lebenskunst, d.h. eine Lebenskunst, die sich „des ‚gewöhnlichen', des ‚problematischen' oder auch des ‚prekären' Lebens" annimmt und „Menschen nicht nur dazu verhilft, mit ihrem Alltag und seinen Banalitäten, sondern auch mit seinem Körper und seiner Leiblichkeit, mit Zufall, Schicksal und Endlichkeit, mit Kontingenz, Unfall, Abhängigkeit und Unveränderlichkeit sowie mit Krankheit, Krise und Entfremdung auf würdige und anmutige Weise fertig zu werden" (Gödde & Zirfas 2018, S. VIII). Beiden Dimensionen wird Camus' Philosophie gerecht: Zum einen kommt in ihr das Prekäre menschlicher Existenz auch und gerade in ihren noch so banal anmutenden Gestalten zum Ausdruck, zum anderen rückt der Typus des absurden Menschen als ein der Immanenz verpflichteter Denker die Körperlichkeit und Leiblichkeit des Menschen in den Mittelpunkt.[10] Letzteres wird einmal mehr anhand der Heldengeschichte des Sisyphos eindrucksvoll veranschaulicht: Sisyphos identifiziert sich derart mit seinem irdischen Schicksal, dass Camus über ihn schreibt: „Ein Gesicht, das sich so nahe dem Stein abmüht, ist selbst bereits Stein!" (Camus 2011a, S. 143).

Der sein Œuvre als Ganzes umfassende Anspruch, eine Lebenskunst für Katastrophenzeiten zu schmieden, macht Camus zu einem Dialogpartner für die Gegenwart. Auch ohne Camus' aus dem Absurden gefolgerten Konsequenzen beipflichten zu müssen, besteht eine seiner genuin philosophischen Leistungen darin, sich den Grundfragen des Menschseins zu stellen und sich seiner Herausforderungen anzunehmen (vgl. Hüsch 2014, S. 70). Obgleich unsere Zeit durch eine Multiplizität (globaler) Krisen (Klima- und Umweltkrise, Hungersnöte, Pandemie, Krise der Demokratien, Herausforderungen Künstlicher Intelligenz, geopolitische Konflikte etc.) beherrscht wird und gar von einer Zeit der „Poly-Krisen" (Morin 2012, S. 21; zuletzt Tooze 2022) die Rede ist, sind die heutigen Herausforderungen sicherlich weder mit denen zu Zeiten Camus' gleichzusetzen noch dürften die Antworten dieselben sein. Doch durch seinen Ansatz, den Krisen der Zeit mit einer kritischen Bestandsaufnahme und einem Anerkennen der menschlichen Erkenntnis- und Handlungsgrenzen zu begegnen, können wir in Camus sehr wohl eine Inspirationsquelle für eine kritische, unserer Zeit gemäße Lebenskunst finden. Es dürfte wiederum ganz im Sinne Camus' sein, dass wir heute unseren eigenen Sisyphos-Mythos schreiben und somit die Mythen erneut zum Leben erwecken und ihnen unsere Werte geben.

[10] Hier sei daran erinnert, dass das Absurde seinen Ursprung in einem Gefühl hat, das einen Menschen in banalsten Situationen erfassen kann: „Das Gefühl der Absurdität kann an jeder beliebigen Straßenecke jeden beliebigen Menschen anspringen" (Camus 2011a, S. 23).

Literatur

Blasberg, C., & Deiters, F.-J. (Hrsg.). (2004). *Denken/Schreiben (in) der Krise – Existentialismus und Literatur*. Röhrig Universitätsverlag.

Camus, A. (1965). *Essais*. Gallimard.

Camus, A. (1973). *Literarische Essays*. Rowohlt.

Camus, A. (1997a). *Fragen der Zeit*. Rowohlt.

Camus, A. (1997b). *Tagebuch. März 1951 – Dezember 1959*. Rowohlt.

Camus, A. (2008). *Œuvres complètes. Tome IV*. Gallimard.

Camus, A. (2011a). *Der Mythos des Sisyphos*. Rowohlt.

Camus, A. (2011b). *Tagebücher. 1935–1951*. Rowohlt.

Camus, A. (2011c). *Der Mensch in der Revolte*. Rowohlt.

Comte-Sponville, A. (1997). L'absurde dans *Le mythe de Sisyphe*. In A.-M. Amiot & J.-F. Mattéi (Hrsg.), *Albert Camus et la philosophie* (S. 159–171). Presses Universitaires de France.

Ernst, G. (2016). Philosophie als Wissenschaft oder als Lebenskunst? In Ders. (Hrsg.), *Philosophie als Lebenskunst. Antike Vorbilder, moderne Perspektiven* (S. 300–321). Suhrkamp.

Gödde, G., & Zirfas, J. (2018). Prolog. Kritik und Krise – Hinführung zu einer kritischen Lebenskunst. In Dies. (Hrsg.), *Kritische Lebenskunst. Analysen – Orientierungen – Strategien* (S. VII–XIII). J.B. Metzler.

Heidegger, M. (2006). *Sein und Zeit*. Max Niemeyer.

Hüsch, S. (2014). Revolte statt *divertissement?* Das Glückskonzept des *Mythos von Sisyphos* und die „Erlebnisgesellschaft". *Studia philosophica, 73*, 55–70.

Kann, C. (2013). Albert Camus – Ein Cartesianer des Absurden? In W. Jung (Hrsg.), *Albert Camus oder der glückliche Sisyphos – Albert Camus ou Sisyphe heureux* (S. 53–72). Bonn University Press.

Kiesel, D. (2023). Sehnsucht nach Einheit. Leiden und Lebenskunst bei Albert Camus. In G. Gödde, J. Zirfas, & E. Brock (Hrsg.),*Leiden und Lebenskunst. Biographisch-philosophische Studien zu Krisen, Therapien und Wandlungen* (S. 315–327). J.B. Metzler.

Lübcke, S. (2021).‚Lebensangst' und‚Lebenskunst'. Arbeit am‚einfachen' Selbst in Albert Camus' *Carnets*. *Komparatistik. Jahrbuch der Deutschen Gesellschaft für Allgemeine und Vergleichende Literaturwissenschaft, 2019*, 329–346.

Lüthe, R. (2012). *Absurder Lebensstolz. Postmoderne Auseinandersetzungen mit der Philosophie Albert Camus'*. LIT Verlag.

Morin, E. (2012). *Der Weg. Für die Zukunft der Menschheit*. Krämer.

Nagel, T. (2012). *Der Blick von nirgendwo*. Suhrkamp.

Nietzsche, F. (1999). *Also sprach Zarathustra*. dtv/de Gruyter.

Orme, M. (2007). *The Development of Albert Camus's Concern for Social and Political Justice. „Justice pour un juste"*. Fairleigh Dickinson University Press.

Pieper, A. (1994). Camus' Verständnis des Absurden in *Der Mythos von Sisyphos*. In A. Pieper (Hrsg.), *Die Gegenwart des Absurden. Studien zu Albert Camus* (S. 1–15). Francke.

Pieper, A. (1995). Albert Camus. Die Frage nach dem Sinn in einer absurden Zeit. In M. Fleischer (Hrsg.), *Philosophen des 20. Jahrhunderts. Eine Einführung* (S. 137–152). WBG.

Pieper, H.-J. (2013). Revolte gegen das Absurde: Zur Philosophie Albert Camus'. In W. Jung (Hrsg.), *Albert Camus oder der glückliche Sisyphos – Albert Camus ou Sisyphe heureux* (S. 103–118). Bonn University Press.

Polke, C. (2022).‚Man sollte sich Sisyphos als einen glücklichen Menschen vorstellen'. Zu einer anthropologischen Figur bei Camus. In D. Sölch & O. Victor (Hrsg.), *Albert Camus – ein Philosoph wider Willen? Zur Geschichte und Gegenwart seines Denkens* (S. 17–38). Schwabe.

Pölzler, T. (2016). Wie schlüssig ist Albert Camus' frühe „Logik des Absurden"? *Allgemeine Zeitschrift für Philosophie, 41*(1), 59–76.

Reichenbach-Klinke, S. (2014). *Albert Camus' philosophischer Glaube an den Menschen. Von den Reflexionen über die Todesstrafe zur Kritik am Christentum*. Karl Alber.

Sartre, J.-P. (1978). *Der Mensch und die Dinge. Aufsätze zur Literatur 1938–1946*. Rowohlt.

Schillinger-Kind, A.A. (1999). *Albert Camus zur Einführung*. Junius.

Schlette, H.R. (1975). Einführung. In H.R. Schlette (Hrsg.), *Wege der deutschen Camus-Rezeption* (S. 1–11). WBG.

Tooze, A. (2022). Krisenzeiten. Kawumm! *Die Zeit*, 29 (2022), 2.

Victor, O. (2021). „Ich verdanke Nietzsche einen Teil dessen, was ich bin." Zur Nietzsche-Rezeption von Albert Camus. In D. Sölch & O. Victor (Hrsg.), *Geschichte und Gegenwart der Existenzphilosophie* (S. 227–262). Schwabe.

Stanley Cavell: *Cities of Words. Ein moralisches Register in Philosophie, Film und Literatur* (2004)

6

Bernhard Stricker

Cities of Words ist die zu einem Buch ausgearbeitete Vorlesung über ›moralischen Perfektionismus‹, die Stanley Cavell (1926–2018) in den 1980er und -90er Jahren mehrmals an der Harvard University gehalten hat, wo er von 1963 bis zu seiner Emeritierung im Jahr 1997 als Walter M. Cabot Professor für Ästhetik und allgemeine Werttheorie lehrte. Der moralische Perfektionismus wird im Folgenden zunächst als eine Ausprägung der Kritischen Lebenskunst vorgestellt: Im Vordergrund steht dabei, dass es sich nicht um eine besondere moralische Theorie, sondern um eine Form ethischer Reflexion handelt, bei der nicht die Bewertung einzelner Handlungen nach den Kriterien des Richtigen oder Guten im Vordergrund steht, sondern es um die Bedingungen geht, die ein Leben im Ganzen bejahenswert machen. Anschließend werden drei mögliche Lektürewege durch *Cities of Words* aufgezeigt, die das spezifische Profil, das die Kritische Lebenskunst bei Cavell gewinnt, in drei Hinsichten näher charakterisieren: erstens durch die Verortung des Perfektionismus im Spannungsfeld der für die akademische Moralphilosophie bestimmenden Alternative zwischen teleologischen und deontologischen Ansätzen; zweitens durch die Frage nach der perfektionistischen Bestimmung des Verhältnisses von Individuum und Gemeinschaft; sowie drittens durch die Beziehungen, die in *Cities of Words* zwischen Philosophie und Populärkultur etabliert werden. Deutlich wird: In Cavells idiosynkratisch anmutendem Umgang mit der philosophischen und kulturellen Tradition gewinnt die Kritische Lebenskunst in der besonderen Form einer *kritischen Lesekunst* Gestalt.

B. Stricker (✉)
Institut für Germanistik und Medienkulturen, TU Dresden, Fakultät SLK,
Dresden, Deutschland
E-Mail: bernhard.stricker@tu-dresden.de

J. Zirfas und G. Gödde (Hrsg.), *Schlüsselwerke der Kritischen Lebenskunst I*, Schriften zur Kritischen Lebenskunst, https://doi.org/10.1007/978-3-662-72346-3_6

Zwischen Demoralisierung und Moralisierung

Die Bezeichnung ›moralischer Perfektionismus‹, die Cavell für einen Strang der ethischen Reflexion innerhalb der philosophischen und kulturellen Tradition wählt, steht einem Verständnis dessen, was damit gemeint ist, zunächst im Weg (vgl. Lotter 2010, S. 18–19). Denn dem ›Perfektionismus‹ in Cavells Sinne geht es nicht um das Streben nach Vollkommenheit. Als »perfectionism without perfection« (Flathman 2006) wendet er sich *gegen* die Vorstellung, man solle das alltägliche und unvollkommene Leben in Richtung auf einen endgültigen, perfekten Zustand transzendieren. Dem Perfektionismus im Sinne Cavells geht es vielmehr darum, gerade das Vorläufige und Unvollendete als einen *wesentlichen* Zug des Lebens anzuerkennen und zu bejahen. Subjekt-*Sein* ist, so der Kerngedanke, als ein andauernder Prozess des *Werdens* zu begreifen. Cavell erweist sich hiermit als Vertreter eines „nachromantischen Authentizitätsideals" (Menke 2005, S. 348): Die Möglichkeit zur Entfaltung der Kräfte des Individuums wird hierbei als Maßstab für die Beurteilung sozialer Normen betrachtet, ohne dass aber die Möglichkeit einer vollständigen Entsprechung zwischen der Natur des Selbst und der Verfassung der Gesellschaft vorausgesetzt würde.

Einem adäquaten Verständnis des Perfektionismus kann man sich auf dem Umweg über eine Klärung der Missverständnisse annähern, zu denen das landläufige Verständnis des Begriffs Anlass gibt. Als perfektionistisch bezeichnen wir üblicherweise jemanden, der übertriebene Ansprüche an sich und/oder andere stellt und daher in der beständigen Gefahr schwebt, von der Realität enttäuscht zu werden. Dieses Gefühl der Enttäuschung darüber, dass die Wirklichkeit hinter unseren Wünschen und Idealen zurückbleibt, steht im Mittelpunkt der »politischen Emotionen« (Cavell 2010, S. 216; Vgl. Marrati 2011), denen Cavell eine moralische Bedeutung zuerkennt. Denn mit der Enttäuschung über die Wirklichkeit ist die Gefahr der ›*Demoralisierung*‹ verbunden (Cavell 2010, S. 198): Im Extremfall bedeutet das, in Verzweiflung oder Zynismus zu verfallen, sich also als den Missständen der Welt ausgeliefert zu betrachten, ob als deren hilfloses Opfer oder als ihr abgeklärter Beobachter. Im moderateren Fall mündet die Demoralisierung in das, was Henry David Thoreau als »stille Verzweiflung« bezeichnet (2010, S. 12): einen Konformismus, bei dem man das eigene Handeln nur mehr an den geltenden Konventionen ausrichtet, ohne diese selbständig und kritisch zu hinterfragen.

Der drohenden Demoralisierung begegnet der moralische Perfektionismus mit einer alternativen Vision des Moralischen, die eine Antwort auf die Frage bereithält, wie sich mit dem Gefühl, dass wir selbst und die Welt permanent hinter unseren Erwartungen und Ansprüchen zurückbleiben, leben lässt – ohne dabei der Verzweiflung, dem Zynismus oder der moralischen Indifferenz zu verfallen. Der Ansatz besteht darin, dem Ungenügen am jeweiligen *status quo* eine kritische Wendung in Richtung einer Transformation des Bestehenden zu verleihen. Dafür ist es nötig, sich von der Vorstellung eines ein für alle Mal feststehenden, absoluten Maßstabs zu befreien, an dem das gewöhnliche Leben zu messen wäre, um stattdessen der andauernden Entwicklung hin zu einem möglichen anderen Selbst Raum zu geben, der »moralischen Perfektionierbarkeit«, wie Elisabeth Bronfen den Begriff ›moral perfectionism‹ übersetzt (Bronfen 2009, S. 12). Die permanente Bewegung der Selbsttransformation hin zu einem »unerreichten, aber erreichbaren Selbst«, wie Cavell mit einem Emerson-Zitat sagt (Cavell, 2010, S. 42), bildet das Zentrum des moralischen Perfektionismus: »[…] dieses Schema von Enttäuschung und Sehnsucht […] verschmilzt«, so Cavell, »in meinen Gedanken mit der moralischen Berufung der Philosophie schlechthin« (Cavell 2010, S. 32).

Dieser ›moralischen Berufung‹ hat die akademische Moralphilosophie des 20. Jahrhunderts kaum entsprochen. Nicht nur dass sie der Gefahr der Demoralisierung nichts entgegenzusetzen hat; Cavell erkennt in ihr vielmehr die komplementäre Gefahr einer *Moralisierung* der Moral (Cavell 2006, S. 440; Vgl. Bates 2003, S. 27): Darunter ist der Anspruch von Moralphilosophen zu verstehen, für die Bewertung von Handlungen allgemeingültige Prinzipien zu bestimmen. Darüber geraten nicht nur die konkreten Konflikte des gewöhnlichen Lebens mitsamt den situativen Handlungsbedingungen und -motivationen aus dem Blick. Die Idee, dass es in der Moralphilosophie darum ginge, universelle Regeln für die rationale Beurteilung von Handlungen zu bestimmen und zu begründen, lässt das Urteilen über moralische Sachverhalte als eine Sache von Experten erscheinen. Dagegen hat die Auseinandersetzung über moralische Fragen für Cavell ihren Ort nicht in den Gedankenspielen von Philosophen oder in den Seminarräumen der Universität, sondern in konkreten Gesprächssituationen, in denen eine Person aufgefordert ist, über das eigene Handeln Rechenschaft abzulegen und dafür die Verantwortung zu übernehmen. Der Disput dreht sich dabei nicht nur um die *Bewertung* einer Handlung (ob es *richtig* war, was jemand getan hat); oft genug wird es vielmehr auch um die angemessene *Beschreibung* der in Frage stehenden Handlung gehen (darum, *was* es eigentlich ist, was jemand getan hat): War es überhaupt ein Versprechen, das er ihr gegeben hat? Falls nicht, um welche Art von Sprechakt handelte es sich dann und welche Art von Verbindlichkeit wurde damit eingegangen?

Der moralische Perfektionismus ist in dem hier beschriebenen Spannungsfeld von *Demoralisierung* und *Moralisierung* der Moral zu verorten – einem Feld, das sich zwischen der Indifferenz gegenüber moralischen Fragen auf der einen Seite und einer Verwissenschaftlichung der Moral auf der anderen aufspannt. Zu seinen Anliegen gehört es, zu zeigen, inwiefern in moralischen Fragen unser individuelles und gemeinschaftliches Leben als Ganzes auf dem Spiel steht. Dabei wird dem Umstand Rechnung getragen, dass Menschen sich beim Handeln weniger an abstrakten Prinzipien orientieren als vielmehr an der Frage, inwieweit sie dabei ihrem eigenen Selbstbild entsprechen, ob sie den Ansprüchen genügen, die sie selbst an sich stellen und die andere an sie zu stellen berechtigt sind. Darin steckt mit Blick auf die Tendenz zur Indifferenz gegenüber moralischen Erwägungen eine Markierung von deren existenzieller Relevanz: Moral sagt nicht nur etwas darüber aus, wer wir sein *sollen*, sondern hat damit zu tun, wer wir sein *wollen* (Cavell 2010, S. 41).

Moralischer Perfektionismus als Kritische Lebenskunst

Vom moralischen Perfektionismus als einer Kritischen Lebenskunst kann man nach dem bis hierhin Gesagten sprechen, wenn die moralische Qualität des Lebens daran bemessen wird, inwieweit es sich bejahen lässt – und zwar auch und gerade dort, wo es hinter idealen Ansprüchen zurückbleibt (zu den Grundzügen einer Kritischen Lebenskunst, auf die hier Bezug genommen wird, Vgl. Gödde & Zirfas 2018). Anstatt das eigene, unvollkommene Leben einem Idealbild von vollkommener *Freiheit* anzugleichen, wird der Akzent auf eine dem Leben immanente Dynamik der *Befreiung*, der Weiterentwicklung hin zu einem jeweils nächsten, anderen Selbst gelegt. Es ist damit die Fähigkeit zur permanenten Selbstkritik und -korrektur gemeint, aus der die Kräfte der Bejahung geschöpft werden. Gerade krisenhafte Momente, in denen das Leben sich als den Wünschen und Erwartungen gegenüber widerständig erweist, können ›befreiend‹ wirken, wenn sie Anlass geben zu einer Loslösung von fixen Vorstellungen davon, wie das Leben sein sollte.

Dieser Fokus auf der immer neuen Reflexion und Transformation des Selbst- und Weltbilds schließt ein besonderes Bewusstsein von der Bedeutung des ästhetischen Sinns für alternative Möglichkeiten der Wahrnehmung ein. Denn eine gelungene Veränderung der »Sichtweise auf die Wirklichkeit« (Lotter 2010, S. 7) beruht darauf, dass sich darin andere, noch unrealisierte Möglichkeiten überhaupt erkennen lassen. Wenn Cavell im Rahmen des moralischen Perfektionismus der Auseinandersetzung mit ästhetischen Gegenständen wie Literatur und Film eine besondere Bedeutung zuerkennt, dann also nicht nur weil darin inhaltlich Fragen des gelungenen Lebens verhandelt werden, sondern mehr noch, weil die ästhetische Erfahrung den Sinn des Subjekts für alternative Möglichkeiten schult: »Die ästhetische Erfahrung ist«, wie Jörg Zirfas (2018, S. 137) schreibt, »eine liminale Erfahrung, eine Grenz-, Übergangs- oder auch Unterbrechungserfahrung. Man löst sich von gängigen Wahrnehmungsformen und Geschmacksurteilen, von bedeutsamen Fantasien und etablierten Ausdrucksweisen. Daher können ästhetische Erfahrungen Transformationen und Bildungsprozesse des ästhetischen Subjekts bedingen.«

Der moralische Perfektionismus transformiert die metaphysische Unterscheidung von Sein und Schein in eine ästhetische Unterscheidung von Erscheinungsweisen, indem er für das ästhetische Aufscheinen anderer Seinsmöglichkeiten im Hier und Jetzt Gegebenen sensibilisiert (vgl. Stricker 2021, S. 8). Er entspricht damit einem Verständnis von Philosophie, das Ludwig Wittgenstein mit der Bemerkung pointiert hat: »Die Arbeit in der Philosophie ist – wie vielfach die Arbeit in der Architektur – eigentlich mehr die Arbeit an Einem selbst. An der eignen Auffassung. Daran, wie man die Dinge sieht. (Und was man von ihnen verlangt.)« (Wittgenstein 1984, S. 472).

Vielfältige Entsprechungen bestehen auch zwischen dem moralischen Perfektionismus und dem Werk der beiden Philosophen, die am häufigsten im Zusammenhang mit einer Philosophie der Lebenskunst genannt werden, Pierre Hadot und Michel Foucault (zu Letzterem vgl. Stricker 2021, S. 543–549). Was Foucault betrifft, so weist Cavell in der Einleitung zu *Cities of Words* beiläufig auf Affinitäten seiner Überlegungen zu dessen Arbeiten über die ›Sorge um das Selbst‹ hin (Cavell 2010, S. 41; vgl. Foucault 1989). Auch Foucault begreift die Philosophie, der er die Aufgabe einer »kritischen Ontologie unserer selbst« zuweist, als »Arbeit von uns selbst an uns selbst, insofern wir freie Wesen sind«, indem er das »philosophische *ethos* als eine historisch-praktische Erprobung der Grenzen, die wir überschreiten können« bestimmt (Foucault 2007, S. 187). Auch für Foucault besteht Philosophie also in der praktischen Selbsttransformation des oder der Philosophierenden. Dabei ist Freiheit für Foucault wie für Cavell nicht als ein gegebener Zustand oder als das mögliche *telos* einer Entwicklung zu begreifen, sondern manifestiert sich wesentlich nur in ihrer prozesshaften Realisierung, als *Befreiung* von dem jeweils Gegebenen zugunsten eines anderen, jeweils nächsten Selbst (vgl. Owen 2006, S. 141). Beide interessieren sich also nicht primär für Fragen der angemessenen Bewertung des Verhaltens, sondern zielen stattdessen auf die ›Seinsweise‹ bzw. die ›Lebensform‹ ab, die es einem Subjekt erlaubt, sich als moralischer Akteur zu verstehen.

Die Akzentuierung der Wandlungsfähigkeit des Subjekts im Rahmen des moralischen Perfektionismus oder einer ›Ästhetik der Existenz‹ stößt aber gelegentlich auch auf Unbehagen: Jemand, der an der Veränderung seiner selbst arbeitet, kann doch, so lautet der Verdacht, nicht verlässlich sein, wo es um allgemeine und dauerhafte Verbindlichkeiten geht. Ein immer wieder anzutreffender Vorbehalt gegenüber der Lebenskunst lautet, es handle sich um eine elitäre Moral der Privilegierten (vgl. Kersting & Langbehn 2007), die, indem sie ›Autonomie‹ und ›Wahlfreiheit‹ ins Zentrum rücke, den Alltagssorgen der Mehrheit der Menschen und dem Anliegen gesellschaftlicher Gerechtigkeit nicht Rechnung trage. Dieser »Aristokratismus der Lebenskunst« (Gödde & Zirfas 2018, S. VII) zeige sich in der Orientierung an einzelnen, ausgezeichneten Künstlerexistenzen.

Für Cavell ist der moralische Perfektionismus durchaus kein elitäres, sondern ein wesentlich demokratisches Projekt (Cavell 2010, S. 44). Sein demokratischer Charakter zeigt sich in der unauflöslichen Artikulation von Individuum und Gesellschaft: Die Vision von einem nächsten, besseren Selbst ist aufs Engste ›verwoben‹ mit der Vorstellung von einer anderen, besseren Gemeinschaft (vgl. Saar 2006, S. 293) – ist doch das Individuum bei Cavell von vornherein nicht als isolierter Einzelner, sondern als Teilnehmer an den Gesprächen konzipiert, die das moralische Leben in seiner dynamischen Entwicklung konstituieren. Cavells Augenmerk bei der Beurteilung politischer Gemeinschaften liegt nicht auf institutionellen oder rechtlichen Strukturen, sondern auf der Möglichkeit aller Bürgerinnen und Bürger, mit ihrer Stimme an der Gesprächsgemeinschaft zu partizipieren und Gehör zu finden. In diesem ›Mitspracherecht‹ bei dem *»auf Gerechtigkeit gegründete[n] Gespräch* (*conversation of justice*)« (Cavell 2010, S. 203) äußert sich für Cavell der Grad, in dem die Mitglieder einer Gemeinschaft sich dieser Gemeinschaft zugehörig erkennen können. Das Ungewöhnliche am moralischen Perfektionismus, durch das er sich vor anderen politischen Theorien auszeichnet, ist die außerordentliche Bedeutung, die dem Gefühl der Zugehörigkeit als einem Maßstab der Kritik zugewiesen wird: Ein demokratisches Gemeinwesen lebt nach Cavells Darstellung davon, dass die Bürgerinnen und Bürger sich mit ihm identifizieren, sich mit ihren Entscheidungen darin wiedererkennen und sich so für die Allgemeinheit verantwortlich fühlen. Das Zugehörigkeitsgefühl impliziert dann auch, dass der Einzelne sich durch das Maß an Ungerechtigkeit, das in einer bestehenden Gemeinschaft herrscht, als kompromittiert betrachtet.

Das entscheidende Kriterium für die Beurteilung der Qualität des Zusammenlebens in einer Gemeinschaft besteht für Cavell somit in ihrer *Expressivität*: Es geht darum, inwieweit Subjekte in der Form ihres Zusammenlebens Ausdruck finden. Sie müssen darin Raum für die Artikulation ihrer Sicht auf die Welt und ihres Verlangens nach einer Veränderung des *status quo* finden, damit sie sie als die von ihnen *gewählte* Lebensform begreifen können. In diesem Sinne ist das Anliegen des »moralischen Perfektionismus vor allem [...] ein sprachliches«, wie Maria-Sybilla Lotter feststellt (2010, S. 11).

Die Normen einer Gemeinschaft sind wesentlich daran zu messen, inwieweit sie Möglichkeiten zur Selbstverwirklichung bereitstellen – ›Selbstverwirklichung‹ dabei nicht im Sinne der Durchsetzung eigener Interessen verstanden, sondern im Sinne jener Weiterentwicklung des Selbst in Austauschbeziehungen, in denen sowohl der Einzelne als auch die Allgemeinheit über sich hinauswachsen (vgl. Hofer 2016). Martin Saars Vorschlag, wonach »Cavells Beitrag [...] weniger einer zur politischen Theorie als zur politischen Kultur [ist], das heißt ein Beitrag zur Selbstverständigung über demokratische Ideale und den Preis und die Bürden ihrer Verwirklichung darstellt« (2006, S. 297), erscheint vor diesem Hintergrund durchaus angemessen.

Mit der Orientierung an der Entwicklungsfähigkeit von Subjekten und Gemeinschaften, die nicht als gegeben vorausgesetzt, sondern als wesentlich prozesshaft verstanden werden, erhebt Cavell zur »Leitidee« des moralischen Perfektionismus den von Emerson und Nietzsche geschätzten Gedanken, dass es gilt, »zu werden, wer du bist« (Cavell 2010, S. 240).

›Städte aus Wörtern‹? – *Cities of Words* als ›Schlüsselwerk‹

Paratexte

Man kann *Cities of Words* in mehr als einem Sinne treffend als ›Schlüsselwerk‹ der Kritischen Lebenskunst bezeichnen: Der Text gehört nicht nur zum Kanon der Kritischen Lebenskunst, er stellt auch seinerseits einen Kanon von Texten und Filmen des moralischen Perfektionismus zusammen, um diesen allererst als eine eigenständige philosophische und kulturelle Denktradition zu ›erschließen‹. Wer das Buch aufschlägt, stößt auf ein Inhaltsverzeichnis, das mehrere Überraschungen bereithält: Die eine Reihe der durchnummerierten Kapitel trägt die Nachnamen von Philosophen (Locke, Mill, Kant, Rawls, Nietzsche...), deren Ordnung nicht der Chronologie folgt und die zudem mehrere eher ›abseitige‹ bzw. literarische Autoren mitumfasst (Emerson, Ibsen, Freud...). Es drängt sich die Frage auf, in welchem Zusammenhang die behandelten Autoren stehen. Eine zweite Kapitelreihe trägt die Titel von Filmen aus der goldenen Ära des Hollywood-Kinos

(*The Philadelphia Story/Die Nacht vor der Hochzeit, Adam's Rib/Ehekrieg, Gaslight/Das Haus der Lady Alquist, It Happened One Night/Es geschah in einer Nacht*, u. a.). Die Philosophie- und die Film-Kapitel, die in der englischsprachigen Ausgabe des Buches auch im Druckbild einander gegenübergestellt sind (vgl. Cavell 2004, S. vii), wechseln sich ab; erst am Ende des Buches erfolgt eine (in der englischen Ausgabe durch Zentrierung des Drucksatzes hervorgehobene) Annäherung oder Zusammenführung der beiden Stränge in Kapiteln, die sich jeweils Texten *und* Filmen widmen (»Henry James und Max Ophüls«, »G.B. Shaw: Pygmalion und Pygmalion«, »Shakespeare und Rohmer: Zwei Wintermärchen«). Schon in *Der Anspruch der Vernunft* hatte Cavell den Gedanken formuliert, dass »die Philosophie nicht als eine Menge von Problemen, sondern als eine Menge von Texten« zu begreifen sei (Cavell 2006, S. 41; ausführlich zur Rolle der Lektüre für Cavell vgl. Stricker, 2021). Die eigenwillige Zusammenstellung von Texten und Filmen in *Cities of Words* lässt sich auch als der Vision von einer ›literarischen Republik‹ verpflichtet verstehen, die Cavell einmal als die Phantasie von einem idealen Ort formuliert, an dem alle guten Bücher und Filme sich miteinander im Gespräch befinden.

Als das anschauliche Substrat dieser Vorstellung präsentiert sich die ungewöhnlich große Zahl von Mottos, die Cavell seinem Buch voranstellt (von Emerson, Kant, Henry James, Mill usw.): Alle diese »Denkformeln« (Bronfen 2009, S. 15) bringen Kerngedanken des moralischen Perfektionismus zum Ausdruck. In ihrer Position als Paratexte bahnen sie nicht nur Cavells Ausführungen an, sondern fügen sich auch zu Konstellationen. Eine herausgehobene Bedeutung kommt dem Platon-Zitat aus der *Politeia* zu, das den rätselhaft anmutenden Titel *Cities of Words* erklärt. Mit der ›Stadt aus Wörtern‹, so wird hier deutlich, ist die ›utopische‹ Gemeinschaft bezeichnet, die von den Dialogpartnern der *Politeia* entfaltet wird, die aber nach deren Aussage ihren Ort nur innerhalb des Gesprächs selbst hat. Man bedenke aber, dass das Gespräch für Cavell eben nicht einen vorläufigen und defizitären Modus der Realisierung der idealen Gemeinschaft darstellt, sondern deren wesentliche Prozessform. Das Buch *Cities of Words*, so lässt sich dann schließen, situiert sich in einer langen Tradition der literarischen und philosophischen Entwürfe einer idealen Gemeinschaft, die selbst schon als Arbeit an deren praktischer Realisierung zu verstehen sind. Im Folgenden werden drei exemplarische Wege vorgeschlagen, die bei einer Durchquerung der ›Städte aus Wörtern‹ zur Orientierung dienen können.

Register

Ein Pfad der Lektüre, der sich durch die *Cities of Words* verfolgen lässt und hier ausschnitthaft aufgezeigt werden soll, verläuft entlang der Kapitel zu den einzelnen Philosophen und begreift sie als Beiträge zu einem übergreifenden Diskussionszusammenhang, den zu rekonstruieren weitgehend den Lesern und Leserinnen überlassen bleibt. In der Einleitung charakterisiert Cavell den moralischen Perfektionismus als »ein Register des moralischen Lebens, das den Ansätzen der Moraltheorien, welche die besonderen Grundlagen der moralischen Beurteilung einzelner Handlungen, Handlungsabsichten oder Charaktere als richtig oder falsch, gut oder schlecht festlegen, vorausliegt oder in sie eingreift« (Cavell 2010, S. 32).

Unter den *Theorien*, zu denen der Perfektionismus als moralisches *Register* eine Alternative darstellen soll, sind teleologische und deontologische Ansätze der Moralphilosophie zu verstehen, wie sie v. a. durch den Utilitarismus und die Kantische Pflichtethik repräsentiert werden. John Stuart Mill und Immanuel Kant als deren Hauptvertretern sind in *Cities of Words* jeweils eigene Kapitel (Kap. 5 und 7) gewidmet. Anstatt von rivalisierenden Positionen auszugehen, die es zu widerlegen gilt, um dem moralischen Perfektionismus Geltung zu verschaffen, arbeitet Cavell in diesen Kapiteln heraus, wie die Orientierung am Guten bei Mill (d. h. am ›Prinzip der Maximierung von Glück‹) und am Richtigen bei Kant (also an der Ausrichtung des Willens am moralischen Gesetz) jeweils grundiert werden von einem Anliegen, das in eine perfektionistische Richtung weist: dem Motiv der Selbstverwirklichung, verstanden als einer Form des individuellen sprachlichen Ausdrucks.

Eingeführt wird das Motiv der Selbstverwirklichung im ersten Kapitel über Emerson, in dem Cavell dessen Schreiben als eine sprachkritische Auseinandersetzung mit der gesellschaftlichen Tendenz zum Konformismus betrachtet, von dem es in *Self-Reliance* heißt:

> Diese Konformität läßt sie nicht nur in einigen Einzelheiten falsch werden, Autoren weniger Lügen, sondern falsch in allen Einzelheiten. Jede ihrer Wahrheiten ist nicht ganz wahr. Ihre Zwei ist nicht die wirkliche Zwei; ihre Vier nicht die wirkliche Vier: sodaß uns jedes ihrer Worte ärgert, und wir nicht wissen, wo wir anfangen sollen, sie richtigzustellen (Emerson 1983, S. 48).

Der Konformismus wird hier von Emerson als Sprachpathologie gedeutet: Die Rede seiner Mitmenschen betrachtet er als verfälscht dadurch, dass sie nicht geradeheraus sagen, was sie denken, sondern anderer Leute Meinung nachplappern. Das ist besonders dramatisch, weil die Rede für Emerson nicht weniger als die Manifestation der Existenz des Individuums darstellt: »Der Mensch ist furchtsam und meint sich ständig entschuldigen zu müssen; er steht nicht mehr aufrecht da; er wagt nicht zu sagen: ›Ich denke‹, ›Ich bin‹, sondern er zitiert irgendeinen Heiligen oder Weisen« (Emerson 1983, S. 56–57). Emerson zitiert hier Descartes' berühmte Formel des *cogito, ergo sum* – und zwar in einem Satz, der gerade das Zitieren, das Anderen-Leuten-nach-dem-Mund-Reden als unauthentische Rede kritisiert. Wie geht das zusammen? Cavell gibt zu bedenken, »dass wir über keine anderen Wörter verfügen als die Wörter, die jeder verwendet. Somit hat Emerson jedes von ihm verwendete Wort so vorgefunden, wie es in einem gewissen Ton und Kontext und auf eine irgendwie gedankenlose oder fiese Weise gebraucht wurde, und das zwingt zu einer unentwegten Überprüfung« (Cavell 2010, S. 38).

Eine eigene Sprache zu erfinden, heißt für Emerson daher nicht, »anders zu sprechen als die anderen, sondern auf eigentümliche, das heißt, eigene, der eigenen inneren Natur entsprechende Weise zu sprechen« (Menke 2005, S. 349). Emersons eigene Stimme zeigt sich darin, wie er die Zitathaftigkeit seiner Rede problematisiert, indem er die Sprache gegen sich selbst kehrt, um seine Leser und Leserinnen so ihrerseits zur ›Abkehr‹ (›aversion‹) von der Nachahmung anderer und zur ›Hinwendung‹ (›conversion‹) zu einer eigenen Rede zu ermuntern.

Im Kapitel zu John Stuart Mill kehrt das Motiv der sprachlichen Selbstverwirklichung wieder. Cavell macht hier darauf aufmerksam, dass das utilitaristische Prinzip der Glücks- oder Nutzenmaximierung, mit dem das, was die Menschen faktisch für wünschenswert erachten, zum einzigen legitimen Richtmaß dafür erklärt wird, was als ›Glück‹ zu zählen hat, sich in Bezug auf das fundamentale Anliegen von Mills Philosophie als unzureichend erweist (Cavell 2010, S. 116–117). Er lenkt unser Augenmerk auf eine Passage in *Über die Freiheit*, in der Mill feststellt, dass die Mehrzahl der Menschen gar nicht in der Lage ist, ihren eigenen Wünschen überhaupt Ausdruck zu geben:

> Ich will damit nicht sagen, dass sie nach dem Üblichen suchen, anstatt nach dem zu fragen, was ihrer wahren Neigung entspricht. Es fällt ihnen nicht ein, eine andere Neigung zu haben, als es eben üblich ist. [...] Zum Schluss haben sie, weil sie ihrer Natur niemals folgten, überhaupt gar keine Natur mehr. [...] Ist das nun ein wünschenswerter Zustand der menschlichen Natur oder ist er es nicht? (Cavell 2010, S. 127-128).

Die Ironie der zitierten Passage liegt Cavell zufolge darin, dass Mill den Leser auffordert, sich in seiner Darstellung der *Entfremdung von den eigenen Wünschen* wiederzuerkennen, während er ihn zugleich mit der Frage konfrontiert, ob er diese Situation für *wünschenswert* erachtet. Der Zweck dieser ironischen Wendung an den Leser bzw. die Leserin liegt darin, überhaupt erst wieder einen Sinn für die individuellen Wünsche als legitimen Maßstab für die Beurteilung der Gesellschaft zu wecken. Mit der Idee, »dass der Charakter einer Person, ihre Individualität, einer der grundlegenden Bestandteile des menschlichen Glücks sei [...]« (Cavell 2010, S. 125), liegt dem Utilitarismus Mills nach Cavells Darstellung letztlich ein nicht-teleologisches Prinzip zugrunde.

Dennoch steht Mill mit der Betonung des Glücks scheinbar in diametralem Gegensatz zu Kants Betonung des Pflichtgefühls, vor dem die Neigung zurücktreten soll: »Nach der Auffassung, die Mill in *Über die Freiheit* vertritt, entdeckt man die Wirklichkeit des Moralischen, indem man sich aufgrund eigener Neigung oder Wünsche über Konformitäten hinwegsetzt. Nach Kant entdeckt man die Wirklichkeit des Moralischen, indem man sich aus Pflicht über die Neigung hinwegsetzt« (Cavell 2010, S. 149). Cavell arbeitet jedoch mit seiner Kant-Lektüre auf eine Lesart des Autonomie-Gedankens hin, die das komplementäre Gegenstück zu der Relativierung des teleologischen Charakters von Mills Utilitarismus darstellt: Es geht darum, zu zeigen, dass sich der moralischen *Autonomie* eine Wendung in Richtung sprachlicher *Authentizität* verleihen lässt. Das genuin moralische Verhalten besteht nach Kant nicht schon im *pflichtgemäßen* Handeln, sondern im Handeln *aus Pflicht*, einem Handeln allein um des moralischen Gesetzes selbst willen (vgl. Kant 2008, S. 20–21). Dass es nach Kant keine Gewissheit geben kann, ob man diesem Anspruch der *reinen* Pflichterfüllung genügt, darin sieht Cavell eine Anerkennung dessen, dass Menschen sich selbst intransparent bleiben und ihre eigenen

Motive und Wünsche nicht bis ins Letzte zu durchschauen vermögen: »Dass die Reinheit unserer Motive, wenn wir dem Sittengesetz Folge leisten, uns selbst undurchsichtig ist, ist für uns nicht rätselhafter oder entlarvender, als dass uns unsere Motive und Wünsche ganz allgemein nicht klar sind; dass wir sie aber, wenn wir uns um uns selbst kümmern, etwas erhellen können [...]« (Cavell 2010, S. 172).

Einerseits ist die Möglichkeit der praktischen Realisierung von Autonomie somit in konstitutiver Weise ungewiss; andererseits betrachtet Cavell den Weg, auf dem wir uns einem Verständnis unserer selbst als selbstbestimmte Wesen anzunähern vermögen, als dadurch bestimmt, dass wir dabei auf andere Menschen angewiesen sind: »Dass wir uns selbst undurchsichtig sind, bedeutet, dass eine solche Kritik Konfrontation und Gespräch erfordert. Das Rätsel ist nicht, dass wir unrein sind, sondern dass uns die Rede dazu bewegen kann, uns zu verändern [...]« (Cavell 2010, S. 171). Cavell arbeitet darauf hin, Kants Pflichtethik nicht als asketische Selbst*unterdrückung*, sondern als Selbst*verwirklichung* zu verstehen – mit dem Ziel der Objektivierung einer gemeinschaftlich geteilten Wirklichkeit des moralischen Gesetzes. Das »Reich der Zwecke« aber, wie Kant diese moralische Wirklichkeit nennt (Kant 2008, S. 70), ist für Cavell dadurch charakterisiert, dass man es »nicht allein betreten« kann (Cavell 2010, S. 163).

Während die »vier Beispiele, die Kant im Anschluss an seine erste Formulierung des kategorischen Imperativs präsentiert«, Cavell als »Phantasien über im Wesentlichen isolierte Menschen ohne Freunde erscheinen« (Cavell 2010, S. 163), wählt er gezielt ein Beispiel, das die Sozialität des moralischen Menschen in den Vordergrund rückt: »Das Gespräch des Paares in der Wiederverheiratungskomödie steht für ein solches Reich, bezeugt seine Wirklichkeit« (Cavell 2010, S. 172). Das Gespräch der Wiederverheiratungskomödie steht für eine Form der wechselseitigen Fürsprache, bei der der Einzelne sich in den Äußerungen des jeweils Anderen wiedererkennt, sich darin mitausgedrückt findet. Damit beruht das Gespräch nach Cavell nicht auf der *Repression* der subjektiven Neigung, sondern darauf, die *Attraktion* anzuerkennen, die von einem konkreten Anderen als Repräsentanten meines eigenen, besseren Selbst ausgeht: Es »ähnelt [...] ebenso sehr einem Wunsch wie einem Gesetz« (Cavell 2010, S. 169).

Mit seinen Lektüren von Mill und Kant verleiht Cavell den parallel zueinander verlaufenden Linien der teleologischen und der deontologischen Ethik jeweils eine ›Wendung‹, die plötzlich einen Punkt denkbar erscheinen lässt, in dem sich die faktischen Wünsche von Individuen und die normativen Ansprüche des Gesetzes treffen könnten – einen Punkt, an dem die Verwirklichung eines authentischen Selbst als mit dem Zusammenleben in Gemeinschaft im Modus wechselseitiger Kritik vermittelt – wenn auch niemals endgültig versöhnt – erscheint.

Paare

Ein zweiter Lektürepfad, der sich durch *Cities of Words* verfolgen lässt, widmet sich den Film-Kapiteln, zu denen die soeben angestellten Überlegungen zum Gespräch in der Wiederverheiratungskomödie bereits eine Brücke geschlagen haben.

Mag die Verwirklichung eines ›Reichs der Zwecke‹ im gesamtgesellschaftlichen Maßstab ein utopisches Projekt bleiben, so findet sich in diesem Genre auf der Ebene der Paarbeziehung eine zumindest annäherungsweise Entsprechung – ein ästhetisches Analogon von Freiheit, wie es für Cavell von entscheidender Bedeutung ist, um dieser Idee zur praktischen Wirklichkeit zu verhelfen. Es geht in dem Filmgenre um »die Frage, inwieweit die Ehe eine gemeinsame Selbstverwirklichung erlaubt« (Bronfen 2009, S. 216). Im Mittelpunkt der sieben Filme, die Cavell zum Kern des Genres zählt, steht jeweils ein meist schon älteres Paar, das nicht überhaupt erst zusammenkommen, sondern nach einer drohenden oder vollzogenen Trennung *wieder* zueinander finden muss (Cavell 2010, S. 10). Es geht um die Überwindung einer Krise, mit der sich für Cavell eine »Untersuchung über die Bedingungen des glücklichen Zusammenlebens in einer Partnerschaft« (Stricker 2021, S. 496) verbindet. Dass Scheidung eine reale Möglichkeit darstellt, ist dabei vorausgesetzt. Der Fortbestand des Zusammenlebens setzt dagegen eine Wandlung der weiblichen Hauptfigur voraus, die Elisabeth Bronfen als »Entwicklung des weiblichen Selbstbewusstseins, mit und gegen den Blick der sie bestimmenden Männer« charakterisiert (2009, S. 216). In *Die Nacht vor der Hochzeit* (1940; engl. *The Philadelphia Story*) z. B. gelingt die Wiederannäherung des Paares, indem Tracy Lord (Katherine Hepburn) unter Anleitung von C.K. Dexter (Cary Grant) lernt, ihre moralische Überheblichkeit zu überwinden, nachdem dieser zuvor seinen Alkoholismus kuriert hat.

So wie sie in diesen Filmen zur Darstellung gelangt, stellt sich die Ehe als eine Form der wechselseitigen Erziehung der beiden Ehepartner dar – als eine Form, aneinander und damit gemeinschaftlich über sich hinauszuwachsen. Dabei geht Cavell davon aus, dass die Ehe unter den Bedingungen der säkularen Moderne nicht als ein für allemal geschlossenes Bündnis zu begreifen ist, dessen Legitimität in seinem sakramentalen Charakter, seiner staatlichen Sanktionierung oder seiner biologischen Zweckmäßigkeit zu suchen wäre. Dass es sich bei den Filmen des Genres, ihrem Namen entsprechend, stets um Wiederverheiratungen handelt, bringt nach Cavell zum Ausdruck, dass die Ehe in nichts anderem als dem Willen des Paares zur Wiederverheiratung besteht, einem Willen, der neben der Anerkennung des eigenen Selbst und des besonderen, anderen Menschen auch die Anerkennung der Wiederholung einschließt: eine Affirmation des Alltäglichen, die darin nicht bloß das ›Immergleiche‹, sondern auch das immer wieder aufregend Neue erkennt, das »Abenteuer der Alltäglichkeit« (Lotter 2010, S. 7).

Was eine Ehe ausmacht, ist damit für Cavell eine nicht länger allgemein zu beantwortende Frage. In gewissem Sinne drehen sich die Beziehungen in diesen Filmen um nichts anderes als um die Entdeckung einer ihnen jeweils eigenen, sie als Lebensform konstituierenden Gesetzmäßigkeit, ihrer immanenten Normativität. Die einzelne Beziehung stellt also nicht den besonderen Fall eines gegebenen Allgemeinen, sondern eine exemplarische Verwirklichung einer selbst nicht bereits gegebenen Idee davon dar, wie das Zusammenleben als Paar aussehen könnte. Cavell macht dies deutlich, indem er die Beziehung der Protagonisten einer Komödie in Anlehnung an Kants Bestimmung des ästhetischen Urteils als »Zweckmäßigkeit ohne Zweck« charakterisiert (Cavell 1984a, S. 89, 113). Diese

Selbstzweckhaftigkeit charakterisiert auch die Gespräche, durch die sich die als ›*talkies*‹ bekannten Filmkomödien auszeichnen: Die Dynamik der Filme ist durch die Geschwindigkeit des verbalen Schlagabtauschs bestimmt. Responsivität ist der entscheidende Zug der Dialoge: Die Pointiertheit der Gespräche besteht darin, dass jeder Satz ›sitzt‹, indem er zugleich unvorhersehbar und vollkommen treffend wirkt. In ihrer Verbindung von Spontaneität und Natürlichkeit bilden und versinnbildlichen die Gespräche den Ort der Verknüpfung von Freiheit und Normativität.

Die Paarbeziehung in der *remarriage comedy* liefert Cavell so das Modell einer *gelebten Autonomie* (vgl. Stricker 2021, S. 539–543). Autonomie erscheint hier nicht, wie bei Kant, als das Projekt eines isolierten Einzelnen, sondern als gemeinschaftliche Emanzipation eines Paares. Damit, dass die Wiederverheiratungskomödie nicht die einmalige Setzung, sondern die wiederholte Anerkennung der Normativität einer Lebensform fokussiert, lässt sie sich als Antwort auf eine dem Autonomiegedanken inhärente Paradoxie begreifen, die sich ergibt, wenn man die Selbstgesetzgebung als einen einmaligen Akt begreift (vgl. Khurana 2011). Von diesem Akt lässt sich dann fragen, wie er zustande kommt: Wenn das Subjekt beim Akt der Gesetzgebung frei und ungebunden sein soll, so lässt gerade dieser gesetzlose Zustand vor dem Gesetz die Möglichkeit der Autonomie fragwürdig erscheinen. Denn entweder gibt das Subjekt sich dann ein Gesetz in einem willkürlichen, gesetzlosen Akt – dann aber ist unbegreiflich, warum es sich nicht von dem selbsterlassenen Gesetz jederzeit einfach wieder lösen kann; oder das Subjekt folgt im Akt der Selbstgesetzgebung einer anderen als selbstauferlegten Bestimmung, was den heteronomen Ursprung der Autonomie bedeuten würde. In der *remarriage comedy* wird nun die Freiheit nicht als gegeben vorausgesetzt, sondern so verstanden, dass sie sich erst im Prozess ihrer Realisierung ihrer selbst bewusst werden kann. Maria-Sybilla Lotter sieht darum das eigentliche Thema der *remarriage comedies* in der Frage nach dem Erwerb der Bedingungen von selbstverantwortlichem Handeln: »Demnach geht es in diesen Filmen eigentlich um die Entscheidung selbst: um die Tatsache, dass wir in allem, was wir tun, ständig unser Leben entscheiden, und worauf es dabei ankommt« (Lotter 2008, S. 87).

Die Ehe ist der Ort, an dem für Cavell greifbar wird, was es bedeutet, im Anderen nicht eine Grenze, sondern eine Bedingung der Verwirklichung der eigenen Individualität zu erkennen – und so dem gemeinsamen Leben eine Form zu geben, die man Tag für Tag aufs Neue als Ausdruck des eigenen Willens bejahen kann. Mit dem Gewicht, das er der Ehe verleiht, spielt Cavell nicht das private, häusliche Glück gegen das öffentliche Leben aus – vielmehr wird von Cavell »[d]ie dyadische, private Beziehung […] selbst als politisch aufgefasst« (Hofer 2016, S. 17). Im Umgang mit Konflikten in der *remarriage comedy* erkennt er ein verkleinertes Modell auch für die Bewältigung von Konflikten in einer demokratischen Gesellschaft. Insbesondere die Vorstellung einer *»rationale[n] Nichtübereinstimmung«* (Lotter 2010, S. 20) ist für das politische nicht weniger als für das private Zusammenleben von zentraler Bedeutung.

Paare stehen aber nicht nur *in* den Filmen, denen Cavell sein Augenmerk widmet, im Mittelpunkt; auch die Filmgenres, für die Cavell sich interessiert, treten paarweise auf: Das ›*companion genre*‹ zur Wiederverheiratungskomödie bildet das sogenannte ›Melodram der unbekannten Frau‹, das sich Punkt für Punkt als Negation des Partnergenres darstellt. Im Mittelpunkt der vier Hollywood-Klassiker, die Cavell dem Genre zurechnet, stehen jeweils Frauenfiguren, denen sich die Ehe als eine Schranke auf dem Weg ihrer Selbstverwirklichung darstellt. Wo die Paare der *remarriage comedy* sich wechselseitig zu einem besseren Selbstverständnis verhelfen, bleibt den Protagonistinnen des Melodramas ein solcher Bildungsweg in der Ehe versperrt. Das Pendant zu den lebhaften, spritzigen Dialogen der Komödien bilden die Abwesenheit von Verständigung und der dominant-ironische Ton in den Melodramen. Entgegen der seinerzeit tonangebenden feministischen Lesart der als ›Frauenfilme‹ angesehenen Melodramen, betrachtet Cavell diese jedoch nicht als Narrative weiblicher Selbstaufopferung. Vielmehr geht es ihm darum, zu zeigen, wie die Filme mit den Bildern ›unbekannter Frauen‹ nach Ausdrucksformen eines Versprechens weiblicher Emanzipation außerhalb der Ehe suchen (vgl. Cavell 2010, S. 139).

Besonders prägnant wird dies in *Stella Dallas* (1937) deutlich (vgl. Stricker 2021, S. 427–494): Am Anfang des Films wird Stella, ein Mädchen aus der Arbeiterklasse, von dem eleganten Stephen Laurel ins Kino ausgeführt. Wir sehen, wie sie gerührt dem Heiratsantrag folgt, der das *happy end* der Liebesschnulze darstellt, bevor sie Stephen auf dem Heimweg erklärt, wie gerne sie als Ehefrau lernen möchte, so kultiviert zu sein wie die Stars auf der Leinwand. Doch schon bald nach ihrer Eheschließung mit Stephen haben ihre Vorstellungen von der Bildung, die sie sich als Ehefrau aneignen würde, sich als Illusion erwiesen. Stella weigert sich fortan, ihr Naturell zu kaschieren, um den Gepflogenheiten der feinen Gesellschaft zu entsprechen. Die Schlussszene des Films, in der Stella durch eine große Fensterscheibe die Hochzeit ihrer Tochter wie auf einer Leinwand verfolgt, bevor sie sich schließlich von dieser Szene abwendet, um mit beschwingten, fast ekstatischen Schritten auf die Kamera zuzulaufen, begreift Cavell als einen Rückbezug auf die Kinoszene vom Beginn des Films: Sie macht nach seiner Lesart deutlich, dass Stella gelernt hat, sich ›abzuwenden‹ von den für sie unangemessenen, gesellschaftlichen Vorstellungen von der Rolle der Frau in der Ehe – eben den Vorstellungen, die sie in dem Liebesfilm zu Beginn zu Tränen gerührt hatten. Die Darstellung ihres Laufs auf die Kamera zu und aus dem Bild heraus versteht Cavell als Andeutung eines Versprechens, dass es einen Ort gibt für diejenigen Lebensentwürfe, die das im Rahmen des gesellschaftlichen *status quo* Mögliche transzendieren.

Spiegelungen

Stellas Entdeckung der Differenz zwischen den kinematographischen Bildern von Weiblichkeit und ihrem Selbstbild als Frau hat bereits den Weg geebnet zu dem dritten Lektürepfad, der sich durch *Cities of Words* verfolgen lässt, wenn man das Augenmerk darauf richtet, wie die Philosophie- und die Filmkapitel sich wechselseitig bespiegeln. Dabei wird schnell klar, dass die Filme, denen Cavell sich widmet, mehr als nur ›Bebilderungen‹ philosophischer Theoreme sind. Wie sich bei *Stella Dallas* bereits angedeutet hat, besteht ein entscheidender Aspekt von Cavells Interpretation der Filmbeispiele vielmehr darin, aufzuzeigen, in welcher Weise diese vermeintlich seichten Genrefilme sich selbst *als* Filme reflektieren: »Von den hier erörterten Filmen reflektiert jeder auf seine eigene Weise das Medium Film« (Cavell 2010, S. 147). Diese »Selbstreflexion des Kinos [ist] nach Cavell das Markenzeichen des Gesprächs zwischen Philosophie und Hollywood« (Bronfen 2009, S. 241): Mit der Reflexion über ihr eigenes Medium erweisen sich die Hollywood-Filme für Cavell als dem philosophischen Projekt einer transzendentalen Untersuchung der Bedingungen der eigenen Möglichkeit als vollkommen ebenbürtig. Philosophie und Film begegnen sich auf der Ebene der ihnen jeweils eigenen Formen der Selbstkritik. Dafür seien hier zwei Beispiele angeführt.

Am Ende des Mill-Kapitels kommt Cavell auf dessen feministische Streitschrift, *Die Hörigkeit der Frau* (1869, engl. *The Subjection of Women*), zu sprechen, aus der er zwei längere Passagen zitiert. Die erste stellt ein Bekenntnis zu Ehe als Lebensform dar, nicht auf Basis dessen, wie die Ehe faktisch gelebt wird, sondern auf Grundlage einer Vorstellung davon, »was die Ehe sein könnte zwischen zwei Personen von gebildetem Geiste, die in ihren Ansichten und Zielen übereinstimmen und zwischen denen die bestmögliche Gleichheit besteht, Ähnlichkeit der Kräfte und Fähigkeiten bei gegenseitiger Überlegenheit, sodass jeder den Luxus geniessen kann, zu dem anderen aufzuschauen« (Cavell 2010, S. 130). Cavell erkennt hierin eine philosophische Bekräftigung des Eheideals der *remarriage comedy*. In der zweiten Textpassage kritisiert Mill seine Kultur dafür, die Stimmen von Frauen nicht nur systematisch unterdrückt, sondern ihnen geradezu ihre Gedanken geraubt zu haben: »Wer könnte sagen, wie viele der originellsten Gedanken, denen wir in den Schriften von Männern begegnen, ursprünglich in Frauenköpfen entstanden und von jenen nur ausgearbeitet und erweitert worden sind? Wenn ich von mir selbst ausgehe, dann muss es tatsächlich ein sehr grosser Anteil sein« (Cavell 2010, S. 132). In diesem erstaunlichen Bekenntnis Mills erblickt Cavell eine Anerkennung des systematischen Plagiarismus der europäischen Hochkultur.

Diese Vorstellung findet ihr treffendes filmisches Pendant in dem Melodrama *Das Haus der Lady Alquist* (1944, engl. *Gaslight*), in dem der Pianist Gregory (Charles Boyer) langsam das Selbstbewusstsein seiner Frau Paula (Ingrid Bergman) zerstört, indem er sie dazu bringt, an ihrer Wahrnehmung der Wirklichkeit zu zweifeln. Das gelingt ihm z. B., indem er als Einbildung abtut, wenn sie die Gasbeleuchtung in ihrem Haus flackern sieht, was immer dann geschieht, wenn Gregory unbemerkt auf dem Dachboden nach den Juwelen von Paulas Tante sucht, die er Jahre zuvor ermordet hat. Auf den Film geht das im Englischen gebräuchliche ›*to gaslight*‹ zurück, die Bezeichnung für eine Form psychischer Manipulation, mit der gezielt das Selbst- und Realitätsbewusstsein einer Person destabilisiert wird. Im Film wird Paula ihrem Mann in eben dem Maße hörig, wie er sie systematisch ihrer Stimme beraubt und sie damit in den Wahnsinn treibt. Nachdem es am Ende dem Detektiv Brian Cameron (Joseph Cotten) gelungen ist, Gregory als Mörder zu entlarven und an einen Stuhl zu fesseln, konfrontiert Paula ihn mit einer verbalen Tirade, die Cavell als »Cogito-Arie« bezeichnet, weil Paula darin ihrem zurückgewonnenen Selbstbewusstsein Ausdruck verleiht, indem sie »sich den Missbrauch der Sprache zu eigen macht und sie ganz in Ironie kleidet« (Cavell 2010, S. 146): Auf Gregorys Bitte, ihm zur Flucht zu verhelfen, entgegnet sie, dass ihre Geistesgestörtheit es ihr leider unmöglich mache, das rettende Messer zu finden. Nicht nur das Motiv sprachlicher Selbstverwirklichung findet sich so im Film auf prägnante Weise wieder. Cavell erkennt darin auch eine Reflexion auf das Medium Film als Technologie der Überwachung: »Dass der Schwerpunkt von *Gaslight* auf der Überwachung eines Objekts liegt, wirft die Frage auf, was letztlich die Wahrnehmung oder Rezeption des Films ausmacht [...]. Sie sollte entsprechend hinterfragen, wieweit die Arbeit der Kamera als Foucault'sche Überwachung oder Kontrolle zu verstehen ist [...]« (Cavell 2010, S. 147). Diese Überlegungen zum disziplinierenden Kamera-Blick gerade auf weibliche Charaktere lassen Affinitäten zu Laura Mulveys Kritik am ›*male gaze*‹ erkennen (vgl. Mulvey 1999).

Ein Gegenstück zu dieser Reflexion auf den Film als Kontrolltechnologie bilden die Überlegungen, die Cavell zu einer Szene aus Frank Capras Filmklassiker *Es geschah in einer Nacht* (1934, engl. *It Happened One Night*) anstellt, in der auf die Richtlinien zur Selbstkontrolle bei der Darstellung von Erotik (den sogenannten ›Hays Code‹) angespielt wird, denen sich die Filmstudios 1934 unterwarfen, um der staatlichen Zensur zu entgehen. Es handelt sich um die Episode, in der die Reisegefährten Peter (Clark Gable) und Ellie (Claudette Colbert) sich aus Geldnot ein Motelzimmer teilen – nach den Moralvorstellungen der Zeit für ein unverheiratetes Paar eine skandalträchtige Entscheidung. Zur räumlichen Trennung ihrer Betten hängt Peter in der Mitte des Zimmers eine Decke auf. Diese Decke metaphorisiert nach Cavells Lesart nicht nur die Einschränkungen bei der Darstellung von Erotik, wie sie sich die Filmstudios auferlegt haben; sie macht vielmehr auch deutlich, dass die explizite Verbergung erst recht zu einer gesteigerten Vorstellung des Verborgenen animiert. Die Decke wird zu einer Art ›Leinwand‹, welche die Imagination der Zuschauer und Zuschauerinnen in eben dem Maße anregt, wie sie ihnen Sichtbares vorenthält (vgl. Cavell 1984a, S. 82). In dieser Reflexion über die medialen Bedingungen des Films erkennt Cavell eine Parallele zur Transzendentalphilosophie: Etwas, das sich zunächst als die Begrenzung von Möglichkeiten darstellt, wird als für eben diese Möglichkeiten *konstitutiv* verständlich. Bei Kant erweisen sich die vermeintlichen ›Grenzen‹ des menschlichen Wissens als dessen Bedingungen der Möglichkeit; bei Capra ist es die Trennung durch die Decke, die erst das Zusammenleben von Ellie und Peter ermöglicht.

Den Fortgang des Films versteht Cavell dann als einen Prozess, in dem die Protagonisten lernen müssen, den schon bestehenden Zustand, ihre wechselseitige Anziehung, anzuerkennen, um so die beiden getrennten Hälften des Zimmers – und damit die bis dahin voneinander getrennten Bereiche der Imagination und der Wirklichkeit – zusammenzufügen. Damit ist nach Cavells Lesart nicht behauptet, dass sich alles, was ›zwischen den beiden steht‹, am Ende in Wohlgefallen aufgelöst hat – vielmehr sieht er darin die Anerkennung ausgedrückt, dass gerade das Trennende zugleich die Möglichkeit einer Verbindung schafft: Was uns trennt, *ist*, was uns verbindet (vgl. Stricker 2021, S. 552). Durch die Möglichkeit der

Transgression der Trennwand wird in Cavells Augen aber auch die Verwirklichung von Kants Vorstellung von Autonomie figuriert: Womit Cavell daran erinnert, dass uns der Zugang zum ›Reich der Zwecke‹ nicht in gleicher Weise notwendig versperrt ist wie zum ›Ding an sich‹, sondern dass wir zu ihm nur in Gemeinschaft mit anderen Zutritt erhalten können.

Kritische Lebens- als kritische Lesekunst

Cavell kokettiert manchmal geradezu mit der Frage, wie weit seine Leser und Leserinnen bereit sind, den »idiosynkratischen Verbindungen« (Bronfen 2009, S. 11) zwischen scheinbar disparaten Gegenständen zu folgen (vgl. Cavell 1984a, S. 80–81). Der spekulative Charakter dieser Verbindungen liegt darin, dass sie nicht auf gegebenen intertextuellen Verbindungslinien beruhen, sondern vom Leser oder der Leserin selbst hergestellt werden müssen. Mit dem gewagten Brückenschlag zwischen Philosophie und Hollywood-Kino fordert Cavell uns heraus, das, was in unseren Köpfen getrennt ist, zueinander in Beziehung zu setzen, die Phänomene, die wir in unterschiedliche Schubladen stecken, miteinander ins Gespräch zu bringen. Nur so kann deutlich werden, welche Rolle dem moralischen Perfektionismus als einem Register ethischer Reflexion in vielen kulturellen Darstellungsformen zukommt. Die Moralphilosophie erscheint dann weniger als ein akademischer Fachdiskurs von Experten, sondern vielmehr als eine Form der kulturellen Selbstverständigung, die ihren Platz im Zentrum des individuellen und gemeinschaftlichen Lebens hat.

Indem er dem Leser die Verantwortung zuschreibt, in der Lektüre kreative Verbindungen zwischen Gegenständen zu erschließen und diese dadurch unter neuen Blickwinkeln zu betrachten, betont Cavell die *Performativität* des Leseakts. Im Lesen als performativer Handlung wird das Sinnpotential, die Aussagekraft eines Textes (oder Films) in einer unvorhersehbaren Weise aktualisiert, bei der stets auch das Selbstverständnis des Lesers oder der Leserin mit auf dem Spiel steht, der sich von diesem Text oder Film angesprochen fühlt. Das Lesen erscheint bei Cavell nicht als ein ergebnisorientierter Prozess, sondern als ein potenziell unendlicher Vorgang: Die Lektüre eines Textes gelangt an kein natürliches Ende, sondern dieser hält immer neue Einsichten bereit, solange man sich immer wieder neu auf ihn einlässt. Cavell charakterisiert diese Textarbeit auch als eine Form der ›Meditation‹ und die Philosophie als eine Form, sich um Texte zu ›sorgen‹ bzw. sie wichtig zu nehmen (»philosophy as a matter of caring about texts«; vgl. Stricker 2021, S. 5). Hier tritt die enge Verknüpfung zutage, die bei Cavell zwischen der Sorge um das Selbst und der Sorge um den Text, zwischen Lebens- und Lesekunst, besteht. Insoweit es Cavell wesentlich um die kritische Revision und Transformation des eigenen Selbst im Lichte einer Auseinandersetzung mit seinen kulturellen Bedingungen geht, erhält die Lektüre einen zentralen Stellenwert als Praxis kreativer Selbsttransformation (vgl. Stricker 2021, S. 9).

Dort, wo Cavell seine Lektüreverfahren einer methodischen Reflexion unterzieht, legt er den Fokus auf die therapeutische Dimension der Lektüre: Die Szene des Lesens wird von ihm als in vielen Punkten analog zu einer psychoanalytischen Kur betrachtet, nicht zuletzt, weil in beiden Kontexten Mechanismen der Übertragung und Gegenübertragung wirksam sind, die, wenn man sie als solche anerkennt, eine erkenntnisstiftende Funktion entfalten (vgl. Cavell 1984b, S. 52; vgl. Stricker 2021, S. 281–293). Durch die Übertragung erweist sich der Leser für Cavell als in die Lektüre *impliziert* (zum Begriff der Implikation vgl. Beckwith 2022; Stricker 2024) – und durch dieses Impliziert-Sein vermag er bei der Lektüre einen Prozess der Selbsterkenntnis zu durchlaufen. Cavell geht von der Sprache als Bindeglied zwischen literarischer Form und der Lebensform des Lesersubjekts aus. Für Texte und Filme wie für deren Leser und Leserinnen gilt, dass sie über ihre Bedingungen niemals völlig frei verfügen können, sondern diese zunächst als gegeben anerkennen müssen – so wie Emerson sich keine völlig neue, eigene Sprache schaffen kann, sondern mit der Sprache, die er erlernt hat, umgehen und sie sich zu eigen machen muss. Für Texte und Filme wie für deren Leser und Leserinnen gilt im Gegenzug aber auch, dass die ihnen vorgegebenen Bedingungen nicht eindeutig bestimmt, sondern offen sind für unterschiedliche Aneignungen und Auslegungen. Das Medium Film etwa bietet zwar begrenzte, aber innerhalb dieser Grenzen doch sehr vielfältige, unvorhersehbare und unerschöpfliche Möglichkeiten des kreativen Gebrauchs. Ähnliches gilt für die Normativität der sozialen Lebensform des Subjekts: Auch diese ist niemals in vollständiger Explizitheit gegeben, sondern offen für unüberschaubar vielfältige mögliche Aktualisierungen in höchst unterschiedlichen Handlungen und Lebensentwürfen. Die Anerkennung der Bedingungen des eigenen Lebens stellt deshalb nach Cavell schon den ersten Schritt zu ihrer Transformation dar: Sich ausdrücklich zu den eigenen Bedingungen zu verhalten, eröffnet die Möglichkeit, sich von ihnen zu lösen bzw. einen Spielraum von Möglichkeiten zu erkennen. In diesem Sinne nimmt bei Cavell die Kritische Lebenskunst als eine kritische Lesekunst Gestalt an: In eminenter Weise wird für Cavell gerade im Prozess der Lektüre das Vermögen zu einer kritischen Selbstreflexion und -transformation aktiviert, das im Mittelpunkt des moralischen Perfektionismus steht.

Den pointiertesten Ausdruck dafür, wie es gerade durch das Lesen gelingt, sich einem ›nächsten, besseren Selbst‹ anzunähern, liefert einmal mehr Emerson mit einem Zitat aus *Self-Reliance*, das Cavell wiederholt zitiert und kommentiert hat: »In jedem Werk des Genius erkennen wir unsere eigenen zurückgestoßenen Gedanken wieder: sie kommen zurück zu uns mit einer gewissen entfremdeten Majestät. Große Kunstwerke enthalten keine ergreifendere Lehre als eben diese.« (Emerson 1983, S. 41) Dass das Subjekt sich beim Lesen in den Worten eines anderen selbst wiedererkennt, ist keine narzisstische Selbstbespiegelung. Denn es sind ja seine zunächst verdrängten, verworfenen Gedanken, die im Leseprozess durch ihre Fremdheit geadelt zu ihm zurückkehren. Darin steckt zwar die implizite Aufforderung, sich selbst mehr zu vertrauen; aber zugleich die Einsicht, dass dieses Selbst sich nur in der Konfrontation mit dem Anderen zu erkennen vermag. Mit anderen Worten: In seinem Innersten bleibt man sich selbst immer ein Stück weit fremd – aber eben deshalb vermag man sich auch immer wieder aufs Neue zu überraschen, indem man über sich hinauswächst – als gäbe es das Selbst nur in seiner andauernden Neuentdeckung.[1]

Literatur

Bates, S. (2003). Stanley Cavell and Ethics. In R. Eldridge (Hrsg.), *Stanley Cavell* (S. 15–47). Cambridge UP.

Beckwith, S. (2022). Tragic Implication. In G. Chase, J. Floyd, & S. Laugier (Hrsg.), *Cavell's Must We Mean What We Say? at 50* (S. 198–209). Cambridge UP.

Bronfen, E. (2009). *Stanley Cavell zur Einführung*. Junius.

Cavell, S. (1984a). *Pursuits of Happiness. The Hollywood Comedy of Remarriage*. Harvard UP.

Cavell, S. (1984b). *Themes out of School. Effects and Causes*. North Point Press.

Cavell, S. (2004). *Cities of Words. Pedagogical Letters on a Register of the Moral Life*. The Belknap Press of Harvard UP.

Cavell, S. (2006). *Der Anspruch der Vernunft. Wittgenstein, Skeptizismus, Moral und Tragödie*. Suhrkamp.

Cavell, S. (2010). *Cities of Words. Ein moralisches Register in Philosophie, Film und Literatur*. Chronos.

Cavell, S. (2014). *Die Sinne von Walden*. Matthes & Seitz.

Emerson, R.W. (1983): *Essays. Erste Reihe*. Hrsg. und übers. von H. Kiczka. Diogenes.

Flathman, R. (2006). Perfectionism Without Perfection: Cavell, Montaigne, and the Conditions of Morals and Politics. In A. Norris (Hrsg.), *The Claim to Community. Essays on Stanley Cavell and Political Philosophy* (S. 98–127). Stanford UP.

Foucault, M. (2007). *Ästhetik der Existenz. Schriften zur Lebenskunst*. Suhrkamp.

Foucault, M. (1989). *Die Sorge um sich. Sexualität und Wahrheit 3*. Suhrkamp.

Gödde, G. & Zirfas, J. (2018). Kritik und Krise – Hinführung zu einer kritischen Lebenskunst. In dies. (Hrsg.), *Kritische Lebenskunst. Analysen – Orientierungen – Strategien* (S. VII–XIII). J.B. Metzler.

Hofer, U. (2016). *Auf der Suche nach der eigenen Stimme. Stanley Cavells Philosophie als Erziehung von Erwachsenen*. Chronos.

Kant, I. (2008). *Grundlegung zur Metaphysik der Sitten*. Reclam.

Kersting, W., & Langbehn, C. (Hrsg.). (2007). *Kritik der Lebenskunst*. Suhrkamp.

Khurana, T. (2011). Paradoxien der Autonomie. Zur Einleitung. In T. Khurana & C. Menke (Hrsg.), *Paradoxien der Autonomie* (S. 7–23). August Verlag.

Lotter, M.-S. (2008). Aussichten und Abgründe des moralischen Perfektionismus von Platon bis Hollywood. In E. Marsal & R. Speck (Hrsg.), *Gut/Böse – ein Januskopf?* (S. 79–96). Lang.

Lotter, M.-S. (2010). Einleitung: Das Abenteuer der Alltäglichkeit. In S. Cavell (Hrsg.), *Cities of Words. Ein moralisches Register in Philosophie, Film und Literatur* (S. 7–24). Chronos.

Marrati, P. (2011). Political Emotions. Stanley Cavell on Democracy. *Revue Internationale de Philosophie, 65,* 256(2), 167–182.

Menke, C. (2005). Innere Natur und soziale Normativität. Die Idee der Selbstverwirklichung. In H. Joas & K. Wiegandt (Hrsg.), *Die kulturellen Werte Europas* (S. 304–350). Fischer.

Mulvey, L. (1999). Visual Pleasure and Narrative Cinema. In L. Braudy & M. Cohen (Hrsg.), *Film Theory and Criticism: Introductory Readings* (S. 833–844). Oxford UP.

[1] Ich wandle hier einen Satz ab, den Cavell in der Einleitung zu *Cities of Words* auf die Philosophie münzt (»gleichsam als gäbe es Philosophie nur in ihrer Neuentdeckung«; Cavell 2010, S. 37), der sich aber auch in *Die Sinne von Walden* findet, dort mit Bezug auf Amerika (»dass Amerika nur durch seine Entdeckung existiert«; Cavell 2014, S. 22).

Owen, D. (2006). Perfectionism, Parrhesia, and the Care of the Self: Foucault and Cavell on Ethics and Politics. In A. Norris (Hrsg.), *The Claim to Community. Essays on Stanley Cavell and Political Philosophy* (S. 128–155). Stanford UP.

Saar, M. (2006). Ethisch-politischer Perfektionismus. Stanley Cavell und die praktische Philosophie. *Deutsche Zeitschrift für Philosophie*, *55*(2), 289–301.

Stricker, B. (2024). Die Nachträglichkeit des Alltäglichen. Stanley Cavells Ethik der Implikation. In J. Cantaralla, D. Emundts, & M. Gamper (Hrsg.), *Zeiten der Alltäglichkeit: Eine schwer fassbare Erfahrung in den Künsten und der Philosophie* (S. 269–289). Schwabe.

Stricker, B. (2021). *Die Literatur, der Skeptizismus und das gute Leben. Stanley Cavell als Leser*. J.B. Metzler.

Thoreau, H.D. (2010). *Walden. Ein Leben mit der Natur*. dtv.

Wittgenstein, L. (1984). *Werkausgabe Band 8. Bemerkungen über die Farben. Über Gewißheit. Zettel. Vermischte Bemerkungen*. Suhrkamp.

Zirfas, J. (2018). Ästhetische Erfahrung. In G. Gödde, & J. Zirfas (Hrsg.), *Kritische Lebenskunst. Analysen – Orientierungen – Strategien* (S. 134–142). J.B. Metzler.

Michel Foucault: *Ästhetik der Existenz. Schriften zur Lebenskunst* (2007)

7

Alexander Kappe

Die Ethik des späten Foucault als Problem

Die Schriften des französischen Theoretikers Michel Foucault (1926–1984) sind von enormer Bedeutung für eine gegenwartsadäquate Theorie und Praxis der Lebenskunst. Als *Ästhetik der Existenz* wurde in der wissenschaftlichen Fachforschung ein latentes Konzept der Lebenskunst bei Foucault rekonstruiert, das den traditionellen Begriff eines autonomen Subjekts aufgibt. Stattdessen gilt die Vorstellung von einem Selbst, das sich nicht aus sich selbst heraus, sondern in relationalem Bezug auf Grenzen hervorbringt, die dem individuellen Erleben wie der Selbstgestaltung vorausgehen.

Von Foucault liegt keine einzige programmatische Schrift vor, die ein solches selbstethisches Konzept normativ vorträgt. Stattdessen umkreiste der späte Foucault seine eigene Frage über den Verlauf in mehreren Monografien und modifizierte diese über die Zeit. *Sexualität und Wahrheit I–III* und der kürzlich aus dem Nachlass herausgegebene Band *IV* sowie Vorlesungen wie etwa *Hermeneutik des Subjekts* verhandeln Techniken zur Herstellung eines Subjekts, wie es uns heute selbstverständlich erscheinen mag, vor dem Hintergrund der griechischen Antike, der christlichen Antike und des christlichen Mittelalters. Von Interesse sind insbesondere die historischen Übergänge und Paradigmenwechsel zwischen diesen Systemen der Selbstsorge im Verhältnis zu deren Praktiken und Diskursen der Sexualität. Auch in einer Vielzahl von kleineren Schriften, Interviews und Einlassungen äußert sich Foucault, insbesondere im Zeitraum der zweiten Hälfte der 1970er und 1980er Jahre, heute gesammelt vorliegend in Band III und IV der Schriften in vier Bänden *Dits et Ecrits*. Der Band *Ästhetik der Existenz* versammelt solche Beiträge

A. Kappe (✉)
Berlin, Deutschland
E-Mail: a-kappe@web.de

J. Zirfas und G. Gödde (Hrsg.), *Schlüsselwerke der Kritischen Lebenskunst I*, Schriften zur Kritischen Lebenskunst, https://doi.org/10.1007/978-3-662-72346-3_7

von Foucault. Er bietet ein Panorama der foucaultschen Umkreisung der Fragestellung aus verschiedenen Schaffensphasen, das in Kombination mit den Monografien dieser Zeit erlaubt, sich über die Geschichte der Selbsttechniken im Abendland zu informieren.

In der Forschung hat die Tatsache, dass sich Foucault nach seiner Forschung zu den Komplexen *Wissen* (Archäologie) und *Macht* (Genealogie) plötzlich für *Ethik* interessiert hat, immer wieder für Erstaunen gesorgt; diese Entwicklung war Anlass für Interpretationen. Petra Gehring macht deutlich, dass man zwischen drei Deutungsrichtungen dieses vermeintlichen Interessewechsels unterscheiden muss (Gehring 2014, S. 101). Die neue Beschäftigung mit Subjektivität wurde erstens als Rücknahme verstanden, „als Revision seiner frühen Subjektkritik", die die in der *Ordnung der Dinge* postulierte Entstehung des Menschen als Produkt der neuen Humanwissenschaften um 1800 nun in die Antike umdatiert (ebd.). Das Projekt Foucaults wurde zweitens als Wechsel der Ansprache gedeutet und gelobt, wenn seine Analysen nun normativ ausgewertet werden und er zum „modernen Lebensratgeber" (ebd.) verkehrt wird. Drittens wurde das Projekt biografisch als Versuch Foucaults gelesen, Homosexualität – sowohl in den Monografien als auch in Interviews dieser Zeit durchaus Thema – politisch zu rehabilitieren (ebd.). Gehring votiert plausibel dafür, die späte Beschäftigung mit Subjektivität nicht als grundsätzlichen Paradigmenwechsel, sondern als Themen- wie Methodenschärfung zu verstehen. Foucault selbst legte am Ende seines Schaffens dar, dass es ihm in seinem Werk um „eine Geschichte der verschiedenen Formen der Subjektivierung des Menschen in unserer Kultur" gegangen sei, weswegen notgedrungen die „Objektivierungsformen" in den Blick geraten sind, „die den Menschen zum Subjekt machen" (Foucault 2007, S. 81). Die Frage, wie das Subjekt zur eigenen Subjektivität kommt, hat Foucault also nicht erst in seinem Spätwerk interessiert.

Die Auswertung der Arbeit Foucaults für Fragen der Lebenskunst tappt nicht in die zweite Falle, wenn sie seine eigenen Aussagen zu seinem philosophischen Projekt als Ansprache der Gegenwart durch die Hintertür ernst nimmt. Wenn Foucault über die griechische und römische Antike sowie antikes und mittelalterliches Christentum spricht, dann nimmt er sie als singuläre Räume eigenen Rechts wahr. Er spricht aber auch *in die Gegenwart*. Das wird besonders deutlich, wenn man sich vor Augen hält, in welcher Weise Foucault sein eigenes Projekt in Gesprächen am Ende seines Lebens einordnet. Er unterscheidet zwischen zwei Traditionen der Kritik; einer „Analytik der Wahrheit", die nach den Erkenntnisbedingungen fragt, und der kritischen „Ontologie der Gegenwart", die die Bedrängnisse der Gegenwart zu verstehen sucht und in der Moderne an Bedeutung gewinnt (vgl. Foucault 2005, S. 847–848). Foucaults Trick ist es, in diese Gegenwart hineinzusprechen, ohne *expressis verbis* über sie zu sprechen, sondern ihre genealogische Herkunft zu überprüfen. Von hier aus lassen sich Rückschlüsse auf die Gegenwart ziehen, die oftmals eine persistente Vergangenheit ist: „Ich gehe von einem Problem in den Begriffen aus, in denen es sich gegenwärtig stellt, und versuche dann, dessen Genealogie durchzuführen. Genealogie heißt, dass ich die Analyse von einer gegenwärtigen Frage aus betreibe" (Foucault 2007, S. 233). In Interviews der *Ästhetik der Existenz* antwortet Foucault auf die Frage, ob man nun die Antike wiederbeleben müsste, schlicht mit: „Nein!" (vgl. ebd., S. 194; ebd., S. 241). Dem Anspruch darf man folgen und stattdessen vom Steinbruch Foucault Gebrauch machen, der entscheidende Erkenntnisse über die Geschichte der Subjektivität gemacht hat, die behutsam in den Analyseapparat einer gegenwartsadäquaten Lebenskunsttheorie überführt werden können, ohne die Signatur des Autors und dessen analytisches Konzept auszustreichen.

Der Beitrag wird zunächst Grundüberzeugungen des Denkens Foucaults darstellen; ohne deren Kenntnis ist seine Selbstsorge-Forschung nicht verständlich. Im selben Zuge wird versucht, diese Grundüberzeugungen mit einer gegenwartsadäquaten Lebenskunst in Dialog zu bringen. Anschließend gilt es, Foucaults Einsichten in die Geschichte der Selbsttechniken in geraffter Form darzustellen; die sokratische, kaiserzeitliche und christliche Lebenskunst werden ausgeleuchtet. Wie eben angekündigt wird anschließend die in der *Ästhetik der Existenz* spürbare Faszination Foucaults für konkrete, auch normative Fragen der Lebenskunst herausgearbeitet, bevor ich mit Foucault einige Maximen der Lebenskunst vorstelle, sowohl eng mit dem Text als auch mit freierer Hand, in Ableitung.

Macht – Selbst – Widerstand

Foucaults geschichtlich denkendes Arbeiten geht von einigen Grundüberzeugungen aus. Von entscheidender Bedeutung für sein Unterfangen ist das Verständnis seines Subjektkonzepts. In einem Interview der *Ästhetik der Existenz* antwortet Foucault auf die oftmals gestellte Frage, was es denn nun mit jenem Subjektkonzept bei ihm auf sich hat, „dass es kein souveränes, stiftendes Subjekt, keine Universalform Subjekt gibt" und er „sehr skeptisch und sehr feindselig gegenüber dieser Konzeption des Subjekts" sei. Allerdings bedeute das nicht, dass es gar kein Subjekt gebe, sondern nur, „dass das Subjekt durch Praktiken der Unterwerfung oder, auf autonomere Weise, durch Praktiken der Befreiung, der Freiheit konstituiert wird […]" (ebd., 283). Damit ist gesagt: Es gibt kein geschichtsfreies Subjekt, wohl aber Subjektivität, die in verschiedenen Geschichtsräumen unterschiedlich ausfällt. Das Spiel von Machtpraktiken einerseits, die diese Subjektivität durchziehen („Praktiken der Unterwerfung"), und Widerstandspraktiken („Praktiken der Befreiung, der Freiheit") andererseits, bringt bestimmte Subjektivitätsformen wie etwa die Selbstsorge hervor. Selbstsorge ist für Foucault eine historisch entstandene Praxis, aber auch ein Weg des Widerstands, eine Praxis der Freiheit, die zugleich auf Machtkonstellationen reagiert oder mit diesen interagiert.

Foucault geht von einem latenten Zusammenwirken von Wissen und Macht aus. Er versteht den abendländischen Drang zur Durchdringung von Welt als untrennbar verknüpft mit Macht. Macht und Wissen reagieren aufeinander – teils auch widerständig –, doch bedingen sie einander letztendlich. Das Abendland zeichnet nicht die Unterdrückung bestimmten Wissens oder auch bestimmter Kräfte und menschlicher Vermögen aus, sondern etwa die Gleichzeitigkeit von Sprechverbot und Sprechincentivierung. Diesen Zusammenhang verdeutlicht Foucault an der berühmt gewordenen Kritik an der Repressionshypothese der

Sexualität. Sexualität ist nicht, wie im Diskurs der 1960er und 1970er Jahre oftmals behauptet, unterdrückt, sondern zugleich mit einer Vielzahl von Diskurssystemen eingerahmt und zum Sprechen gebracht worden (Foucault 1987, S. 27). Diese Denkfigur – Gleichzeitigkeit und Wechselwirkung nur augenscheinlich kontrafaktischer Kultursysteme – kann auch auf seine Konzeptionierung der Selbsttechniken übertragen werden. Selbsttechnologien werden nicht im luftleeren Raum praktiziert, sondern vor dem Hintergrund einer Reihe an Codes, Mentalitäten, Ansprüchen, Wertsystemen in Szene gesetzt, über die der einzelne Mensch nicht verfügt.

Selbsttechniken sind für Foucault die „in allen Kulturen anzutreffenden Verfahren zur Beherrschung oder Erkenntnis seiner selbst, mit denen der Einzelne seine Identität festzulegen, aufrechterhalten oder im Blick auf bestimmte Ziele verändern kann oder soll" (Foucault 2007, S. 74). Selbsttechniken sind Mittel der Selbstsorge, die auf die Frage antworten, „wie man ‚Herrschaft über sich selbst' erlangen soll durch Aktivitäten, in denen man selbst zugleich Ziel, Handlungsfeld, Mittel und handelndes Subjekt ist" (ebd.). Selbstsorge ist nicht nur ein individuelles, sondern ein kulturelles Programm. Konkrete Selbsttechniken haben eine doppelte Wirkung, nämlich sich hervorzubringen wie auch sich zu unterwerfen.

Foucault interessiert also, „auf welche Weise ein Mensch zum Subjekt wird" (ebd., S. 82). Er orientiert sich an der Wortbedeutung des lateinischen *subjectum*, in dem zwei Bedeutungen stecken: „Es bezeichnet das Subjekt, das der Herrschaft eines anderen unterworfen ist und in seiner Abhängigkeit steht; und es bezeichnet das Subjekt, das durch Bewusstsein und Selbsterkenntnis an seine eigene Identität gebunden ist" (ebd., S. 86). An der Ausgestaltung des Subjekts hat Macht ein fundamentales Interesse. Es gibt Formen der Macht, die sich nur ausüben lassen, „wenn man weiß, was in den Köpfen der Menschen vor sich geht, wenn man ihre Seele erforscht, wenn man sie zwingt, ihre intimsten Geheimnisse preiszugeben. Sie setzt voraus, dass man das Bewusstsein des Einzelnen kennt und zu lenken vermag" (ebd., S. 89). Die Geschichte der Machtsysteme hat verschiedene Ansprüche an die Subjekte gestellt; das Subjekt, das Herr im eigenen Haus ist, wird von der modernen Welt und deren Ansprüchen gleichwohl favorisiert.

Foucaults Konzeption der Selbsttechniken kreist um eine Frage, die sein ganzes denkerisches Projekt als solches auszeichnet, nämlich, wie es in einem Vorwort zu Deleuzes und Guattaris *Anti-Ödipus* heißt, herauszufinden, was es ist, das „uns die Macht lieben und genau das begehren lässt, was uns beherrscht und uns ausbeutet" (ebd., S. 35). Warum entscheiden wir uns, gerade wenn wir mit höchster Freiheit ausgestattet sind, für die Unfreiheit? In einem der Interviews der *Ästhetik der Existenz* spricht Foucault ausdrücklich von der Gleichzeitigkeit von Macht und Selbstsorge. Macht zeichnet sich dadurch aus, dass sie Widerstand evoziert, einpreist, vielleicht sogar produziert; sie ist keine totale Kraft, sondern lässt immer eine Hintertür offen, muss sich an etwas abreiben. „Denn wenn sich im Kern der Machtbeziehungen und gleichsam als deren ständige Existenzbedingung eine gewisse ‚Widerspenstigkeit' und störrische Freiheit findet, gibt es keine Machtbeziehung ohne Widerstand, ohne Ausweg oder Flucht, ohne möglichen Umschwung" (ebd., S. 102). Macht besteht nicht substanziell, sondern äußert sich in „mobile[n]

Beziehungen" (ebd., S. 267). Macht „ist kein *factum brutum*, keine institutionelle Gegebenheit und auch keine Struktur, die Bestand hat oder zerfällt. Sie entwickelt, verwandelt, organisiert sich und setzt mehr oder wenig gut angepasste Verfahren ein" (ebd., S. 101). Es gibt kein erstes Machtprinzip, „das die Gesellschaft bis ins letzte Element hinein beherrschte" (ebd.). Außerdem setzt die Existenz von Macht die Freiheit voraus; nur freie Subjekte können Gegenstand der Macht sein (vgl. ebd., S. 267). Freiheit und Macht sind gleichursprünglich; es gibt „keine Machtbeziehung ohne Widerstand, ohne Ausweg oder Flucht, ohne möglichen Umschwung" (ebd., S. 102).

Umgekehrt bedeutet dies: Die Möglichkeit zur Selbstschöpfung besteht nur, weil die Unmöglichkeit der Selbstschöpfung im Raum steht, der äußere Zwang. Das ist einsichtig, weil ein völlig freies, von Zwängen befreites Subjekt keinen Bedarf mehr an Selbstsorge hätte, weil dieses Selbst kein prekäres Selbst mehr wäre. Nur das prekäre, gefährdete Selbst ist selbstsorgend. Diese Ableitung resultiert aus seiner Analyse der antiken und christlichen Selbsttechnologien, die von einem Gefährdungsmoment ausgehen: das Verblassen der Erinnerung an das wahre Selbst in der griechisch-römischen Antike und die Gefährdung des Selbst und der Gottesschau durch Lüsternheit und Unaufrichtigkeit im Christentum. Foucault denkt Selbstsorge ausdrücklich auch als Mittel des Widerstands; nur ist diesem Widerstand eingeschrieben, dass er nicht aus Souveränität, sondern aus Prekarität stammt und auf Machtsysteme bezogen bleibt.

Foucault trägt in die Selbstsorge also eine Ambivalenz ein. Zugleich warnt er davor, die widerständigen Konfliktstrategien nach dem Platz des Souveräns streben zu lassen: „Jede Konfliktstrategie träumt davon, Machtbeziehung zu werden, und jede Machtbeziehung, ob sie nun der eigenen Entwicklungslinie folgt oder frontal auf Widerstand stößt, möchte Gewinnstrategie werden" (ebd., S. 103). Diese Ontologie des Widerstands darf auf konkrete Fragen der Selbstsorge übertragen werden. Trachtet eine Selbsttechnik danach, sowohl in jeder möglichen Lebenssituation als auch für jeden einzelnen Menschen Anwendung zu finden, trachtet sie danach, Alltechnik zu werden. Sie verliert ihren Wert, weil sie nicht auf Freiheit zielt, sondern auf Macht. Statt das Unterdrückende zu unterlaufen, strebt eine solche Konstellation danach, den Unterdrücker auszutauschen und sich selbst an seiner statt zu platzieren. Warum wir uns für die Unfreiheit entscheiden, hatte Foucault gefragt, und eine Antwort im falschen Verständnis von Macht-Freiheit gefunden, die nicht Abwesenheit des jeweils anderen, sondern gleichursprünglich sind, und im Streben von Widerstandspraktiken, selbst wieder Machtpraktiken zu werden.

Für eine kritische Theorie der Lebenskunst ist das Modell Foucaults aus analytischer wie praktischer Sicht äußerst fruchtbar. Die Gleichzeitigkeit von Normendruck und Freiheitsmöglichkeit bedeutet einen Blick auf die Welt, der sich notgedrungen in Ambiguitätstoleranz einübt. Kulturvorstellungen mit starken, einander ausschließenden Polen, insbesondere im Schema Schwarz-Weiß, halten nicht nur nicht der Analyse stand, sondern sind auch vom Standpunkt der Lebenskunst als nachteilig zu bewerten. Für den Praktiker einer gegenwartsadäquaten Lebenskunst ist dieses Modell hilfreich bei der Entlastung vom Anspruch einer Selbstfindung und Selbstsorge, die eine vollständige Loslösung von äußeren Bedingungen als Voraussetzung eines geglückten Lebens einfordert. Foucaults Subjektkonzeption lässt sich für die Lebenskunst auch im Hinblick auf die heilsame Einsicht in die Begrenztheit des eigenen Handlungsraums auswerten. Statt das Subjekt als unabhängige Entität zu verstehen, die in der Lage ist, über sich und seine eigenen Begrenzungen zu verfügen, versteht Foucault das Subjekt als geschichtlich geworden und Prozessen ausgesetztes Ergebnis; dies Ergebnis gilt es nicht einfach zu akzeptieren, sondern als Raumgrenzen der subjektiven Möglichkeiten zu verstehen. Hilfreich ist Foucaults Ansatz auch bei der Entlastung vom Anspruch, Widerstand gegen Macht – oftmals als Einsatz für die Anderen – und Selbstsorge in Einklang zu bringen. Bereits Selbstsorge ist Widerstand. Die eigene Selbstsorge im konkreten Alltag, der notgedrungen eine Organisation von Zeit, Energie und Prioritäten erfordert, muss nicht mehr mit der Beseitigung bestimmter Missstände in der Welt konkurrieren.

Nachtwächter und Geldwechsler. Selbstsorge in der Antike

Foucaults Forschung zur Selbstsorge im Abendland kennt drei Stationen: die sokratisch-platonische Antike, die Antike der Kaiserzeit und das spätantike Christentum. Als wesentliche Frage in Platons Dialog *Alkibiades* rekonstruiert Foucault die *epimeleia heautou* (ἐπιμέλεια ἑαυτοῦ, Sorge um sich), prägnant ausgedrückt in einem Aus- wie Anspruch, den Sokrates gegenüber dem jüngeren, politisch ambitionierten Alkibiades äußert (vgl. ebd., 125–126). Alkibiades müsse, bevor er sich an die Regierung der Anderen mache, zunächst lernen, über sich selbst Bescheid zu wissen, sich um sich selbst zu sorgen, sich selbst regieren zu können. Seit Sokrates ist die Frage der Selbstsorge eine zentrale Frage für den antiken Kulturraum, die auch mit der Hoffnung verbunden ist, dass eine Polis aus guten Praktikern von Selbstsorge eine gute, funktionierende Polis ist (vgl. ebd., S. 261). Während der gesamten Antike ist die Sorge um sich „sowohl als eine Pflicht als auch als eine Technik betrachtet" (ebd., S. 125) worden. Die Antike hat nicht nur Kulturtechniken der Selbsterkenntnis, sondern auch der Selbstsorge installiert. Fälschlich hat die Rezeption der Antike die Mentalität derselben auf die berühmte Inschrift auf dem Apollontempel von Delphi zusammengezogen, *gnothi seauton* (Γνῶθι σεαυτόν).

Selbstethische Fragen gewinnen im Hellenismus an Bedeutung und dominieren über erkenntnistheoretische Fragen dann spätestens mit der Kaiserzeit. Die Autoren der Stoa – etwa Epiktet, Seneca, Marc Aurel – verschieben die selbstethische Fragestellung der sokratischen Zeit (vgl. ebd., S. 126). Jetzt geht es nicht mehr nur darum, sich um sich selbst zu sorgen, um dem Anspruch gerecht zu werden, sich um andere kümmern zu können, sondern „sich um seiner selbst willen um sich selbst zu sorgen. Man muss für sich selbst und sein ganzes Leben lang sich selbst Gegenstand sein" (ebd.). Die Pflicht zur Selbstsorge als Voraussetzung der Polis-Sorge wird in der Kaiserzeit skeptischer beschieden, die eher danach fragt, ab welchem Zeitpunkt es nötig ist, „sich von der Politik abzukehren und sich mit sich selbst zu beschäftigen“ (ebd., S. 296). Selbstsorge ist nun außerdem nicht mehr nur Aufgabe der Jungen, Aufgabe der Bildung, sondern lebenslange Aufgabe; das Alter eignet sich sogar im Besonderen für die Selbstsorge (vgl. ebd., S. 300).

Die Selbstsorge-Modelle der Kaiserzeit folgen mehreren Ansprüchen. Sie ist „dem politisch-rechtlichen Modell nachgebildet“ und zielt darauf, „Herrscher über sich selbst zu sein, sich selbst vollkommen in der Gewalt zu haben, vollkommen unabhängig zu sein, ganz sein Eigen sein“ (ebd., S. 127). Mehrere Formen entstehen. Einerseits ist Selbstsorge eine selbstkritische Arbeit, nämlich die Erkenntnis schlechter Angewohnheiten, aber auch die Loslösung von schlechten Lehrmeistern wie elterlicher Prägung. Das Verlernen (*de-discere*) ist zentrale Aufgabe (vgl. ebd.). Eine zweite Form ist der ständige Kampf mit sich selbst; wie ein Heermeister muss man „jederzeit eines feindlichen Angriffs gewärtig sein“ (ebd., S. 127). Als drittes Moment neben *Verlernen* und *Kämpfen* treten das *Heilen*, *Pflegen* und *Reinigen*. Die Vorstellung etwa Epiktets ist es, dass seine Schule nicht allein pädagogische Anstalt ist, sondern durchaus auch als „medizinische Praxis“, als eine „Seelenambulanz“ zu verstehen ist (ebd., S. 128). Hier ist die Loslösung vom pädagogischen Konzept der Selbstsorge bei Sokrates/Platon am stärksten wahrzunehmen. Die neue Selbstsorge-Kultur betont zugleich die Notwendigkeit eines *seelischen Mentors*; konkret gab es schulische Organisationen wie auch private Ratgeber, die beim Umgang mit der *stultitia* (Torheit) helfen (vgl. ebd., S. 128–129). Der sokratische, pädagogische Dialog wird durch Meister-Lehrer-Verhältnisse ersetzt, bei dem der Schüler in der Regel keine Fragen stellt (vgl. ebd., S. 301).

Selbstsorge dieser Art drang in verschiedene soziale Mikrobereiche vor. Foucault nennt hier die *Familienbeziehungen*, etwa wenn Seneca seiner Mutter eine Trostschrift aus dem Exil zukommen lässt; die *Beschützerverhältnisse*, wenn ein erfahrener Alter einem jungen Menschen in Bedrängnis in Sachen Selbstsorge beisteht; die *Freundschaftsbeziehungen* zwischen Gleichen, die auf Austausch basieren; und die *asymmetrischen Beziehungen* zu höher gestellten Personen, in denen sich der Praktiker der Selbstsorge verpflichtet, nützliche Ratschläge zu erteilen (vgl. ebd., S. 129). Gegenüber der Askese hat dies Selbstsorge-Modell eine kritische Einstellung, weil sie im Fasten, in der Enthaltsamkeit und Prophetie versteckte Eitelkeiten wittert (vgl. ebd., S. 130).

Herr seiner selbst wird man durch die *veridica dicta*, die wahren Reden. Bei Platon und Sokrates galt die Aufforderung, sich auf sich selbst zurückzuwenden und die Wahrheit aus sich selbst zu schöpfen; nun wird Wahrheit als etwas gedacht, das über Lektüre und Reden vermittelt wird (vgl. ebd., S. 131). Wahre Reden als Wissen über theoretische Dinge hilft, um auf die Ereignisse des Lebens vorzubereiten, „die Prinzipien zu kennen, die die Welt regieren, die Natur der Götter, die Ursachen der Wunder, die Gesetze von Leben und Tod“ (ebd., S. 130). Dadurch ist es möglich, die eigene Stellung in der Naturordnung zu begreifen und entsprechende Selbstsorge zu betreiben. Wahre Reden sind auch lebensleitende Sentenzen, die wir verinnerlicht haben müssen, um sie im Moment eines Ereignisses oder der Bedrängnis wie eine Arznei zur Verfügung zu haben. Diese Reden gilt es etwa durch tägliche *meditatio* einzuüben, damit das Zurückgreifen auf deren medizinische Wirkung zum Reflex wird (vgl. ebd., S. 131). Wahre Reden machen sowohl *Zuhören* als auch *Schreiben* und *In-sich-Einkehren* bedeutsam. Sokrates hatte versucht, sein Gegenüber durch das Gespräch zur Einsicht in die Wahrheit zu bewegen; die Selbstsorge der Kaiserzeit betont das Zuhören bei der Vermittlung von Wahrheit. Die stoizistische Schreibkultur – Notate oder ganze Hefte anzufertigen über wichtige Themen wie alltägliche Ereignisse, Gedanken und Empfindungen –, kennt kein sokratisches Vorbild. Die Einkehr in sich wird als Gedächtnisübung verstanden, die durch Wiederholung darauf abzielt, Seeleninhalte abrufbar zu halten (ebd., S. 132).

Neben den *meditationes* – den Gedankenübungen – veranlasst die Stoa auch die *exercitiones*, eine Vielzahl an konkreten Übungen, etwa Praktiken der Enthaltsamkeit, Entbehrung oder körperlichen Widerstandsfähigkeit (vgl. ebd., S. 134). Eine wesentliche Übung ist die *praemeditatio malorum*, die Vergegenwärtigung möglichen zukünftigen Unglücks. Hierbei geht es darum, den schlimmstmöglichen Ausgang eines bevorstehenden Ereignisses zu präfigurieren, nicht um Schmerzen einbildend vorwegzunehmen, sondern um zu der Erkenntnis zu gelangen, dass die eintretenden Übel in Wirklichkeit gar keine sind, sondern nur unserer Vorstellung entspringen; sie sind die Wurzel des Übels (vgl. ebd., S. 133). Ziel ist die Kontrolle der Vorstellungen, die auch für die christliche Selbstsorge fundamental sein wird (vgl. ebd., S. 134). Epiktet veranschaulicht diese Haltung in zwei Bildern: dem *Nachtwächter*, „der nicht jeden Beliebigen in die Stadt oder das Haus einlässt“ (ebd., S. 135) und dem *Geldwechsler*, „der jede Münze, die man ihm gibt, begutachtet, wiegt, auf das Metall hin prüft“ (ebd.).

Die Krönung dieser Übung ist die μελέτη θανάτου (*meletê thanatou*), die Einübung des Todes, deren Ziel darin besteht, „jeden Tag so zu leben, als sei er der letzte“ (ebd., S. 136). Die Übung ist nicht allein der Bekämpfung der existenziellen Angst vor dem Tod gewidmet, sondern der Einübung einer Selbstreflexion vom Standpunkt des Todes aus: „Indem man sich als an der Schwelle zum Tod stehend betrachtet, kann man jede Handlung, die man vollzieht, ihrem eigenen Wert nach beurteilen“ (ebd.). Weil das Ziel das gelungene Leben im Ganzen ist, gilt es, sich in der rückwirkenden Betrachtung des Lebens einzuüben, bevor der Moment des Todes oder das Sterbebett Wirklichkeit werden.

Die christliche Selbstsorge schließt an das antike Paradigma und die Selbstsorgepflicht an. Sie ist kein radikaler Bruch, sondern Transformation. Wesentlich unterscheidet sie sich darin, dass nun die hartnäckige Gewissensüberprüfung zum Ziel wird, und zwar gerade der dunklen Rückseiten des seelisch Offenbaren. Welche sündigen Gedanken und Begehren habe ich, über die ich vielleicht sogar selbst nicht Bescheid weiß? Die *Entzifferung* der eigenen Seele wird Anspruch (vgl. ebd., S. 315). Spätantike Autoren wie Gregor von Nyssa vertreten außerdem eine neuartige Position zu der für Selbstsorge essenziellen Frage, ob es ein wahres Selbst gibt und ob die Erforschung desselben, insofern vorhanden, primäres Ziel sein soll, wenn er „den Verzicht auf die Welt, den Verzicht auf die Ehe und die Abkehr vom Fleische“ fordert, „um so, jungfräulich an Leib und Seele, die verlorene Unsterblichkeit wiederzuerlangen“ (ebd., S. 291). Nun gilt es, die Seele zu reinigen, damit sie Gott schauen kann; dafür ist jene Gewissensüberprüfung notwendig. Dieser Prozess ist als Wiedererlangung vormaliger, göttlich eingerichteter

Reinheit vorgestellt (ebd.). Die Reinheit der Seele ist Vorbedingung für die Erkenntnis der Wahrheit, welche Gott ist (ebd., S. 310). Der Verzicht auf das Selbst – statt der Idee der Kaiserzeit, in sich selbst wohnhaft zu werden – ist die neue Idee des Christentums. Statt in der konkreten Lebenswelt als der wirklichen Wirklichkeit anzukommen, gilt es nun in der ‚wirklichen Wirklichkeit' anzukommen, die jenseits dieser Welt ist (ebd., S. 305).

Zu der neuen „eigentümliche[n] Wahrheitsverpflichtung", „Fehler, Versuchungen und Begierden in sich selbst ausfindig zu machen", verlangt die christliche Selbstsorge außerdem in neuer Weise das Bekenntnis der eigenen Sünden vor sich – in einem fortdauernden, unabschließbaren Prozess –, und als besonderen Akt vor einer öffentlichen Gemeinde, in dem oftmals dramatische Ereignisse präsentiert werden (ebd., S. 309). Diese Bekenntnisform – die *exomologêsis*, das öffentliche Eingeständnis – werde zur „Bedingung der Möglichkeit einer Reinigung der Seele" (ebd.). Eine weitere Neuerung besteht in der *Buße*, welche die *exomologêsis* verlangt. Sie besteht nicht nur aus Bußübungen, sondern ist als Status zu verstehen. Sie ist eine Lebensweise, die notwendig, aber eben auch erst möglich wird, wenn man schwere Sünden begangen hat und von einem Bischof die entsprechende Erlaubnis zum Leben im Status des Büßers erhalten hat (vgl. ebd., S. 310). Die Dramatik der *exomologêsis* orientiert sich am Modell des Martyriums (vgl. ebd., S. 317).

Eine zweite Technik der Selbstenthüllung ist die *exagoreusis*, das vollumfassende Gestehen und Bekennen. *Exagoreusis* verlangt konsequente Verbalisierung der Sünden und greift auf zwei Prinzipien christlicher Spiritualität zurück, nämlich *Gehorsam* und *Kontemplation*. Unter Kontemplation versteht Foucault die fortwährende Reinigung des Herzens, die Voraussetzung für die Gottesschau ist. Der typische Gehorsam des Mönchtums in der *exagoreusis* verlangt – anders als im Meister-Schüler-Verhältnis der Stoa – nicht die Selbstverbesserung, sondern die vollständige Selbstaufgabe und den Verzicht auf eigenen Willen; alles, was der Mönch tut, muss mit dem Oberen kommuniziert werden (vgl. ebd., S. 314). Gehorsam und Kontemplation greifen ineinander, weil die ständige, gehorsame Verbalisierung – als Prüfstein –, und zwar auch nur der geringsten Impulse des Herzens, vor dem Oberen zur Maßgabe wird (vgl. ebd., S. 316). Die *exagoreusis* etabliert ferner ein zweiwertiges System, in dem die Gedanken in diejenigen eingeteilt werden, die zu Gott führen, und diejenigen, die das nicht tun (vgl. ebd., S. 314).

Zuletzt verändert das Christentum in mehrfacher Hinsicht die Zeitachse. Zunächst, wie dargestellt, durch die Verstetigung der Selbstschau. Außerdem: Das stoische Ideal hatte auf die Einübung von *Regeln* gezielt, die vom Urteil über das Vergangene absehen und auf die Verbesserung zukünftigen Handelns gerichtet sind. Die christliche Selbstsorge etabliere nun ein Prüfungssystem, das das vergangene Geschehen beurteilt und auf den Zustand der Seele – Sünde – zurückführt (vgl. ebd., S. 303). Das Christentum führt außerdem die Idee des nach dem Leben kommenden Heils ein, welches eine Modifikation des Selbstsorge-Modells der Kaiserzeit notwendig macht. Waren die Griechen und Römer noch der Überzeugung, dass der einzige jenseitige Gegenstand für Sorge der Ruf und das Andenken ist, die man hinterlässt, dient die Pflege der christlichen Selbstsorge nun auch der Bereitstellung seelischer Reinheit für ein Jenseits des Diesseits (vgl. ebd., S. 264).

Das Unternehmen, anders zu denken, als man zuvor dachte. Gegenwartsadäquate Selbstsorge mit Foucault

Zuletzt möchte ich den Versuch machen, mit Foucaults dargestelltem Theorieapparat und den versprengten, normativen Aussagen zur Lebenskunst, einzelne Aspekte der Selbstsorge, insbesondere des intellektuellen Weltbezugs, gegenwartsadäquat zu denken. Ausdrücklich unterschreibt Foucault keines der Paradigmen der Selbstsorge. In den wenigen Ausschnitten aus der *Ästhetik der Existenz*, der man eine positive Stellungnahme Foucaults zu seinem Problembereich ableiten kann, liebäugelt er am ehesten mit einem für ihn schlechthin modernen Selbstsorge-Modell, das er Dandyismus nennt und mit Baudelaire und dem 19. Jahrhundert rekonstruiert: „Modern sein heißt nicht, sich selbst zu akzeptieren, so wie man im Fluss der vorübergehenden Momente ist; es heißt, sich selbst zum Gegenstand einer komplexen und strengen Ausarbeitung zu machen: das, was Baudelaire, dem Vokabular der damaligen Zeit entsprechend, ‚Dandyismus' nennt" (ebd., S. 181). Moderne Selbstsorge will nicht ein finales Substrat seiner selbst entdecken, etwas Geheimes und Verborgenes, sondern sich selbst erfinden und kreieren; eine Reaktion auf die Moderne; „sie nötigt ihn zu der Aufgabe, sich selbst auszuarbeiten" (ebd., S. 182).

Auch betont Foucault in den Interviews der *Ästhetik der Existenz* immer wieder die Notwendigkeit für den kritisch-denkenden Menschen, „sich permanent fähig zu machen, sich von sich selbst loszulösen" (ebd., S. 234). „Denn Arbeiten", sagt er, „ist das Unternehmen, anders zu denken, als man zuvor dachte" (ebd., S. 226). Mit Foucaults Vorliebe für Gleichursprünglichkeit und Gleichzeitigkeit wäre außerdem die Überschneidung von innerer Selbstsorge und politischer Selbstsorge als im höchsten Maße gegenwartsadäquat zu bewerten. Foucault wendet sich ausdrücklich sowohl gegen die „Bürokraten der Revolution" als auch gegen die „Funktionäre der Wahrheit", also gegen jeden, der die „reine Ordnung der Politik und des politischen Diskurses bewahren" (ebd., S. 34) möchte. Selbstsorge und Nächstensorge werden nur dann nicht doktrinär, wenn sie auf ein bestimmtes Bild von Wahrheit (des eigenen Selbst, des politischen Handelns) verzichten.

Wir können noch andere versprengte Bemerkungen Foucaults hinzunehmen, um eine Vorstellung von gelungener – wie misslingender – Selbstsorge bei ihm herauszuschälen. In einem Interview von 1980 argumentiert Foucault – seine übliche historische Perspektive verlassend – auch deutlich gegen die menschliche Lust am Urteilen an. „Es ist verrückt, dass die Menschen so gerne urteilen. Überall wird ständig geurteilt. Ohne Zweifel gehört das Urteil zu den einfachsten Dingen, die den Menschen gegeben sind. Und der letzte Mensch wird sich, wenn die letzte Strahlung endlich seinen letzten Feind in Asche verwandelt hat, hinter einen wackligen Tisch setzen, um dem Schuldigen den Prozess zu machen" (ebd., S. 52). Diese Aussage wirft ein Licht darauf, wie analytische Denkhaltung und praktische

Lebensführung ineinander fallen können. Es macht einen fundamentalen Unterschied, ob man als denkender, forschender, kritischer Mensch seinem Material in aggressiver, kämpferischer Haltung begegnet, die darauf aus ist, zu werten, auch *ab*zuwerten, um zu seiner souveränen Haltung zu gelangen, und dabei zu vergessen, dass das Material oder sogar die Gruppe an Menschen nicht nur in Bezug auf mein strategisches Interesse besteht, sondern singuläres Ding oder Wesen ist; oder ob man seinem ‚Material' sanft oder sogar spielerisch begegnet.

Foucault votiert für eine Form des kritischen Denkens, die „einem Werk, einem Buch, einem Satz, einer Idee zum Dasein verhilft; die ein Licht entzündet, dem Gras beim Wachsen zusieht, dem Wind lauscht und den Schaum im Fluge ergreift, um ihn zu zerstreuen" (ebd.). Es gelte, eine „vor Fantasie sprühende Kritik" zu finden, die gerade „nicht souverän" wäre und sich „nicht in rote Roben" kleidete (ebd.). Souverän ist nicht, wer zum höchstmöglichen, unangreifbaren Punkt gelangt, von dem aus er alles überschauen, bewerten und auswerten kann; souverän ist, wer seine Urteilslust im Griff hat und seine Gegenstände nicht nur auf sich zurichtet, sondern die eigene Ordnungslust unterläuft. Übertragen auf Selbstsorge bedeutet das eine Entlastung vom Anspruch, erst dann ganz *bei* sich zu sein, wenn man *über* den Anderen ist; und entlastet von der ganz offensichtlich falschen, aber doch überall aufzufindenden Vorstellung, dass die Dinge und die Anderen erst dann *sind*, wenn sie in Bezug zu mir treten.

In einem Interview aus der *Ästhetik der Existenz* formuliert Foucault gegenüber seinem Gesprächspartner, dem Filmemacher Werner Schroeter, den folgenden Anspruch an die Lebenskunst, den ich in Gänze wiedergeben will, weil Foucault hier, wie sonst kaum, normativ über Lebenskunst spricht:

> Man verliert sich in seinem Leben, in dem, was man schreibt, in dem Film, den man gerade dreht, wenn man der Identität einer Sache fragt. Dann ist die Sache „verpfuscht", weil man sich auf Klassifikationen einlässt. Es geht darum, etwas hervorzubringen, das zwischen den Ideen geschieht und das man nicht benennen kann. Man muss vielmehr ständig versuchen, ihm eine Farbe, eine Form, eine Intensität zu geben, die niemals sagt, was sie ist. Das ist Lebenskunst. Lebenskunst heißt, die Psychologie zu töten und aus sich heraus wie auch zusammen mit anderen Individualitäten, Wesen, Beziehungen, Qualitäten hervorzubringen, die keinen Namen haben. Wenn man das nicht schafft, lohnt dieses Leben nicht gelebt zu werden. Ich mache da keinen Unterschied zwischen Menschen, die ihr Dasein zu einem Werk machen, und solchen, die in ihrem Dasein ein Werk schaffen. Das Dasein kann ein vollkommenes und sublimes Werk sein (ebd., S. 110-111).

Hinter der martialischen Wendung „die Psychologie töten" verbirgt sich dieselbe Absage an Klassifikationen. Statt auf die Psychologie und ihre Typologisierungsangebote zu blicken und zu fragen, inwiefern man diesen Schemata entspricht oder von ihnen abweicht, gelte es, etwas hervorzubringen, das „keinen Namen hat". Das Selbst, das Foucaults Idee von Lebenskunst anvisiert, ist *nicht* Ich; das Ich kann man nicht benennen. Auf die Suche nach fester Identität muss verzichtet werden. Foucault plädiert also für den Mut, ein fluides Wesen zu sein, das nicht Herr im eigenen Haus ist. Oder anders: Das manchmal Herr im eigenen Haus ist, manchmal nicht, das zusammengesetzt ist aus Überzeugungen, Ideen, Vorlieben,

Wünschen, Begehren, die aus diesem unbenennbaren Ich genauso stammen mögen wie aus Geschichte, Umwelt oder auch aus Pathologien. Im späteren Verlauf des Gesprächs fügt Foucault hinzu, dass es sehr wohl Kulturen gegeben hat, die die abendländischen Selbstsorge-Paradigmen seit der Antike so nicht kannten, und für die die Frage, „was man ist, gar nicht erst zu klären" ist, „weil sie sinnlos ist" (ebd., S. 112). Statt nach sich selbst zu suchen und sich *dann* – ist die eigene Identität einmal gefunden und bestimmt – selbsttechnisch zu bewirtschaften, ist eine Variante, der eine zweite Variante gegenübersteht, bei der es darum geht, sich selbst tätig hervorzubringen: „Eine Kunst seiner selbst, die das genaue Gegenteil des eigenen Selbst wäre. Das eigene Sein zu einem Kunstwerk machen, das ist wirklich der Mühe wert" (ebd.).

Im bereits benannten Vorwort zum *Anti-Ödipus*, das in der Auswahl von Martin Saar sinnigerweise mit in die *Ästhetik der Existenz* aufgenommen wurde, macht Foucault den Versuch, dies Buch als „eine *Einführung in das nicht-faschistische Leben*" (ebd., S. 35) zu lesen. Ihm ist klar, dass er die Intention der Autoren einstellt, konstruktiv neu liest. Doch lässt sich in dieser Liste an Sentenzen, die für Foucaults Werk einzigartig sind, seine eigene Überzeugung ohne Frage ablesen; zumindest ein kleiner Fundus an positiven Aussagen Foucaults, auch wenn er hier wieder *durch* ein anderes Buch spricht. Foucault geht es hier darum, ein politisches Denken und Leben und eine innere Haltung, die den politischen Rahmen wieder übersteigt, zu überkreuzen. Seine Überlegungen lassen sich als Anweisungen zur Lebenskunst des denkerisch wie politisch Aktiven deuten. Ich werde diese Sentenzen nicht vollständig wiedergeben, sondern das Wichtigste herausnehmen und dann für eine solche gegenwartsadäquate Lebenskunst des intellektuellen Weltbezugs auswerten.

Foucault rät dazu, die politische Aktion „von jeder Form auf Einheit fixierter und totalisierender Paranoia" (ebd.) zu befreien. Er ruft dazu auf, dass die politische Aktion, aber auch das Denken und die Begierden „eher durch Vermehrung, Nebeneinanderstellung und Trennung wachsen" sollen „als durch Unterteilung und pyramidenförmige Hierarchisierung" (ebd.). Die politische Aktion schwebt also in bestimmten Gefahren. Was für die politische Aktion gilt, gilt nun aber auch explizit für das „Denken" (als Weise des gedanklichen Erfassens von Weltzusammenhängen) als auch für „Begierden" (als unsere Wünsche und Ziele). Sie dürfen nicht in das Totale eingemeindet werden, etwa wenn man von seinem Leben verlangt, dass es in jedem Teilglied kohärent demselben totalen Lebensentwurf entspricht. Und man muss sich der Versuchung der Hierarchisierung erwehren, etwa wenn man sich ein absolutes Ziel setzt, eine pyramidale Spitze, von der aus gesehen jedweder andere Lebensentwurf nur als Scheitern gegenüber einem Ich-Ideal zu greifen wäre.

Stattdessen empfiehlt Foucault das Wachsen der möglichen Weltbezüge, er empfiehlt Vermehrung, Nebeneinanderstellung, Trennung; intellektuelle Anschauungen wie Empfindungen und deren Bewertungen dürfen manchmal auch zusammenhangslos nebeneinanderstehen, wie auch interessante, bereichernde, lustmachende Einzelteile eines Gedankens oder einer Empfindung vom Kontext, in dem sie stattfinden, abgetrennt werden dürfen. Sie dürfen auch ihrer Eigenaktivität überlassen werden; es gilt, die Gedanken wuchern zu lassen, wie sie sich logisch oder auch nicht aus sich selbst ergeben, ohne sie sofort wieder einzufangen und ihnen die Gefängniszellen zuzuweisen, die man im Großbau, der nur vermeintlich abgeschlossen und doch Rohbau ist, für sie vorgesehen hat. Man muss politisch wie gegenüber sich selbst anti-totalitär sein; man darf sich nicht zum Gefängniswärter der Anderen, aber auch der eigenen Gedanken und Empfindungen und des eigenen Selbst machen.

Foucault bestimmt einige „Kategorien des Negativen (Gesetz, Grenze, Kastration, Mangel, Lücke)" (ebd., S. 35–36), die behauptet hätten, die einzige „Form der Macht und Modus des Zugangs zur Wirklichkeit" (ebd., S. 36) zu sein. Von ihnen hat man sich freizumachen, weil sie das Vorurteil perpetuieren, Freiheit, Veränderung und Glück seien nur durch das *Nein* zu erreichen. Wer einmal den Versuch gemacht hat, sein Leben in eine andere Richtung zu lenken, kennt diese Verführung; mit allerhand Verboten zu beginnen, also Dinge auszumachen, für die man die empfundene Abwesenheit eines gelungenen Lebens verantwortlich glaubt, und sie dann mit einem Bannstrahl zu belegen. Wären Einheit und Ordnung wiederhergestellt, wäre das Innere einmal aufgeräumt – die Metapher des Aufräumens ist nicht unwesentlich für diese Form der Selbstsorge –, würde sich das Lebensglück wieder einstellen. Auch hier gilt, dass das, was in der politischen Aktion fatale Folgen haben kann, ebenso in der Lebenskunst fatal ist.

Foucault votiert dafür, das vorzuziehen, „was positiv und vielfältig ist", nämlich „die Differenz der Einförmigkeit, die Flüsse den Einheiten, die beweglichen Verknüpfungen dem System" (ebd.). Kein System von der Welt, kein großes Bild von sich; eine Übertragung des biblischen Bilderverbots auf die Introspektion. Wer ein Bild von sich macht, der glaubt, über sich verfügen zu können. Keine bis ins Detail ausgearbeitete Skizze, die es dann nur noch ins ölmalerische Großwerk zu übersetzen gälte. Stattdessen seelische Mobilität, die einen Rest Unverfügbares belässt: „Geht davon aus, dass das, was produktiv ist, nicht sesshaft, sondern nomadisch ist" (ebd.). Die Arbeit an und mit sich verlangt nicht, dass man „traurig sein [muss], um ein Kämpfer zu sein", selbst wenn etwas „verabscheuungswürdig" (ebd.) ist. Stattdessen die Wirklichkeit weiter begehren; in und mit ihr sein wollen. Darin steckt „eine revolutionäre Kraft" (ebd.). Statt des lauten Neins, der Großkritik, die ihren Widerstand auf *eigentlicherer* Wahrheit gründet, die dem Gegner fremd sei: Praxis als „Intensifikator des Denkens" und „Analyse als einen Multiplikator der Interventionsformen und -bereiche" (ebd.). Die politische Aktion, so Foucault, dürfe nicht verlangen – die meisten dürften solchen Diskussionen schon einmal beigewohnt haben –, die Politik „möge die‚Rechte' des Individuums wiederherstellen, so wie die Philosophie sie definiert hat" (ebd.). So auch die Lebenskunst: Statt die Herstellung ursprünglicher Reinheit, vielleicht auch Unverletztheit, von sich oder auch von der Welt verlangen, die Arbeit an sich als produktive Neuschöpfung verstehen. Auf eine Gruppe als „das organische Band", in dem sich die „hierarchisierten Individuen" vereinen, muss verzichtet werden. Das reproduziert die Mächtigkeit dessen, gegen das man sich wehrt. Foucault rät dazu, selbst ein „beständiger Erzeuger von ‚Entindividualisierung'" (ebd.) zu sein. Zu-sich-kommen als Von-sich-los-kommen. Zuletzt rät er – und wir dürfen uns hier ein Augenzwinkern vorstellen: „Verliebt euch nicht in die Macht" (ebd.).

Literatur

Bernauer, J. W., & Mahon, M. (1994). Foucaults Ethik. *Deutsche Zeitschrift für Philosophie, 42*, 593–608.

Davidson, A. (1994). Ethics as ascetics: Foucault, the history of ethics, and ancient thought. In G. Gutting (Hrsg.), *The Cambridge Companion to Foucault* (S. 115–140). Cambridge University Press.

Detel, W. (1998). *Foucault und die klassische Antike. Macht, Moral, Wissen.* Suhrkamp.

Dews, P. (1989). The Return of the Subject in the Late Foucault. *Radical Philosophy, 51*, 37–41.

Devos, R. (2002). The Return of the Subject in Michel Foucault. *American Catholic Philosophical Quarterly, 76*(2), 255–280.

Flynn, T. (1985). Truth and Subjectivation in the Later Foucault. *Journal of Philosophy, 82*, 531–540.

Foucault, M. (1987). *Sexualität und Wahrheit. Erster Band: Der Wille zum Wissen.* Suhrkamp.

Foucault, M. (2005). Was ist Aufklärung? In Ders., *Dits et Ecrits. Schriften* 4 (S. 837–848). Suhrkamp.

Foucault, M. (2007). *Ästhetik der Existenz. Schriften zur Lebenskunst.* Suhrkamp.

Gehring, P. (2014). Der Gebrauch der Lüste/Die Sorge um Sich. Sexualität und Wahrheit 2/3. In C. Kammler, R. Parr, & U.J. Schneider (Hrsg.), *Foucault-Handbuch. Leben – Werk – Wirkung* (S. 93–102). Metzler.

Harrer, S. (2005). The Theme of Subjectivity in Foucault's Lecture Series L'Herméneutique du Sujet. *Foucault Studies, 2*, 75–96.

Honneth, A., & Saar, M. (Hrsg.). (2003). *Michel Foucault. Zwischenbilanz einer Rezeption.* Suhrkamp.

Huijer, M. (1999). The aesthetics of existence in the work of Michel Foucault. *Philosophy and Social Criticism, 25*(2), 61–85.

Levy, N. (2004). *Foucault Studies, 1*, 20–31.

Nehamas, A. (2000). *Die Kunst zu leben. Sokratische Reflexionen von Platon bis Foucault.* Rotbuch.

Rae, G. (2023). The Ethical Self in the Later Foucault: The Question of Normativity. *Sophia, 62*, 381–403.

Saar, M. (2007). Nachwort: Die Form des Lebens. Künste und Techniken des Selbst beim späten Foucault. In M. Foucault, *Ästhetik der Existenz* (S. 321–343). Suhrkamp.

Schäfer, T. (2005). *Reflektierte Vernunft. Michel Foucaults philosophisches Projekt einer antitotalitären Macht- und Wahrheitskritik.* Suhrkamp.

Schmid, W. (1987). *Die Geburt der Philosophie im Garten der Lüste. Michel Foucaults Archäologie des platonischen Eros.* Suhrkamp.

Shusterman, R. (2000). Somaesthetics and Care of the Self: The Case of Foucault. *The Monist, 83*(4), 530–551.

Smith, D. (2015). Foucault on Ethics and Subjectivity: ‚Care of the Self' and ‚Aesthetics of Existence'. *Foucault Studies, 19*, 135–150.

Harry G. Frankfurt. *Sich selbst ernst nehmen* (2006) 8

Moritz Krebs

Sich selbst ernst nehmen und die Freiheit zur Willensbildung

Seit den 1980er Jahren bildet der um die Konzepte „volitionale Notwendigkeit" und „Caring" kreisende Anspruch, die Konstitution von Personen zu bestimmen, das Zentrum von Harry Frankfurts philosophischer Anthropologie (Steinfath 2000, S. 167).[1] In der Tendenz der Menschen, sehr viel Energie darauf zu verwenden, über sich nachzudenken, sieht Harry Frankfurt einen Anhaltspunkt für die spezifische menschliche Fähigkeit, „sich selbst ernst zu nehmen" (Frankfurt 2022, S. 15; Vgl. Angehrn 2010, S. 347).[2] Für ihn sind zwei Aspekte der menschlichen Natur damit verbunden: Vernunft und Liebe. Diese sind entscheidend dafür, „was wir letztendlich denken und was unser Verhalten motiviert" (S. 15). Sich selbst ernst nehmen bedeutet für Frankfurt, sich nicht hinzunehmen, wie man eben ist; Verhalten, Entscheidungen, Gefühle, Gedanken sollen Sinn ergeben. Menschen möchten glauben, dass sie ihr Handeln an „festen und angemessenen Normen" (S. 16) orientieren. Von Vernunft und Liebe – die er auf Kopf und Herz bezieht – wird erwartet, dass sie dabei helfen. Denn sie haben einen zentralen Einfluss auf die *conditio humana*, wie Frankfurt sie versteht, „auf die Beschaffenheit von Personen, die ihre innere ebenso wie ihre äußere Welt bewältigen müssen" (ebd.).

[1] Frankfurt stellt im Vorwort zu *Volition, Necessity, and Love* selbst den Zusammenhang zur philosophischen Anthropologie her (Steinfath 2000, S. 167).

[2] Alle nur mit Seitenzahl ausgewiesenen Belegstellen beziehen sich auf Frankfurt (2022).

M. Krebs (✉)
Allgemeine Erziehungswissenschaft mit dem Schwerpunkt Pädagogische Anthropologie, Universität zu Köln, Köln, Deutschland
E-Mail: mkrebs3@uni-koeln.de

J. Zirfas und G. Gödde (Hrsg.), *Schlüsselwerke der Kritischen Lebenskunst I*, Schriften zur Kritischen Lebenskunst, https://doi.org/10.1007/978-3-662-72346-3_8

Auch wenn Menschen sich gegen die Gebote von Vernunft und Liebe wenden, wird diesen dennoch Autorität zugeschrieben (S. 16 f.). Frankfurt stellt sich daher die Fragen, wie sich Vernunft und Liebe in unserem tätigen Leben auswirken, in welchem Verhältnis sie zueinander stehen und was die normative Autorität von Vernunft und Liebe ist. Liebe besteht aus Wünschen, Absichten, Bindungen und ist für Frankfurt wesentlich eine „Sache des *Willens*". Dieser ist auch die Quelle praktischer normativer Autorität (S. 17).

Grundlegender für Menschlichkeit als die Vernunftbegabung und die Liebesfähigkeit ist aus Frankfurts Sicht aber das Talent, sich vom eigenen Bewusstsein abzusetzen. Dies betrachtet er als Grundvoraussetzung für die Möglichkeit, sich selbst ernst zu nehmen.

Die Befähigung zur Selbstobjektivierung kann zu einer Spaltung in unserem Denken führen. Durch die Objektivierung einzelner Bestandteile unseres Denkens wird die Ausbildung von Reaktionen zweiter Ordnung möglich (S. 18): „So können wir etwa mit den Gefühlen, die wir an uns beobachten, zufrieden oder unzufrieden sein, und wir können entweder wollen, daß wir die Person bleiben, die wir nach eigener Beobachtung sind oder, daß wir eine andere werden" (ebd.). Dies führt zu zwei entgegengesetzten Implikationen: Einerseits kann daraus eine „wesentliche Bedrohung unseres Wohlergehens" (S, 19) resultieren, die Fähigkeit zur Spontaneität kann eingeschränkt, die Anfälligkeit für psychische und seelische Beschwerden erhöht werden. Die Selbstobjektivierung und Bewusstseinsspaltung können auch zu Verärgerung und Verstörung sich selbst gegenüber führen und die eigene Identität verunsichern. Andererseits kann die Befähigung zur Selbstobjektivierung auch „Grundlage für einige besonders hochgeschätzte Eigenschaften" (ebd.) sein. Sie bildet die Voraussetzung für praktische Vernunft und die Freiheit zur Willensbildung. Sie ermöglicht die Sorge, das Als-wichtig-Betrachten von etwas Gewolltem und damit Liebe (ebd.).

Menschlichkeit geht für Harry Frankfurt über die Zugehörigkeit zu einer biologisch bestimmbaren Spezies hinaus und zeigt sich für ihn in der Möglichkeit, sich zu eigenen Gefühlen, Wünschen, Einstellungen, Motiven und Handlungsdispositionen ins Verhältnis zu setzen. Tun auf Basis der nachdrücklichsten Impulse verbindet Frankfurt mit nichtmenschlichen Tieren und kleinen Kindern und bestimmt es als triebhaft und unreflektiert. Aus seiner Sicht setzt das Reagieren auf die eigene Person „innere Tiefe und Komplexität" (S. 20) voraus. Menschen werden zu verantwortlichen Personen, indem sie Distanz zu ihrem Erleben gewinnen und entscheiden, was sie darüber denken und welche Gefühle es auslöst (ebd.).

Für Frankfurt werden Menschen durch höherstufige Volitionen zu Personen. In *Freedom of the Will and the Concept of a Person* unterscheidet Frankfurt zwischen Personen und Nichtpersonen (Frankfurt 1988). Neben der Möglichkeit, Stellung zur Welt zu nehmen, können Personen auch zum eigenen Wollen Stellung beziehen (Stoecker 2000, S. 105). Menschen sind nicht rein triebhaft, bei Frankfurt *wantons*, sondern haben höherstufige Wünsche oder Volitionen zweiter Ordnung, durch die sie grundsätzlich in handlungsleitende Wünsche und Absichten eingreifen können. Volitionen sind bei Frankfurt keine Willensakte, sondern eben Wünsche. Frankfurt nimmt das Motiv, aus Vernunftgründen zu handeln, als wichtiges

Charakteristikum von Personen an, weil nur dann eine Entscheidung als eigene Entscheidung verstanden werden kann. Seit den 1980er Jahren hat Frankfurt sein Personenverständnis noch „um ein wichtiges weiteres Charakteristikum ergänzt, die Existenz kontingenter volitionaler Notwendigkeiten“ (ebd., S. 109). Demnach muss es für eine Person etwas geben, das ihr wichtig ist und um das sie sich kümmert im Sinne von *care*, und eine Person muss zur Liebe (*love*) in einem sehr allgemeinen Sinne fähig sein. Diese Bedingungen, die Frankfurt *volitionale Notwendigkeiten* nennt, zeichnen spezifische Personen aus (ebd.).

Unter Rückgriff auf die kantische Unterscheidung zwischen Autonomie und Heteronomie hat Frankfurt sein Autonomieverständnis präzisiert. Wie bei Kant gibt der Wille das Gesetz des Handelns vor. Der Wille beinhaltet jedoch neben der allen Personen gemeinsamen Vernunft auch die kontingenten, für die Individuen konstitutiven Vorlieben. Und Handlungen, die aus diesen individuellen Vorlieben resultieren, sieht Frankfurt als autonom an (ebd.). Die Spannung zwischen diesem auf Vorlieben basierenden Autonomieverständnis und der reflexiv-kritischen Bezugnahme auf sich löst Frankfurt dahingehend auf, dass er die Unterscheidung zwischen Triebhaften/*wantons* und Personen nicht darin sieht, dass ersteren nichts wichtig ist, sondern darin, dass ihnen nur das Gewollte, nicht aber der Wille wichtig ist (ebd., S. 110). Ralf Stoecker schreibt konzise über Frankfurts Personenverständnis: „Nicht, weil wir gar nicht auf die Idee kommen, unsere unmittelbaren Wünsche und Neigungen zu hinterfragen, sind wir Personen, sondern weil es uns wichtig ist, uns selbst, in unserem praktischen Denken, immer schon als Wesen anzusehen und zu behandeln, die einen Grundstock an Wertvorstellungen und Vorlieben mitbringen“ (ebd.).

Eine traditionelle Auffassung, die sich schon bei Aristoteles findet, geht davon aus, dass Menschen dafür verantwortlich sind, was sie sind, weil sie sich durch willentliches Verhalten dazu gemacht haben. Demgegenüber betont Frankfurt, dass diese Verantwortung nicht mit der Ausbildung des Charakters zusammenhängt, sondern auf der Übernahme von Verantwortung basiert: Menschen machen sich durch die Identifikation mit Einstellungen und Dispositionen verantwortlich. Nicht die Genese der Situation, sondern die Anstrengungen zu Selbstdefinition und Anleitung sind entscheidend (S. 21).

Selbstidentifikation und freies Handeln

Die Akzeptanz und Zustimmung dazu, dass Gefühle, Wünsche, Einstellungen, Motive und Handlungsdispositionen zu uns gehören, verleiht diesem „psychische[n] Rohmaterial“ einen „intentionalen und legitimen Charakter“ (S. 22). Frankfurt bezeichnet diese Identifikation als „allgegenwärtig“ und als „elementare Struktur“ (S. 23). Abweichungen von dieser Identifikation, etwa bei intrusiven Gedanken und seltsamen Impulsen, vergleicht er mit Tics oder Verkrampfungen auf körperlicher Ebene (ebd.). Menschen können auch Aspekte an sich entdecken, die im Gegensatz zu ihren Absichten stehen und dann versuchen zu erreichen, dass diese keinen direkten Einfluss auf den Lebensentwurf oder die Lebensführung erlangen (S. 24). Solche Aspekte werden dann externalisiert und nicht integriert: „Damit sprechen wir ihnen das Recht ab, uns Motive oder Gründe zu liefern“ (S. 25). Durch den Umstand des Wunsches haben Menschen für Frankfurt noch keinen Grund. Es bedarf vielmehr der Entscheidung, sich mit dem Wunsch zu identifizieren oder sich zu distanzieren und ihn als inakzeptabel anzusehen (S. 25 f.). Reflexivität und Identifikation sind also für die praktische Vernunft konstitutiv. Ein Grund zu handeln entsteht dann, wenn mit der Handlung die Erwartung verbunden ist, ein bestimmtes Ziel zu erreichen. Ziel bedeutet in Frankfurts Sinne aber nicht, „von einem Wunsch zu einer Handlung bewegt zu werden“ (S. 26).

Praktische Vernunft hilft dabei, die Frage zu beantworten, für „welches Vorgehen zum Erreichen unserer Ziele die besten Gründe sprechen“ (S. 28). Entscheidungen zu treffen ist ohne Reflexivität nicht möglich. Denn eine Entscheidung zu treffen, setzt für Frankfurt voraus, der eigenen Lage gewahr zu werden. Auch sind die Befähigung zum intelligenten Handeln und die Befähigung zur Vernunft nicht identisch (ebd.). Denn Verhaltensanpassung kann zu intelligenten Wegen führen, Wünsche zu erfüllen, auch wenn keine Begründung oder Reflexion vorgenommen wird (S. 29).

Im Fall, dass Immunisierungsversuche fehlschlagen und sich ein externalisierter Impuls durchsetzt, obwohl ein Mensch ein bestimmtes Motiv abgelehnt hat, kommt es nicht mehr zur „harmonischen Übereinstimmung“ zwischen Willen und Handeln, die Frankfurt zufolge für freies Handeln charakteristisch ist (ebd.). Denn der Wille ist frei, wenn Menschen das wollen, was sie wollen wollen oder anders ausgedrückt, „wenn der Wille, der hinter dem steht, was wir tun, auch genau der Wille ist, durch den wir zum Handeln bewegt werden“ (S. 30). Wenn der handlungsleitende Wunsch und der Wunsch zweiter Ordnung, von einem bestimmten Wunsch gelenkt zu werden, übereinstimmen, kann von freiem Willen gesprochen werden (ebd.). Ein solcher Fall ist für Frankfurt Ausdruck aller menschenmöglichen Freiheit (S. 31).

Kausale Determinationen von Handlungen, Wünschen und Entscheidungen spielen in diesem Verständnis von Freiheit keine Rolle, weil Frankfurt in ihnen keine Gefährdung der Freiheit, sondern eine Bedrohung der Macht sieht. Denn die nicht kontrollierbare Ursache dieser Determinationen verhindert nicht die Möglichkeit einer für den freien Willen einer Person maßgeblichen „harmonischen volitionalen Struktur“ (ebd.). Bereits in *Freedom of the Will and the Concept of a Person* (in Frankfurt 1988) unterscheidet Frankfurt zwischen Handlungsfreiheit und Willensfreiheit (Baumann 2000, S. 71). Handlungsfreiheit versteht er als die Freiheit, das zu tun, was man tun möchte, und Willensfreiheit als die Freiheit, das zu wollen, was man wollen möchte. Damit ist Handlungsfreiheit für Frankfurt weder eine hinreichende noch eine notwendige Bedingung für Willensfreiheit (ebd.). Über weite Strecken seines Werks steht Willensfreiheit im Vordergrund, die er in erster Linie als Abwesenheit von inneren Zwängen auffasst. Dass es sich bei einem Menschen um eine Person handelt, wird für Frankfurt über die Ausbildung von Volitionen zweiter Ordnung ersichtlich. Und die Autonomie von Personen zeigt sich darin, dass diese höherstufigen Volitionen häufig wirksam sind (Quante

2000, S. 119). Für die Ausbildung dieser Volitionen ist es erforderlich, dass sich eine Person mit einem Wunsch erster Ordnung identifiziert und damit ein evaluatives Selbstbild entwickelt. Durch diese Identifikation wird eine Festlegung getroffen, welcher Wunsch auch Wille werden soll (ebd.). Die Analyse personaler Autonomie rekurriert also „allein auf die hierarchische Struktur der Psyche einer Person" (ebd.).

Frankfurts Begriff des freien Willens ist im Zusammenhang der Diskussion um Freiheit und Verantwortung entstanden und trägt als „Kernbestand der Kennzeichen von Personalität" (Herrmann 2000, S. 153) zum Verständnis des Personenbegriffs als Grundbestand der praktischen Philosophie bei (ebd.). Dabei bedient er sich eines einfachen Modells: „Personen haben Wünsche, die sie zum Handeln motivieren, und Überzeugungen, anhand derer sie entscheiden, welches Handeln ihren Wünschen am besten dient" (ebd.). Wünsche erster Stufe müssen also durch Wünsche zweiter Stufe danach, welcher Wunsch erster Stufe der Wille sein soll, geprüft werden (ebd., S. 154). Die so entstandenen geprüften Wünsche heißen bei Frankfurt *volitions* und konstituieren Personalität (ebd.). Der freie Wille wird damit durch die „Zustimmung zum effektiven Wunsch" (ebd., S. 165) konstituiert.

Unter Bezugnahme auf Spinozas *Ethik* geht Frankfurt auf die Bedeutung der Selbstzufriedenheit (*acquiescentia in se ipso*) oder genauer eines Einverständnisses mit dem eigenen Selbst für die Erzeugung einer inneren Harmonie ein, die dadurch hervorgebracht wird, „daß man die Art von Person ist, die man sein will" (S. 32). Er konzediert, dass eine solche Harmonie nicht unbedingt ausreichend für ein gutes Leben ist, aber sie sorgt ihm zufolge dafür, dass zwischen Motivationen und Wünschen keine Konflikte bestehen (S. 33).

Nun sagt der freie Wille etwas zu wünschen nichts über den Inhalt des Wunsches oder den Grad der Sorge dem Wunsch gegenüber aus. Der freie Wille sorgt lediglich für eine momentane harmonische Integration des Selbst, eine „synchrone Kohärenz" (S. 34). Demgegenüber beinhaltet die Sorge „diachrone Kohärenz", weil thematische Kontinuitäten im Zeitverlauf aufrechterhalten werden (ebd.). Die Sorge um die Dinge ist wichtiger als die Beschaffenheit der Dinge. Aber entscheidend für den Lebensweg und die Lebensqualität ist, „*worum* wir uns sorgen". Frankfurt führt dazu aus: „Eine Person, die sich selbst ernst nimmt, fragt sich daher natürlich, wie sie dabei richtig liegen kann, und das führt dazu, daß sie sich den grundlegenden Fragen der Normativität stellt" (S. 35).

Die Bedeutung von Sorgebeziehungen

Diese Wichtigkeit der Dinge hat aus Frankfurts Sicht ganz entscheidend mit Sorge zu tun. Sorge (*care*) und Liebe (*love*) hat er in den 1980er und 1990er Jahren neben den Elementen *wholeheartedness*, *satisfaction* und *volitional necessities* (s. o.) als Erweiterungen seiner Theorie personaler Autonomie eingefügt (Quante 2000, S. 123). Ursprünglich war bei Frankfurt die Identifikation mit einem Wunsch erster Ordnung hinreichend, später wird *caring* zur notwendigen Bedingung: „Caring is important to us for its own sake, insofar as it is the indispensably foundational activity through which we provide continuity and coherence to our volitional live" (Frankfurt 1999, S. 162; zit. nach Quante 2000, S. 126). Und mit der Betonung der Liebe als Interesselosigkeit und Partikularität wird für Frankfurt elterliche Liebe zu den Kindern zum Paradigma des Ernst-Nehmens. Es geht also nicht um die Verschmelzung zweier autonomer Individuen zu einer Einheit, sondern um die Sorge um das Wohl des Geliebten und damit auch um die Identifikation mit dessen Wünschen (ebd., S. 132; Frankfurt 1999, S. 166). Frankfurt bindet die Herausbildung eines evaluativen Selbstkonzeptes an diese Identifikation und geht davon aus, dass dadurch auch eine Sorge um das eigene Selbst entsteht. Erst über diesen Prozess der Identifikation mit den Wünschen und Interessen dessen, was ein Mensch liebt, kann dieser Mensch jeweils entdecken, was ihn auszeichnet. Gleichzeitig sind die geliebten Objekte nicht frei verfügbar, sondern letztlich kontingent. Für Frankfurt respektieren Menschen ihre Persönlichkeit in dem Maße, in dem sie „das eigene Handeln nach den Anforderungen ihrer Liebe" (Quante 2000, S. 133; Frankfurt 1999, S. 132) gestalten. Und die darauf basierende Selbstachtung, die er eng an das Streben nach „psychischer Einheit" (ebd., S. 139) bindet, macht ersichtlich, warum das, was Personen lieben, bedeutende Anforderungen nach sich zieht (Quante 2000, S. 133).

Nur weil es Dinge gibt, um die Menschen sich sorgen, gibt es für Frankfurt einen Grund, sich überhaupt um etwas zu sorgen (S. 36). Es gibt Dinge, „die inhärent und objektiv wichtig sind" und die es daher verdienen, dass Menschen sich um sie sorgen, z. B. im Fall von Forderungen der Moral (ebd.). Für Frankfurt kann die normative Autorität der Moral jedoch nicht auf der normativen Autorität der Vernunft basieren. Denn Reaktionen auf unmoralisches Verhalten sind anders als Reaktionen auf Denkfehler. Rechtfertigung menschlichen Verhalten allein aus der Vernunft würde die Moral schwächen, weil sie Menschen aus der Verantwortung nimmt (S. 37). Denn „Vernunft macht die Zustimmung *notwendig*", während Moral Menschen in die Verantwortung nimmt (S. 38).

Dinge sind wichtig, wenn sie einen Unterschied machen (ebd.). Urteile darüber, ob etwas wichtig ist, können für Frankfurt nur „in Urteilen darüber gründen […], um was oder wen sich Personen sorgen" (S. 39). Die Frage danach, worum Menschen sich sorgen sollten, kann für ihn daher nur auf Grundlage der faktischen und nicht normativen Frage danach, um wen oder was sich Menschen tatsächlich sorgen, beantwortet werden (ebd.).

Worum Menschen sich sorgen, hängt also mit Neigungen und Interessen zusammen. Und weil die Frage danach, worum man sich sorgen sollte, von der Sorge um Dinge und Personen abhängig ist, lässt sie sich nicht beliebig ändern (S. 40). Dies zeigt Frankfurt am Beispiel der Liebe. Weil Liebe keine Entscheidung, kein reiner Willensakt ist, gehören Objekte der Liebe zu den Dingen, deren Sorge sich nicht verhindern lässt. Liebe muss nicht auf Einsicht in den besonderen Wert beruhen. So geht Frankfurt davon aus, dass Kinder für Eltern so wertvoll sind, weil die Eltern sie lieben und nicht, weil sie den Wert die Liebe begründen würden. Eine liebende Person braucht demnach keine Gründe, um zu lieben (S. 41). Vielmehr schafft in dieser Sichtweise Liebe erst Gründe (S. 42).

Die Sorge um viele Dinge beruht jedoch auf ihrem instrumentellen Wert für die Erreichung anderer Zwecke. Dennoch sind für Frankfurt für Erfolgserlebnisse auch Endzwecke ohne instrumentellen Wert erforderlich. In seinen Worten: „Meiner Meinung nach werden unsere Endzwecke von der Liebe bereitgestellt und legitimiert" (ebd.). Er argumentiert daher gegen die Idee, dass Endzwecke dauerhaft durch die Autorität der Vernunft abgesichert werden können (S. 43).

Die Frage nach dem richtigen Leben und die „volitionale Vernunft"

Frankfurt beginnt die zweite Vorlesung, die den Titel „Richtigliegen" trägt, mit der Frage danach, wie man leben soll, welche Ziele erstrebenswert und welche Grenzen beachtenswert sind. Er stellt die Frage, was „beim Nachdenken über Entscheidungen und Handlungen als guter Grund" (S. 44) gilt. Anders als in der Suche nach allgemeinen Werturteilen oder moralischen Urteilen geht es Frankfurt darum, wie konkrete Entscheidungen über angestrebte Ziele und Verhaltensnormen vonstatten gehen. Denn aus seiner Sicht kann nicht anhand der Frage, was am meisten Wert hat, entschieden werden, um was Menschen sich sorgen sollen (ebd.). Grundthema der Moral ist die Frage, wie wir uns anderen Menschen gegenüber verhalten sollen. Es bleibt aber immer noch zu klären, wie wichtig es für uns ist, moralischen Forderungen nachzukommen. Die grundsätzliche und normative Frage danach, wie ein Mensch leben soll, fasst Frankfurt deshalb folgendermaßen: „Um wen oder was soll er sich sorgen, und wie kann er bestimmen, wie wichtig ihm die verschiedenen Dinge, um die er sich sorgt, in Relation zueinander sind?" (S. 45) Für Frankfurt hängt von der Beantwortung dieser Frage die Identifikation von Zielen und damit von Endzwecken ab.

Worum Menschen sich sorgen sollen, ist an Überlegungen und Handlungen gebunden, die an Verfahren und Maßstäben orientiert sein müssen, „denen wir berechtigterweise ein gereiftes Vertrauen entgegenbringen" (S. 46). Es bedarf dabei einer Rationalität, die „nicht allein durch formale Notwendigkeit bestimmt wird", einer Rationalität, die nicht „volitional unvernünftig" ist, wie sie etwa vorliegt, wenn aus einer konsequent rationalen Präferenz für die Vermeidung eines geringen individuellen Übels im Zweifel großer Schaden für Andere in Kauf genommen wird (S. 47).

Zwischen den Anforderungen volitionaler Vernunft und reiner Vernunft besteht aus Frankfurts Sicht die Parallele, dass beide Möglichkeiten einschränken und Notwendigkeiten mit sich bringen (S. 48). Volitionale Vernunft bezieht sich auf Entscheidungen, aber auch darauf, bestimmte Entscheidungen nicht in Betracht zu ziehen. Vernunft beinhaltet demnach, nicht allem „aufgeschlossen und abwägend" gegenüberzustehen und bestimmte Entscheidungen völlig außer Frage stehen zu lassen (ebd.).

Eine Antwort, die aus Perspektive eines normativen Realismus auf die Frage nach den aus der volitionalen Vernunft folgenden Einschränkungen des Willens gegeben wird, ist, dass es Gründe von „unentrinnbare[r] normative[r] Autorität" (S. 49) gibt, und dass die unabhängige Realität dieser Gründe unmittelbar deutlich wird. Damit wird der Wille durch die „Unmittelbarkeit der Realität“ begrenzt (ebd.). Frankfurt geht demgegenüber davon aus, dass Normativität keine Eigenschaft einer unabhängigen Realität darstellt, sondern dass die Maßstäbe volitionaler und praktischer Vernunft in den Menschen selbst gründen (S. 51). Er bestreitet nicht die Existenz einer äußeren Realität, geht aber davon aus, dass sie nicht vollständig außerhalb des Geistes liegt. Sie ist nicht willentlicher Kontrolle unterworfen und insofern objektiv.

Um zu zeigen, dass normative Wahrheiten von volitionalen Notwendigkeiten bestimmt sind, nennt Frankfurt als wenig umstrittenen Endzweck die Selbsterhaltung und fragt, warum Menschen die Selbsterhaltung in der Regel als Grund dafür akzeptieren, „ein Vorgehen einem anderen vorzuziehen“ (S. 52). Er geht von der impliziten Annahme aus, dass eine Person, die handelt, um ihr Leben zu verteidigen, einen relevanten Grund dafür hat. Er verweist auf Bernard Williams‘ Ansatz, dass Menschen durch „Vorhaben“ angetrieben werden, dass Vorhaben einen Grund zum Leben geben und Bedingungen der Existenz sind. In Auseinandersetzung mit dieser Position wendet Frankfurt ein, dass das Interesse am Leben nicht von Projekten abhängt, die Menschen verfolgen wollen. Er dreht die Begründung um: „Wir haben Interesse an lohnenswerten Projekten, weil wir vorhaben weiterzuleben und es vorziehen würden, uns nicht zu langweilen“ (S. 53).

Zum Weiterleben motiviert aus Frankfurts Sicht also nicht der Gedanke, Gründe dafür zu haben, überleben zu wollen. Auch der Wunsch zu leben und auch die Bereitschaft, diesen Wunsch als Grund für entsprechende Handlungen zu betrachten, beruht nicht auf Gründen, sondern auf der Liebe zum Leben. Diese Disposition stellt er in Zusammenhang mit biologischer Selektion. Daher ist der Wunsch zu leben für ihn universell, nicht auf anderes reduzierbar und damit eine „äußerst fruchtbare Quelle von Entscheidungs- und Handlungsgründen“ (S. 55). Neben dem Interesse am Weiterleben nennt Frankfurt auch noch andere elementare Interessen, die Handlungsgründe liefern: „Wir müssen uns zum Beispiel darum sorgen, schwere Verletzungen und Krankheiten zu vermeiden, zumindest einen minimalen Kontakt mit anderen menschlichen Wesen aufrechtzuerhalten und chronischem Leiden sowie endloser, stumpfsinniger Langeweile aus dem Weg zu gehen“ (S. 56). Darauf basieren dann partikulare Interessen und Ambitionen, die als „fundamentale Notwendigkeiten“ nicht auf sozialen Vorschriften oder kulturellen Gewohnheiten basieren, sondern „fest in der menschlichen Natur verwurzelt“ sind (ebd.). Eigenen Schaden oder Leiden für Ziele, um die ein Mensch sich mehr sorgt, in Kauf zu nehmen, erscheint verständlich, nicht aber Schaden oder Leiden als Selbstzweck (S. 56 f.). Eine volitional unvernünftige Person, die Tod, Hilflosigkeit und Leiden liebt, hat keine durch Beweise oder Argumente falsifizierbare Meinung (S. 57).

Volitionale Notwendigkeiten der Liebe

Liebe versteht Frankfurt als bestimmten Modus der Sorge. Sie umfasst in diesem Sinne das Interesse an der Existenz und am Wohl dessen, was geliebt wird. Damit kann fast alles Objekt der Liebe sein (S. 58). Wichtiges Merkmal ist, dass die Sorge um das Objekt um seiner selbst willen erfolgt, nicht als Mittel zu einem anderen Zweck. Dabei beinhaltet die Identifikation mit dem geliebten Objekt nicht notwendigerweise ein Interesse an Symmetrie im Verhältnis (S. 59). Liebe ist nicht in erster Linie eine Frage des Urteils oder der begründeten Entscheidung. Dennoch werden Ursachen der Liebe oft als Gründe für die Liebe betrachtet. Liebe bedarf jedoch keiner Gründe und kann vielfältige Ursachen haben. Sie ist vielmehr selbst eine wichtige „Quelle von Gründen", sodass jeder Umstand im Zusammenhang mit einem geliebten Objekt dazu führen kann, im Interesse des Objekts der Liebe zu handeln (S. 60).

Zwei volitionale Notwendigkeiten gehören für Harry Frankfurt zur Liebe: Zum einen gibt Liebe Endzwecke, denen Liebende sich verschreiben müssen und zum anderen ergeben die zu eigen gemachten Zwecke Handlungsgründe. Daher versteht Frankfurt Liebe nicht in erster Linie als emotional oder kognitiv, sondern als volitional. Denn eingeschränkte „Dispositionen des Denkens und Handelns", die von der Sorge um das Liebesobjekt bestimmt werden, sind Bestandteil der Liebe (S. 61), auch wenn Liebe starke Gefühle auslöst und oft mit „lebhaftem Enthusiasmus" und „beruhigenden Charakterisierungen" des Geliebten einhergeht (S. 62). Der Unterschied zwischen den „Notwendigkeiten der Liebe" und anderen, unwillkommenen Einschränkungen des Willens wie „Zwängen, Besessenheiten und Süchten" liegt darin, dass die Unterwerfung nicht freiwillig erfolgt (ebd.). Die Macht der Liebe als freiwillige Unterwerfung macht hingegen in Frankfurts Verständnis die eigene Macht des liebenden Menschen aus (S. 64).

Volitionale Notwendigkeiten sind für Frankfurt „absolut und unbedingt", weil sie sich aus Haltungen ableiten und im Charakter des Willens gründen (S. 64 f.). Viele volitionale Notwendigkeiten und Endzwecke sind aber nicht universell und hängen von variablen Bedingungen ab (S. 67). Die Liebe zu unterschiedlichen Dingen kann miteinander in Konflikt geraten, auch weil Menschen die Dinge, die sie lieben, nicht gut genug verstehen (S. 68). Die „Legitimität und Würdigkeit" von Endzwecken kann nicht durch unpersönliche Überlegungen erwiesen werden und manche Konflikte können daher in Frankfurts Verständnis nicht durch Vernunft gelöst werden (S. 69). Eindeutige Liebe beantwortet aber die „Frage, worum wir uns sorgen sollten", weil in der legitimen Autorität der Liebe zu einem Objekt die „einzige angemessene und letzte Grundlage normativer Einstellungen und Überzeugungen" liegt (S. 70). Aber auch nach Erkenntnis der Liebesobjekte und der Akzeptanz entscheidender Notwendigkeiten bleiben Probleme: So kann es sein, dass Menschen aus Ignoranz oder Unfähigkeit dem geliebten Objekt nicht gerecht werden. Es kann auch durch Oberflächlichkeit und Disziplinlosigkeit zu Verrat der Interessen des geliebten Objekts und damit der eigenen Interessen kommen (ebd.). Es besteht jedoch keine höhere Autorität als die „von uns bejahten Notwendigkeiten unserer eigenen Natur" (S. 71). Erforderlich ist es aus Frankfurts Sicht deshalb, ein reifes Selbstvertrauen zu finden, das nicht anfällig ist für die Zerstörung der Integrität des Selbst durch „hyperrationalen Skeptizismus", ein Vertrauen „in das, was zu sein wir nicht umhinkönnen" als Basis für die praktische Vernunft (ebd.).

Fazit

Harry Frankfurt geht in *Sich selbst ernst nehmen* davon aus, dass Menschen sich – als reflexive Wesen – auf sich selbst beziehen und sich dahingehend in den Blick nehmen können, was sie ausmacht und aus welchen Gründen sie das tun, was sie tun. Weil die für die *conditio humana* in Frankfurts Verständnis maßgebliche menschliche Reflexionsfähigkeit zu Selbstentfremdung führen kann, fragt sich Frankfurt, inwiefern die Befähigung zur Liebe Anteil an der Wiederherstellung der für Handlungsfähigkeit notwendigen Ganzheit hat. Liebe versteht Frankfurt als Form der Sorge (*care*), die eng mit der Selbstintegration zusammenhängt. Weil aber weder Vernunft noch Moral die Wiederherstellung der Einheit bewirken können und auch nicht bei der Beantwortung der Frage danach, um was wir uns sorgen sollten, helfen, ist es für Frankfurt für die Überwindung der Selbstentfremdung wichtig, etwas zu finden, womit wir uns identifizieren können. Hier sind Endzwecke nötig, die er „volitionale Notwendigkeiten" nennt. Volitionale Notwendigkeiten können nicht leicht aufgegeben werden und treten in Form von geteilten Notwendigkeiten, aber auch in Form individuell unterschiedlicher Sorgen auf. In diesem Sinne ist es für Frankfurt zur Beantwortung der Frage nach dem richtigen Leben auch nicht entscheidend, ob etwas geliebt wird, das die Liebe verdient, sondern nur, dass auf Grundlage der Sorge um ein geliebtes Objekt volitionale Notwendigkeiten entstehen, die bejaht werden und damit Gründe und Endzwecke für Willen und Handeln bereitstellen.

Freiheit hängt für Frankfurt also nicht, wie in einem verbreiteten Verständnis, mit Verfügbarkeit zusammen (Steinfath 2000, S. 167). Vielmehr sind volitionale Notwendigkeiten für ihn „Bedingung für Willensfreiheit und Selbstbestimmung" (ebd.). Vor dem Hintergrund des Sonderstatus der Frage nach dem Menschen, der darin begründet liegt, dass Menschen sich zu ihren Eigenschaften verhalten und diese stets offen sind, dass also der Mensch „sich reflektierend zu sich, zu seinem Leben und zu seinen Möglichkeiten" (Angehrn 2010, S. 346) verhält, stellt die von Frankfurt in den Mittelpunkt gerückte Befähigung und Anlage darauf, „sich selbst ernst zu nehmen", einen wichtigen Ansatzpunkt dar, um der Frage nach den Gründen für Willen und Handeln genauso wie nach dem Umgang mit Kontingenz genauer nachgehen zu können. Emil Angehrn drückt dies folgendermaßen aus: „Sich selbst ernst nehmen bedeutet für Frankfurt ein voluntatives Sich-Festlegen, durch welches wir unseren Einstellungen und Handlungen eine bestimmte Bedeutung geben und unserem Leben eine Orientierung verleihen [...]" (ebd., S. 360). Kognitive und voluntative Akte sind hier eng miteinander verwoben, d. h., dass sich nur durch Distanzierung und Objektivierung des Selbst das praktische Selbstverhältnis herstellt, indem nämlich „wir unsere faktischen Wünsche und Dispositionen zum Gegenstand machen und zu ihnen Stellung beziehen" (ebd.), um zu einem Einverständnis mit dem eigenen Selbst zu gelangen (ebd.).

Mit Frankfurt lässt sich Lebenskunst begreifen als die Kultivierung eines komplexen Umgangs mit den innerpsychischen Voraussetzungen von Willensfreiheit und damit als individuelle Verarbeitung von Kontingenz. Die ursächliche Beschäftigung mit den äußeren Voraussetzungen von Handlungsfreiheit steht hier nicht im

Vordergrund. Stellenweise beschäftigt sich Frankfurt zwar mit äußeren, objektiven Zwängen, der hauptsächliche Fokus liegt aber auch hier auf der innerpsychischen Verarbeitung. Es geht ihm vornehmlich darum, eine innere Harmonie mit den eigenen, von vielfältigen Faktoren abhängigen Gefühlen, Wünschen, Einstellungen, Motiven und Handlungsdispositionen herzustellen. Worauf diese Voraussetzungen jeweils in sozialer und kultureller Hinsicht beruhen, welche vielleicht auch konfligierenden *Carings* sich daraus ergeben und wie sich ein überindividuelles, also Sozialität grundlegend berücksichtigendes Verständnis von Lebenskunst mit Frankfurts Verständnis vermitteln lässt, bleibt zu diskutieren.

Literatur

Angehrn, E. (2010). *Sinn und Nicht-Sinn. Das Verstehen des Menschen*. Mohr Siebeck.

Baumann, P. (2000). Über Zwang. In M. Betzler & B. Guckes (Hrsg.), *Autonomes Handeln. Beiträge zur Philosophie von Harry G. Frankfurt* (S. 71–84). Akademie Verlag.

Frankfurt, H. G. (1988). *The Importance of What We Care About*. Cambridge University Press.

Frankfurt, H. G. (1999). *Necessity, Volition, and Love*. Cambridge University Press.

Frankfurt, H.G. (2022). *Sich selbst ernst nehmen* [2006]. Suhrkamp.

Herrmann, M. (2000). Freier Wille ohne Wunschkritik. In M. Betzler & B. Guckes (Hrsg.), *Autonomes Handeln. Beiträge zur Philosophie von Harry G. Frankfurt* (S. 153–166). Akademie Verlag,

Quante, M. (2000). The things we do for love. In M. Betzler & B. Guckes (Hrsg.), *Autonomes Handeln. Beiträge zur Philosophie von Harry G. Frankfurt* (S. 117–135). Akademie Verlag.

Steinfath, H. (2000). Freiheit und Notwendigkeit. Zu einigen Motiven bei Harry Frankfurt. In M. Betzler & B. Guckes (Hrsg.), *Autonomes Handeln. Beiträge zur Philosophie von Harry G. Frankfurt* (S. 167–178). Akademie Verlag.

Stoecker, R. (2000). Guidance. Ein Führer durch Frankfurts Handlungstheorie. In M. Betzler & B. Guckes (Hrsg.), *Autonomes Handeln. Beiträge zur Philosophie von Harry G. Frankfurt* (S. 101–115). Akademie Verlag.

Pierre Hadot: *Philosophie als Lebensform. Geistige Übungen in der Antike* (1987)

9

Gerhard Heim

Einführung

Pierre Hadot diskutiert in seiner Schrift *Philosophie als Lebensform. Geistige Übungen in der Antike* (1991 = PL) das „Wesen“[1] griechischen Philosophierens.[2] Wie in seinen späteren Büchern *Die innere Burg. Anleitung zu einer Lektüre Marc Aurels* (1996 = IB) und *Wege zur Weisheit – oder was lehrt uns die antike Philosophie?* (1999 = WW) verweist er auf Ähnlichkeiten der philosophischen Schulen als moralischen Unternehmungen, mit dem Ziel gerecht zu handeln, glücklich zu sein und Weisheit zu suchen. „Das Motiv zur Erfindung der Philosophie war das Bedürfnis, der im Leben durch die Sorgen verursachten Beunruhigung ein Ende zu

[1] Berücksichtigt man die Bedeutung der Philosophie Ludwig Wittgensteins für Hadot seit etwa 1960 (vgl. Force 2011; Hadot 2009, S. 132–135), sollte man vielleicht „Art und Weisen“ sagen, denn es geht um „Sprachspiele“, was Hadot auch zur Verwendung des Ausdrucks „Lebensform“ inspirierte (ebd., S. 135). Dazu passt, dass Wittgensteins Lebensweise in mancher Hinsicht sokratisch anmutet.

[2] Studien mit ähnlicher Perspektive, d. h. über Seelentherapie im Epikureismus, Stoizismus und Skeptizismus, wie von Hadot hervorgehoben, haben verfasst: Paul Rabbow (1954), *Seelenführung. Methodik der Exerzitien in der Antike*; Ilsetraut Hadot (1969), *Seneca und die griechisch-römische Tradition der Seelenleitung;* André-Jean Voelke (1993), *La philosophie comme thérapie de l'âme. Études de philosophie hellénistique* und Juliusz Dománski (1996), *La philosophie, théorie ou manière de vivre. Les controverses de l'Antiquité à la Renaissance.*

G. Heim (✉)
Berlin, Deutschland
E-Mail: gerjoheim@t-online.de

J. Zirfas und G. Gödde (Hrsg.), *Schlüsselwerke der Kritischen Lebenskunst I,* Schriften zur Kritischen Lebenskunst, https://doi.org/10.1007/978-3-662-72346-3_9

machen“, zitiert er Xenokrates, Platons Nachfolger als Leiter der Akademie (vgl. WW, S. 258). Fixpunkt dieser Schulen sei Sokrates gewesen, der in der ganzen Antike das Vorbild des idealen Philosophen geblieben sei, dessen philosophisches Werk nichts anderes als sein Leben und sein Tod gewesen sei (WW, S. 56; Böhme 1988).[3]

Die Philosophie als originäres Produkt der griechischen Kultur wurde in Rom erst im 2. Jahrhundert v. Chr. eingeführt. Dieser Hellenisierungsprozess war konflikthaft. Dennoch lehrten zahlreiche griechische Philosophen in Rom. Vor allem Cicero machte sich um die Rezeption und Etablierung der griechischen Philosophie in Rom verdient (Bringmann 2003; Pohlenz 1970, S. 272 ff.).[4] Während sehr viele Schriften aus der hellenistischen Zeit verloren gegangen sind, nur als Fragmente vorliegen bzw. in kommentierenden oder geschichtlichen Werken wie dem von Diogenes Laertius (2008) dargestellt wurden, ist aufgrund der in der römischen Kaiserzeit entstandenen Schriften Senecas, Epiktets und Marc Aurels die stoische Philosophie (Brunschwig 2000a), und dank der Dichtungen von Lukrez und Horaz die epikureische Philosophie (Laks 2000) grundsätzlich gut überliefert (Long & Sedley 2000, S. 9).

Am Beispiel des Stoizismus und des Epikureismus kann Hadot seine Thesen: „Der philosophische Diskurs [hat] seinen Ursprung in einer Lebenswahl und einer existentiellen Entscheidung, nicht umgekehrt“ (WW, S. 17), und „dass die Philosophie vor allem eine Art zu leben darstellt, die aber sehr eng mit dem philosophischen Diskurs verbunden ist“ (WW, S. 18) gut begründen, geht aber in seinen Büchern *Philosophie als Lebensform* und *Wege zur Weisheit* über die genannten Schulen hinaus, indem er auch die anderen Schulen bzw. Richtungen (Akademiker, Peripatetiker, Kyniker, Skeptiker, Pythagoreer, Neuplatoniker) samt ihren Auswirkungen auf das frühe Christentum diskutiert.

Der Ansatz von Hadot, das als „spiritualistisches Paradigma“ (Philosophie verstanden als spirituelle bzw. geistige Übung) betrachtet wird, ist (seit ca. 30 Jahren) einflussreich. Seine Bedeutung liegt nach Sylvain Roux darin, dass er Haltungen bzw. Intentionen der antiken Autoren herausarbeitet, die auf die seelische Wirkung ihrer Leser, eine „Psychagogik“, ausgerichtet gewesen seien. Dieser Ansatz sollte eine „retroaktive“ Lektüre dieser Werke ermöglichen, indem sie sich von Veränderungen distanziert, die die nachantike Philosophie durch den Einfluss des Christentums maßgeblich geprägt haben (Roux 2024, S. 14).

---

[3] Die Moralphilosophie von Sokrates bzw. Platon wird verstanden als Überwindung des tradierten Vergeltungsdenkens in Griechenland (Canto-Sperber 2000, S. 117; Dihle 1962, S. 61).

[4] Cicero suchte auch selbst Trost, „eine Art sokratischer Arznei“ (Cicero 1984, 4.24, S. 184) in der Philosophie: „[…] für unsere eigenen bitteren Schmerzen und die verschiedenen und überallher zusammenströmenden Widerwärtigkeiten hat sich keine andere Linderung finden lassen“ (ebd., 5.121, S. 256).

Hadot will die antike Weisheitsidee im Sinne einer „Therapeutik“ (Gödde & Zirfas 2016) aktualisieren, wenn er von „alten Wahrheiten“ spricht, die man immer wieder neu erfahren müsse (PL, S. 46). Es geht um eine Veränderung der Lebensweise zum Guten, indem das Bewusstsein von sich selbst und der Welt durch ständiges Üben gemäß diesen Wahrheiten verändert wird, m.a.W. um die *Überwindung* des Ichs.

Biografie

Pierre Hadot (1922–2010) ist in Reims aufgewachsen und wurde 1944 wie seine beiden Brüder katholischer Priester, hat diesen Beruf aber 1952 aufgegeben und sich vom katholischen Glauben abgewandt (Hadot 2009, S. 24–29). 1953 heiratete er. Zunächst gab er Texte von Autoren (Ambrosius, Marius Victorinus) der lateinischen Patristik (spätantike christliche Theologie und Philosophie) am *Centre National de la Recherche Scientifique* (CNRS) unter der Leitung des belgischen Jesuiten Paul Henry heraus. In jenen Jahren arbeitete er auch über Plotin, dessen Schriften er in den folgenden Jahrzehnten übersetzte, herausgab und kommentierte. 1964 wurde er Studienleiter für „Lateinische Patristik“ an der 5. Abteilung der *École Pratique des Hautes Études* (*EPHE*). 1966 heiratete er die deutsche Philosophiehistorikerin Ilsetraut Marten (*1928), und wandte sich verstärkt dem Thema der spirituellen Anleitung in der Antike zu. Seine Abteilung an der *EPHE* wurde umbenannt in „Theologien und Mystiken im hellenistischen Griechenland und der Spätantike“. 1968 schloss er seine Dissertation über Porphyrios und Victorinus, eine umfassende Abhandlung über die neuplatonische Metaphysik, ab. Sein Forschungsinteresse, angeregt durch die Studien von Ilsetraut Hadot über die Seelenleitung bei Seneca (1969), bezog sich nun auf die spirituellen Übungen im heidnischen Griechenland. Er entdeckte hier eine gemeinsame philosophische Grundhaltung der großen hellenistischen Schulen, unabhängig von deren spezifischen philosophischen Lehren (Hadot 1995, 1999). Ende der 1970er Jahre mit einem Artikel und schließlich mit Erscheinen seines ersten Buches über spirituelle Übungen in der antiken Philosophie von 1981 zog er das Interesse Michel Foucaults auf sich, der Hadot bei der Bewerbung um den Lehrstuhl für Hellenistisches und Römisches Denken am *Collège de France* unterstützte. Sein Buch *Die Innere Burg. Anleitung zu einer Lektüre Marc Aurels* demonstriert die Einheit von Leben und Reflexion. 1992 wurde er emeritiert. In weiteren Arbeiten beschäftigte er sich mit der stoischen Philosophie der Kaiserzeit (Epiktet; Hadot & Hadot 2004). Als Bücher herausgegeben wurden auch Abhandlungen über Wittgenstein und über Goethe. Inspiriert von Heraklits Spruch „Die Natur liebt es sich zu verstecken“ schrieb er sein letztes Buch *Der Schleier der Isis* (2004) über das „prometheische“ und das „orphische“ Verständnis der Natur (zur Biografie Hadots Vgl. Hadot 2009; Force 2011; Chase 2013; Sharpe o. J.).

Darstellung des Schlüsselwerks[5]

Im Vorwort zu diesem dreiteiligen, nur ca. 200 Seiten umfassenden Buch (mit 700 Anmerkungen und einer Stellungnahme zu Michel Foucault) mit acht Kapiteln, die man als Essays unabhängig voneinander lesen kann, begründet Hadot seine Sichtweise, dass „die Philosophie nicht nur eine bestimmte Art, die Welt zu sehen ist, sondern eine Art zu leben und dass alle theoretischen Diskurse nichts sind im Vergleich mit dem konkreten gelebten philosophischen Leben“ (PL, S. 9). In der Antike „bestand das philosophische Leben hauptsächlich darin, bestimmte Übungen, wie die der Meditation, der Gewissenserforschung, der Kontemplation der Natur, vorzunehmen“ (ebd., S. 10).[6] Spirituelle oder geistige Übungen definiert Hadot als willentliche persönliche Praktiken, die eine Transformation der Person bewirken sollen. Sie sind die gelebte Philosophie, deren theoretischen Diskurse „eher formen als informieren wollen“ (ebd.). Man müsse die Bedeutung einer philosophischen Aussage als Funktion der literarischen Gattung sehen, die der Autor gewählt habe, und deren Kontext (Hadot 2009, S. 92).

Das Christentum habe Begriff und Praxis der geistigen (spirituellen) Übungen übernommen, aber indem dieser Begriff Bestandteil der christlichen Spiritualität wurde, ging die Philosophie ihres existenziellen Inhalts verlustig. „Das Christentum hat somit dazu beigetragen, die Philosophie auf einen theoretischen Diskurs zu beschränken“ (PL, S. 10).

Teil I: Exerzitien der Weisheit. Antike

Hadot bespricht die antiken philosophischen Schulen im klassischen Griechenland, im Hellenismus und in der römischen Kaiserzeit unter dem Gesichtspunkt existenzieller Themen. Es geht dabei immer ums Lernen, d. h. um Üben, Gewohnheiten bilden und Erfahrungen sammeln. In vielem ähneln sich die Schulen trotz der Unterschiede in ihren Lehren. *Leben lernen* bedeute eine „Therapie [der Leidenschaften] mit einer tiefgreifenden Umwandlung der Denk- und Seinsweise des Individuums. Die geistigen Übungen haben die Verwirklichung eben dieser Umwandlung zum Ziel“ (ebd., S. 15). Nur wenige Beschreibungen der Übungen seien überliefert. Es gehe dabei um Selbstprüfung (*skepsis*), Selbstbeherrschung (*enkrateias*) und Wachsamkeit (*prosoché*).

---

[5] Ergänzend werden Zitate aus *Wege zur Weisheit* (WW) und *Die innere Burg* (IB) verwendet, da diese Bücher zusammen mit *Philosophie als Lebensform* (PL) im Grunde eine Einheit darstellen. Außerdem sind der Gesprächsband *The present alone is our happiness* (Hadot 2009) und *The selected writings of Pierre* Hadot (2020) zu empfehlen.

[6] Askese (*Askesis*) bedeutet Übung. „Ob wir die Vorstellungen anerkennen oder durch Nichtanerkennen unwirksam machen, ist nicht durch äußere Ursachen bedingt, sondern durch die eigene Entscheidung “, d. h. durch „eine Ursache, die aus sich selbst die Wirkung hervorbringt“ (Bormann 1981, S. 101).

Letztere sei die grundlegende geistige Haltung der *Stoiker*, die durch einen Grundton der Spannung (*tonos*) und Konzentration auf den gegenwärtigen Augenblick gekennzeichnet sei, wodurch eine Öffnung auf das kosmische Bewusstsein hin erfolgen kann. Die philosophische Praxis bestehe darin, in jedem Augenblick die Aufmerksamkeit auf sich selbst und den gegenwärtigen Moment zu richten, eine beständige Wachsamkeit darauf, „kein anderes Handlungsmotiv zuzulassen, außer dem Willen Gutes zu tun" (ebd., S. 165). Diese Weisheitspraxis sei eingebettet in die stoischen Lehren der Logik, Physik und Ethik. Denn die stoische Lebenswahl bedeute, kohärent, im Einklang mit der Welt zu leben. Anders als die epikureische Physik (i.e. Naturlehre) sei für die Stoiker „die Welt [...] ein organisches Ganzes und alles geschieht aus rationaler Notwendigkeit heraus. In der unendlichen Zeit gibt es nur einen Kosmos, der sich unendlich oft wiederholt" (ebd., S. 155). Der Mensch habe ein Schicksal, das er sich nicht ausgesucht habe. Menschen werden unglücklich, wenn „sie hartnäckig versuchen, Güter zu erwerben, die sie nicht erhalten können, und Übeln aus dem Weg zu gehen, die unvermeidlich sind" (ebd., S. 153). Nur „der Wille, Gutes tun zu wollen, der Wille, in Übereinstimmung mit der Vernunft zu handeln" (ebd.) hänge von uns ab. Der Wille, Gutes tun zu wollen, sei „die unüberwindliche innere Burg, die jeder in sich errichten kann" (ebd.). Das bedeutet Tugend (*arete*).

Wie wird menschliche Freiheit möglich? Die deterministische Allvernunft in der Natur ermöglicht sie nicht, sondern die dem Menschen eigene „diskursive Vernunft, die durch Urteile spricht, den ihr vom Schicksal aufgezwungenen Ereignissen und den von ihr ausgelösten Handlungen einen Sinn zu geben vermag" (ebd., S. 157). Die Übungen seien auf die Beherrschung des inneren Diskurses bezogen, die Wirklichkeit solle ohne Werturteile beschrieben werden, das Individuum solle „sich als Teil eines Ganzen erkennen [...] alles in der Perspektive der Allvernunft zu sehen" (ebd., S. 162) und sich in Vorstellungskraft zu üben. Die Idee ist, nicht nur dem, was geschieht, zuzustimmen, sondern sich auch darauf vorzubereiten (*Prämedititatio*). Was nicht von uns abhänge, sei außerhalb der Moralität, daher kein Übel. Dazu gehörten meist auch Krankheit, Armut und Tod. Zentrale Lebensregel der Stoiker sei, zwischen dem zu unterscheiden, was in unserer Macht stehe und eine moralische Entscheidung erfordere, und was nicht in unserer Macht stehe und daher gleichgültig und hinzunehmen sei. Das Individuum solle die Grundsätze der stoischen Philosophie stets parat haben, einen Kanon mit Maximen und Sentenzen. Durch Meditationsübungen bekämen die Ideen in der Seele Leben. Man stelle sich Dinge vor, die schlimm sind und man kann dabei erkennen, dass sie keine Übel sind, weil sie nicht gegenwärtig sind und auch nicht von uns abhängen. So könne man Gemütsruhe (*apatheia*) erreichen.

Bei den *Epikureern* dagegen sei der Grundton die Ruhe (*anesis*); die Übungen zielten darauf, „die Seele aus den Sorgen des Lebens zur einfachen Freude am Dasein zurückzuführen" (ebd., S. 20), die Seelenruhe (*ataraxia*) zu erreichen. Die grundlegende Furcht, die das Glück des Menschen beeinträchtige, sei die vor dem Tod. Hier helfe die epikureische Physik, die auf Demokrit zurückgreife, in der es kein Walten der Götter gebe, sondern nur durch die ins Leere fallenden Atome, die, wenn sie von ihrer Bahn abkommen „sich treffen und zusammengesetzte

Körper erzeugen" (ebd., S. 144). Deshalb gebe es unendlich viele Welten, die entstünden und wieder verschwänden. Die Devianz (*clinamen*) der Atome bedeute Zufall, Freiheit, Spontaneität. Der Tod betreffe uns nicht, denn wenn wir da seien, sei er nicht da; wenn er nun wiederum da ist, seien wir nicht mehr. Die Götter seien vollkommene glückselige Wesen, und da sie selbst keine Sorgen hätten, bereiteten sie auch anderen keine. Denn sie fühlten weder Zorn noch Gunst, denn das wäre Schwäche.

Epikur sehe das Individuum durch seine Suche nach Lust angetrieben. Die Philosophie solle es dazu bringen, nach der einzig wahren Lust zu suchen, der Lust am Dasein (ebd., S. 139). Wahre Lust sei Aufhebung des Leidens, eines Zustandes der Unzufriedenheit. Sie werde erreicht durch die Begrenzung der Begierden, mit der Unterscheidung natürlicher notwendiger (vitaler) Bedürfnisse und natürlicher, aber nicht notwendiger (gemeinsame Feste, Sex) und unnatürlicher leerer Begierden (Reichtum, Ruhm). Für das Vergnügen zu existieren, müsse man lediglich die für unser Leben natürlichen und notwendigen Bedürfnisse befriedigen. Berühmt sei das epikureische vierfache Heilmittel (*Tetrapharmakos*): „Vor Gott braucht man sich nicht zu fürchten, dem Tod soll man nicht mit argwöhnischer Angst gegenüberstehen, das Gute ist leicht zu beschaffen, das Schlimme leicht zu ertragen" (vgl. ebd., S. 21). Die Anhänger Epikurs sollten den epikureischen Katechismus auswendig lernen. Sie übten Lebensfreude mit Hilfe von Entspannung und gemeinschaftlichem Leben, im Dialog mit dem Seelenleiter erfolgten Gewissensprüfung, Beichte und freundschaftliche Zurechtweisung (ebd., S. 147–151).

An anderer Stelle schreibt Hadot, Stoizismus und Epikureismus seien Entsprechungen zweier entgegengesetzter, aber komplementärer Grundstimmungen unseres Innenlebens: „Anspannung und Entspannung, Pflicht und heitere Gelöstheit, sittliches Bewusstsein und Freude am Dasein" (ebd., S. 46). Beide betonten die Ethik und gäben praktische Anleitungen, wenn sich auch ihr Weltbild unterscheide. Beim *Reden mit anderen*, gehe es nicht um das, worüber man spricht, sondern um den, der spricht. Das Paradigma der geistigen Übung sei hier der *sokratische* Dialog. Denn, so der Sokratiker Antisthenes, der Nutzen der Philosophie bestehe für ihn darin, dass er mit sich selbst verkehren könne (ebd., S. 25). Beim *Sterben lernen* streife man seine Individualität ab, um die Dinge aus der Perspektive der Universalität und Objektivität zu sehen. Der Gedanke an den Tod öffne den Menschen für das Erleben des gegenwärtigen Augenblicks.

„Die geistige Übung, die das Sterben lehrt und darin besteht, sich vom Körper, von seinen Begierden und Leidenschaften zu trennen, reinigt die Seele von allem überflüssigen Beiwerk, und es genügt, sie anzuwenden, damit die Seele zu ihrer wahren Natur zurückfindet und sich ausschließlich der Übung des reinen Denkens widmet" (ebd., S. 39).

Bei Plotin und dem Neuplatonismus seien diese Übungen im Zentrum, um den geistigen Fortschritt hin zu den Zielen der Schau des Einen (*hen on*), dem Prinzip, alle Dinge zu erreichen, und der Metamorphose des Ich. Für alle philosophischen Schulen gelte: „Jede geistige Übung ist also in der Hauptsache eine Rückkehr zu sich selbst, die das Ich von der Selbstentfremdung befreit, zu der die Sorgen, Leidenschaften und Begierden es gebracht haben (ebd., S. 40).

Die philosophischen Schriften dürften nur unter der Berücksichtigung der konkreten Situation, in der sie entstanden sind, interpretiert werden. Denn: „Sie sind Produkte einer philosophischen Schule, die im wahrsten Sinne eine Schule ist, in welcher der Lehrer seine Schüler formt und sich bemüht, sie zu einer Wandlung und Verwirklichung ihrer selbst hinzuführen" (ebd., S. 42). Das geschriebene Werk spiegle folglich pädagogische, seelenheilende und methodologische Zielsetzungen wider. Im Grunde genommen sei das philosophische Werk, obwohl alles Geschriebene einen Monolog darstelle, implizit stets ein Dialog; der Bezug auf einen möglichen Gesprächspartner sei immer vorhanden (ebd., S. 41; s.a. S. 314–315). Und weiter: „Denn die Methode, die nicht in der Darlegung eines Systems, sondern darin besteht, auf präzise und begrenzte Fragen präzise Antworten zu geben, ist das während der gesamten Antike bewahrte Erbe der dialektischen Methode, das heißt der dialektischen Übung" (ebd., S. 43). Die antike Philosophie erscheine somit in ihrer ursprünglichen Gestalt als Teil der rhetorischen Kultur, nicht mehr als eine theoretische Konstruktion, sondern als eine Methode der Menschenformung, die auf eine neue Lebensweise und ein neues Weltverständnis abziele, als eine Bemühung, den Menschen zu verändern (ebd., S. 45). „Umgekehrt", unterstreicht Hadot, „kann das philosophische Leben nicht auf den philosophischen Diskurs verzichten, vorausgesetzt, dieser Diskurs ist von ihm inspiriert und animiert. Er ist integraler Bestandteil dieses Lebens" (ebd., S. 204).

Die heutige Philosophiegeschichte aber betrachte „die Philosophie nach einer aus dem Mittelalter und der Neuzeit übernommenen Auffassung als rein theoretischen und abstrakten Vorgang" (ebd., S. 45). Diese Vorstellung sei entstanden, als die Philosophie als *philosophia* im Christentum aufgegangen sei. Die Theologie als eigenständige höchste Wissenschaft habe sich die geistigen Übungen angeeignet, die nun zur Mystik und christlichen Moral gehörten, die *philosophia* sei zur „Dienerin der Theologie" geworden, die ihr begriffliches, d. h. theoretisches Material zu liefern hatte. Die Philosophie in der Neuzeit habe diese mittelalterliche Sichtweise trotz ihrer Emanzipation von der Theologie beibehalten. Hadot will, Vauvenargues zitierend, die Liebe zu alten Wahrheiten erwecken: „denn es gibt Wahrheiten, deren Sinn alle Generationen der Menschheit nicht auszuschöpfen vermögen; nicht, dass sie schwer zu verstehen wären – sie sind im Gegenteil äußerst einfach, erwecken sogar oft den Anschein der Banalität –, um aber ihren Sinn genau zu verstehen, muss man sie leben, muss man sie immer wieder neu erfahren" (ebd., S. 46).

Im Kapitel über das „Frühchristentum" (ebd., S. 48–65) verweist der Autor auf die Übernahme antiker Meditationsübungen durch Ignatius von Loyola und damit auf das „bahnbrechende" Werk von Paul Rabbow *Seelenführung. Methodik der Exerzitien in der Antike* (1954). Während dieser das Aufkommen der geistigen („sittlichen") Übungen lediglich mit der „Innenwendung" der epikureischen und stoischen Schule verbindet, sieht Hadot diese Praxis bereits im sokratisch-platonischen Dialog, die dann bis zum Ausgang der Antike angehalten habe.

Der Begriff *Logos* mit seiner Zweideutigkeit als Wort und Vernunft habe die *christliche* Philosophie ermöglicht, bei der sich Diskurs und Lebensform genauso durchdringen würden wie in der heidnischen (ebd., S. 274). Im *Logos* werde die christliche Offenbarung zur wahren Philosophie, wie das frühe christliche Philosophen und die Apologeten lehrten. Man habe diese Philosophie mit dem klassischen, im 5. Jahrhundert v. Chr. aufgekommenen Konzept der *Paideia* verbunden. Nach Auffassung von Augustinus würden sich Platonismus und Christentum in wesentlichen Teilen überschneiden. Es gehe darum, sich von der Sinnenwelt abzuwenden, um Gott und die geistige Wirklichkeit betrachten zu können (ebd., S. 288–289).

Im lateinischen Mittelalter sei das mönchische Leben *philosophia* genannt worden. Man habe damit weniger die christliche Lehre, sondern die christliche Lebensweise gemeint (ebd., S. 52–53). Man finde dort im 4. Jahrhundert das stoische Ideal der *apathei*a (Freiheit von Affekten), oder das Ziel, in Übereinstimmung mit der Natur zu sein. Auch die stoische Grundhaltung der Wachsamkeit (*prosoché*) spiele in den mönchischen Übungen des unaufhörlichen „Auf-sich-selbst-acht-gebens" eine wesentliche Rolle, was bei den christlichen Mönchen heißt, sich der Gegenwart Gottes zu erinnern. Es gebe die kurzen Sentenzen, die leicht behalten und meditiert werden konnten (ebd., S. 56–57). Durch die christliche Tugendlehre der Demut, Bußfertigkeit und vor allem des Gehorsams, namentlich die Unterwerfung des Willens unter den der Kirchenoberen, hätte sich aber die philosophische Praxis der Seelenleitung tiefgreifend gewandelt (ebd., S. 64). Der Epikureismus sei verschwunden (ebd., S. 292). „Als Führer durch das Leben diente nicht mehr die philosophische Überzeugung, sondern der religiöse, allen Menschen offenstehende Glaube an Christus" (Frede 2000, S. 50). Mit der im 6. Jahrhundert beginnenden scholastischen und der ab dem 13. Jahrhundert die Philosophie des Aristoteles integrierenden thomistischen Tradition sei die Philosophie auf den theoretischen Diskurs beschränkt worden, obwohl es Aristoteles selbst in erster Linie um die Kontemplation gegangen sei. Dennoch traten in der Neuzeit Philosophen auf wie Abelard, Petrarca, Erasmus, Montaigne, Spinoza, Descartes, Shaftesbury, Kant u. a., die die antike Auffassung von der Philosophie als Lebensform nicht vergessen hätten. Es bedürfe eines dicken Bandes, um diese Rezeptionsgeschichte zu beschreiben (ebd., S. 310; s.a. Kap. 4 von Sharpe & Ure 2021). Zudem gebe es „wirklich erstaunliche Analogien zwischen den philosophischen Haltungen der Antike und des Orients" (ebd., S. 318).

Teil II: Der Fall „Marc Aurel"

Zunächst distanziert sich Hadot von einigen Deutungen, die die Persönlichkeit Marc Aurels betreffen. Dessen Werk *Tà eis heautón* (Ermahnungen an sich selbst, Wege zu sich selbst) sieht er als Exemplum für einen stoischen Dialog mit sich selbst, einer philosophischen Therapie bzw. „Seelenleitung". Hadot hat eine umfangreiche Anleitung zu diesem Werk verfasst (*Die innere Burg*, 1996 = IB). Die Mentalität des philosophierenden Kaisers (ebd., X, S. 332–428) und Entstehungskontext und interne Logik des Werks (ebd., I, S. 15–41, II, S. 42–46) werden dort ausführlich erläutert und analysiert. Marc Aurel folgt im Wesentlichen den Lehren Epiktets, die er in zwei Kapiteln (ebd., IV, S. 87–112, V, S. 113–149) darstellt.

In seiner kritischen Rekonstruktion auf die bis heute anhaltende Wirkung dieser *Ermahnungen an sich selbst* weist Hadot darauf hin, dass Marc Aurel die Schrift nur für sich privat verfasst habe. Das Werk enthalte „Sentenzen, deren Klarheit alterslos ist" (IB, S. 9). Hier würden Übungen beschrieben wie die *praemeditatio malorum,* das Vorstellen schlimmer Ereignisse und das Erkennen, dass sie Vorstellungen sind, oder das Zerlegen von Ereignissen in Einzelteile oder zeitliche Abschnitte, um herauszufinden, was von uns abhängt und was nicht, oder auch die Trennung des wahrgenommenen Ereignisses von einem Werturteil. Die stoische Tugend der „Seelengröße" bedeute, dass man sich über die „gleichgültigen" Dinge erhebt, die nicht von einem selbst abhängen. Nur die Tugend sei von Wert. Der hier angesprochene Gleichmut den gleichgültigen Dingen gegenüber heißt nicht, dass man kein Interesse an ihnen findet. Denn nach stoischer Auffassung hängen alle Dinge vom Willen der „Allnatur" bzw. „kosmischen Ordnung" ab, weshalb der von ihnen Betroffene sie („alle mit der gleichen Liebe") annehmen (und „bewundern") soll (vgl. ebd., S. 79). Man verzichte darauf, bestimmten Dingen einen ausschließlich mit menschlichen Maßstäben gewonnenen Wert beizumessen.

In dem Kapitel „Marc Aurels Exerzitien" weist Hadot auf das in den Sentenzen des Marc Aurel enthaltene „Dreierschema" (*topoi*) hin, das dieser von Epiktet übernommen habe: 1. Welche Haltung soll man den Ereignissen gegenüber einnehmen (die sich aus dem Lauf der Allnatur ergeben)? 2. Wie soll man sich den Mitmenschen gegenüber verhalten? 3. Wie denke ich, wie analysiere ich Ereignisse? Entsprechende seelische Aktivitäten sind danach 1. Disziplinierung des Begehrens, 2. Disziplinierung des mitmenschlichen Handelns, 3. Disziplinierung der Zustimmung zu den Vorstellungen, d. h. die korrekte Anwendung der Methode der stoischen Logik in der äußeren und inneren Rede.

> Wir kommen also zu dem Schluß, dass diese drei *topoi* Epiktets den drei Teilen der stoischen Philosophie entsprechen, indem diese in einem tieferen Sinn als geistige Übungen betrachtet werden: nicht als theoretische Physik, Ethik oder Logik, sondern als Physik, die den auf die Welt gerichteten Blick verändert, als Ethik, die auf die Gerechtigkeit im Handeln ausgerichtet ist, und als Logik, die Vorsicht im Urteil, Kritik der Vorstellungen hervorbringt. Die drei *topoi* Epiktets, wie auch die drei Teile der stoischen Philosophie, decken den ganzen Wirklichkeitsbereich ab wie auch das gesamte psychische Leben (ebd., S. 87–88).

Im 4. Buch wird ein wesentliches Dogma des Stoizismus behandelt: die Unterscheidung zwischen dem, was in unserer Macht steht (Begehren, Streben und Urteilen), und dem, was nicht in unserer Macht steht (Gesundheit, Ruhm, Reichtum; ebd., S. 90).

Ein zweites wesentliches Dogma des Stoizismus behauptet „die Existenz eines grundlegenden Instinktes […], mit dessen Hilfe jedes Wesen und vor allem die vernünftige Menschennatur sich mit sich selbst im Einklang befindet, sich selbst zu erhalten und zu lieben bestrebt ist." (ebd., S. 92). Die vernünftige Strebung (*hormé*) führt zu Handlungen im Dienste der Gemeinschaft, es gehe um „angemessene Handlungen" (*kathékonta*), die sich auf Dinge bezögen, die nicht in meiner Macht stünden (andere Menschen, Politik, Gesundheit etc.), also Handlungen, die durch den Instinkt der Selbsterhaltung (gr. *oikeiôsis*) gelenkt würden. Das dritte Dogma des Stoizismus formuliere Epiktet in seinem *Handbüchlein*: „Nicht die Dinge selbst versetzen die Menschen in Aufregung, sondern die Meinungen, die sie von den Dingen haben" (zit. in PL, S. 94). Alles sei eine Sache des Urteilens, und das Urteilen stehe in unserer Macht, genauso richtiges Denken und richtiges Sprechen.

Teil III: Antike und moderne Exerzitien der Weisheit

Im Kapitel „Die Gegenwart allein ist unser Glück" illustriert Hadot mithilfe von Dichtern wie Goethe, Horaz, Lukrez die hellenistischen Glückslehren des Epikureismus und des Stoizismus. Z. B. bedeute Horaz' *Carpe diem* („Koste den heutigen Tag aus und vertraue nicht auf morgen!") die epikureische Freude, die darin bestehe, „jeden Augenblick so zu leben, als sei es der letzte, aber auch, als sei es der erste" (ebd., S. 109). Der Epikureer genieße den Augenblick, der Stoiker wolle ihn mit aller Intensität.

Im Kapitel „Der ‚Blick von oben'" kommt Hadot auf das Thema des *Seelenfluges*, auch wieder mit Beispielen aus der schönen Literatur zu sprechen. Diese Vorstellung finde sich bei allen antiken Schulen, insb. bei Epikureern, Stoikern und Kynikern. Denn diese hätten die Philosophie als eine Übung verstanden, „die darin besteht, die Einzelperson sowie die Gemeinschaft vom Blickpunkt der Universalnatur zu betrachten […], hauptsächlich durch moralische und existentielle Exerzitien" (ebd., S. 127). Die „praktische Physik" der Schulen sei eine Übung der Phantasie, welche die unendlichen Räume durcheile, um „die menschlichen Dinge verachten zu lernen und die innere Ruhe zu erlangen" (ebd., S. 128).

Im Kapitel „Sokrates, Kierkegaard und Nietzsche" geht es um die sokratische Ironie und den Eros. Sokrates sei Mittler zwischen dem transzendenten Ideal der Weisheit und der konkreten menschlichen Realität. Hadot bezieht sich auf den Sokrates des *Gastmahls* von Platon. Sokrates trage mithilfe seiner Ironie eine Maske, die den sokratischen Dialogen ihren Charakter gibt. Kierkegaard und Nietzsche betrachteten die indirekte Kommunikation des Sokrates, seine Maskerade, als notwendig für seine erzieherische Wirkung. Auch in der Liebe (*eros*) übe Sokrates Ironie, indem er dem anderen so viel Aufmerksamkeit schenke, bis dieser sich in ihn verliebe. Kierkegaard nennt ihn einen Verführer, der glauben machte, dass er einen liebt, bis man erkennt, dass nicht er es ist, der liebt, sondern dass er geliebt wird. Im *Gastmahl* erscheine die Sokratesgestalt als dionysischer Charakter, auf den Nietzsche seinen eigenen Traum, seine Sehnsucht nach einer Versöhnung zwischen Apollon und Dionysos, projiziert habe (ebd., S. 160).

Im Kapitel „Die Philosophie als Lebensform" fasst Hadot seine Einsichten zusammen und unterstreicht die Relevanz seiner These. In der Antike seien Personen als Philosophen betrachtet worden, die gar nichts geschrieben oder gelehrt, aber in jeder Hinsicht z. B. nach den stoischen Regeln gelebt hätten. Man finde in den verschiedenen antiken Schulen, die alle die Philosophie als eine „Übung in der Weisheit" gesehen hätten, verschiedene „Typen der Weisheitssuche" (ebd., S. 174). Um ihre „als essenziell betrachteten grundlegenden Aussagen herauszuarbeiten“, müssten „ihre nicht mehr zeitgemäßen kosmologischen und mythischen Elemente entfernt“ werden (ebd.).

Um sich als Philosophie ausgeben zu können, musste das Christentum Elemente integrieren, welche es der antiken Philosophie entliehen hatte, und es musste den Logos des Johannes-Evangeliums mit der kosmischen Vernunft der Stoiker und danach mit dem aristotelischen und platonischen Intellekt in Einklang bringen. Es musste außerdem die philosophischen geistigen Übungen in das christliche Leben aufnehmen (ebd., S. 170).

Sie seien nun Bestandteil der christlichen Spiritualität geworden. Die neuplatonische Mystik wirke in der christlichen Mystik weiter, vor allem in derjenigen Meister Eckharts. Schließlich verteidigt Hadot die antiken Philosophen gegen den Vorwurf der Weltflucht: Ihre Philosophie sei in der Gemeinschaft praktiziert worden. Die Philosophen hätten sich gegenseitig unterstützt und niemals aufgehört, auf die Gesellschaft, Stadt und Staat, König oder Kaiser einzuwirken. „Die Philosophie bedeutet Umkehr, Transformation der Seinsweise und der Lebensweise, Suche nach Weisheit“ (ebd., S. 176). Der Weise tauche, wie Seneca sage „in die Totalität der Welt“ ein (ebd., S. 175).

Nachwort. Ein unvollendetes Gespräch mit Michel Foucault

Foucault habe ein Detail der griechischen Moral, die Idee der Arbeit des Ichs an sich selbst als Ansatz für eine neue Moral aufgefasst: „Künstler des eigenen Ichs“ werden. Dies scheine auf eine Ästhetik der Existenz hinauszulaufen, die das Ich als Kunstwerk gestalten will. Hier zögert Hadot, denn der Begriff des Schönen (*kalos*) werde heute anders als in der Antike als losgelöst vom Guten (*agathon*) gedacht, während in der Antike das Schöne den ethischen Wert integriert. Statt wie Foucault „von einer ‚Kultur des eigenen Ichs (*culture de soi*) zu sprechen, sollte man eher von einer Transformation des Ichs, von einem ‚Über-seine-eigenen-Grenzen-Hinausgehen‘ sprechen“ (ebd., S. 179). Hier seien Seelenfrieden (*ataraxia*), innere Freiheit (*autarkeia*) und kosmisches Bewusstsein Ansatzpunkte, um zur Seelengröße (*megalopsychia*) zu gelangen. Eine weitere Differenz zu Foucault bestehe darin, dass er selbst den Bruch in der Philosophie als Lebensform im Mittelalter (*philosophia ancilla theologiae*) lokalisiere, während Foucault diesen erst später bei Descartes markiere. Hadot hält im Gegenteil Descartes für einen Philosophen, der sich wie Spinoza weiterhin in der antiken Tradition ansiedelt und Philosophie als Übung in der Weisheit sieht.

Kritische Einschätzung

Pierre Hadots Arbeiten zur antiken Philosophie trugen seit den 1970er Jahren dazu bei, das Interesse insbesondere an der Philosophie des Hellenismus und der römischen Kaiserzeit zu beleben. 2001 wurde ein Band mit Gesprächen zwischen

Hadot, Jeannie Carlier und dem amerikanischen Philosophen Arnold I. Davidson herausgegeben, die über seine intellektuelle Entwicklung Aufschluss geben.

Größere Resonanz fand sein Werk nicht zuletzt deshalb, weil Foucault für seine ideengeschichtlichen Forschungen über die antiken Techniken des Selbst (z. B. Foucault 1986) Hadots Studien rezipierte und dessen Berufung an das *Collège de France* unterstützte. Die Divergenzen Hadots (Betonung der kosmischen Dimension der antiken Praktiken der Selbsttransformation) zu den Ansichten Foucaults (Konzentration auf eine Ästhetik des Selbst) wurden bereits im 3. Abschnitt angesprochen (s. Hadot 2009, S. 136; s.a. den Beitrag von Malte Brinkmann in diesem Band). Martha C. Nussbaum, die sich mit der hellenistischen Ethik und philosophischen Lebensweise befasst, geht von einer grundlegenden Analogie zwischen hellenistischer Philosophie und Medizin aus, sieht aber bei Foucaults „Selbsttechniken" die Gefahr einer Konfusion mit irrationalen Praktiken (2009, S. XI, S. 5, 353); das dürfte allerdings für die „geistigen Übungen" bei Hadot, auf den die Autorin nicht eingeht, nicht zutreffen (vgl. WW, S. 212). In der Reihe *Philosophy as a way of life* erschienen im 5. Band sechzehn Aufsätze zu „Hadot and Foucault on Ancient Philosophy" (Faustino & Telo 2024).[7]

2013 kam *Philosophy as a Way of Life* (PWL) mit Essays zu Ehren von Hadot (hrsg. von Chase, Clark & McGhee) heraus; 2020 eine Sammlung mit ins Englische übersetzten Aufsätzen von Hadot (hrsg. von Sharpe & Testa), schließlich 2021 eine Gesamtdarstellung des PWL-Ansatzes von Matthew Sharpe und Michael Ure. In diesem „Lehrbuch" werden mittelalterliche, neuzeitliche sowie einige moderne Ansätze und ihr Verhältnis zum PWL-Ansatz (Hadot, WW, S. 310) erörtert.[8] In seinem Buch über die sokratischen Grundlagen der *stoischen* Philosophie als Lebenskunst präzisiert und definiert Sellars (2009; Zusammenfassung Sellars 2007) Philosophie als Kunstfertigkeit (*techne*), deren Bestandteile das rationale Argument (*logos*) sowie die praktische Übung (*askesis*) seien, und deren Ziel die Umgestaltung des Lebens (*bios*) sei.

John M. Cooper (2012) legt den Schwerpunkt auf die verschiedenen Denksysteme mit ihrer gemeinsamen Grundlage im *Logos* (Vernunft) und wendet sich gegen Hadots Auffassung, dass die Entscheidung für eine philosophische Lebensform eine „existentielle Wahl" sei, die dann durch die gelebte Praxis theoretisch gerechtfertigt werde. Vielmehr, so Cooper, sei sie existentiell nur insofern, als man auf der Grundlage der philosophischen Vernunft leben wolle; die Auswahl der Richtung geschehe aufgrund rationaler Begründungen. Hadots Ansatz gebe dem rationalen Diskurs ein zu geringes Gewicht (ebd., S. X). Coopers Kritik

[7] Alexander Nehamas (2000) beschreibt eine mit der Gestalt des Sokrates verbundene und mit Foucaults „Ästhetik der Existenz" verwandte Praxis der individualistischen Selbstgestaltung, wie sie exemplarisch bei Montaigne, Nietzsche und Foucault auftritt.

[8] Seit 2021 geben Michael Chase, Eli Kramer und Matthew Sharpe (bisher sieben) Bände unter dem Reihentitel *Philosophy as a Way of Life. Text and Studies* heraus, die den metaphilosophischen Ansatz der PWL vertreten und Philosophiegeschichte als „transformative Philosophie" erforschen.

bezieht sich auch auf den bei Hadot zentralen Begriff der „spirituellen Übungen" zur Selbsttransformation: Diese gebe es aufgrund der Berührungen der antiken Philosophie mit dem Christentum erst in der römischen Kaiserzeit. In den Jahrhunderten davor habe es sich lediglich um ein intellektuelles Training der philosophischen Lehren gehandelt.[9]

Sylvain Roux (2024) schreibt, dass Hadot einerseits als Philologe und Historiker an die Texte herangehe, andererseits auch als Philosoph, wenn er ein Defizit der gegenwärtigen Philosophie feststelle. Zu dieser Einschätzung sei er durch den Einfluss des Bergsonismus[10] und des Existentialismus gekommen. Er habe daher keinen unparteiischen Blick von außen einnehmen können. Sein „essentialistischer" Ansatz suche nach gemeinsamen Merkmalen philosophischer Praktiken verschiedener Epochen und verallgemeinere diese zum Wesen der antiken Philosophie. Hadot ordne die theoretische Dimension unter die praktische (i.e. Lebensweise) und weite diese Unterordnung auf die Gesamtheit der Geschichte der antiken Philosophie aus. Insbesondere reduziere Hadot den Platonismus auf den Sokratismus und den Aristotelismus auf den Platonismus (ebd., S. 115). Sokrates indes sei eher der Name eines Übergangs (zu Kynikern, Platon, Stoikern) als der einer Revolution. Platons Begriff der *Theoria* beschränke sich nicht auf ethisches Wissen, sondern gehe über die bloße Sammlung sinnlich wahrnehmbarer Informationen hinaus, um dem Wissen seine wahre Gestalt zu geben und seine Einheit sicherzustellen. Aristoteles räume der *Theoria* eine Autonomie gegenüber dem politisch-praktischen Leben ein. Die aristotelische Lebensweise der Kontemplation (bzw. *Theoria*), in der es um die Suche nach dem Wahren und Unvergänglichen gehe, sei nicht deckungsgleich mit dem Anspruch einer Umformung des Selbst für ein besseres Leben. Der Philosoph unterscheide sich bei Aristoteles nicht durch eine bestimmte Lebensweise von den anderen Bürgern, sondern durch das Ziel, das er der Suche nach dem Wahren beimesse, die ihre Rechtfertigung nur in sich selbst finde (ebd., S. 120). Hadots Sichtweise treffe zu, wenn es um die ethische Ausrichtung gehe: z. B. habe das kynische Vorgehen mit (auch körperlicher) Askese als kürzerem Weg zur Tugend als über den Erwerb von Wissen (*Theoria*) sowohl auf Sokrates als auch die Stoiker gewirkt. Solche antiintellektualistischen Tendenzen seien auch bei Epikur und den Skeptikern (Brunschwig, 2000) zu finden. Das Hadotsche Paradigma bedeute, „dass der Versuch, das hauptsächlich aus dem hellenistischen Denken stammende Modell auf Philosophien wie die von Platon und Aristoteles auszudehnen, darauf hinausläuft, das zu leugnen, was die Besonderheit dieser Philosophien ausmacht, d. h. die Beziehung, die sie zum Begriff

[9] Hadot selbst hat den mehrdeutigen Terminus „spirituell" wegen seiner religiösen Konnotation („geistlich") problematisiert, weshalb in den deutschen Übersetzungen „geistig" verwendet wird (vgl. PL, S. 48; Hadot 2009, S. 87–97).

[10] Hadot (2009, S. 126) sagt, für ihn werde das Wesentliche am Bergsonismus immer die Idee der Philosophie als Transformation der Wahrnehmung sein; diese Position habe er dann auch bei Merleau-Ponty gefunden: „Philosophie besteht darin, zu lernen, die Welt neu zu sehen" (ebd., S. 131).

der *Theoria* haben und die sich von derjenigen unterscheidet, die man im hellenistischen Denken findet" (ebd., S. 138).[11]

Zum Schluss soll noch auf die Frage eingegangen werden, auf welche Weise Philosophie als Lebensform (bzw. Seelenleitung, Psychagogik) mit der Idee der *heutigen* Psychotherapie verwandt ist. Offenbar suchte schon das überforderte, beunruhigte Individuum in der antiken Polis nach „moralischer" Stärkung (Bühler 2013). Galenus (129–216) schrieb: „Jeder Arzt hat offensichtlich Philosophie nötig, und jeder Arzt muss ein Philosoph sein." und zitierte den Rat des Stoikers Chrysippos, dass man sich in den Patienten hineinversetzen solle (vgl. Siegel 1973, S. 276–278). In den stoischen, kynischen und epikureischen Eudaimonielehren, in deren Zentrum das lernende Individuum steht, das auch angesichts erheblicher Widrigkeiten sein Glück anstrebt, entdeckt Joel Owen (2023) Elemente des Resilienz-Konzepts der Gegenwart. Eine antike Psychotherapie, die sich zwischen religiösen Praktiken, der Medizin und den verbalen Techniken der Philosophie etabliert hätte, gab es damals nicht (vgl. Gill 1985), aber ein differenziertes psychologisches Vokabular (z. B. Dihle 1982); es gab auch Vorstellungen zur Behandlung wie Besprechungen (*epode*), Reinigung (*katharsis*) u. a. (vgl. Lain-Entralgo 1958; Furley 1992). Vertreter der modernen Psychotherapie (z. B. Perris 1988; Ellis & Hoellen 2004; Dickinson, 2024) haben die Bedeutung antiker philosophischer Grundlagen der Psychotherapie erkannt: die Rolle der Subjektivität und der Introspektion, der direktiven, oft pädagogischen sowie der rationalen Vorgehensweisen, oder Übungsformen, wie sie in den Schriften von Platon, Cicero, Plutarch und den Stoikern der Kaiserzeit Seneca, Epiktet, Marc Aurel zu finden sind: z. B. *Elenktik* (Prüfung) und *Maieutik* (gelenkter Dialog) bei Sokrates (z. B. Landmann 1950; Stavemann 2002), *Prämeditatio* (Sorgenexposition, Stressimmunisierung, kognitive Probe), *prosoche* (Achtsamkeit). Eine stoisch-philosophische Begründung der kognitiven Verhaltenstherapie (Cognitive Behavioural Therapy, CBT) hat Donald Robertson (2020) vorgelegt. Er geht von maßgeblichen Begründern dieser Psychotherapieform[12] und früheren Psychotherapeuten[13] aus, die öfters, wenn auch eher am Rande, von stoischen Vorläufern und ihren Ideen sprachen, und bezieht sich dann bei der Darstellung der philosophischen Therapie der Antike vor allem auf Hadots Studien, der fundamentale Ideen der Stoiker (zu Glück, Tugend, Leidenschaft, Selbstinteresse, Schicksal, freier Wille) behandelt, die in den CBT-Ansätzen und deren Weiterentwicklungen (z. B. Acceptance and Commitment Therapy

[11] „Cela signifie, enfin, que vouloir étendre le modèle issu principalement de la pensée hellénistique à des philosophies comme celles de Platon et d'Aristote revient à nier ce qui fait la spécificité de ces dernières, c'est-à-dire le rapport qu'elles entretiennent avec la notion de *Theoria* et qui est différent de celui que l'on trouve dans la pensée hellénistique" (Roux 2024, S. 138).

[12] Albert Ellis, Joseph Wolpe, Hans J. Eysenck, Aaron T. Beck, Donald Meichenbaum, Arnold A.Lazarus u. a.

[13] James Braid, Paul C. Dubois, Charles Baudouin, Émile Coué u. a.

ACT) zu erkennen seien. In einem zweiten Teil analysiert der Autor detailliert CBT- Interventionstechniken und ihre Verwandtschaft mit den stoischen Übungen. Am Schluss gibt er das Skript einer Imaginationsübung wieder, die der platonischen „Seelenflugübung" (*Epopteia*), dem „Blick von oben" nachgestaltet ist (ebd., S. 245–248).

Resümee

Angeregt durch Hadots weit ausholenden Blick werden dem Leser, der Leserin je nach persönlicher Erfahrung noch andere Sucher und Kenner „ewiger Wahrheiten" einfallen darunter französische Moralisten, Albert Camus, Bertrand Russell, Erwin Chargaff, Viktor Frankl … Gleichgültig, ob krank oder gesund, wir suchen nach Glück und Wahrheit als Endzweck unseres geistigen Lebens. Diese nie endende Aufgabe, bei der wir uns von den objektiven Werten und unseren wahren Bedürfnissen oft genug entfernen, aber dank unserer Lernfähigkeit und Vernunft auch wieder annähern können, ist eine Suche, die ohne Rituale und Zeremonien, ohne Zeichen der Zugehörigkeit zu offenen oder geschlossenen Zirkeln und Gruppierungen auskommen kann. Niemand muss sie bezeugen, aber niemand muss sie allein suchen, denn andere können helfen. Es geht um die Suche nach dem geistigen *Panaceum*, diesem *inneren Stein der Weisen*, dessen Anwesenheit man in jeder offenstehenden Schule der Weisheit des Ostens oder Westens spüren, auch wenn man es niemals finden kann. Es geht um die Überwindung unseres Ichs durch dessen immer wieder erneute Befreiung von Angst und Wut. Eben diese Suche lehrt uns Einzelwesen die antike Philosophie, die sich vor mehr als zweitausend Jahren auf diesen Weg gemacht hat. Mit seiner Landkarte aus zu wiederholenden und explorierenden Erfahrungen und Lektüren vor Augen, zeigt uns Pierre Hadot Haltepunkte, Übungen zur Aufmerksamkeit auf die gelebte Gegenwart, zum Bewusstsein der Sterblichkeit und zum kosmischen Blick von oben.

Literatur

Böhme, G. (1988). *Der Typ Sokrates.* Erw. Neuausgabe. Suhrkamp.

Bormann, K. (1981). Zur stoischen Affektenlehre. In I. Craemer-Ruegenberg (Hrsg.), *Pathos, Affekt, Gefühl* (S. 79–102). Karl Alber.

Bringmann, K. (2003). Die Bedeutung der Philosophie in Rom zur Zeit der späten Republik. In K. Piepenbrink (Hrsg.),*Philosophie und Lebenswelt in der Antike* (S. 149–164). WBG.

Brunschwig, J. (2000a). Stoizismus. In J. Brunschwig & G. Lloyd, unter Mitarbeit von P. Pellegrin (Hrsg.), *Das Wissen der Griechen. Eine Enzyklopädie* (S. 879–894). Wilhelm Fink.

Brunschwig, J. (2000b). Skeptizismus. In J. Brunschwig & G. Lloyd, unter Mitarbeit von P. Pellegrin (Hrsg.), *Das Wissen der Griechen. Eine Enzyklopädie* (S. 847–861). Wilhelm Fink.

Bühler, K.-E. (2013). Vereinfachung des Lebens im Geist der griechischen Antike. In U. Wolfradt, G. Heim, & P. Fiedler (Hrsg.), *Dissoziation und Kultur. Pierre Janets Beiträge zur modernen Psychiatrie und Psychologie, Band 3* (S. 56–61). Pabst Science Publishers.

Canto-Sperber, M. (2000). Die Ethik. In J. Brunschwig & G. Lloyd, unter Mitarbeit von P. Pellegrin (Hrsg.), *Das Wissen der Griechen. Eine Enzyklopädie* (S. 116–139). Wilhelm Fink.

Chase, M. (2013). Introduction. In M. Chase, S. R. L. Clark, & M. McGhee (Hrsg.), *Philosophy as a way of Life: Ancients and Moderns-Essays in Honor of Pierre Hadot* (S. 1–9). Wiley Blackwell.

Chase, M., Clark, S. R. L., & McGhee, M. (Hrsg.). (2013). *Philosophy as a Way of Life: Ancients and Moderns-Essays in Honor of Pierre Hadot.* Wiley Blackwell.

Cicero. (1984). *Gespräche in Tusculum.* Artemis.

Cooper, J. M. (2012). *Pursuits of wisdom. Six ways of life in ancient philosophy from Socrates to Plotinus.* Princeton University Press.

Dickinson, S. (2024). The lineage of positive psychology and cognitive behavioral modalities: How Stoicism inspired modern psychotherapy. *Discover Psychology, 4*(15). https://doi.org/10.1007/s44202-024-00121-w. Zugegriffen: 30. Nov. 2024.

Dihle, A. (1962). *Die goldene Regel. Eine Einführung in die Geschichte der antiken und frühchristlichen Vulgärethik.* Vandenhoek & Ruprecht.

Dihle, A. (1982). *Die Vorstellung vom Willen in der Antike.* Vandenhoek.

Diogenes Laertius. (2008). *Leben und Meinungen berühmter Philosophen. Zwei Bände.* Felix Meiner.

Domanski, J. (1996). *La philosophie, théorie ou manière de vivre ? Les controverses de l'Antiquité à la Renaissance.* Academia Press Fribourg, Éditions du Cerf.

Ellis, A., & Hoellen, B. (2004). *Die Rational-Emotive Therapie – Reflexionen und Neubestimmungen* (2. Aufl.). Klett-Cotta.

Faustino, M., & Telo, H. (Hrsg.). (2024). *Hadot and Foucault on Ancient Philosophy. Philosophy as a Way of Life, Bd. 5.* Brill.

Force, P. (2011). The teeth of time: Pierre Hadot on meaning and misunderstanding in the history of ideas. *History and Theory, 50*, 20–40.

Foucault, M. (1986). *Hermeneutik des Subjekts. Vorlesung am Collège de France (1981/82).* Suhrkamp.

Frede, M. (2000). Die Gestalt des Philosophen. In J. Brunschwig & G. Lloyd, unter Mitarbeit von P. Pellegrin (Hrsg.), *Das Wissen der Griechen. Eine Enzyklopädie* (S. 37–51). Wilhelm Fink.

Furley, W.D. (1992). Antiphon der Athener. Ein Sophist als Psychotherapeut? *Rheinisches Museum für Philologie, N.F. 135*, 198–216.

Gill, C. (1985). Ancient psychotherapy. *Journal of the History of Ideas, 46*, 307–325.

Gödde, G., & Zirfas, J. (2016). *Therapeutik und Lebenskunst. Eine psychologisch-philosophische Grundlegung.* Psychosozial-Verlag.

Hadot, I. (1969). *Seneca und die griechisch-römische Tradition der Seelenleitung.* De Gruyter.

Hadot, P. (1991). *Philosophie als Lebensform. Geistige Übungen in der Antike.* Übers. I. Hadot, & C. Marsch. Gatza. Französische Ausgabe (1987). *Exercises spirituels et philosophie antique.* 2e éd. rev. et aug. Études Augustiennes = LF.

Hadot, P. (1996). *Die innere Burg. Anleitung zur einer Lektüre Marc Aurels.* Übers. M. Ozaki, & B. von der Osten. Eichborn. Französische Ausgabe (1992). *La citadelle intérieure. Introduction aux pensées de Marc Aurèle.* Fayard = IB.

Hadot, P. (1999). *Wege zur Weisheit oder Was lehrt uns die antike Philosophie.* Übers. H. Pollmeier. Eichborn. Französische Ausgabe (1995). *Qu'est-ce que la philosophie antique?* Éditions Gallimard = WW.

Hadot, P. (2004). *Le voile d'Isis. Essai sur histoire de l'idée de nature.* Gallimard.

Hadot, P. (2009). *The present alone is our happiness. Conversations with Jeannie Carlier and Arnold I. Davidson.* Übers. M. Djaballah. University Press. Französische Ausgabe (2001). *La Philosophie comme maniere de vivre. Entretiens avec Jeannie Carlier et Arnold I. Davidson.* Édition: Albin Michel.

Hadot, P. (2020). *The selected writings of Pierre Hadot. Philosophy as Practice.* Übers. von M. Sharpe, & F. Testa. Bloomsbury Academic.

Hadot, I., & Hadot, P. (2004). *Apprendre à philosopher dans l'Antiquité: L'enseignement du «Manuel d'Épictète» et son commentaire néoplatonicien.* Le Livre de Poche.

Lain-Entralgo, P. (1958). Die platonische Rationalisierung der Besprechung (*Epode*) und die Erfindung der Psychotherapie durch das Wort. *Hermes, 86*, 298–323.

Laks, A. (2000). Epikur. In J. Brunschwig & G. Lloyd, unter Mitarbeit von P. Pellegrin. (Hrsg.), *Das Wissen der Griechen. Eine Enzyklopädie* (S. 547–562). Wilhelm Fink.

Landmann, M. (1950). *Elenktik und Maieutik. Drei Abhandlungen zur antiken Psychologie*. Bouvier.

Long, A. A., & Sedley, D. N. (2000). *Die hellenistischen Philosophen. Texte und Kommentare*. J.B. Metzler.

Mark, A. (1998). *Wege zu sich selbst.* Hrsg. und übers. von R. Nickel. Artemis & Winkler.

Nehamas, A. (2000).*Die Kunst zu leben. Sokratische Reflexionen von Platon bis Foucault* Übers. M. Haupt. Rotbuch.

Nussbaum, M.C. (2009). *The therapy of desire: Theory and practice in hellenistic ethics. With a new introduction to the 2009 edition* [1994]. University Press.

Owen, J. (2023). Psychological Resilience: Connecting contemporary psychology to ancient practical philosophy. *Theory & Psychology, 33*, 366–385.

Perris, C. (1988). The foundations of cognitive psychotherapy and its standing in relation to other psychotherapies. In C. Perris, I.M. Blackburn, & H. Perris (Hrsg.). *Cognitive Psychotherapy. Theory and Practice* (S. 1–43). Springer.

Pohlenz, M. (1970).*Die Stoa. Geschichte einer geistigen Bewegung*. 4. Aufl. Vandenhoek & Ruprecht.

Rabbow, P. (1954). *Seelenführung. Methodik der Exzerzitien in der Antike*. Kösel.

Robertson, D. (2020). *The philosophy of cognitive-behavioural therapy (CBT): Stoic philosophy as rational and cognitive psychotherapy* (2. Aufl.). Routledge.

Roux, S. (2024). *La philosophie antique comme exercice spirituel ? Un paradigme en question*. Les Belles Letttres.

Sellars, J. (2007). Techne peri ton bion. Zur stoischen Konzeption von Kunst und Leben. In W. Kersting & C. Langbehn (Hrsg.),*Kritik der Lebenskunst* (S. 91–117). Suhrkamp.

Sellars, J. (2009). *The Art of Living. The Stoics on the Nature and Function of Philosophy* (2. Aufl.). Bristol Classical Press.

Sharpe, M. (o. J.). Pierre Hadot (1922–2010). *Internet Encyclopedia of Philosophy*. https://iep.utm.edu/hadot/. Zugegriffen: 03. Aug. 2024.

Sharpe, M., & Ure, M. (2021). *Philosophy as a way of life. History, dimensions, directions*. Bloomsbury Academic.

Siegel, R.E. (1973). *Galen on psychology, psychopathology, and function and diseases of the nervous system. An analysis of his doctrines, observations and experiments*. Karger.

Stavemann, H.H. (2002).*Sokratische Gesprächsführung. Eine Anleitung für Psychotherapeuten, Berater und Seelsorger.* Beltz.

Voelke, A.-J. (1993). *La philosophie comme thérapie de l'âme: études de philosophie hellénistique*. Preface de Pierre Hadot. Academia Press Fribourg, Èditions du Cerf.

10 Axel Honneth: *Kampf um Anerkennung. Zur moralischen Grammatik sozialer Konflikte* (1992/2003)

Markus Dederich

Einleitung

Axel Honneth, geboren am 18. Juli 1949 in Essen, ist ein vor allem durch seine Studien zu einer sozialphilosophischen Theorie der Anerkennung international bekannter deutscher Philosoph. Er wird der dritten Generation der Frankfurter Schule zugerechnet (vgl. Später 2024) und war nach Stationen in Konstanz und Berlin von 2001 bis 2018 Direktor des Instituts für Sozialforschung (IfS) an der Universität Frankfurt am Main. Seit 2017 ist er Jack C. Weinstein Professor of the Humanities an der Columbia University in New York.

Es mag auf den ersten Blick abwegig erscheinen, einen Philosophen wie Axel Honneth der Lebenskunst zuzuschlagen, und sei es, wie in diesem Band intendiert, einer als kritisch verstandenen. Das soll im Nachfolgenden auch gar nicht versucht werden, denn es würde bedeuten, den Autor und sein Werk, und insbesondere die Schrift *Kampf um Anerkennung,* die im Mittelpunkt der nachfolgenden Überlegungen stehen wird, gleichsam in ein Prokrustesbett zu zwingen. Ein solches Unterfangen würde darüber hinaus auch dadurch konterkariert, dass Honneth in den Jahrzehnten nach der ersten Publikation seiner Schrift im Jahr 1992 beständig weitergearbeitet und seine Theorie nicht nur verfeinert, sondern an bestimmten Punkten auch deutlich umgearbeitet hat.

Stattdessen sind die nachfolgenden Überlegungen als eine Art Suchbewegung zu verstehen, und zwar als Suche nach Spuren oder Hinweisen, inwiefern und in welchen Grenzen der *Kampf um Anerkennung* sich als anschlussfähig an die kritische Lebenskunst erweist. Methodisch scheint mir dieses Verfahren sowohl im

M. Dederich (✉)
Humanwissenschaftliche Fakultät, Universität zu Köln, Köln, Deutschland
E-Mail: markus.dederich@uni-koeln.de

J. Zirfas und G. Gödde (Hrsg.), *Schlüsselwerke der Kritischen Lebenskunst I,* Schriften zur Kritischen Lebenskunst, https://doi.org/10.1007/978-3-662-72346-3_10

Sinne der Phänomenologie, etwa durch Rückgriff auf die von Bernhard Waldenfels dargelegte Figur der signifikativen Differenz, die auf einen in der Sache selbst liegenden Bedeutungsüberschuss hinweist (vgl. Waldenfels 2002, S. 28–30), als auch im Sinne der Hermeneutik legitimierbar, wie sie etwa von Georg Bertram (2024) konzipiert wird. Allerdings muss eine solche Lektüre berücksichtigen, dass Honneths gesellschaftstheoretisch gerahmte Schriften zur politischen Philosophie nicht auf eine wie auch immer geartete Tugendethik hinauslaufen, als welche Philosophien der Lebenskunst traditionell am ehesten zu verstehen sind, sondern auf eine politisch-normative Konzeption der Gesellschaft, in der das Subjekt, mehr noch aber die Intersubjektivität einen zentralen Stellenwert hat.

Aus diesen Vorüberlegungen ergibt sich, dass ich ausdrücklich auf den Versuch verzichten werde, die Schrift *Kampf um Anerkennung* als direkten Beitrag zur kritischen Lebenskunst zu lesen. Stattdessen werde ich in sehr skizzenhafter Form zu zeigen versuchen, dass Honneths Theorie gleichwohl so verstanden werden kann, dass sie aus einer normativ gehaltvollen gesellschaftstheoretischen Perspektive Bedingungen herausarbeitet, die ein gutes Leben zwar nicht im strikten Sinn determinieren, jedoch als notwendige Voraussetzungen dafür gelten können. Dies gilt jedenfalls unter der Voraussetzung, dass nicht von einer eremitischen, yogischen oder asketischen, d. h. sich von der Gesellschaft abwendenden Lebenskunst die Rede ist, sondern einer solchen, die sowohl gesellschaftlich-strukturell eingebettet als auch im Register der Intersubjektivität angesiedelt ist und sich auch mit ihren Begrenzungen, Zumutungen und Restriktionen auseinanderzusetzen hat. In diesem Sinn spricht Honneth gegen Ende seines Buchs von „allgemeinen Strukturen eines gelingenden Lebens“ (Honneth 2003, S. 279). Am Leitfaden dieser Formulierung soll nachfolgend versucht werden, Honneths Beitrag zu einer kritischen Lebenskunst zu rekonstruieren.

Grundriss der Anerkennungstheorie Honneths

Nachfolgend orientiere ich mich zunächst weitgehend an dem Nachwort, um das Honneth die Schrift *Kampf um Anerkennung* 2003 erweitert hat. Dieses setzt sich mit substanziellen Einwänden an der ursprünglichen Fassung seiner Theorie auseinander und versucht darüber hinaus zu würdigen, dass der Begriff der Anerkennung in unterschiedlichen Sprachen eine geradezu verwirrende Vielfalt an Bedeutungen annehmen kann (vgl. auch Honneth 2018). Hierzu gehört die Spannung zwischen einem eher epistemischen Verständnis von Anerkennung im Sinn von Identifizieren und (Wieder-)Erkennen und dem moralischen Akt der Zuweisung bzw. Bestätigung eines positiven Status.

Zu Beginn des letzten Abschnitts des Nachworts definiert Honneth Anerkennung wie folgt: „unter Anerkennung sollten wir ein Reaktionsverhalten verstehen, mit dem wir in rationaler Weise auf Werteigenschaften antworten, die wir im Maße der Integration in die zweite Natur unserer Lebenswelt an menschlichen Subjekten wahrzunehmen gelernt haben“ (Honneth 2003, S. 332). Diese für sich allein genommen sehr abstrakte und voraussetzungsreiche Definition soll nun nachfolgend schrittweise insoweit erläutert werden, dass zumindest die Grundzüge der Theorie nachvollziehbar werden. Auf seine Arbeit an dieser Theorie zurückblickend schreibt Honneth, es sei ihm zu Beginn darum gegangen, Strukturen wechselseitigen Anerkennens „als praktische Bedingung eines positiven Selbstverhältnisses des Menschen zu begreifen" (ebd., S. 308). Zentral für diesen Versuch war die Unterscheidung unterschiedlicher Modi der Anerkennung und die hieran ansetzende Frage, wie diese jeweils auf spezifische Weise zur Herausbildung „einer bestimmten Form der Selbstbeziehung" (ebd., S. 309) beitragen. Diese Formen der Selbstbeziehung sind in dem Sinn normativ, dass sie zumindest implizit als wünschenswerte Güter erscheinen. Honneth schlüsselt die Selbstbeziehung auf in Selbstachtung, Selbstvertrauen und Selbstwertgefühl. Nur wer in der Lage ist, eine solche Selbstbeziehung zu etablieren, kann sich in einem ganz allgemeinen Sinn als integer, unbescholten und ganz erfahren.

Die positive Selbstbeziehung ist nun aber etwas, was Menschen nicht allein aus sich selbst herstellen oder entwickeln können. Sie ist vielmehr sozial bedingt und hat Prozesse wechselseitiger Anerkennung zur Voraussetzung. Bei näherem Hinsehen impliziert diese Aussage zweierlei: Zum einen erscheint die Angewiesenheit auf Anerkennung – oder anders formuliert: das Begehren nach Anerkennung – als ein von konkreten historischen Umständen unabhängiges, anthropologisches Phänomen. Zugleich aber sind die verschiedenen Modi der Anerkennung sozial bzw. gesellschaftlich eingebettet und in ihrer jeweiligen konkreten Ausformung historisch bedingt, woraus für Honneth folgt, dass deren „Form und Gehalte mit dem Prozess der Ausdifferenzierung von normativ geregelten Handlungssphären" (ebd., S. 310) veränderbar sind.

Neben ihrer Unverzichtbarkeit für die Konstituierung einer positiven Selbstbeziehung der einzelnen Menschen schreibt Honneth der Anerkennung aber auch eine maßgebliche sozialintegrative Funktion zu: Auf der einen Seite ist die Etablierung einer positiven Selbstbeziehung demnach an gesellschaftliche Bedingungen geknüpft, da sie „aus normativ geregelten Formen der wechselseitigen Anerkennung bestehen" (ebd.). Damit dürfte ein Grund dafür benannt sein, warum der Topos der Anerkennung in pädagogischen Kontexten gerade dort intensiv rezipiert worden ist, wo es um die schulische Inklusion geht, d. h. die Realisierung einer Schule für tatsächlich alle (vgl. Prengel 1993).

Auf der anderen Seite hat eine Gesellschaft nur dann eine Chance auf ungezwungene Bejahung durch ihre Mitglieder, wenn sie in der Lage ist, Anerkennungsverhältnisse zu schaffen, „die die individuelle Entwicklung solcher positiven Formen der Selbstbeziehung ermöglicht" (Honneth 2003), S. 310.

Nun sind gesellschaftliche Anerkennungsverhältnisse nicht einfach da, sondern sie entwickeln sich, und dieses Sich-Entwickeln kommt bereits im Titel des Buches zum Ausdruck, der den Kampf, also das Konflikthafte und Dynamische herausstellt. Diese Kämpfe lassen sich sowohl auf intersubjektiver als auch auf gesellschaftlich-struktureller Ebene rekonstruieren.

Eine wichtige Frage, die Honneth nicht nur in diesem Nachwort, sondern auch in anderen Texten untersucht, ist die Frage, ob Anerkennung als attributiver oder als rezeptiver Akt zu verstehen ist. Im ersten Fall wird dem Gegenüber produktiv etwas zugeschrieben, im zweiten Fall ist Anerkennung reproduktiv bzw. responsiv, und zwar in dem Sinn, dass sie am Gegenüber eine positive Eigenschaft wahrnimmt und bestätigt. Als attribuierend verstandene Anerkennung kann als sowohl notwendige wie auch hinreichende Bedingung dafür angesehen werden, „dass menschliche Subjekte zu autonomen Personen mit den dafür relevanten Eigenschaften werden" (ebd., S. 326). Eine solche unmittelbar subjektkonstitutive Macht hat die rezeptive Variante der Anerkennung nicht. Das heißt aber nicht, dass sie wirkungslos wäre: Indem sie bestätigt, was bereits in den Menschen angelegt ist, werden deren Potentiale aktualisiert und realisiert. Hier nimmt Honneth eine vermittelnde Position ein, indem er zu zeigen versucht, dass die rezeptive, also nicht auf eine Zuschreibung, sondern eine Bestätigung zulaufende Variante zugleich eine für das Subjekt konstitutive Rolle spielt: „In unseren anerkennenden Haltungen reagieren wir angemessen auf evaluative Eigenschaften, die menschliche Subjekte nach Maßgabe unserer Lebenswelt schon vorgängig besitzen, über die sie freilich nur dann aktuell verfügen können, wenn sie sich mit ihnen dank jener Erfahrung der Anerkennung identifizieren können" (ebd., S. 327).

Zusammenfassend gesagt bedeutet Anerkennung, an einem anderen Menschen „eine Werteigenschaft wahrzunehmen, die uns intrinsisch dazu motiviert, uns nicht länger egozentrisch, sondern gemäß den Absichten, Wünschen oder Bedürfnissen jenes anderen zu verhalten" (Honneth 2010, S. 118–119). Akte der Anerkennung sind deshalb moralisch, weil sie sich am intrinsischen Wert der anderen Person orientieren. Die befürwortende Wahrnehmung einer positiven Bedeutung ist, wie Honneth neben einer Reihe anderer Philosophen immer wieder herausstellt, für das Wohlergehen der Menschen von fundamentaler Bedeutung. Nach seiner Auffassung vollzieht sich die psychosoziale Entwicklung des Menschen immer in einem Netzwerk von sozialen Beziehungen und gesellschaftlichen, politischen und ökonomischen Strukturen. Hieraus folgt, dass die Möglichkeit, sich selbst als intakte oder integre Person erfahren zu können, wesentlich von sozialen Erfahrungen und institutionalisierten Ermöglichungsbedingungen abhängt. Die zugleich empirische und normative Chiffre für diese Erfahrungen und ihre strukturelle Einbettung verdichtet sich in der Figur der Anerkennung.

Methodisch plausibilisiert Honneth seine Theorie der Anerkennung anhand von drei Formen der Integritätsverletzung, die er gleichsam spiegelsymmetrisch zu den Formen der Anerkennung systematisiert. In einem allgemeinen Sinn sind damit entweder schädigende Verhaltensweisen in sozialen Interaktionssituationen, institutionalisierte Strukturen oder kollektive Praktiken gemeint, durch die Individuen „in einem positiven Verständnis ihrer selbst verletzt werden, welches sie auf intersubjektiven Wegen erworben haben" (Honneth 2003, S. 212). Zumindest indirekt verweisen Verletzungen daher auf Ansprüche, die Subjekte an ihre Mitmenschen richten; gäbe es solche Ansprüche nicht, würde die Rede von verschiedenen Modi des Verletzens bzw. Verletztwerdens überhaupt keinen Sinn ergeben.

Der Oberbegriff für normativ relevante Formen der Verletzung ist „Missachtung". Missachtungserfahrungen können so weit gehen, dass sie „die Identität der ganzen Person zum Einsturz bringen" (ebd., S. 213). Die erste Form betrifft die leibliche Integrität des Subjekts. Diese kann beispielsweise durch Vernachlässigung, Isolation, soziale Kälte, Demütigung, Misshandlung und Missbrauch verletzt werden und das Subjekt zutiefst und auf Dauer beschädigen. Durch Verletzungen oder Missachtung auf dieser Ebene wird das Gelingen der Aneignung und Integration leiblicher und psychischer Erlebens- und Verhaltensdispositionen gestört oder stark beschädigt. Wie sich beispielsweise in aller Deutlichkeit bei Folteropfern zeigt, kann hieraus ein „Verlust an Selbst- und Weltvertrauen" (ebd.) resultieren, „der bis in die leiblichen Schichten des praktischen Umgangs mit anderen Subjekten hineinreicht. Was hier also der Person durch Missachtung an Anerkennung entzogen wird, ist die selbstverständliche Respektierung jener autonomen Verfügung über den eigenen Leib, die ihrerseits durch Erfahrungen der emotionalen Zuwendung in der Sozialisation überhaupt erst erworben worden ist" (ebd.). Das zeigen beispielsweise intersubjektivitätstheoretisch ausgerichtete psychoanalytischen Studien, die sich mit Menschen befassen, die Krieg, Folter, Verfolgung und Vertreibung erfahren haben und oftmals für den Rest ihres Lebens an den Folgen der erlittenen Gewalt leiden. Nach Auffassung von Jessica Benjamin bedeutet Anerkennung in diesem Kontext die als heilsam eingestufte Bereitschaft zu einer moralischen Zeugenschaft von Menschen, „die selbst nicht an Verletzungen beteiligt waren, ihre Funktion der Beglaubigung und Bestätigung des Geschehenen zu erfüllen und den Leiden und Verletzungen, die sie als Beobachter in der sozialen Welt wahrnehmen, aktiv entgegenzutreten oder sich für Wiedergutmachung einzusetzen" (Benjamin 2019, S. 13).

Die zweite Form ist auf das normative Selbstverständnis der Person und den Besitz von Rechten bezogen. Hier erfolgt die Verletzung durch den strukturellen Ausschluss von bestimmten Rechten innerhalb einer Gesellschaft, die andere selbstverständlich für sich in Anspruch nehmen. Rechte sind für Honneth in einem allgemeinen Sinn legitime Ansprüche von Individuen, die deren gleichberechtigte Partizipation an einer institutionellen Ordnung als vollwertige Mitglieder garantieren. Die systematische Vorenthaltung dieser Partizipation enthält Honneth zufolge die implizite Aussage, der betroffenen Person werde „nicht in dem Maße wie den anderen Gesellschaftsmitgliedern moralische Zurechnungsfähigkeit zugebilligt" (ebd., S. 216). Charakteristisch für diese Form der Missachtung ist also nicht allein „die gewaltsame Einschränkung der persönlichen Autonomie" (ebd.), sondern auch das damit verknüpfte Gefühl, „nicht den Status eines vollwertigen, moralisch gleichberechtigten Interaktionspartners zu besitzen" (ebd.). Zu einem Verlust an Selbstachtung kommt es deshalb, weil sich die betroffenen Subjekte „nicht auf sich selbst als gleichberechtigte Interaktionspartner aller Mitmenschen" (ebd.) beziehen können.

Die dritte Form schließlich betrifft die Lebensweise von Individuen und Gruppen. Hier liegt eine evaluative Form von Missachtung vor, weil Individuen oder Gruppen ihre soziale Wertigkeit abgesprochen wird. Damit ist gemeint, dass ihnen innerhalb eines gegebenen sozialen Überlieferungshorizonts keine soziale Wertschätzung entgegengebracht wird. Vielmehr wird deren möglicher Beitrag aufgrund bestehender gesellschaftlicher Werthierarchien „als minderwertig oder mangelhaft herabgestuft" (ebd., S. 217). Damit wird den betroffenen Individuen oder Gruppen zugleich die Möglichkeit genommen, „ihren eigenen Fähigkeiten einen sozialen Wert beizumessen“ (ebd.). Da die Erfahrung unterminiert wird, innerhalb der eigenen sozialen Welt von Bedeutung zu sein, kommt es zu einem Verlust an „Selbstschätzung [...], der Chance also, sich selbst als ein in seinen charakteristischen Eigenschaften und Fähigkeiten geschätztes Wesen verstehen zu können“ (ebd.). Hier artikuliert sich die Missachtung also in der Verweigerung der Anerkennung von spezifischen Formen der Selbstbestimmung und durch den Entzug von Ermutigung und Solidarität.

Resümierend hält Honneth fest: Aus Scham, Wut, Kränkung oder Verachtung „setzen sich die psychischen Symptome zusammen, anhand derer ein Subjekt zu erkennen vermag, dass ihm soziale Anerkennung ungerechtfertigterweise vorenthalten wird“ (ebd., S. 219–220). Zugleich erlaubt nach Honneths Überzeugung die Rekonstruktion der verschiedenen Missachtungsformen „Rückschlüsse auf das zu ziehen, was gleichsam zur ‚psychischen‘ Gesundheit, zur Integrität menschlicher Wesen beiträgt“ (ebd., S. 219): Erforderlich ist „die soziale Garantie von Anerkennungsverhältnissen, welche die Subjekte vor dem Erleiden von Missachtung weitestgehend zu schützen vermögen“ (ebd.).

Drei Sphären der Anerkennung

Im vorangehenden Abschnitt wurde betont, dass die Bewahrung von Integrität durch Anerkennung das normative Gegenstück zu verschiedenen Formen der sozialen Missachtung und Verletzung bildet. Mit der systematischen Koppelung von Missachtungserfahrungen und Sphären der Anerkennung versucht Honneth, sein normatives Projekt empirisch zu unterfüttern und sozialtheoretisch einzubetten. Fluchtpunkt der Theorie ist das Erkenntnisinteresse, „mit Hilfe des Anerkennungsbegriffs die normativen Grundlagen zu gewinnen, auf denen das Unternehmen einer Gesellschaftskritik gegründet werden kann“ (Honneth 2003, S. 333). Einerseits geht es Honneth darum, die Bedingungen und Voraussetzungen zu bestimmen, die dafür erforderlich sind, dass Menschen eine positive Selbstbeziehung entwickeln und ein selbstbestimmtes, sinnerfülltes Leben innerhalb positiv erlebter, förderlicher Sozialstrukturen führen können. Andererseits und in einem übergeordneten Sinn arbeitet er an einem formalen Konzept der Sittlichkeit, das – trotz aller Kritik, die sich an diesem Konzept entzündet hat (vgl. Jaeggi 2023) – an der Idee des Fortschritts festhält. Tatsächlich begreift Honneth die Idee des Kampfs um Anerkennung und die normative Bedeutung, die er ihm beimisst, als kritischen „Interpretationsrahmen für gesellschaftliche Entwicklungsprozesse“ (ebd., S. 274).

Die drei komplementär zu den drei Formen der Missachtung und Verletzung skizzierten und miteinander verknüpften Formen der Anerkennung stellen die normativen Kriterien zur Verfügung, anhand derer gesellschaftliche Entwicklungsprozesse reflektiert und kritisch beurteilt werden können. Ausgangspunkt ist die bereits erläuterte These, dass die Selbstbeziehung des Individuums in nicht unerheblichem Ausmaß abhängig von Anerkennung ist. Diese artikuliert sich in drei Interaktionssphären, die den Ermöglichungsrahmen für die Herausbildung bzw.

Wahrung personaler Integrität darstellen: die emotionale Zuwendung, die rechtliche Anerkennung, die solidarische Wertschätzung und gemeinsame Orientierung an Werten.

Die emotionale Zuwendung hat ihren Ort in der Intersubjektivität von Vis-a-vis-Beziehungen. Honneth spricht von „Liebe", meint damit aber in einem weiteren Sinn „alle Primärbeziehungen" (Honneth 2003, S. 153). Paradigmatisch für diese Form sind „erotische Zweierbeziehungen, Freundschaften und Eltern-Kind-Beziehungen" (ebd.), also Beziehungen, die durch starke emotionale Bindungen charakterisiert werden können. Diese Form der Anerkennung ist an die leibliche Existenz und die soziale Nähe zu konkreten Anderen gebunden. Die fundamentale Bedeutung dieses Modus der Anerkennung, der auf die Persönlichkeitsdimension der Bedürfnis- und Affektnatur bezogen ist, wird von Honneth durch den Rückgriff auf entwicklungspsychologische Befunde und psychoanalytische Theorien, insbesondere die Arbeiten von Donald W. Winnicott, ausführlich hergeleitet. Charakteristisch für diese Form ist eine stets prekär bleibende „Balance zwischen Selbständigkeit und Bindung" (ebd., S. 154). Trotz der Nähe und Bindung ist aber die Form der Anerkennung durch Liebe nur möglich, wenn die andere Person zugleich immer wieder ‚freigegeben' wird: So muss die „Freigabe zur Unabhängigkeit" (ebd., S. 173) stets mit einem „affektiven Vertrauen in die Kontinuität der gemeinsamen Zuwendung" (ebd.) Hand in Hand gehen. Wie Honneth betont, „bezeichnet Anerkennung hier den doppelten Vorgang der gleichzeitigen Freigabe und emotionalen Bindung der anderen Person; nicht eine kognitive Respektierung, sondern eine durch Zuwendung begleitete, ja unterstützte Bejahung von Selbstständigkeit ist also gemeint, wenn von der Anerkennung als einem konstitutiven Element der Liebe die Rede ist" (ebd.). Gelingt dieser Modus der Anerkennung, kann das anerkannte Subjekt auf der Ebene der praktischen Selbstbeziehung Selbstvertrauen entwickeln (vgl. ebd., S. 211).

Der zweite Modus der Anerkennung ist auf die Sphäre des Rechts bezogen. Rechtliche Anerkennung setzt sich daher scharf von der ersten Form der Anerkennung ab: Geht es dort um genau diesen singulären Menschen, betrachtet das Recht zumindest dem Ideal nach alle Personen als Gleiche unter Gleichen. Rechtliche Anerkennung ist die Anerkennung der Person als Rechtssubjekt. Im Gegensatz zur Anerkennungsform der Liebe ist die rechtliche Anerkennung nicht als „emotionsgebundene Einstellung, sondern nur als eine rein kognitive Verstehensleistung zu begreifen […], die den affektiven Regungen geradezu interne Schranken setzt" (Honneth 2013, S. 178). Im Zeichen der rechtlichen Anerkennung gilt „jedes menschliche Subjekt als ‚Zweck an sich'" (ebd., S. 180), was bedeutet, dass hier persönliche Bindungen, sozialer Status, erworbenes Ansehen und anderes mehr ausgeklammert werden müssen. Gleichwohl impliziert die rechtliche Anerkennung kein vollständiges Absehen von der Person. Wie Honneth notiert, bringt die universalistische Struktur der rechtlichen Anerkennung die Notwendigkeit einer situationsspezifischen Anwendung mit sich: „[…] stets muss ein allgemeingültiges Recht im Lichte empirischer Zustandsbeschreibungen daraufhin befragt werden, auf welchen Kreis von menschlichen Subjekten es Anwendung finden soll, weil sie zur Klasse der moralisch zurechnungsfähigen Personen gehören" (ebd., S. 183). Damit ist dieser Modus, der auf die Persönlichkeitsdimension der moralischen Zurechnungsfähigkeit bezogen ist, grundlegend für eine gerechte politische und soziale Ausgestaltung des Gemeinwesens. Gelingt dieser Modus der Anerkennung, kann das anerkannte Subjekt auf der Ebene der praktischen Selbstbeziehung Selbstachtung entwickeln (ebd., S. 211). Die Pointe dieser Form kondensiert Honneth wie folgt: „[…] weil individuelle Rechte zu besitzen bedeutet, sozial akzeptierte Ansprüche stellen zu können, statten sie das einzelne Subjekt mit der Chance zu einer legitimen Aktivität aus, anhand derer es sich vor Augen führen kann, dass es die Achtung aller anderen genießt" (ebd., S. 194). Historisch gesehen ist das Recht deshalb ein prominenter Schauplatz des Kampfs um Anerkennung, weil die rechtliche Gleichstellung immer wieder unterschiedlichen sozialen Gruppen (Frauen, Afroamerikaner:innen, ethnischen Minderheiten, Homosexuellen usw.) systematisch vorenthalten wurde (vgl. Fricker 2023).

Wie im Rahmen der rechtlichen Anerkennung wird der Mensch auch in der Anerkennungsform der solidarischen Zustimmung aufgrund bestimmter Eigenschaften geachtet. Während es sich im Fall der rechtlichen Anerkennung um eine allgemeine Eigenschaft handelt, die einen Menschen „überhaupt erst zur Person macht" (Honneth 2013, S. 183), geht es hier nun um besondere Eigenschaften, nämlich solche, die ihn als ein von anderen unterschiedenes, singuläres Individuum charakterisieren. Die solidarische Wertschätzung ist auf Fähigkeiten und Eigenschaften des Subjektes bezogen und drückt sich in wechselseitiger Solidarität aus. Sie ist auf den jeweiligen Beitrag zu einem Gemeinwesen bezogen, das Werte teilt, also einen gemeinsamen Wertehorizont hat. Auf der Ebene der praktischen Selbstbeziehung entwickelt das aufgrund seiner Leistungen anerkannte Subjekt eine „Selbstschätzung" (ebd., S. 211). Wie Honneth schreibt, gibt das „kulturelle Selbstverständnis der Gesellschaft […] die Werte vor, an denen sich die soziale Wertschätzung von Personen orientiert, weil deren Fähigkeiten und Leistungen intersubjektiv danach beurteilt werden, in welchem Maße sie an der Umsetzung der kulturell definierten Werte mitwirken können" (Honneth 2003, S. 198). Dieser Modus der Anerkennung hat in kapitalistischen Gesellschaften seinen wichtigsten Ort im Wirtschaftssystem und artikuliert sich insbesondere in der Wertschätzung von Leistung. Allerdings zeigt dieses Beispiel auch, wie heikel die solidarische Zustimmung sein kann: Wenn nämlich Subjekte bestimmte kulturell definierte und verankerte, als wertvoll angesehene Eigenschaften oder Dispositionen nicht haben, scheint es legitim, ihnen die Anerkennung durch Solidarität vorzuenthalten. Selbstverständlich ist sich Honneth dieser Gefahr, die insbesondere in pluralen und heterogen verfassten Gesellschaften virulent wird, bewusst. Welche Eigenschaften und Dispositionen als besonders wertvoll gelten, ist unter spätmodernen Bedingungen alles andere als klar und selbstverständlich; vielmehr gibt es hierzu sehr unterschiedliche, zum Teil sich gegenseitig ausschließende Vorstellungen. In diesem Sinn spricht Honneth von einem „kulturellen Dauerkonflikt": „die Verhältnisse der sozialen Wertschätzungen unterliegen in modernen Gesellschaften einem permanenten Kampf, in dem die verschiedenen Gruppen mit den Mitteln symbolischer Gewalt versuchen, unter Bezug auf die allgemeinen Zielsetzungen den Wert der mit ihrer eigenen Lebensweise verknüpften Fähigkeiten anzuheben“ (ebd., S. 205–206).

Mit den skizzierten Modi der Anerkennung „sind diejenigen formalen Bedingungen von Interaktionsverhältnissen festgelegt, in deren Rahmen sich menschliche Wesen ihrer ‚Würde‘ oder Integrität sicher sein können“ (Honneth 1999, S. 283). Sie ermöglichen drei Selbstverhältnisse, durch die Individuen „sich als bedürftige, vernünftige und wertvolle Personen“ (Honneth 2015, S. 40) begreifen können. Die Anerkennung ist jedoch nicht nur für die Individuen von Bedeutung, sondern auch für die Gesellschaft insgesamt. Nach Honneths Überzeugung ist die „Gewährleistung und Institutionalisierung dieser Anerkennungsverhältnisse […] demnach entscheidend für die gesellschaftliche Integration und Stabilität“ (ebd., S. 40–41). Es ist nämlich die Aussicht auf Anerkennung, die Mitglieder einer Gesellschaft dazu veranlasst, die soziale und politische Ordnung zu unterstützen und sich für sie einzusetzen.

In seiner Studie *Verdinglichung* fügt Honneth einen „existentiellen“ Modus in sein vielrezipiertes Schema der Anerkennung ein. Dieser liegt seiner Auffassung nach „allen anderen, gehaltvolleren Formen der Anerkennung zugrunde“ (Honneth 2015, S. 59) und ist eine „ganz elementare Form der intersubjektiven Bestätigung […], die noch nicht die Wahrnehmung eines bestimmten Wertes der anderen Person einschließt“ (ebd.). Dieser Modus beruht auf einer wechselseitigen Affizierbarkeit von existenziell involvierten Subjekten: Deren Beziehungen werden nicht primär durch gleichsam affektiv neutrale Kognitionen bestimmt, sondern beruhen auf einer grundlegenden Affektivität, die es ihrerseits überhaupt erst möglich macht, sich in andere Menschen hineinzuversetzen und ihre Perspektive zu übernehmen. Ohne diese grundlegende affektive Bezogenheit, so Honneth, wären die anderen Modi der Anerkennung schlechterdings nicht möglich.

Anschlüsse an die Lebenskunst

Wie einleitend gesagt wurde, wäre es eine illegitime Überdehnung, Honneth *Kampf um Anerkennung* als unmittelbaren Beitrag zur Lebenskunst zu verstehen. Gleichwohl deuten sich in den vorangehenden knappen Rekonstruktionen zentraler Gedankengänge eine Reihe von Anschlüssen insbesondere an solche Konzeptionen an, die sich als ‚kritisch‘ verstanden wissen wollen. Eines der Anliegen dieser Konzeptionen besteht darin, die Lebenskunst aus einer gewissen individualisierenden sowie aristokratisch-elitären Engführung zu befreien und in den Blick zu nehmen, wie sich soziale, ökonomische, kulturelle und politische Rahmenbedingungen auf die Möglichkeiten, ein gutes, gelingendes oder gar glückliches Leben zu führen, auswirken, und zwar sowohl in einem öffnenden als auch schließenden Sinn. Diese Erweiterung ist nicht unerheblich, weil die alten, eher das Individuum oder den sozialen Nahbereich fokussierenden Konzeptionen der Tendenz nach ausblenden, dass die Möglichkeit, sich überhaupt der Lebenskunst zuzuwenden, insofern einen Luxus darstellt, als sie nur denjenigen offensteht, deren Aufmerksamkeit und Zeit nicht umfassend und auf Dauer durch Existenzkämpfe und Aktivitäten zur elementaren Daseinsvorsorge gebunden sind (vgl. Gödde & Zirfas 2019).

Solche Bindungen sind ein erhebliches Hindernis dafür, angesichts von Leiden, Gefahrenabwehr oder Bewältigung von inneren und äußeren Bedrohungen verschiedenster Art innezuhalten, sich von der eigenen Lebensrealität gleichzeitig zu lösen und sie in einem Modus der Kontemplation zu betrachten, und dies mit dem Ziel, sich nicht von ihr vollends bestimmen oder gar zerstören zu lassen. Es besteht kein Zweifel daran, dass sich ein gutes, gelingendes oder gar glückliches Leben nicht allein durch eine Veränderung äußerer Lebensumstände, etwa gesellschaftlicher Ungleichheitsstrukturen, herbeiführen oder gar politisch verordnen lässt. Es mag glückliche Naturen geben, die über eine unverwüstliche Anlage verfügen, das Leben leicht zu nehmen, Gelassenheit zu bewahren und sich an den vielgerühmten „kleinen Dingen des Lebens" zu erfreuen; für die meisten Menschen jedoch dürfte die Einsicht zutreffen, dass Lebenskunst etwas ist, was man sich aneignen und in gewisser Weise erarbeiten muss. Auch wenn die Lebenskunst so gesehen eine individuelle Aufgabe ist und bleibt, bezeichnet sie eine sozial eingebettete Haltung und Praxis, die, abgesehen von den eingangs erwähnten yogischen oder eremitischen Extremvarianten, auf andere Menschen und auf hinreichend tragfähige Kontexte und soziale Strukturen angewiesen bleibt.

Genau in diesem Sinne ist Axel Honneths Sozialphilosophie anschlussfähig an Konzeptionen der kritischen Lebenskunst. Sie kann als theoretischer Entwurf eines gesellschaftlichen Ideals gelesen werden, das die sozialen und gesellschaftlich-strukturellen Voraussetzungen bietet, um ein gutes und gelingendes Leben in sozialer Bindung und Freiheit führen zu können.

Im Hintergrund der Anerkennungstheorie Honneths, die ein zugleich sozialtheoretisches und normatives Projekt ist, steht – in der Schrift *Kampf um Anerkennung* unausgesprochen – die *Idee des Sozialismus*, die im Laufe der Jahre eine spezifische Form angenommen und ihren Ausdruck in der gleichnamigen Schrift aus dem Jahr 2017 gefunden hat. Honneths Version eines zeitgenössischen Sozialismus, der sich kritisch von den gescheiterten Staatssozialismen des 20. Jahrhunderts und ihren Deformationen absetzt, läuft auf die „Idee einer demokratischen Lebensform" (Honneth 2017, S. 121) hinaus, die ihrerseits um das *Recht der Freiheit* (so der Titel eines umfangreichen Werks aus dem Jahr 2013) zentriert ist. Dieses Buch ist ein Versuch, eine Gerechtigkeitstheorie zu entwickeln, die nicht auf abstrakten normativen Setzungen beruht, sondern diese unter Rückgriff auf ein gesellschaftsanalytisches Instrumentarium zu entwickeln. Honneth geht es, wie er in der erstgenannten Schrift betont, um eine Plausibilisierung des Gedankens, in bestimmten konstitutiven Bereichen der Gesellschaft bestehe „eine Angewiesenheit auf je eigene Formen der sozialen Freiheit" (ebd., S. 138), deren Zusammenspiel für die „Vision einer besseren Lebensform" (ebd.) von zentraler Bedeutung ist. Da er auch in diesem Entwurf die Intersubjektivität eine theoretisch zentrale Position einnimmt, stellt Honneth dem Individualismus des politischen Liberalismus als Korrektiv die Idee der „Brüderlichkeit" an die Seite. Diese fungiert als Chiffre für sozialkonstitutive Bindungen und Verpflichtungen. Vor diesem

Hintergrund charakterisiert Honneth diese Schrift als Versuch, „einen gesellschaftlichen Zustand jenseits des Kapitalismus zu imaginieren“ (ebd., S. 15).

Was dieser Entwurf im Hinblick auf die Lebenskunst bedeutet bzw. inwiefern er sich als anschlussfähig an die Lebenskunst erweist, lässt sich zum Abschluss am Beispiel der Freundschaft zeigen, die Honneth zufolge neben Intimbeziehungen und Familienbeziehungen paradigmatisch für soziale Freiheiten sind. Die Freundschaft ist insofern von besonderem Interesse, als sie in Schriften zur Lebenskunst immer wieder aufgegriffen wird und in einigen Entwürfen auch eine zentrale Stelle einnimmt (vgl. Schmidt 2014). Honneth diskutiert in knapper Form zwei Ansätze, die den ‚ethischen‘ Gehalt von Freundschaften zu bestimmen und deren „Bedeutung als Bedingung für ein gelingendes Leben im Allgemeinen und für die moralische Bildung im besonderen“ (Honneth 2013, S. 247) herauszuarbeiten suchen. Über diese Deutungen hinaus aber interessiert er sich für eine weitergehende Frage. Wie er schreibt, mögen „persönliche Zweierbeziehungen, wie sie gegenwärtig innerhalb eines gewissen Toleranzspielraums verstanden und mit großer Selbstverständlichkeit ausgeübt werden, […] dem Gelingen des individuellen Lebens oder der moralischen Bildung in vielerlei Hinsicht förderlich sein; das erklärt jedoch noch lange nicht, warum der einzelne darin eine soziale Verkörperung seiner eigenen Freiheit erblicken können soll“ (ebd., S. 248).

Freundschaften sind nach Honneths Auffassung dadurch charakterisiert, dass sich diejenigen, die sich darauf einlassen, gegenseitig vertrauen und die Sicherheit geben, „ernst genommen und nicht verraten zu werden“ (ebd., S. 249), und zwar auch im Hinblick auf möglicherweise abseitige Einstellungen, Erfahrungen oder Gefühle. Durch das wechselseitige Vertrauen fallen bestimmte Grenzen der Kommunikation weg, die etwa in beruflichen Beziehungen aufrechterhalten werden müssen. Demzufolge bringt Freundschaft ein Sich-Öffnen für einen anderen Menschen mit sich, und genau dies öffnet einen Raum sozialer Freiheit. „In einem anderen bei sich selbst zu sein bedeutet daher in der Freundschaft, das eigene Wollen in all seiner Unschärfe und Vorläufigkeit der anderen Person ungezwungen und ohne Angst anvertrauen zu können“ (ebd.).

Folgt man der Argumentationslogik dieser Schrift, dann geht Honneth über die Möglichkeit, ein bloß subjektiv erfahrenes, gelingendes Leben zu führen, hinaus, indem er Freundschaft normativ als eine Artikulationsform der Sittlichkeit im Hegelschen Sinn deutet. Vereinfacht gesagt sind Freundschaften auch ein Nährboden für die Ausbildung moralischer Verpflichtungen gegenüber Anderen. Es geht Honneth also nicht in erster Linie darum, Freundschaft als Ausdruck und als eine der Ermöglichungsbedingungen für ein gutes Leben – und damit die Pflege von Freundschaften als Teil der Lebenskunst – auszuweisen. Gleichwohl ist es aber keine Überinterpretation zu sagen, dass sich am Beispiel der Freundschaft zeigen lässt, wie moralische Bildung und soziale Freiheit den Möglichkeitsraum für ein gutes Leben eröffnen.

Was das bedeutet, beschreibt Honneth auch am Beispiel von Kindern. So weist er in der Sendung *Sternstunden der Philosophie* darauf hin, dass die Übernahme von Verantwortung für sie nicht primär als Last oder Freiheitsverlust verstanden werden muss (obwohl sie das auch sein mag), sondern als eine zutiefst soziale Erfahrung, sich auf einen Anderen zu beziehen und diese Bezogenheit als einen Erfahrungsraum zu entdecken, der ohne sie verschlossen geblieben wäre. Wesentlich für diesen Erfahrungsraum ist, dass er das Kreisen um sich und die eigenen Erfahrungen unterbricht und eine Öffnung auf Andere und Anderes hin bewirkt (SRF Kultur Sternstunden 2016).

Diese wenigen, eher hingestreuten als systematisch entwickelten Hinweise mögen genügen, um zu verdeutlichen, dass es in Honneths Schrift *Kampf um Anerkennung,* mehr noch aber in später erschienenen Büchern eine Reihe von Überlegungen gibt, die an Topoi anknüpfen, die im Kontext der Lebenskunst eine bedeutende Rolle spielen. Wie ebenfalls deutlich geworden sein sollte, lassen sich die in diesem Beitrag herangezogenen, zwischen Sozialphilosophie und Gesellschaftstheorie angesiedelten Schriften aber auch insofern für die kritische Lebenskunst fruchtbar machen, als sie dem Versuch gewidmet sind, Rahmenbedingungen zu rekonstruieren, die in einem normativen Sinn als Bedingung der Möglichkeit verstanden werden können, ein gutes und gelingendes Leben führen zu können. Insofern kann zum Schluss konstatiert werden, dass Honneths Theorie der Anerkennung tatsächlich auch als sozialphilosophischer Beitrag zur kritischen Lebenskunst gelesen werden kann.

Literatur

Benjamin, J. (2019). *Anerkennung, Zeugenschaft und Moral. Soziale Traumata in psychoanalytischer Perspektive.* Psychosozial-Verlag.

Bertram, G. W. (2024). *Die Freiheit des Verstehens. Eine hermeneutisch-kritische Theorie.* Suhrkamp.

Fricker, M. (2023). *Epistemische Ungerechtigkeit. Macht und Ethik des Wissens.* C.H. Beck.

Gödde, G., & Zirfas, J. (Hrsg.). (2019). *Kritische Lebenskunst. Analysen – Orientierungen – Strategien.* J.B. Metzler.

Honneth, A. (1999). Integrität und Missachtung. Grundmotive einer Moral der Anerkennung. In R. Stäblein (Hrsg.), *Glück und Gerechtigkeit. Moral am Ende des 20. Jahrhunderts* (S. 271–288.). Insel.

Honneth, A. (2003). *Kampf um Anerkennung. Zur moralischen Grammatik sozialer Konflikte* [1993]. 2. erweiterte Aufl. Suhrkamp.

Honneth, A. (2010). *Das Ich im Wir. Studien zur Anerkennungstheorie.* Suhrkamp.

Honneth, A. (2013). *Das Recht der Freiheit. Grundriss einer demokratischen Sittlichkeit.* Suhrkamp.

Honneth, A. (2015). *Verdinglichung. Eine anerkennungstheoretische Studie.* Suhrkamp.

Honneth, A. (2017). *Die Idee des Sozialismus.* Erweiterte Ausgabe. Suhrkamp.

Honneth, A. (2018). *Anerkennung. Eine europäische Ideengeschichte.* Suhrkamp.

Jaeggi, R. (2023). *Fortschritt und Regression.* Suhrkamp.

Prengel, A. (1993). *Pädagogik der Vielfalt.* Leske & Budrich.

Schmidt, I. (2014). *Auf die Freundschaft. Eine philosophische Begegnung oder wie aus Menschen Freunde werden.* Ludwig Verlag.

Später, J. (2024). *Adornos Erben. Eine Geschichte der Bundesrepublik.* Suhrkamp.

SRF Kultur Sternstunden. (2016). *Sozialismus oder Liberalismus? Axel Honneth im Gespräch. Sternstunde Philosophie, SRF Kultur.* Veröffentlicht auf YouTube. https://www.youtube.com/watch?v=Z1M8smiQOho. Zugegriffen: 24. Juni 2024.

Waldenfels, B. (2002). *Bruchlinien der Erfahrung. Phänomenologie, Psychoanalyse, Phänomenotechnik.* Suhrkamp.

Hans Krämer: *Integrative Ethik* (1992)

11

Thomas Laubach

Lebensführung statt Lebenskunst

Der Tübinger Philosoph Hans Joachim Krämer (1929–2015) legt mit seinem Hauptwerk *Integrative Ethik* (1992) das Konzept einer modernen Ethik vor, die ganz fundamental auf dem Begriff der Lebensführung beruht. Dabei setzt sich Krämer bewusst von anderen Begriffen und Konzepten ab, die das Leben in den Blick nehmen. So begegnet der Philosoph sehr kritisch auch dem „neuerdings wieder aufgegriffene[n] Titel einer ‚Lebenskunst'" (ebd., S. 184). Ihn sieht Krämer als ungeeignet für eine zeitgemäße Ethik, „weil er teleologische Prämissen und ästhetische Konnotate mit sich führt, die wie die (aus der neuzeitlichen epikureisierenden Variante der ars vitae herrührende) Bedeutung einer sublimen, ja elitären Luxusexistenz die Funktionsmöglichkeiten einer Strebensethik einschneidend verengen und blockieren" (ebd., S. 185).

An der Lebenskunst kritisiert der Tübinger darüber hinaus vor allem den Kunstbegriff, den die Lebenskunst mit sich führt.

> Die Lebenskunst ist die gekonnte Lebensführung, auf die die Strebens- oder Glücksethik optimierend reflektiert. Sie ist als ars vitae primär eine Lebenstechnik und darf nicht mit dem engeren, seit der Romantik geläufigen Kunstbegriff in Verbindung gebracht werden. Wie wenig die modernen Vorstellungen des Künstlertums dazu passen, zeigt die Überlegung, daß der größere Teil der Lebenskunst Überlebens- und Durchsetzungskunst oder – metaphorisch gesprochen – ars militaris, d. h. „Kriegskunst" nach außen wie nach innen ist (B. Klasing), die sich schwerlich irenisch ästhetisieren und dem intendierten Künstlertum unterstellen läßt (Krämer 1998, S. 100 f.).

T. Laubach (✉)
Lehrstuhl für Theologische Ethik, Otto-Friedrich-Universität Bamberg, Bamberg, Deutschland
E-Mail: thomas.weisser@uni-bamberg.de

J. Zirfas und G. Gödde (Hrsg.), *Schlüsselwerke der Kritischen Lebenskunst I*, Schriften zur Kritischen Lebenskunst, https://doi.org/10.1007/978-3-662-72346-3_11

Vor diesem Hintergrund präferiert Krämer den Begriff der Lebensführung. Er steht im Zentrum seiner *Integrativen Ethik*. In einer Vielzahl von Variationen und durch unterschiedlichste Adjektive näher bestimmt, lässt sich die Lebensführung als *cantus firmus* der krämerschen Konzeptualisierung einer modernen Ethik herauspräparieren. So spricht Krämer von der „Lebensführung" (ebd., S. 16), der „Lebensbewältigung" (ebd., S. 76), der „richtigen Lebensführung" (ebd., S. 83), der „individuellen Lebensführung" (ebd., S. 118, 394) bzw. den „Ziele[n] seiner individuellen Lebensführung" (ebd., S. 86), der „nichtmoralischen Lebensführung" (ebd., S. 120, 321) wie auch der „Souveränität der Lebensführung" (ebd., S. 155), der „Reflexionsleistung aufgeklärter Lebensführung" (ebd., S. 146) oder auch von dem zur Lebensführung „genötigten" Menschen (ebd., S. 232).

Lebensführung kennzeichnet für Krämer den Bereich alltäglichen Lebens, der von moralischer Seite aus unreguliert bleibt und der damit im moralphilosophischen Diskurs ausgeblendet wird. Mit seiner *Integrativen Ethik* will sich Krämer auch der Aufgabe stellen, diese nichtmoralische Lebensführung theoretisch wahrzunehmen (ebd., S. 81). Dieses Konzept und die näheren Umschreibungen der Lebensführung legen allerdings einen Schluss nahe: Dass das, was Krämer unter Lebensführung fasst, dem nahe steht, was in anderen philosophischen Entwürfen unter dem Label der Lebenskunst verhandelt wird. Das zeigt sich überdeutlich in der *Integrativen Ethik.*

Ausgangspunkt der Rehabilitierung der Lebensführung im philosophisch-ethischen Diskurs ist Krämers Konzeptualisierung einer neuen Ethik als einem „dritten Ethiktyp" (ebd., S. 127). Dieser Typ von Ethik beruht, so Krämer, auf einer „anthropologischen Metatheorie" (ebd., S. 81), die es ermöglicht, die beiden herkömmlichen Ansätze einer Ethik miteinander zu vermitteln: Die „Ethik der unbedingten Verpflichtung und des kategorischen Sollens [... sowie die] Strebensethik wie die ältere philosophische Ethik insgesamt" (ebd., S. 9).

Die Kategorien des Sollens bzw. des Strebens stehen hierbei für grundsätzlich unterschiedliche Zugänge zur Frage des Sittlichen.

- Als Strebensethik werden die philosophischen Ethikentwürfe gekennzeichnet, die seit Aristoteles' *Nikomachischer Ethik* vor allem das glückende Leben, das „gelingende Leben des Einzelnen" (ebd., S. 10) im Sinne traditioneller eudämonistischer Ethik umfasst. Sittliches Handeln des Menschen dient diesem Ziel. Traditionell werden strebensethische Konzepte als vorkantisch gefasst und als teleologisch, als zielorientiert markiert.
- Das Etikett der Sollensethik hingegen wird mit den Ethikkonzepten verbunden, die seit Kants Moralphilosophie angeben, „was jedermann verbindlich zu tun oder zu unterlassen hat" (ebd., S. 9). Sie kennzeichnet die Orientierung an der „unbedingten Verpflichtung und des kategorischen Sollens" (ebd., S. 9) Dieser deontologische, pflichtorientierte Typ von Ethik bricht nach Krämer mit der antiken Tradition. Fragen des richtigen Strebens und des gelingenden Lebens werden hier in den Bereich des Vormoralischen verdrängt. Sollensethiken kreisen um ein „reines, um seiner selbst willen zu befolgendes Sollen" (ebd., S. 11), das wenig mit individuellem Glück und viel mit (Selbst)Verpflichtung und damit internalisierter Moral zu tun hat.

Die *Integrative Ethik* hingegen integriert sollens- und strebensethische Dimensionen, will evaluative und normative Momente miteinander vermitteln. Um eine „moderne oder gar postmoderne Praktische Philosophie und Ethik“ (ebd., S. 127) zu etablieren, führt, so Krämer, kein Weg an einer Überwindung des Gegeneinanders von Strebensethik und Sollensethik vorbei. Erst die Integration beider ergibt nach Krämer einen „vervollständigten, nicht-restriktiven und nicht-reduktionistischen Begriff von Ethik,“ eine „Große Ethik“ (ebd., S. 9, 75).

Die Vermittlung von Streben und Sollen geschieht allerdings weder in Form einer Unterordnung einer der beiden Dimensionen noch als ihre einheitsethische Zusammenführung. Krämer weiß: So wenig die moralische Perspektive auf eine strebensethische des guten Lebens rückführbar ist, so wenig kann die Moralphilosophie die Strebensethik überflüssig machen (ebd., S. 32). Integration in der Sprache Krämers heißt deshalb: Achtung der unterschiedlichen Regeln und Schwerpunkte beider Ethiktypen (ebd., S. 75), arbeitsteilige Zuordnung und Rangordnung ihrer Kompetenzen (ebd., S. 76), Entschlüsselung der je eigenen Perspektiven (ebd., S. 84) und des unterschiedlichen Reflexionsbereichs (ebd., S. 84) sowie ihres gemeinsamen Funktionszusammenhangs (ebd., S. 49). Integration meint somit die Komplementarität – Krämer spricht auch von der „Komplettierung“ (ebd., S. 79, 368) – von Moralphilosophie und Strebensethik.

Dreh- und Angelpunkt dieser Integrierung ohne Vermengung ist das Programm einer „ethischen Anthropologie und praktischen Subjektivität“ (ebd., S. 213), das Krämer selbst als „Zentralkapitel“ (Krämer 1995, S. 214) der *Integrativen Ethik* bezeichnet. Seiner Ansicht nach muss eine „Anthropologie in pragmatischer Hinsicht als Metatheorie der Präskriptiven Praktischen Philosophie und Ethik aufgefasst“ (Krämer 1992, S. 225) werden. Die Ethik, so die These Krämers, bedarf einer solchen anthropologischen Fundierung, da diese erst den Gegenstand des Sittlichen wie Moralischen konstituiert: Sie liegt „dem praktischen Guten und allen bestimmten Gütern, Zielen und Normen und ihrer Realisierung zugrunde“ (ebd., S. 258). Innerhalb dieser pragmatischen Anthropologie entfaltet Krämer nun, ausgehend von einer Theorie praktischer Subjektivität, die Grundzüge einer praktischen Anthropologie, indem er deren Hauptwörter durchdekliniert: Streben, Bedürfnis, Können, Wollen und Enthemmung sowie Hemmung, Nichtkönnen und Nichtwollen.

In diesem Zusammenhang kommt der Lebensführung als Schlüsselbegriff (ebd., S. 76 f.) der Strebensethik – sie ist diejenige Theorie, die die Lebensführung in elementarer Form reflektiert (ebd., S. 77) – eine zentrale Funktion zu. Lebensführung ist hier allerdings ‚nur‘ ein wichtiges Reflexionsfeld, aber keinesfalls ein Begründungsmoment. Sie hilft, den vorherrschenden, nach Ansicht Krämers reduktionistischen Ansatz der Moralphilosophie, in einem großangelegten Entwurf zu überwinden.

Zwischen Antike und Moderne. Krämers Werk

Die *Integrative Ethik* nimmt sich der „Orientierungsvakanzen an, die für die Lebensführung des Einzelnen heute faktisch bestehen und die der Besetzung und Ausfüllung bedürfen" (Krämer 1995, S. 209 f.). Was hier allgemein klingt, hat Krämer durchaus auch auf sich selbst bezogen. So schreibt er in einem Diskussionsband zur *Integrativen Ethik,* das treibende Motiv seines Entwurfs sei weniger in philosophischen Überlegungen zu finden, sondern „liegt tiefer in meiner Biographie und insbesondere in der Erfahrung eigener Ratbedürftigkeit begründet" (ebd., S. 205). Nicht von ungefähr trägt die *Integrative Ethik* die Widmung „Mir selbst zugeeignet" (Krämer 1992, S. 6). Hier lässt sich eine Anspielung auf die stoizistisch geprägten Reflexionen des römischen Philosophenkaisers Marc Aurel ausmachen, der seinen schriftlichen Meditationen über die eigene Seelenführung die Worte „Eis heauton – An sich selbst" voranstellte (Hadot 1991, S. 67–97; siehe auch Laubach 1999, S. 241 f.). Krämer allerdings löst diese biografische Verbindung nicht weiter auf. Doch dürften die Erfahrungen von Zurückweisung, die Krämer sowohl beruflich wie auch wissenschaftlich am eigenen Leib erlebt hat, durchaus im Hintergrund stehen.

Hans Joachim Krämer wird 1929 in Stuttgart geboren. Er studiert Philosophie, Klassische Philologie und Germanistik in Tübingen, München, Wien, Rom und Paris. 1957 publiziert er „sein geniales erstes Buch, die epochemachende Dissertation" (Szlezák 2015, S. 8) *Areté bei Platon und Aristoteles. Zum Wesen und zur Geschichte der platonischen Ontologie* (1959) – mit einem Umfang von 600 Seiten. Gegen den Mainstream der Platonforschung vertritt Krämer hier die These, „Platon habe neben und hinter seinen meist offen endenden Dialogen eine feste Vorstellung von den ersten Prinzipien der Welt vertreten, die er schriftlich nicht für darstellbar hielt und seinen Schülern deswegen nur mündlich vermittelt habe" (Leonhardt 2015).

Mit Konrad Gaiser begründet er davon ausgehend eine Deutungslinie Platons, die als *Tübinger Platonschule* weltweit rezipiert und sowohl heftig wie kontrovers diskutiert wurde. 1963 habilitierte sich Krämer in Tübingen mit der Schrift *Der Ursprung der Geistmetaphysik. Untersuchungen zur Geschichte des Platonismus zwischen Platon und Plotin* (1964). Trotz der historisch-philosophischen Ausrichtung seiner Qualifikationsschriften gelingt es Krämer nicht, auf einen philosophischen Lehrstuhl berufen zu werden. In einem Nachruf auf Hans Krämer sieht sein Kollege Thomas Alexander Szlezák im radikalen Neuansatz der Platonforschung einen Grund für diese berufliche Zurückweisung. Szlezák hält fest:

> So „radikal neu anzusetzen hat seinen Preis. Das geniale Neue wurde nicht verstanden und bald bekämpft, meistens sehr unfair und auf unzureichendem Niveau. Doch gerade das wirkte: Krämer wurde nie auf einen Lehrstuhl berufen – eine bleibende Schande für die deutsche Universität […]" (Szlezák 2015, S. 9).

So kann der Privatdozent Krämer erst ab 1969 als außerplanmäßiger Professor in der Klassischen Philologie an der Universität Tübingen lehren. 1978 dann schließlich gelingt der Wechsel auf eine Professur an der Tübinger Philosophischen Fakultät. Bis 1994 ist er dort als ordentlicher Professor aktiv.

Platon begleitet Krämer ein Leben lang (Vgl. Endreß 1995b). Doch die antike Philosophie blieb nicht sein einziges wissenschaftliches Interessensfeld. Studien zu einer *Anthropologie der Kunst. Hellmut Flashar, dem Deuter des griechischen Dramas zum 65. Geburtstag* (1994) und zur *Kritik der Hermeneutik. Interpretationsphilosophie und Realismus* (2007), eine umfassende Auseinandersetzung mit Hans Gadamers philosophischer Hermeneutik, zeigen das weitgefächerte Forschungsfeld des Tübinger Philosophen.

Zudem setzt bereits in den 1970er Jahren eine Auseinandersetzung Krämers mit ethischen Fragen ein. Nach etlichen eigenständigen Publikationen und Vorstudien (u. a. Krämer 1976; 1978; 1983a; 1983b; 1984; 1985; 1988) legte Krämer dann 1992 sein Konzept einer ‚großen' Ethik vor, ein Entwurf, der wie kaum eine andere zeitgenössische Ethik die Lebensführung von Menschen systematisch in ihren Gedankengang einbindet. Interessanterweise hat sich allerdings die intensive Diskussion um den Entwurf Krämers auf andere Schwerpunkte konzentriert (Caysa 1993; Pieper 1993; Leonhard 1994; Moser 1994; Endreß 1995a; Thomä 1997). Im Mittelpunkt von Rezensionen und systematischen Auseinandersetzungen mit der *Integrativen Ethik* stehen zum einen das grundsätzliche Konzept Krämers, das Streben und Sollen miteinander verknüpfen will, und zum anderen die anthropologische Grundlegung seiner Ethik. Auch in diesem Kontext scheinen biografische Versehrungen auf. So hält Krämer in einer Fußnote in seinem Artikel *Integrative Ethik*, sechs Jahre nach Erscheinen seines Werkes, fest: „Etliche Zunftgenossen versuchen, das Buch *Integrative Ethik* durch konsequentes Totschweigen aus der Diskussion zu eliminieren oder aber durch nivellierendes ‚Einordnen' und Subsumieren an den Rand der Debatte zu drängen" (Krämer 1998, S. 93).

Doch die *Integrative Ethik* zeigt paradigmatisch, wie Krämer Antike und Moderne, Philosophiegeschichte und systematisches Denken miteinander versöhnt. Mehr noch: Die Beschäftigung mit der Ethik entstammt für Krämer aus einer existentiellen Notwendigkeit. Die Neuzeit, so Krämer, „ist in Progression begriffen" (Krämer 1995, S. 206), der bloße Rückgriff auf historische Ethikkonzepte – gerade mit Blick auf das konkrete Leben und seine Gestaltung – damit unzureichend. Krämer hält fest: „Die umstandslose Übertragung in die Modernität unserer Gegenwart stellt, von Einzelheiten abgesehen, vor unüberwindliche Schwierigkeiten" (ebd.). Die *Integrative Ethik* sucht einen Weg, diese Schwierigkeiten aus dem Weg zu räumen.

Jürgen Leonhardt hat dieses Anliegen Krämers in einem Nachruf auf den Punkt gebracht: Für seine Auseinandersetzung mit Hermeneutik und Ethik, so Leonhardt,

> spielte Krämers gründliche Erfahrung mit der antiken Philosophie eine wichtige Rolle; es war ihm ein wichtiges Anliegen, das, was in der Antike bereits durchgedacht worden war, im modernen Kontext wieder in eine kritische Diskussion einzubringen. Die Ansprüche, die er hierbei hinsichtlich der Quellenkenntnis und hinsichtlich der argumentativen Ehrlichkeit an sich selbst und an andere stellte, waren stets immens; er lebte kompromißlos für den Fortschritt bei der gedanklichen Erschließung der Welt (Leonhardt 2015).

Diese Kompromisslosigkeit im Denken zeichnet auch Krämers *Integrative Ethik* und ihre Reflexion auf die Gestaltung des Lebens aus.

Anthropologie, Ethik, Lebensführung

Der Lebenskunstansatz Krämers, der in der *Integrativen Ethik* unter dem Label der Lebensführung firmiert, ist integraler Bestandteil seines ethischen Entwurfs. Dieser beruht fundamental auf einer anthropologischen Grundlegung. Davon ausgehend ermöglicht es eine Analyse des Programms der *Integrativen Ethik*, den Status der Lebensführung innerhalb dieser Theorie angemessen zu bestimmen.

Anthropologische Fundierung

Hans Krämer integriert in seiner *Integrativen Ethik* Moralphilosophie und Strebensethik. Der Schlüssel dieser Integration ist eine „anthropologische Metatheorie" (Krämer 1992, S. 81, 225), die im Kontext einer Reflexion auf praktische Subjektivität verortet wird (ebd., S. 213–260).

Die Ethik, so die These Krämers, bedarf einer solchen anthropologischen Fundierung, da diese erst den Gegenstand des Sittlichen wie Moralischen konstituiert. Anthropologische Vorentscheidungen liegen „dem praktischen Guten und allen bestimmten Gütern, Zielen und Normen und ihrer Realisierung zugrunde" (ebd., S. 258). Ausgehend von einer Theorie praktischer Subjektivität entfaltet Krämer die Grundzüge dieser praktischen Anthropologie, indem er deren Hauptwörter durchdekliniert: Streben, Bedürfnis, Können und Wollen, Enthemmung und Hemmung sowie Nichtkönnen und Nichtwollen. Der Adressat der Ethik ist nach Krämer ein „Streben, das gehemmt oder über sich im unklaren ist und das sich zu orientieren sucht und sich orientieren läßt" (ebd., S. 78) – und damit auch der Mensch, der „zur Lebensführung genötigt ist" (ebd., S. 232). Diese grundsätzliche Orientierungsbedürftigkeit des strebenden Menschen lässt die ethische Anthropologie als das Fundament der *Integrativen Ethik* bestimmen: „Die Philosophie kann es sich nicht leisten, einer Theorie der richtigen Lebensführung den Rang des Ethischen und damit auch des strikt Philosophischen abzusprechen [...]" (ebd., S. 78). Die innerhalb der Anthropologie zentrale Theorie praktischer Subjektivität macht Krämer hierbei als Verbindungsglied von Orientierungsbedürftigkeit und präskriptiver Ethik aus (ebd., S. 213). Damit grenzt sich Krämer unübersehbar auch von einem Konzept ab, das in der Lebenskunstliteratur, vor allem der Ratgeberliteratur, recht naiv von einem selbstbestimmten Subjekt ausgeht, das sein Leben frei und ungehemmt gestalten kann (Vgl. Laubach 1999, S. 141–150).

Krämer versteht demgegenüber die praktische Anthropologie als Voraussetzung der Moralfähigkeit des Menschen überhaupt:

> Eine Anthropologie des Moralischen kann auf die zugehörigen Grunddispositionen [des Guten, Bösen, Gebotenen, Verbotenen und Erlaubten, T.L.] zurückschließen und demgemäß ein unbedingtes Sollen überhaupt und eine Normbezogenheit überhaupt annehmen, die dem Menschen als Sozialwesen vor aller Ausprägung in geschichtlichen Sozietäten als anthropologische Radikale zukommen und die auf Grundannahmen der Philosophischen Anthropologie zurückführbar sind (Krämer 1992, S. 68).

Das heißt: Sie sind transzendentale Kategorien. Von dort aus kommt der Anthropologie in pragmatischer Hinsicht der Status einer „Metatheorie" (ebd., S. 225) der Ethik zu. Sie liegt einem kompletten Verständnis des Menschen und damit auch „dem praktischen Guten und allen bestimmten Gütern, Zielen und Normen und ihrer Realisierung zugrunde" (ebd., S. 258). Von ihr aus ist eine Antwort auf die Frage der rechten wie richtigen Lebensgestaltung erst möglich.

Krämer Theorie praktischer Subjektivität (Vgl. Ollig 1995) geht davon aus, dass das Subjekt einerseits nicht ohne die Selbstbezüglichkeit des Ichs adäquat gedacht werden kann. Dieses Selbstverhältnis ist zugleich als Weltverhältnis zu deuten. Andererseits muss deshalb, so Krämer, Subjektivität immer auch intersubjektiv interpretiert werden. Diese zeigt sich etwa in der Sprachlichkeit als Verbindungsglied zwischen dem Selbstverhältnis und den Konzepten anderer Subjekte. Diese Theorie des Selbstverhältnisses wird bei Krämer ganzheitlich ausgeführt. Sie verknüpft kognitive, emotive und volitive Momente (Krämer 1992, S. 225). Für Krämer ergibt sich erst aus diesem kompletten Modell praktischer Subjektivität die Möglichkeit zur Moralfähigkeit des Menschen, sie ist ihre transzendentale Bedingung. Diese Theorie praktischer Subjektivität kreist dabei um zwei zentrale Kategorien: „Bedürfnis" (ebd., S. 228; Vgl. Kamlah 1972) und „Hemmung" (Krämer 1992, S. 232). Diesen muss der Begriff des „Könnens" zur Seite gestellt werden.

- Dem Begriff *Bedürfnis* kommt eine kriteriologische Funktion zu. Er stellt für das konkrete Leben und seine Gestaltung Kriterien für die Richtigkeit von Zielen, Haltungen und Handlungen bereit und vermittelt das Streben des Menschen mit bestimmten Gütern (ebd., S. 229). Doch Krämer betont auch, dass das gute Leben wie das richtige Handeln nicht in den Bedürfnissen und ihrer Befriedigung aufgeht.
- Der Begriff der *Hemmung* kommt hier zum Tragen. Erst die Kategorie der Hemmbarkeit, so Krämers These, konstituiert die Sphäre des Moralischen. Für Ethik wie Lebensgestaltung besitzt die Hemmbarkeit des Menschen eine dialektische Funktion. Die Enthemmung führt den Handelnden „zum Handelnkönnen und Inshandelnhineinkommen" (ebd., S. 237), ermöglicht Selbstwahl und Selbsterhaltung. Sie lässt kreativ, innovativ, überschießend wirken. Zugleich lässt sich Moral als „Hemmungssystem" (ebd., S. 242) verstehen. Sie wirkt vorwiegend prohibitiv, begrenzend, sanktionierend und kontrollierend, stimmt die menschliche Selbstverwirklichung oder gar Selbststeigerung wirksam mit den Interessen anderer Menschen ab.
- Die Hemmung in ihren beiden Facetten deutet Krämer als „Könnens- und Hemmungsbezogenheit des Menschen" (ebd., S. 246). Damit kommt dem Begriff des*Könnens* eine Schlüsselfunktion für die Deutung der Kategorie Hem-

mung zu. Der moderne Druck auf den Menschen, sein Leben zu gestalten, korrespondiert mit dem Lebenkönnen und dem durch Hemmung verursachten Nichtkönnen (ebd., S. 245). Das Prinzip des Könnens wird von Krämer nun als *compositum mixtum* aus Disponibilitäten (verwirklichte und verfügbare Grundhaltungen und Kompetenzen), Dispositionen (mögliche Könnensweisen) und Reflexionsstufen des Könnens (Kompetenzen) entfaltet (ebd., S. 248).

Hemmbarkeit solcherart als Können zu qualifizieren, ermöglicht es Krämer, Freiheit und Moral, Enthemmung und Gehemmt-Werden zusammen zu bringen. Freiheit ist im vollen Sinn als „kleine" Freiheit, als „könnendes Nichtkönnen (Nichtdürfen)" (ebd., S. 251) zu bestimmen, das seine Grenzen an der Dignität des anderen findet. So kann Krämer – gegen Foucault, Sartre und ihren Lebenskunstkonzepten – darauf beharren: In der Lebensführung „geht die Sicherung und Ausgestaltung der Handlungsfreiheit [...] der Wahlfreiheit vorher [...]: Die An- und Zueignung von Welt- und Selbstmöglichkeiten ist der Selbststilisierung vorgeordnet" (ebd., S. 238). Freiheit wird von Krämer vor diesem Hintergrund entfaltet als elementare individuelle Disposition (Können des Könnens), als soziale Disposition (Sollen des Sollens), als affirmative Disposition (das Geneigtsein, Sollensansprüchen Folge zu leisten) sowie als Handlungsdisposition (Dürfen des Dürfens) (ebd., S. 254).

Integrative Ethik und Lebensführung

Die *Integrative Ethik* Hans Krämers baut einerseits auf anthropologischen Überlegungen auf, andererseits reagiert sie auf ein fundamentales ethisches Problem. Krämer kritisiert die moralphilosophische Tradition seit Kant durchaus polemisch als „radikalisierte theologische Ethik ohne Theologie" (Krämer 1992, S. 11). Denn Handlungsmotivation bezieht sie nicht mehr aus der Allmacht Gottes, sondern sie speist sich aus einem „um seiner selbst willen zu befolgendem Sollen" (ebd.) Diesem moralphilosophischen Sollen stellt Krämer die externalistische Strebensethik zur Seite, der es „primär um das gelingende Leben des Einzelnen ging" (ebd., S. 10) und die vom menschlichen Wollen und Streben begründet wird.

Zugleich betont Krämer die Schwächen und Defizite sowohl der Sollens- wie der Strebensethik. Zwar verfolgt er die Rehabilitierung der Strebensethik gegenüber dem „Hegemonie- oder gar Monopolanspruch der Moralphilosophie" (ebd., S. 87). Dabei betont er die strebensethische Fähigkeit, praxisleitend beziehungsweise anratend und aufklärend (ebd., S. 77) wirken zu können „und zwar so umfassend und so effizient wie möglich" (ebd., S. 366 f.). Kurz, er betont ihre Bedeutung für die individuelle Gestaltung des Lebens. Dennoch ist die *Integrative Ethik* keine Neuauflage der Strebensethik. Denn, so Krämer:

> Die Versuche, Moral und nichtmoralische Lebensführung spekulativ auszugleichen und ineinanderzuarbeiten, führen auf dem Wege subsumptiver Fehlschlüsse – den moralistischen oder eudämonistischen – zu versteckten Monopolbildungen, die die expliziten Mo-

nopole der westlichen Ethiktradition in abgeschwächter Form reproduzieren und die entweder die eine oder die andere Seite verkürzen und in den toten Winkel geraten lassen (ebd., S. 120).

Krämer setzt sich deshalb mit seinem Konzept der*Integrativen Ethik* als drittem Weg von den beiden anderen Ethiktypen ab (siehe dazu Laubach 1999, S. 243 f.). Dafür verweist er auf den gestiegenen Regulationsbedarf der Lebensführung, die durch den „um sich greifenden Pluralismus der modernen Welt" (Krämer 1992, S. 88) nach Orientierung fragt und zugleich durch traditionelle Gruppenmoralen, eine fraglos zur Verfügung stehende Sittlichkeit oder eine verpflichtende universale Moral nicht mehr orientiert werden kann. Hier bieten, so Krämer, weder Moralphilosophie noch Strebensethik Hilfen an.

- *Moralphilosophie* agiert regulierend. Solche Regulation aber widerspricht dem Selbstverständnis moralischer Subjekte, da sie das Individuum statt Autonomie vorwiegend heteronome Abhängigkeiten erfahren lässt (ebd., S. 89). Auch verkürzt die Moralphilosophie die Frage nach dem Richtigen und Guten auf die Vernunft. Das emotive, volitive Moment moralischen Lebens und Handelns beachtet sie zu wenig (ebd., S. 87). Zudem hat sie sich zu einer formalen, normativen Ethik entwickelt, in der die konkreten Lebensfragen und -probleme des Einzelnen keinen Platz haben.
- *Strebensethiken* wiederum sind durch einen Hiatus zur Moderne gekennzeichnet. Ihre antiken und mittelalterlich geprägten theoretischen Prämissen über Sein, Zweck und Ziel des Lebens sind heute nicht mehr anschlussfähig (ebd., S. 127). Das gilt auch für die Vorstellung eines eudämonistischen Lebenszieles, das ein immer gleiches Optimum des Lebens verkörpert.

Krämers Ethik ist hingegen „bizentrisch angelegt" (ebd., S. 122). Sie integriert Sollen und Wollen, normative Moral und Strebensethik und zielt auf das Können des Menschen. Diese zeigt sich jenseits der normativen Ansprüche Anderer (Moralphilosophie) in der nichtmoralischen Lebensführung (Strebensethik).

Krämer sieht diese ethische Orientierung für die Lebensführung vorrangig durch die Situation der Gegenwart herausgefordert. Ihre Kennzeichen: Enttelelogisierung, Entessentialisierung, Historisierung, Pluralisierung und Differenzierung (ebd., S. 127 f.). Auf die damit einhergehenden Probleme kann weder die (ältere) Strebensethik noch die (jüngere) Moralphilosophie adäquat antworten. Da aber die Strebensethik grundsätzlich bei der Orientierungsbedürftigkeit des Menschen ansetzt, knüpft Krämer an diese an. Die Aufgabe einer postteleologischen Strebensethik sieht er darin, dass sie als Ethik zwischen Hemmung und Enthemmung „das eigentliche Wollen und damit die wirklichen und bevorzugten Ziele" (ebd., S. 129) zu finden hilft. Damit aber wird der Frage nach dem richtigen Sollen nicht ausgewichen. Vielmehr muss beides miteinander verknüpft werden: „Gültiges Sollen ist *qualifiziertes* Wollen, bezogen auf einen bestimmten übergeordneten Wollenskontext" (ebd., S. 50), oder anders gesagt: „Moralisches Sollen ist adäquat definierbar als Wollensrelation, nicht weniger, aber auch nicht mehr" (ebd., S. 51).

Der *Integrativen Ethik* Krämers geht es darum, dieses qualifizierte Wollen zu ermöglichen. Das heißt konkret: Lebens-, Orientierungs- und Entscheidungshilfen bereitzustellen, Situationen zu analysieren, Vorzugskriterien für Werte anzubieten, Alternativvorschläge und Lösungsmodelle zu entwickeln und auf diese Weise darüber aufzuklären, „was wir eigentlich, primär, vordringlich, auf lange Sicht und im Ganzen wollen oder lieber wollen" (ebd., S. 264). Angezielt wird somit eine mittels der Praktischen Intelligenz zu erlangende „Souveränität der Lebensführung, die das Wissen um mehrere Alternativen mit klaren Prioritäten und der Aussicht auf die Kreation noch besserer Alternativen verbindet" (ebd., S. 155). Eine solche Souveränität beruht nach Krämer auf einer Anzahl von wesentlichen Kompetenzen (ebd., S. 131, 169 f.), die die Bewältigung des alltäglichen Lebens erst ermöglichen. Dazu gehören unter anderem die Finalisierungskompetenz bezüglich der Lebensziele, die Wahlkompetenz hinsichtlich der Lebenswege, die Ordnungskompetenz in Bezug auf das Zueinander von Zielordnungen und Handlungssystemen, die Topisierungskompetenz, die dazu befähigt, praktisch relevante Erfahrungen, Regeln und Maximen zu ordnen, die Improvisationskompetenz als Fähigkeit, Probleme kreativ lösen zu können, oder auch die heuristische Kompetenz, die für ethische Probleme auch Lösungen bereithält.

Diese Kompetenzorientierung verdeutlicht, dass es Krämers *Integrativer Ethik*, klassisch gesprochen, um das gute Leben, das gelingende oder glückende Leben geht. Postteleologisch geht es ihr allerdings nicht um Letztziele und Vollkommenheit, sondern um das Erreichbare, das Machbare, das Wirkliche – kurz: das Können, das das formale Ziel der Lebensführung, das angemessene Selbst- und Weltverhältnis, realisierbar hält (ebd., S. 166). Insofern lässt sich die Integrative Ethik als strebensethische Minimalethik (ebd., S. 76, 377) bestimmen. In ihrem Fokus steht ein eudämonistisches Minimum, das die Aspekte der Selbstverwirklichung, der Selbsterhaltung und der Selbststeigerung zur Geltung bringt (ebd., S. 150). Anders formuliert geht es um ein angestrebtes „Maß an Lebensqualität, das für ein auf längere Sicht lebenswertes Leben mindestens notwendig" (ebd., S. 152) ist. Letztlich kann damit die Souveränität der Lebensführung als vorrangiges Primärgut der Strebensethik ausgemacht werden (ebd., S. 155). Damit wird das menschliche Subjekt als Träger von Handlung wie seines eigenen Strebens und seiner Lebensgestaltung ernstgenommen. Die Integrative Ethik zeigt sich so als Ermöglichungsethik einer Ichstärkung der Person. Sie motiviert dazu, in Eigeninitiative probezuhandeln sowie alternative Handlungen zu entwickeln und unterstützt darin, „ichfremd empfundene Maßstäbe durch die wachsende Kraft inneren Richtmaßes eigener verantwortlicher Person widersprechen und korrigieren zu können" (Maßhof-Fischer 1998, S. 65).

Inhaltlich stellt sich die *Integrative Ethik* damit in die Nähe lebenshelfender Beratungsangebote, indem sie die existenziellen Orientierungsbedürfnisse des Individuums ernst nimmt und zum Mittelpunkt ihrer Beratschlagung und dialogischen Reflexion auf die richtige, gelingende Lebensführung macht. Von hier aus geht es ihr vorrangig darum, die dem Subjekt eigenen Präferenzen im Welt- und Selbstverhältnis zu heben beziehungsweise helfend mitzuentwickeln, sowie zu einer Auswahl zwischen möglichen Lebens- und Praxiszielen anzuleiten.

Lebensführung und minimale Ethik

Krämers *Integrative Ethik* setzt bei einem Grunddesiderat ethisch-normativer Konzepte an: dass diese stets nur bestimmte Ausschnitte des Lebens regulieren können (Krämer 1992, S. 75). Deshalb würden diese, so die Analyse Krämers, das Leben und Handeln von Menschen auseinanderdividieren und es in moralisch relevante und moralisch indifferente Bereiche unterteilen. Die vorgelegte *Integrative Ethik* hingegen soll eine solche Ethik sein, „die keinen Aspekt der Lebenswirklichkeit vernachlässigt oder gar ausschließt" (Krämer 1995, S. 240). Das soll mit Hilfe des Begriffs der Lebensführung geleistet werden.

Den Begriff der Lebensführung versteht Krämer dabei als Chiffre für die unverkürzte Akzeptanz der praktischen Phänomene innerhalb der Ethik als theoretischer Wissenschaft. Eine solche Konzeption bleibt nicht ohne Widerspruch:

> Das Ungewohnte, ja zuweilen Anstößige eines solchen um den Typus der Strebensethik erweiterten Integrativen Ethikkonzepts ist für die gängige, in der kantianischen Tradition stehende Auffassung von Ethik die Zumutung, dass die bloße Lebensbewältigung, ja die alltägliche Lebensführung und Bedürfnisbefriedigung ethisch relevant sein soll, unter Absehen von allen normativen Verbindlichkeiten kategorischer oder apodiktischer Art und selbst von der Orientierung an anderen Handlungssubjekten (Krämer 1992, S. 76).

Dieser Kritik begegnet Krämer durch den Verweis auf das, was eine Ethik im Kern ausmacht. Sie liegt dort vor, wo Minimalforderungen wie eine Handlung beziehungsweise ein Verhalten (Pflicht), ein Handlungsziel (Gut) und eine zugrundeliegende Haltung (Tugend) ausgemacht werden können. Wenn nun die Lebensführung des Menschen auf festen Formen des Ethos beruht, aus denen heraus Handlungen und Verhaltensweisen vollzogen werden, liegt auch hier eine „Minimalethik" (ebd., S. 377) vor. Diese ‚Ethisierung' des alltäglichen Handelns ist nach Krämer auch deshalb gerechtfertigt, weil die Bewältigung des Lebens – im Kontext moralischer Normen – selbst evaluativ ist. Selektive Grundentscheidungen, Vorzugswahl, Haltungswahl und Haltungseinübung bestimmen das regulierte Handeln und gehen ihm voraus. Lebensführung sucht so nach Orientierung in der Frage der richtigen „Wahl der Ziele, Mittel und Wege sowie der entsprechenden Grundhaltungen" (ebd., S. 184). Ethik als theoretische Wissenschaft hat hierbei die Aufgabe, die richtige Lebensführung, die sich nicht von selbst ergibt, sondern geleistet werden muss, zu reflektieren (ebd., S. 77).

Damit konzeptualisiert Krämer die Lebensführung in Opposition zur Moral (ebd., S. 107). Moral und nichtmoralische Lebensführung, so Krämer, haben ihre je eigene Berechtigung (ebd., S. 120) und gehen nicht ineinander auf. Folgerichtig lehnt er alle die Begriffe und Konzepte ab, die diese Distinktion nicht beachten. Dazu gehören auch Konzepte der Lebenskunst (ebd., S. 184 f.) oder der Lebenstechnik (ebd., S. 207). Denn beide zielen fast ausschließlich auf das Individuum und werden den sozialen Dimensionen menschlichen Lebens und damit auch der Moral nicht gerecht.

Umgekehrt kann Lebensführung nicht im Sinne eines uniformierten Entwurfs oder Typs des richtigen Lebens verstanden werden. Das wiederum würde das Moment des individuellen Strebens vernachlässigen. Stattdessen muss von einer Vielzahl von Entwürfen der Lebensführung gesprochen werden. Diese vermitteln in unterschiedlicher Weise zwischen Individuum und Sozialität, zwischen abstrakten Themen und konkreten Einzelfällen. Statt von Univozität ist also von Analogizität hinsichtlich der Typen der Lebensführung auszugehen (ebd., S. 187). Hier kommt auch der Lebenserfahrung Bedeutung zu, die Krämer ausführlich zu rehabilitieren sucht (ebd., S. 132 f., 177–183, 214) wie auch der Einübung von Grund- und Dauerhaltungen (ebd., S. 183). Beide braucht es für einen vollständigen Begriff der Lebensführung. Dieser ist durch das Moment der Selbstverantwortung zu ergänzen. Sie gibt sich als Sache der Klugheit und der richtigen, rationalen und ökonomischen Lebensführung zu erkennen (ebd., S. 18).

Unter Rückgriff auf anthropologische Erkenntnisse hält Krämer fest, dass der Mensch kraft seiner Freiheit als zur Lebensführung befähigt verstanden werden muss, Zugleich aber ist er das zur Lebensführung gezwungene Subjekt. Er „ist genötigt, den gegebenen Freiheitsspielraum auszufüllen, indem er sich in bestimmter Weise verhält und festlegt“ (ebd., S. 245). Dieser Zwang zur Lebensführung kann als Selektions-, Formierungs- und Erhaltungszwang ausdifferenziert werden. Dem Menschen kommt es nicht nur zu, sein Leben zu führen, sondern er muss auch die Risiken und Belastungen dieser Aufgabe selbst tragen. Denn Lebensführung, darauf weist Krämer hin, versteht sich nicht von selbst. Anthropologisch muss somit das ‚Zwischen‘ der Lebensführung in den Blick genommen werden, das Moment zwischen dem Müssen zur und dem Können der Lebensführung. Gerade hier treten vielfältige Hemmungsvorgänge individueller und sozio-kultureller Art auf (ebd., S. 245). Ethik kommt dabei die Aufgabe zu, das „Können des Könnens“ (ebd., S. 250) zu ermöglichen und dadurch Wege zum gekonnten Können zu erschließen.

In diesem Kontext macht Krämer neben der normativen auch die „konsiliatorische Grundstellung“ (ebd., S. 322) der Ethik stark. Als praktische Disziplin, so Krämer, obliegt es der Ethik, inhaltliche Orientierungsleistungen zu erbringen, die im Modus der Beratung erfolgen. Die Strebensethik

> führt zum Lebenlernen und zuletzt zum Sichaufslebenverstehen und Lebenkönnen hin. Ihre Aufgabe ist es einmal, die Planungs- und Handlungsfähigkeit des Einzelnen durch Einübung [...] zu schulen und zur Selbstfindung anzuleiten; sodann: die eigene Erfahrung des Akteurs zu organisieren helfen, um sie für effizientes Handeln optimal nutzbar zu machen, darüber hinaus aber auch die Kontingenz seiner Lebensführung zu durchbrechen und durch Erfahrungen anderer oder weiterführende Überlegungen zu erweitern und zu ergänzen (Krämer 1998, S. 97 f.).

Damit wird als Aufgabe der „beratenden Strebensethik“ benannt:

> „Schwierigkeiten und Hemmungen beim Planen und Handeln durch konstruktive Anleitung zu beheben, nämlich durch Vermittlung weiterreichender Erfahrung Handeln überhaupt in Gang zu bringen, Handlungssequenzen schlüssig zu machen; Ziele, Zusammenhänge und Sinnpotentiale sichtbar werden zu lassen [...]“ (ebd., S. 98).

Ethik ist vor diesem Hintergrund als Hilfestellung für Fragen der Lebensführung zu verstehen. Sie hilft beratend bei der Beantwortung der Frage „Was soll ich tun, um (richtig, besser, überhaupt) leben zu können?"

Der Lebensführung kommt darüber hinaus schließlich auch eine kriteriologische Funktion zu. Sie hält Kriterien bereit, die die Echtheit von (anthropologischen) Bedürfnissen erweisen beziehungsweise falsifizieren helfen. Denn scheinbar wahre und richtige Bedürfnisse müssen Lebensführungskriterien wie etwa „Bewährungshorizont des Ganzen", „Konvention" und „Dringlichkeit und Wertstärke" (Krämer 1992, S. 230) erfüllen, um als echte oder maßgebliche Bedürfnisse gelten zu können. Die Reflexionsleistung aufgeklärter Lebensführung zu stimulieren, das ist zentrale Aufgabe der Ethik (ebd., S. 146).

Lebenskunst durch die Hintertür? Lebensführung als Alternativbegriff

Abschließend soll weniger der gesamte ethische Entwurf Krämers reflektiert werden als vielmehr seine Auseinandersetzung mit der Lebensführung als Zentralbegriff seines Konzepts.

Zweifelsohne kommt Krämers ethischem Entwurf gerade hinsichtlich der Frage nach dem ethischen Stellenwert der Lebensführung eine besondere Bedeutung zu. Der moderne Zwang zur Lebensführung ist hierbei leitend. Krämer hebt in besonderer Weise in puncto Lebensführung hervor:

- Der Mensch als Subjekt kann seine Lebensführung zwischen Hemmung und Enthemmung in die eigene Hand nehmen. Gezwungen zur Lebensführung wird bzw. ist der Mensch frei, sein Leben zu führen und sich die Ziele dieser Lebensführung selbst zu setzen.
- Lebensführung erfolgt stets innerhalb eines evaluativen Horizontes. Der Blick auf die Lebensführung fordert damit die Reanimation der Strebensethik, die Rehabilitierung des Wollens gegenüber dem Sollen heraus.
- Die gelingende Lebensführung kann als Grundproblem individuellen Lebens und Handelns ausgemacht werden. Sie steht für die gesuchte Perspektive des orientierungsbedürftigen Menschen, dem sich auch die Ethik zuzuwenden hat.
- Die richtige Lebensführung (das gute Leben) ist wesentlich an das handelnde Individuum, das Selbst zurückgebunden. Das Selbst ist der normative Maßstab des richtigen, gelingenden, glückenden, guten Lebens (Krämer 1992, S. 146).
- Die Lebensführung muss gegenüber der Ethik als kritisches Korrektiv verstanden werden. Sie weist übergriffige Ansprüche der normativen Moral zurück. Zugleich wehrt sie Ansprüche unechter Bedürfnisse ab.

Diesen positiven Bestimmungen schließen sich jedoch einige kritische Nachfragen an.

- Krämer verknüpft die Begriffe der Lebensführung und des guten Lebens so eng, dass die Lebensführung letztlich als Chiffre des guten Lebens gelesen werden kann. Lebensführung gerät so unter den vollständigen Zugriff der Ethik und wird kaum noch sichtbar als Leistung des orientierungsbedürftigen Subjekts.
- Lebensführung als Phänomen, das individuell geleistet, aber sozial mitbestimmt ist, kommt bei Krämer kaum in den Blick. Individuelle Leistung und soziales Umfeld der Lebensführung werden dezidiert getrennt. Lebensführung erscheint so als Begriff, der Individuum und Sozialität voneinander scheidet.
- Die Konkretisierung der Lebensführung bleibt bei Krämer seltsam vage. Was er in Abgrenzung zu den inhaltlichen Normen der Moral als Präskription der Strebensethik vorschlägt, bleibt allein im Bereich der Generalregeln: „‚Werde, der Du bist!', ‚Sei eine Person!', ‚Bevorzuge richtig!' oder ‚Tue möglichst viel um seiner selbst willen'"(ebd., S. 188) lauten die Vorschläge Krämers, wie auch „‚Nicht weniger und nicht mehr als möglich!' oder ‚Beachte die Limits!'" (ebd., S. 190) beziehungsweise „Nutze die Gegenwart und lebe sie um ihrer selbst willen" (ebd., S. 312). Krämer kann auch nicht deutlich machen, was das „Normen- und Regelpanorama" (ebd., S. 321) einer modernisierten Strebensethik umfasst. Die Frage, wie Lebensführung in integrativer Perspektive, das heißt in der Verknüpfung von Sollen und Wollen, geregelt werden kann, löst Krämer somit nicht.

Krämer Entwurf einer *Integrativen Ethik* weiß sich, das machen Würdigung wie Kritik deutlich, dem autonomen Subjekt der Lebensführung verpflichtet. Dieses wird allerdings in seiner Gebrochenheit vorgestellt – vor allem in Blick auf widerstrebende Momente des Wollens und Sollens muss sich dieses Subjekt hinsichtlich des eigenen Könnens immer wieder neu orientieren. Krämer bestimmt Lebensführung als Realisierung dieses fragmentarischen und angefragten Lebens in den Herausforderungen der Gegenwart. Kommt der ethischen Theorie nun die Aufgabe zu, eine Ethik für die Gegenwart zu entwerfen, so leistet die Lebensführung die praktische Umsetzung dieser ethischen Reflexion. Durch „Einübung in Aufmerksamkeit, Hingabefähigkeit und Handlungsbereitschaft" (ebd., S. 302) kann das handelnde Subjekt lebenspraktische Strategien für die Bewältigung der Gegenwart entwickeln. Leitend ist dabei für Krämer die Endlichkeit des Lebens. Vor diesem Hintergrund konzeptualisiert er die richtige Zeitfolge der Lebensmöglichkeiten und Sinnpotentiale (Suche nach richtigen Zeitpunkten, Rechtzeitigkeit, Jeweiligkeit, Zeitrichtigkeit) als Aufgabe der Lebensführung (ebd., S. 299–310). Das macht in kaum zu überbietender Weise deutlich, wie sehr sich Krämer am selbstbestimmten Subjekt orientiert, das seine Geschicke zu lenken weiß. Gehandicapte Subjekte, kognitiv beeinträchtigte Menschen, dementielle Patienten:innen, Kinder aber auch Menschen, die in intersektionaler Perspektive in vielerlei Hinsicht benachteiligt werden, scheinen dabei aus dem Blick gerückt. Auch die vielfachen Probleme, vor die sich das Subjekt der Moderne als Subjekt gestellt weiß – Identitätsdiffusion, Vergesellschaftung, Instrumentalisierung, Ökonomisierung u. a. – nehmen in dieser Perspektive einen zu geringen Stellenwert ein. Hier liegen die Grenzen der Reflexion Krämers auf die Lebensführung des Menschen.

Literatur

Caysa, V. (1993). Rez. Hans Krämer: Integrative Ethik. *Deutsche Zeitschrift für Philosophie, 41*, 172–175.

Endreß, M. (1995a). (Hrsg.). *Zur Grundlegung einer integrativen Ethik. Für Hans Krämer*. Suhrkamp.

Endreß, M. (1995b). Bibliographie der Schriften von Hans Krämer. In M. Endreß (Hrsg.), *Zur Grundlegung einer integrativen Ethik. Für Hans Krämer* (S. 250–256). Suhrkamp.

Hadot, P.(1991). *Philosophie als Lebensform. Geistige Übungen in der Antike* (2. Aufl.). Gatza.

Kamlah, W. (1972). *Philosophische Anthropologie. Sprachkritische Grundlegung und Ethik*. Bibliographisches Institut.

Krämer, H. (1976). Prolegomena zu einer Kategorienlehre des richtigen Lebens. *Philosophisches Jahrbuch, 83*, 71–97.

Krämer, H. (1978). Selbstverwirklichung. In G. Bien (Hrsg.), *Die Frage nach dem Glück* (S. 21–43). Fromann-Holzboog.

Krämer, H. (1983a). Antike und moderne Ethik. *Zeitschrift für Theologie und Kirche, 80*, 184–203.

Krämer, H. (1983b). *Plädoyer für eine Rehabilitierung der Individualethik*. B.R. Grüner.

Krämer, H. (1984). Zum Problem einer hedonistischen Ethik. *Allgemeine Zeitschrift für Philosophie, 9*, 11–30.

Krämer, H. (1985). Sind zwei Ethiktypen notwendig? Zum Verhältnis von Sollensethik und Strebensethik. *Universitas, 40*, 995–1002.

Krämer, H. (1988). Plädoyer für eine Philosophie der Lebenskunst. *Information Philosophie, 16*(3), 5–17.

Krämer, H. (1992). *Integrative Ethik*. Suhrkamp.

Krämer, H. (1995). Replik: Die Integrative Ethik in der Diskussion. In M. Endreß (Hrsg.), *Zur Grundlegung einer integrativen Ethik. Für Hans Krämer* (S. 205–249). Suhrkamp.

Krämer, H. (1998). Integrative Ethik. In J. Schummer (Hrsg.), *Glück und Ethik* (S. 93–107). Königshausen & Neumann.

Laubach, T. (1999). *Lebensführung. Annäherungen an einen ethischen Grundbegriff*. Lang.

Leonhard, R. (1994). Rez. Hans Krämer: Integrative Ethik. *Theologische Literaturzeitung, 119*, 357–359.

Leonhardt, J. (2015). Denker im Geiste Platons. Zum Tod von Professor Dr. Hans Krämer ein Nachruf. In *Newsletter Uni Tübingen aktuell Nr. 2/2015: Leute*. https://uni-tuebingen.de/universitaet/aktuelles-und-publikationen/newsletter-uni-tuebingen-aktuell/2015/2/leute/5/. Zugegriffen: 2. Nov. 2024.

Maßhof-Fischer, M. (1998). Ethik als konsiliare Praxis der Lebenshilfe zur personalen Identitätsfindung. Pastorale Lebensberatung als integraler Teil ethischen Selbstverständnisses. In T. Laubach (Hrsg.), *Ethik und Identität. FS Gerfried W. Hunold* (S. 53–67). Francke.

Moser, P. (1994). Integrative Ethik: Hans Krämers Rehabilitierung der Strebensethik. *Information Philosophie, 22*(2), 97–105.

Ollig, H.-L. (1995). Kontroverse Subjekttheorie. In M. Endreß (Hrsg.), *Zur Grundlegung einer integrativen Ethik. Für Hans Krämer* (S. 73–97). Suhrkamp.

Pieper, A. (1993). Rez. Hans Krämer: Integrative Ethik. *Zeitschrift für philosophische Forschung, 47*, 312–317.

Szlezák, T. A. (2015). Hans Krämer (1929–2015). *Platonic Investigations, 2*(1), 7–11. http://pinvestigations.ru/stable/14C8C189-5C10-48B7-95AB-E0239FDB4515. Zugegriffen: 2. Nov. 2024.

Thomä, D. (1997). Ethik und die Grenzen der Philosophie. *Philosophische Rundschau, 44*, 167–177.

Gabriel Marcel: *Philosophie der Hoffnung. Überwindung des Nihilismus* (1957)

12

Dennis Sölch

Zur Person

Gabriel Marcel zählt heute nicht unbedingt zu den ersten Namen, die genannt werden, wenn es um einflussreiche französische Philosophen geht. Das war lange Zeit anders. Als einer der Wegbereiter der Phänomenologie in Frankreich und als bedeutende Stimme der Existenzphilosophie findet er in den 1950er und 1960er Jahren weltweit Gehör. Er hält die Gifford Lectures in Aberdeen, die William-James-Lectures in Harvard und empfängt Ehrendoktorwürden in Tokio, Salamanca und Chicago. Die *Académie française* verleiht ihm den *Grand Prix de la littérature*, das französische Kultusministerium den *Grand prix national des Lettres* und gemeinsam mit Carl Friedrich von Weizsäcker erhält er den Erasmuspreis der niederländischen Stiftung *Praemium Erasmianum.* Als einer der ersten prominenten Intellektuellen hält Marcel nach dem Zweiten Weltkrieg Vorträge in Deutschland und wirbt für einen Geist des Friedens und der Versöhnung jenseits aller politischen Ideologien. 1964 wird ihm vor diesem Hintergrund der Friedenspreis des deutschen Buchhandels für seine Philosophie des Dialogs und der Hoffnung verliehen. Seine wichtigsten Schriften sind zu diesem Zeitpunkt bereits ins Deutsche übersetzt worden.

Diese eminente Wirkmächtigkeit Marcels verdankt sich nicht zuletzt der Tatsache, dass seine Stimme inmitten der teils düsteren, teils exzessiven Atmosphäre der Existenzphilosophie wie ein Ausreißer wirkt. Während für die existenzphilosophische Tradition von Kierkegaard bis Sartre die Erfahrung von Angst und die Herausforderung radikaler Vereinzelung im Zentrum der Analyse menschlicher

D. Sölch (✉)
Heinrich-Heine-Universität Düsseldorf, Düsseldorf, Deutschland
E-Mail: dennis.soelch@hhu.de

J. Zirfas und G. Gödde (Hrsg.), *Schlüsselwerke der Kritischen Lebenskunst I*, Schriften zur Kritischen Lebenskunst, https://doi.org/10.1007/978-3-662-72346-3_12

Existenz stehen, ist Menschsein für Marcel wesentlich durch Hoffnung, Freundschaft und die Möglichkeit tiefer zwischenmenschlicher Verbundenheit gekennzeichnet. Für ihn bedarf es keines angstvoll erlebten Bewusstwerdens der eigenen Sterblichkeit, um das eigene Leben unabhängig von sozialen Erwartungen und Normen entschlossen zu gestalten. Was der Mensch eigentlich zu sein vermag, das offenbare sich, sobald wir der Welt mit Neugier und unseren Nächsten mit Liebe begegnen. Diese dem Leben und seinen Mitmenschen zugewandte und doch keineswegs angepasste Haltung durchzieht auch Marcels eigene Biographie.

Am 7. Dezember 1889 kommt Gabriel Honoré Marcel als einziges Kind seiner Eltern Henri und Laure Marcel im 8. Pariser Arrondissement unweit des Parc Monceau zur Welt. Zu den ersten und prägendsten Erlebnissen seines Lebens zählt der frühe Tod seiner Mutter, die nach kurzer, schwerer Krankheit wenige Wochen vor Marcels viertem Geburtstag stirbt. Während sein Vater neben seiner beruflichen Tätigkeit als ranghoher Beamter im französischen Außenministerium und Mitglied im diplomatischen Corps sowie später als *Directeur des Beaux-Arts* der Nationalbibliothek und der Nationalmuseen den Verlust verarbeitet, lebt der Junge für einige Zeit bei seiner Großmutter und wird zudem von seiner Tante mütterlicherseits umsorgt, mit der der Vater später eine zweite, allem Anschein nach glückliche Ehe eingeht. Unter Anleitung seines Vaters findet Gabriel Marcel schon früh einen Zugang zu Kunst, Theater, Musik und Literatur. Er spielt Klavier und verfasst bereits in jungen Jahren erste eigene Dramen. Obwohl er am Lycée Carnot in Paris regelmäßig zu den Klassenbesten gehört, empfindet er den Schulbesuch und die fortwährenden Leistungsvergleiche als bedrückend. Lediglich die Philosophiekurse begeistern ihn unmittelbar.

Nach dem *baccalauréat* schreibt er sich an der Sorbonne ein, hört aber parallel an der *École normale* Vorlesungen bei Henri Bergson, dessen lebensnahes und abstraktionskritisches Denken inmitten einer von Rationalismus und Positivismus geprägten Atmosphäre einen nachhaltigen Einfluss auf ihn ausübt. Die kritische Distanz gegenüber einem abstrakten, rein begrifflichen Denken, das dem Einzelschicksal gegenüber gleichgültig bleibt, wird während des Ersten Weltkriegs durch eigene Erfahrung noch verstärkt, als Marcel sich bei einem Suchdienst des Roten Kreuzes engagiert, der Informationen über verwundete oder gefangene Soldaten sammelt und an die Angehörigen weiterleitet. In dieser Zeit erwacht auch sein Interesse an übersinnlichen Phänomenen, insbesondere der Telepathie, die zwar keinen Eingang in seine philosophischen Schriften finden, denen er jedoch, wie sein amerikanischer Zeitgenossen William James, zeitlebens mit gleichermaßen offenem wie kritischem Blick begegnet, nicht zuletzt als Mitglied der *London Society for Psychical Research*.

Bereits wenige Monate nach der *agrégation* erhält Marcel seine erste Professur am Lycée de Vendôme, später folgen Anstellungen in Sens, am Lycée Louis-le-Grand in Paris sowie in Montpellier. Kurz nach Ende des Ersten Weltkriegs heiratet er Jacqueline Boegner, die an der Musikhochschule Schola Cantorum in Paris unterrichtet und mit der er gemeinsam nach einigen Jahren einen Sohn adoptiert. Die Erfahrung einer geglückten Ehe mit seinem „absolute companion" (Marcel 1991, S. 23) schlägt sich philosophisch nicht zuletzt in seinen Konzepten der

‚Verfügbarkeit' und der ‚schöpferischen Treue' nieder. Anfang der 1920er Jahre zieht die Familie nach Paris, wo Marcel sich als Dramatiker, Schriftsteller, Kritiker und Philosoph betätigt und wachsende Erfolge feiert. Angeregt durch seine Freunde Charles du Bos und François Mauriac lässt er sich 1929 katholisch taufen. Obgleich er sich als Philosoph keinem religiösem Offenbarungstext verpflichtet weiß, trägt das Bekenntnis rezeptionsgeschichtlich wesentlich zu einer einseitigen und verkürzten Etikettierung seines Denkens als ‚christlicher Existenzialismus' bei.

Während Marcel in privater Hinsicht nach dem Zweiten Weltkrieg mit dem frühen Krebstod seiner Frau und anhaltender körperlicher Einschränkung durch einen Autounfall schwere Schicksalsschläge hinnehmen muss, erfährt er als Person des öffentlichen Lebens wachsende Anerkennung. Mit *Das Geheimnis des Seins* erscheint 1951 sein umfangreichstes Werk, im Jahr darauf wird ihm mit der Aufnahme in die *Académie des sciences morales et politiques* eine der höchsten akademischen Auszeichnungen zuteil. Er publiziert bis ins hohe Alter sowohl philosophische als auch dramatische Werke und stirbt am 8. Oktober 1973 friedlich in seiner Pariser Heimat.

Zum Gesamtwerk

Gabriel Marcel hat in seinen Schriften kein System entwickelt und es bewusst abgelehnt, seine zentralen Gedanken und Begrifflichkeiten in Form eines präzise ausgearbeiteten Gesamtzusammenhangs darzustellen. Schon in den Vorarbeiten zu seiner Dissertation arbeitet er sich kritisch an den Systementwürfen des Deutschen Idealismus, insbesondere an Hegels Begriff des ‚absoluten Wissens' ab, in dem Endliches und Unendliches, Denken und Sein, Subjektivität und Objektivität zur Deckung kommen sollen. Ein vollständiges System aller Wirklichkeit, so Marcel, könne niemals das Endliche als Endliches erfassen. Die unmittelbar erlebte Existenz lasse sich nicht verlustfrei in ein intelligibles Ganzes integrieren, und so drücke das absolute Wissen lediglich einen Aspekt der konkreten Totalität aus, ohne jedoch dem existierenden Menschen gerecht zu werden (vgl. Marcel 1965, S. 62–63).

An die Stelle eines Denkens in abstrakten Begriffen, das möglichst allgemeingültige Aussagen zu formulieren sucht, tritt bei Marcel das Bemühen um „ein [P] hilosophieren *hic et nunc*" (Marcel 1963, S. 65). Das methodische Ziel besteht darin, die konkreten Bedingungen zu untersuchen, in denen eine bestimme Erfahrung greifbar wird. Das gilt insbesondere für existenzielle Phänomene, die das Leben des einzelnen Menschen im Vollzug seiner Existenz betreffen – etwa Liebe, Freundschaft oder Sterblichkeit, und deren gedanklicher Nachvollzug eine persönliche, unvertretbare Erfahrung voraussetzt. Vor diesem Hintergrund bilden für Marcel sein dramatisches und sein philosophisches Werk eine untrennbare Einheit: Die Dramen erlauben es ihm, anschauliche Situationen und Charaktere zu entwerfen, in denen ein Phänomen konkrete Gestalt gewinnt, und auf diese Geschehnisse kann er in seinen Vorträgen und Aufsätzen immer wieder zum Zwecke der begrifflichen Klärung und Durchdringung zurückkommen. Entscheidend für diese

„Methode der Dramatisierung“ (Marcel 1974, S. 161, vgl. Hanley 1987) ist, dass Marcels Dramen, anders als jene seines Zeitgenossen Jean-Paul Sartre, keine Thesenstücke sind, die von einer Theorie getragen werden oder eine philosophische Position vermitteln wollen. Sie enden in der Regel offen und kulminieren nicht in einer bestimmten Lösung, die für die beteiligten Charaktere ein notwendig gutes oder tragisches Ende bedeutet, sondern in ihnen zeichnet sich eine Dynamik ab, eine Veränderung, die für alle Personen in irgendeiner Form Entwicklungen nach sich zieht, deren weiterer Verlauf nicht determiniert ist. „Wenn der Vorhang fällt, geht das Leben weiter, das heißt die Existenz der Gestalten soll den Zuschauer beschäftigen“ (Davy 1964, S. 202–203) und in sokratischer Manier beunruhigen.

Dominierende Themen der Dramen sind die Suche nach Selbsterkenntnis und die Herausforderungen existenzieller Kommunikation. Im Mittelpunkt stehen Figuren, die durch bestimmte Situationen dazu genötigt werden, ihre Selbstbilder zu hinterfragen und sich selbst und anderen in neuer Weise zugänglich oder verständlich zu werden, während diese Wandlung zugleich auch die Charaktere in ihrem Umfeld dazu zwingt, einen Blick hinter die eigene Maske zu werfen. Repräsentativ für diesen Aspekt des Werkes ist das Drama *Ein Mann Gottes* (vgl. Marcel 1962) mit den Protagonisten Claude und Edmée. Claude ist ein Pastor, der seiner Frau Edmée vor vielen Jahren eine folgenreiche Affäre verziehen und das daraus entstandene Kind als sein eigenes akzeptiert hat. Als der inzwischen totkranke Liebhaber plötzlich auftaucht, um seine Tochter vor seinem Tod wenigstens einmal zu sehen, unterstützt Claude den Wunsch und weckt damit Zweifel bei seiner Frau: Hat er ihr damals als liebender Ehemann oder in seiner Rolle als Pastor verziehen? Hat sie selbst möglicherweise die Affäre nur gestanden, weil sie sich der Vergebung von vornherein sicher war? Als Edmée ihre Zweifel mit ihrem Mann teilt, wird auch dieser unsicher: Welche Rolle hat seine Berufung als Pastor bei seiner Vergebung gespielt? Kann er sich sicher sein, aufrichtig als ihr Ehemann gehandelt zu haben, oder war es ihm ebenso wichtig, den Ansprüchen, die er selbst an einen Mann Gottes hat, zu genügen?

Die explizite Berücksichtigung des Erlebens aus Sicht der ersten Person Singular wird in der Unterscheidung von primärer und sekundärer Reflexion erkenntnistheoretisch reflektiert. Für die primäre Reflexion stellt sich ein Sachverhalt oder Erlebnis als Problem dar, das prinzipiell vollständig erfasst und begrifflich oder technisch beherrscht werden kann. Ein Problem ist dem konkreten Subjekt gegenüber gleichgültig, es ist „etwas, auf das ich stoße, das mir gegenübersteht und das ich gerade deshalb umfassen und mir unterwerfen kann“ (Marcel 1968, S. 126). So ist es beispielsweise im Falle eines umgestürzten Baumes, der eine Straße blockiert, unerheblich, ob nun ich mich auf der Strecke befinde oder irgendein anderer Autofahrer. Mein persönlicher Ärger, vielleicht zu spät zu einem Termin zu kommen, ändert nichts am Charakter des Problems, das sich vielmehr allgemein für jeden stellt, der die Stelle passieren möchte. Gleichzeitig stellt es keine Schwierigkeit dar, den Baumstamm in allen relevanten Aspekten zu erfassen: Man kann seine Größe abmessen, sein Gewicht schätzen, rekonstruieren, warum er umgestürzt ist, und vor allem lässt sich das Hindernis mit technischen Mitteln beseitigen und damit als Problem auflösen.

Je mehr aber der einzelne Mensch als leibliches und fühlendes Wesen in den Sachverhalt involviert ist, desto unangemessener wird die primäre Reflexion (vgl. Sölch 2021, S. 119–120). Keine begriffliche Überlegung, die auf Gewissheit und Allgemeingültigkeit abzielt, kann mir sagen, ob ich jemanden liebe oder wie ich angesichts bestimmter Herausforderungen in einer Liebesbeziehung handeln soll. Mehr noch: Wenn die konkrete Erfahrung sich einer verbindlichen Antwort entzieht, lässt sich auch die Liebe als solche nicht abschließend erfassen und beschreiben. Phänomene wie Freiheit, Hoffnung, das Gute oder das Böse lassen sich nicht objektivieren, ohne sie damit zugleich auf einige Aspekte des Ganzen zu reduzieren und zu verfälschen. Die sekundäre Reflexion besteht dementsprechend darin, die Grenze des abstrakt-allgemeinen Denkens aufzufinden und anzuerkennen. Indem sie die konkreten Bedingungen in den Blick nimmt, unter denen Menschen das Phänomen begegnet, geht sie zugleich über den Problemcharakter hinaus, um das zu durchdringen, was sich einer Erklärung mittels der gewohnten Begriffe und Kategorien entzieht. Aus dem Problem, das dem Subjekt gegenübersteht, wird dabei ein Mysterium, bei dem das Subjekt involviert ist und nicht von seinem Engagement abstrahieren kann. Um die Liebe zu begreifen, muss ich mich also auf sie einlassen, und Gründe oder Argumente gewinnen erst vor dem Hintergrund einer solchen Erfahrung an Bedeutung. Das Ziel besteht nicht in absoluter Gewissheit, sondern in einem „deepening-down of the implications of experience itself" (Hazelton 1958, S. 158), einer zunehmenden gedanklichen Durchdringung und Vertiefung der Bedeutung dessen, was erfahren wird.

Der Unterscheidung von Problem und Mysterium als verschiedenen Weisen, sich einer praktischen oder intellektuellen Herausforderung zu nähern, korrespondieren keine distinkten Gruppen von Phänomenen, die jeweils ausschließlich als Problem oder als Mysterium zu behandeln sind. Es gibt allerdings Aspekte der menschlichen Erfahrung, die der Reduktion auf ein zu lösendes und begrifflich vollständig zu erfassendes Problem einen größeren Widerstand entgegensetzen, während von anderen Phänomenen kaum sinnvoll gesagt werden kann, sie würden unser persönliches Engagement erfordern. Zu den Phänomenen, die kaum verlustfrei in die Form eines Problems gebracht werden können, zählen neben der Liebe etwa Geburt und Tod, ebenso wie das Denken und die Existenz. Im Zuge einer kritischen Gegenwartsdiagnose weist Marcel darauf hin, dass seine Zeit durch eine wachsende Dominanz der primären Reflexion gekennzeichnet sei. Man neige dazu, das gesamte Leben in Problemkomplexe zu übersetzen, und sogar den Menschen streng naturalistisch als Bündel physiologischer und sozialer Funktionen zu verstehen. Lebenskunst würde dann lediglich noch in einem Wissen darum bestehen, wie die einzelnen Funktionen erhalten oder im Zweifelsfall wiederhergestellt werden können. Krisen wäre somit bloß Pathologien, für deren Behebung jeweils Experten zuständig sind, an die sich Beziehungs-, Ernährungs- oder seelische Probleme delegieren lassen (vgl. Sölch 2022, S. 72–73). Dass Leben allerdings auch in größerer Fülle erfahren und gestaltet werden kann, untersucht Marcel insbesondere anhand des Phänomens der Hoffnung.

Zur Philosophie der Hoffnung

Es macht einen Unterschied, ob wir einer Situation mit Hoffnung oder mit Verzweiflung begegnen. Wir treten eine Prüfung an, weil wir darauf hoffen, sie zu bestehen, und auch den Kampf gegen eine schwere Krankheit würden wir nicht annehmen, wenn wir nicht einen Funken Hoffnung verspüren würden, diesen Kampf gewinnen zu können. Wer hofft, dem fällt es in der Regel leichter, Krisen zu überwinden und Schicksalsschläge zu meistern. Aber machen wir uns nicht letztlich nur etwas vor, wenn wir hoffen? Schließlich erweist die Hoffnung sich im Nachhinein gelegentlich als trügerisch, und sowohl in der Werbeindustrie als auch in der Politik wird mit den Hoffnungen der Menschen ebenso gespielt wie mit ihren Ängsten. Es scheint also naheliegend, dass die Frage nach dem angemessenen Umgang mit Hoffnung wesentlicher Bestandteil einer Philosophie der Lebenskunst zu sein hat. In positiver wie auch in negativer Hinsicht gilt es zu prüfen, wann wir gut daran tun zu hoffen und wann wir es mit bloßem Wunschdenken zu tun haben.

Wie kaum ein anderer Philosoph des 20. Jahrhunderts hat Marcel das Hoffen in den Mittelpunkt seines Denkens gestellt. „Wenn es in meinem Werk einen Begriff gibt, der alle anderen überragt, so ist es zweifellos der der Hoffnung" (Marcel 1964b, S. 50), resümiert er in seiner Rede anlässlich der Entgegennahme des Friedenspreises. Seine einschlägigste und zugleich wirkmächtigste Auseinandersetzung mit dem Thema wird unmittelbar nach dem Zweiten Weltkrieg in Form eines langen Aufsatzes unter dem Titel „Entwurf einer Phänomenologie und einer Metaphysik der Hoffnung" publiziert. Der Text ist der zugleich umfangreichste und namensgebende Beitrag für das Buch, in dem er erscheint: Das französische Original *Homo viator. Prolégomènes à une métaphysique de l'espérance* erscheint 1964 als *Philosophie der Hoffnung. Die Überwindung des Nihilismus* in deutscher Übersetzung. Flankiert wird der Aufsatz zur Hoffnung dort von einem „Entwurf einer Phänomenologie des Habens" sowie zwei Reflexionen über Familie und Vaterschaft. Wir konzentrieren uns im Folgenden ausschließlich auf den titelgebenden Beitrag, weil er zum einen in kondensierter Form wesentliche Anliegen von Marcels Philosophie insgesamt adressiert und zum anderen den wichtigsten Ausgangspunkt für eine Beschäftigung mit der Hoffnung im Kontext kritischer Lebenskunst darstellt.

Wie der Titel mit den Begriffen „Phänomenologie" und „Metaphysik" deutlich macht, geht es Marcel erstens um die Klärung dessen, was Hoffnung ausmacht und von anderen Stimmungen, Empfindungen oder Haltungen gegenüber der Zukunft unterscheidet, und zweitens um die Verortung von Hoffnung in der Welt als ganzer. Phänomenologisch ist sein Vorgehen dabei insofern, als es von vorgängigen Deutungen absieht (vgl. Held 2006, S. 127) und dem, was sich im Erleben der ersten Person zeigt, Vorrang vor alltagssprachlichen oder tradierten Beschreibungen einräumt. So sprechen wir üblicherweise zumeist in einem propositionalen Sinne von Hoffnung. Wir hoffen beispielsweise, dass morgen die Sonne scheint oder dass wir bald eine Gehaltserhöhung bekommen. In gleicher Bedeutung könnten wir auch davon sprechen, dass wir uns etwas wünschen oder etwas begehren. Zugleich können wir gute Gründe dafür anführen, warum das Gewünschte tatsächlich mit einer gewissen Wahrscheinlichkeit eintreten dürfte. Ein solches Erleben spielt sich, Marcel zufolge, allerdings nur an der Oberfläche unseres Daseins ab. Es betrifft uns nicht wesentlich und grenzt prinzipiell an Gleichgültigkeit gegenüber dem Objekt des Hoffens.

In Abgrenzung zu solchen Formen propositionalen Hoffens geht es Marcel um eine Hoffnung im emphatischen Sinne, die an einen bestimmten Situationstypus gebunden ist, nämlich eine Art von Prüfung. Konstitutive Elemente dieser Prüfungssituation sind ihr Charakter als Gefangenschaft, die Versuchung der Verzweiflung sowie das Empfinden, der Fülle des eigenen Seins beraubt zu sein (vgl. Marcel 1964a, S. 30–31). Wer zum Beispiel unrechtmäßig im Gefängnis sitzt, an einer schweren Krankheit leidet oder als Schriftsteller eine anhaltende Schreibblockade erlebt, erfährt sich als Gefangener einer Situation, in der er auf einen Aspekt seiner selbst reduziert ist. Die gesamte Existenz ist von der einschränkenden Lage in Beschlag genommen, ohne dass abzusehen wäre, ob oder wie sie zu überwinden ist. Die Prüfung erfordert von dem Betroffenen, sich auf die Situation einzulassen, ohne schon wissen zu können, was sie ihm abverlangen und wie sie ihn verändern wird. Hoffnung, die sich in einer solchen Situation einstellt, ist nicht auf propositionales Hoffen reduzierbar. „[D]ie Seele", so Marcel, wendet sich dann „einem Lichte zu, das sie noch nicht sieht, einem Lichte, das kommen soll" (ebd., S. 31) und daher einem vollständigen rationalen Verständnis entzogen bleibt. Hoffnung wird in diesem Fall erfahren als ein Gut, für dessen Eintretenswahrscheinlichkeit keine Kriterien verfügbar sind. Für eine solche Hoffnung ohne spezifischen propositionalen Gehalt, die Marcel auch „absolute Hoffnung" nennt und als basales „ich hoffe" von einem alltagssprachlichen „ich hoffe, dass" unterscheidet, lassen sich streng genommen keinerlei Gründe anführen. Sie übersteigt „jeden bedingungstellenden [sic!] Vorbehalt" (ebd., S. 49), indem sie darauf setzt, dass in einer gegebenen Situation die Grenze zwischen Möglichkeit und Unmöglichkeit niemals definitiv abgesteckt werden kann. Was heute unmöglich scheint, kann vielleicht morgen schon möglich geworden sein.

Begrifflich gilt es vor diesem Hintergrund, die Hoffnung vom Optimismus zu unterscheiden. Letzterer besteht in der festen Überzeugung oder dem unbestimmten Gefühl, dass am Ende alles gut ausgehen wird. Wer optimistisch an eine beliebige Herausforderung herangeht, der macht sich frei davon, Verantwortung für die eigene Gestaltungsfähigkeit zu übernehmen; letztlich spielt es keine Rolle, was er tut, weil sich früher oder später alle Dinge fügen und zum Guten wenden werden. Er verkennt also entweder den Ernst der Lage oder er will sich und andere glauben machen, es gäbe schon eine Patentlösung für alle Probleme. Der Ungewissheit einer Zukunft, an deren Herbeikommen der einzelne Mensch durch seine Entscheidungen und Handlungen mitwirken muss, setzt der Optimist eine Zukunft entgegen, deren Verlauf bereits feststeht. Was auch geschehen mag, dient im Grunde genommen nur dazu, die Zeit bis zum Eintritt des determinierten Ergebnisses zu überbrücken, ohne Raum für wirklich Neues zu lassen. Strukturell gleicht der Optimismus damit dem Pessimismus, für den die Ereignisse sich ebenso unabwendbar auf ein bestimmtes Ergebnis zubewegen, mit dem einzigen Unterschied, dass der Pessimist ein schlimmes Ende auf sich zukommen sieht, das er nicht herbeisehnt, sondern fürchtet.

Im Unterschied zu beiden erlebt der Hoffende die Zeit als offen. Hoffnung ist „in das Gewebe einer im Werden begriffenen Erfahrung oder, anders ausgedrückt, eines noch nicht abgeschlossenen Abenteuers eingeflochten" (ebd., S. 54–55). An dieser Stelle kommt die in Marcels Aufsatztitel angesprochene metaphysische Dimension seiner Untersuchung zum Tragen: Die Welt ist nicht vollständig determiniert, sie ist unablässig im Entstehen begriffen und ihr Verlauf wird auch durch den an ihr teilhabenden Menschen mitgestaltet, ohne dass dieser sich freilich zum Herrscher des Geschehens aufschwingen könnte. Sie bietet demjenigen Spielräume des Handelns, der bereit ist, die Unsicherheit einer Prüfungssituation auszuhalten und sich offen hält für die Möglichkeit, dass sich neue Umstände einstellen können, die er bisher weder voraussehen noch erahnen kann. Schöpferisch vermag die hoffnungsvolle Teilhabe an der Wirklichkeit dann zu werden, wenn die Situation als etwas anerkannt wird, das mit dem eigenen Sein verbunden ist und den Ausgangspunkt für eine Entwicklung darstellt, die Selbst und Situation gleichermaßen in positiver Weise verändern wird. „Hoffen heißt, der Realität Kredit einräumen" (Marcel 1992, S. 196), ihr einen Vertrauensvorschuss im Hinblick auf die Möglichkeit zu geben, dass das Böse, Sinnlose oder Tragische nicht das letzte Wort hat. Die Rede davon, dass Hoffnung nicht auf empirische Gründe angewiesen ist, die eine Abschätzung der Wahrscheinlichkeit erlauben, lässt sich vor diesem Hintergrund auch dahingehend umformulieren, dass die Hoffnung ihren tragenden Grund in der Welt als ganzer hat. Trotz oberflächlicher Ähnlichkeiten mit Ernst Blochs monumentaler Studie über *Das Prinzip Hoffnung* (1982) schlägt Marcel dabei allerdings einen ganz anderen Weg ein als sein Zeitgenosse. Während Bloch von einem durchgängigen Materialismus ausgeht, beschreibt ein solcher Naturalismus für Marcel lediglich einen Teilaspekt der Welt. Und während Bloch die Hoffnung als ein objektiv der Wirklichkeit eingeschriebenes Prinzip versteht, das sich Tagträumen und Literatur, Werbetafeln und Märchen ablesen lasse, verortet Marcel die Hoffnung in der Teilhabe am Sein und damit jenseits der Dichotomie von Objektivität und Subjektivität.

Es ist ersichtlich, dass Marcels Überlegungen nicht auf eine Theorie der Hoffnung hinauslaufen, die uns durch begriffliche Zusammenhänge kognitiv dazu nötigen würde, Hoffnung als ein Gut oder gar eine Norm anzuerkennen. Die *Philosophie der Hoffnung* stellt in erster Linie eine philosophische Verteidigung des Rechts zu hoffen dar. Inmitten des Kalten Krieges, während Autoren wie Günter Anders oder Jean-Paul Sartre in der Hoffnung vor allem ein ‚Opium für das Volk' sehen, das die Massen ruhigstellen und von politischem Engagement abhalten soll, insistiert Marcel darauf, dass das Individuum auch dann hoffen darf, wenn es keine Gründe anführen kann, die sein Hoffen als berechtigt ausweisen würden. Die Forderung nach einer argumentativen Rechtfertigung dafür, in einer bestimmten Situation der eigenen Hoffnung zu folgen, reduziert das Hoffen auf ein Problem, behandelt es wie einen vom hoffenden Menschen getrennten Gegenstand und sucht es in eine Gewissheit zu verwandeln. Sich selbst nach der Wahrscheinlichkeit zu fragen, mit der das Erhoffte eintreten könnte, impliziert für Marcel jedoch eine Distanzierung von der unmittelbar erlebten Hoffnung (vgl. Marcel 1964a, S. 68). Wir haben es dann nicht mehr direkt mit Hoffnung, sondern mit einer Evaluation des Hoffens zu tun, die sich zumindest tentativ in die Perspektive eines außenstehenden Betrachters versetzt. Die absolute Hoffnung, um die es Marcel geht, besitzt einen den gesamten Menschen involvierenden Vollzugscharakter und stellt somit ein Mysterium dar, das sich einer abschließenden Bestimmung notwendigerweise entzieht.

Die Hoffnung garantiert freilich keinen Erfolg. So hoffnungsvoll wir ein Unterfangen auch angehen, lässt sich die Möglichkeit des Scheiterns doch niemals ausräumen. Der Beitrag des Hoffens zu einem gelingenden Leben besteht also nicht in einer Art selbsterfüllender Prophezeiung oder dem Erwirken eines Wunders. Ihr unmittelbarer Wert besteht zum einen in einer ‚Sammlung' oder ‚Versöhnung' des Menschen mit sich selbst. Anstatt die Wirklichkeit als eine ihm wesentlich äußere und fremde Sache zu betrachten, vermag der Hoffende sich als Teil eines Geschehens zu begreifen, das sein eigenes Sein mit umgreift. Wer hofft, kann sich von der vermeidlichen Notwendigkeit frei machen, sich zwischen bestimmten gegenwärtig verfügbaren Optionen zu entscheiden, und bewahrt sich eine gewisse Souveränität gegenüber dem Urteil derjenigen, die sich bei ihrer Einschätzung auf eine sachliche Analyse der objektiven Gegebenheiten berufen. Marcel spricht in diesem Sinne von einer „positive[n] Nicht-Annahme" (ebd., S. 39; vgl. Mittl 2013, S. 97), die sich konkret etwa darin äußern kann, dem drängenden Rat eines Arztes, sofort die empfohlene Behandlung einer schweren Krankheit durchführen zu lassen, nicht nachzugeben, sondern die Therapie an den eigenen Rhythmus bzw. das Gefühl für die eigene körperliche und seelische Belastbarkeit anzupassen.

Zum anderen erlaubt es die Hoffnung, der gedanklichen Vorwegnahme von Hindernissen und Möglichkeiten des Scheiterns eine Alternative entgegenzusetzen. Anstatt sich auf rational erfassbare Zukunftsverläufe und damit verbundene Probleme zu versteifen, macht sich die hoffende Person verfügbar (*disponible*) für neue Erfahrungen und unvorhersehbare Ereignisse, die sich im Zuge des eigenen Engagements einstellen können. Mit der Verfügbarkeit ist die Fähigkeit angesprochen, die eigenen Umstände oder Widrigkeiten als Ausgangspunkt für das kreative Ausloten von Handlungsoptionen anzusehen, äußere Gegebenheiten also in günstige Gelegenheiten zu verwandeln (vgl. Marcel 1964c, S. 136). Wer hofft, der öffnet sich für die Möglichkeit des Anders-Sein, d. h. auch dafür, dass eine gute und lebenswerte Zukunft ganz anders beschaffen sein mag, als gegenwärtig vorstellbar ist. So wie Eltern, die das Beste für ihre Kinder erhoffen, nicht selten ihre Vorstellung davon ändern müssen, worin dieses Beste besteht, gilt es, sich frei zu machen von der Annahme, schon jetzt wissen zu können, welche Arten des Guten die Zukunft bereithalten mag und auf welche Weise sie zur Erscheinung kommen werden. Damit ist dezidiert keiner Verklärung der Gegenwart das Wort geredet. Vielmehr bietet Hoffnung eine bleibende Einlassstelle für Kritik und Veränderung, insofern sie lebensgeschichtliche, soziale oder politische Gegebenheiten niemals nur als Endpunkte einer Entwicklung, sondern stets auch als Ausgangspunkte für das Bemühen um eine umfassendere oder vollkommenere Form des Guten betrachtet.

Insofern sich das hoffende Subjekt dem objektiv Ungewissen öffnet, ist es keine eingekapselte, in sich geschlossene Entität. Es vermag sich einer Situation hinzugeben, sich auf sie einzulassen und durch sie auch verändern zu lassen. Dieses Geöffnetsein schließt den anderen Menschen ausdrücklich mit ein. Eine Situation ist streng genommen nie allein meine eigene. „Ich hoffe auf dich für uns" (Marcel 1964a, S. 63) ist die Formel, in der diese intersubjektive Dimension der Existenz und des Hoffens Ausdruck findet. Wer hofft und sich aufgrund seiner Hoffnung aktiv in die Gestaltung seines Lebens und seiner Umwelt einbringt, macht sich nicht unabhängig von Anderen, sondern begreift die wechselseitige Abhängigkeit der Menschen voneinander als ein tragendes Netz, das ihn einschließlich seiner Situation wesentlich zu dem macht, der er ist und werden kann. Hoffnung ist insofern kein radikal individuelles, sondern immer auch ein gemeinschaftliches Phänomen.

Wenn Hoffnung etwas ist, das es dem Menschen erlaubt, sich immer wieder über die eigene oder die menschheitsgeschichtliche Erfahrung zu erheben, um unwahrscheinliche oder gar unmöglich scheinende Ziele zu verfolgen, dann ist sie selbst nicht nur ein Erfahrungswert. Sie steht vielmehr an jener Grenze, an der die Erfahrung in eine offene Zukunft übergeht, und begleitet den Menschen dort, wo er sich auf Entwicklungen einlässt, deren Verlauf allenfalls erahnt werden kann. Wir können Hoffnung niemals ausschließen. In jeder Situation bleibt es stets denkbar, dass ein Mensch plötzlich einen Hoffnungsschimmer zu sehen vermag, wo vorher Dunkelheit herrschte. Doch entzieht sie sich damit nicht jeder Verfügbarkeit? Kann Hoffnung erlernt werden, wenn sich anscheinend nicht voraussehen lässt, ob und wann sie sich einstellen wird? Wäre es gänzlich dem Zufall überlassen, ob und wann sie sich einstellt, dann ließe sie sich jedenfalls kaum sinnvoll als Bestandteil einer Lebenskunst verstehen.

Der Hoffnung nähert man sich nach Marcel nicht auf direktem Wege. Sie mag sich zwar plötzlich einstellen, doch auch wenn es sich bei ihr scheinbar um etwas dem Menschen unerwartet Zustoßendes handelt, erfordert ihre Kultivierung und Bewahrung ein aktives Bemühen. Sie wird nicht einfach passiv empfangen, sondern erfordert die Bereitschaft, sich auf Neues und Unvorhergesehenes einzulassen. Wer sich im Bereich des rational Planbaren einigelt und Gewissheit zur notwendigen Bedingung für das eigene Handeln macht, droht „immer unfähiger zur Hoffnung" (ebd., S. 32) zu werden. Umgekehrt kann die Übung darin, sich durchlässig für das Andere zu machen und Veränderungen einer Situation als mögliche Hoffnungszeichen anzusehen, zur Kultivierung einer hoffnungsvollen Grundhaltung beitragen. In der Tradition von Paulus und Thomas von Aquin stellt die Hoffnung für Marcel somit eine Tugend eigener Art dar. Ob sie sich einstellt, unterliegt nicht der eigenen bewussten Kontrolle, aber ihre Aneignung und Nutzung im Rahmen einer Kunstfertigkeit ist vor diesem Hintergrund zweifelsfrei möglich. Gelingt die Kultivierung einer entsprechenden Disposition, steht und fällt sie nicht mit der Erfüllung oder Enttäuschung einer bestimmten einzelnen Hoffnung. Ganz im Gegenteil hat die Hoffnung „vermöge eines ihr eigenen *nisus* (Aufschwungs) das unüberwindliche Streben […], die besonderen Objekte, an die sie sich zunächst zu hängen scheint, zu transzendieren" (ebd.). Das Hoffen vermag, die Richtung zu ändern und sich von den jeweils konkreten Vorstellungen davon, auf welche Weise sich eine Hoffnung erfüllen könnte, abzulösen, um sich auf alternative Ziele zu fokussieren.

Zur Rezeption

Sieht man von einem, für die Philosophie der Lebenskunst wenig anschlussfähigen, Diskurs in der analytischen Rationalitäts- und Erkenntnistheorie ab, hat die Hoffnung als philosophischer Topos seit den 1970er Jahren kaum nennenswerte Beachtung gefunden. Noch 2012 kann Barbara Schmitz (2012, S. 92) daher treffend diagnostizieren, dass das Hoffen „in der modernen Philosophie ein Schattendasein führt." Seit einigen Jahren beginnt sich jedoch erneut ein wachsendes Interesse an dem Thema abzuzeichnen, das zumindest partiell auch mit einer Wiederentdeckung von Gabriel Marcels einschlägigem Werk und seiner Philosophie insgesamt verbunden ist.

Neben einige Aufsätzen, die Marcels Hoffnungsbegriff als zentralen Bestandteil seiner Existenzphilosophie rekonstruieren und die Hoffnung als eigenständige Form der Erschließung von Wirklichkeit ausweisen (vgl. Sölch 2021, 2022) sowie in ihrem Bezug zu menschlicher Gemeinschaft und religiöser Transzendenz nachzeichnen (vgl. Mittl 2021), findet insbesondere die Idee einer basalen oder ‚absoluten' Hoffnung gegenwärtig zunehmend Resonanz.

So ist jüngst etwa Corine Pelluchon unter dem Titel *Die Durchquerung des Unmöglichen. Hoffnung in Zeiten der Klimakatastrophe* in eindringlichen Worten den Verflechtungen von emotionalen Reaktionen auf den drohenden ökologischen Kollaps und aktivem Engagement für die Verbesserung der Welt nachgegangen. Klimaangst und Klimadepression werden dabei als Durchgang zu einer neuen kollektiven Hoffnung verstanden, deren Wirkung sich an einem wachsenden Bewusstsein für Tier- und Naturschutz sowie eine bewusste und nachhaltige Lebensweise ablesen lasse. Ohne Gabriel Marcel ausdrücklich zu nennen, greift ihre Charakterisierung dezidiert den Prüfungscharakter auf, der auch für sie eine Voraussetzung für absolute, d. h. nicht-propositionale Hoffnung ist. „Diese Schockstarre und das Gefühl, dass wir uns im Kreis drehen und die Katastrophe immer wieder in Gedanken durchgehen, sind wie ein Gefängnis, aus dem wir uns keinen Ausweg vorstellen können" (Pelluchon 2023, S. 97). Eine solche Hoffnung könne zwar nicht erwarten, schon zu eigenen Lebzeiten die Früchte des Engagements zu sehen, vermöge aber die Energie für die notwendige Transformation unserer Gesellschaft zu liefern.

Erst 2024 erschien mit Byung-Chul Hans Essay *Der Geist der Hoffnung* ein atmosphärischer Gegenentwurf zu einem gesellschaftlichen Klima der Angst. Am Ausgangspunkt des Versuches, im Durchgang durch Philosophie- und Theologiegeschichte die Hoffnung als Lebensform attraktiv zu machen, steht dabei Marcel, dessen Vorstellung eines Vertrauens in die Zukunft als offener Möglichkeitsraum Han sich ausdrücklich anschließt (vgl. Han 2024, S. 19). Im selben Jahr macht auch Lars Svendsen in seiner *Philosophie der Hoffnung* darauf aufmerksam, dass

Hoffnung weder mit Optimismus gleichzusetzen ist noch zwangsläufig in Eskapismus oder Resignation mündet. In sachlicher Nähe zu Marcels Konzept der Verfügbarkeit sucht Svendsen die Brücke zwischen individueller und kollektiver Hoffnung zu schlagen, die unabdingbar ist, um nicht auf der Ebene einer Sozialkritik zu verharren, sondern umfassende Veränderungen zu bewirken. „Beim Ausführen kollektiver Handlungen müssen wir auf andere hoffen, darauf, dass auch sie wie wir hoffen und handeln, sodass unsere gemeinsamen Ziele erreicht werden können." (Svendsen 2024, S. 17). Gerade in Demokratien gelte es dabei, Hoffnungen nicht von oben zu verordnen, sondern sie über den freien Austausch und die kommunikative Vermittlung individueller Hoffnungen zur Entfaltung zu bringen.

Angesichts der globalen Klimakrise, der weltweiten Gefährdung der Demokratie und dem Aufflammen von Kriegen scheint die Beschäftigung mit der Hoffnung aktueller denn je. Gabriel Marcel erweist sich dabei weiterhin als fruchtbarer Gesprächspartner. Sein Konzept einer absoluten, nicht-propositionalen Hoffnung stellt einerseits eine phänomenologisch gehaltvolle Ergänzung einseitiger und verkürzter Diskurse dar, bedarf andererseits jedoch einer ausführlicheren Ausarbeitung vor allem im Hinblick auf die Verbindung von individueller und gemeinschaftlicher oder kollektiver Hoffnung sowie darauf, in welcher Weise die Hoffnung konkret in Handlungen und Maßnahmen etwa zur ökologischen Transformation der Gesellschaft kanalisiert werden kann.

Literatur

Bloch, E. (1982). *Das Prinzip Hoffnung*. Drei Bände (8. Aufl.). Suhrkamp.

Davy, M.-M. (1964). *Gabriel Marcel. Ein wandernder Philosoph*. Josef Knecht.

Han, B.-C. (2024). *Der Geist der Hoffnung. Wider die Gesellschaft der Angst*. Ullstein.

Hanley, K. R. (1987). *Dramatic approaches to creative fidelity. A study in the theater and philosophy of Gabriel Marcel (1889–1973)*. University Press of America.

Hazelton, R. (1958). Marcel on Mystery. *Journal of Religion, 38*, 155–167.

Held, K. (2006). Idee einer Phänomenologie der Hoffnung. In D. Lohmar & D. Fonfara (Hrsg.), *Interdisziplinäre Perspektiven der Phänomenologie* (S. 126–141). Springer.

Marcel, G. (1962). Ein Mann Gottes. In G. Marcel (Hrsg.), *Schauspiele* (Bd. 1, S. 207–306). Glock und Lutz.

Marcel, G. (1963). *Schöpferische Treue*. Schöningh.

Marcel, G. (1964a). *Philosophie der Hoffnung. Die Überwindung des Nihilismus*. List.

Marcel, G. (1964b). Der Philosoph und der Friede. In G. Marcel (Hrsg.), *Vier Ansprachen anlässlich der Verleihung des Friedenspreises des Deutschen Buchhandels* (S. 37–50). Börsenverein des Deutschen Buchhandels.

Marcel, G. (1964c). Ich und der Andere. In G. Marcel (Hrsg.), *Auf der Suche nach Wahrheit und Gerechtigkeit* (S. 124–143). Josef Knecht.

Marcel, G. (1965). *Philosophical Fragments 1909–1914*. University of Notre Dame Press.

Marcel, G. (1968). *Sein und Haben*. Schöningh.

Marcel, G. (1974). *Tragische Weisheit*. Europaverlag.

Marcel, G. (1991). An autobiographical essay. In P. A. Schilpp & L. E. Hahn (Hrsg.), *The Philosophy of Gabriel Marcel* (S. 1–79). Open Court.

Marcel, G. (1992). *Werkauswahl Band II. Metaphysisches Tagebuch 1915–1943*. Hrsg. von S. Foelz. Schöningh.

Mittl, F. (2013). *Hoffnung als anthropologische Grundkategorie. Fundamentaltheologische Beiträge aus der Diskussion mit Gabriel Marcel.* Pustet Verlag.
Mittl, F. (2021). Unterwegs im Lichte einer „Hoffnung, die Gründe nennt." Der „homo viator" bei Gabriel Marcel. In M. Röbel & W. Schüßler (Hrsg.), *Der Mensch als „homo viator". Existenzphilosophische Perspektiven* (S. 104–126). Karl Alber.
Pelluchon, C. (2023). *Die Durchquerung des Unmöglichen. Hoffnung in Zeiten der Klimakatastrophe*. Beck.
Schmitz, B. (2012). „Krokodile hoffen nicht. Menschen hoffen." Bedeutung und Wert des Hoffens in der menschlichen Lebensform. *Deutsche Zeitschrift für Philosophie,60*(1), 91–104.
Sölch, D. (2021). Hoffnung als Existenzial. Überlegungen im Anschluss an Gabriel Marcel. In D. Sölch & O. Victor (Hrsg.), *Geschichte und Gegenwart der Existenzphilosophie* (S. 113–143). Schwabe.
Sölch, D. (2022). Zwischen Heldentum und Hoffnung. Existenzielle Entfremdung und ontologisches Verlangen bei Albert Camus und Gabriel Marcel. In D. Sölch & O. Victor (Hrsg.), *Albert Camus – Ein Philosoph wider Willen? Zur Geschichte und Gegenwart seines Denkens* (S. 67–88). Schwabe.
Svendsen, L. (2024). *Philosophie der Hoffnung*. S. Matrix.

Odo Marquard: *Zukunft braucht Herkunft* (2003) 13

Andreas Brenner

Ein guter Jahrgang

Die 1920er haben der deutschsprachigen Philosophie besonders gute Jahrgänge beschert: Paul Feyerabend (1924), Hermann Lübbe (1926), Robert Spaemann (1927), Hermann Schmitz (1928), Jürgen Habermas (1929), und Odo Marquard (1928), liegen alle biographisch nahe beieinander, haben einander zugearbeitet, oder einander verspottet oder bloß totgeschwiegen, in jedem Fall aber die Philosophie weitergebracht.

Odo Marquard war, wie die anderen Endzwanziger, Professor für Philosophie, was nur deshalb der Rede wert ist, weil er um das Renommee, welches diesem Titel zu Beginn der zweiten Hälfte des zwanzigsten Jahrhunderts noch anhaftete, wohl am allerwenigsten von den hier genannten gab – mit der Ausnahme von Paul Feyerabend – und so schätzte Marquard an Titeln wohl nur das, was beispielsweise auf einem gelben Reclam-Heft stand. Die gelbe Reihe aus Stuttgart wurde Marquards Lieblingsmarke, hier erschienen seine vielen Essays; die Gelben gefielen Marquard aber wohl auch formatbedingt, passten sie doch besser als alle anderen Publikationen in sein abgetragenes und verbeultes Jackett. Dem Gießener Philosophen, dem jede Beweihräucherung zuwider war, lag es auch fern, die Philosophie mit dem Mantel des Erhabenen oder des Ehrfurchtgebietenden zu umgeben. An solcher Bemäntelung mochte Marquard sich schon deshalb nicht beteiligen, weil er der Philosophie eine Bedeutung zuschrieb, der sie nur gerecht werden konnte, wenn sie von dem hohen Thron heruntergeholt wurde. Dass diese Enttrohnung ein mühsames Geschäft war, konnte Marquard überall dort feststellen, wo es vermeintlich um Philosophie ging, es sich bei näherer Betrachtung jedoch um

A. Brenner (✉)
Universität Basel, Philosophisches Seminar, Basel, Schweiz
E-Mail: andreas.brenner@unibas.ch

J. Zirfas und G. Gödde (Hrsg.), *Schlüsselwerke der Kritischen Lebenskunst I*, Schriften zur Kritischen Lebenskunst, https://doi.org/10.1007/978-3-662-72346-3_13

elitäre Besitzstandswahrung handelte. Und das war das weitere Bild, das man von diesem umfassend gebildeten Autor bekam: Von Elite hielt Marquard, der die kulturelle Entwicklung der alten und der neuen Bundesrepublik prägte, nichts. Jeden Firlefanz empfand Marquard als das, was er ist, als überflüssig. Dieser dem Eitlen so abholde Denker räumte solche Allüren ohne jedes Empörungspathos beiseite, und dies nur aus dem einen Grund, Platz für das Denken zu bekommen.

Nüchtern bleiben

Dafür hat Marquard eine eigene Sprache entwickelt, die nur beim ersten Gehör irritiert und dann als vollkommen nachvollziehbar und zunehmend eingängig erscheint. Man muss sich also einlassen auf diesen „Transzendental-Belletristen" und seine Freude am Fabulieren; denn die „Transzendentalbelletristik" ist nach seinen eigenen Worten das Genre seiner Wahl (Vgl. 1981, S. 16). Dann erkennt man, dass sich Marquard mit seiner Sprache und seinen Sprüchen den Freiraum schuf, der die Voraussetzung ist, einen eigenen Blick auf die Welt zu erlangen und Denkgewohnheiten zu überwinden. Überwinden ist dabei nicht das gleiche wie Ausbrechen. Wo Letzteres mit schwerem Gerät oder gar Geschütz auffährt, da nimmt der Überwinder einfach Anlauf. Und so gelingen Marquard galante Sprünge, ohne dabei eingetretene Türen oder gesprengte Wände hinter sich zu lassen. Die Methode der Gewaltvermeidung und des Nicht-Brachialen ist denn auch Marquards ganz persönliche Lehre aus der Geschichte, in die Marquard hineingeboren wurde. Allgemeinen Gewissheitsansprüchen, die nur allzu schnell ins Totalitäre kippen, wollte der junge Erwachsene nicht mehr erliegen, weswegen er sich zum Berufsskeptiker entwickelte. Dies kann man in seiner autobiographisch angelegten und *Abschied vom Prinzipiellen* betitelten Betrachtung ebenso überzeugend nachempfinden, wie sich die aus seiner zutiefst vom Politischen bzw. dessen Versagen geprägten Herkunft Marquards existentialpragmatische Einsicht nachvollziehen lässt: *Zukunft braucht Herkunft.*

Diese Einsicht half dem der Historie zugetanenen Philosophen Marquard zu Einsichten, die herkunftsblinde Positionen – beispielsweise die 68er Bewegung oder die Kritische Theorie – alt aussehen ließen. Dass er sich damit in einer linken Mehrheitsmeinungsführerschaft keine Freunde machte, kann man sich ebenso gut vorstellen, wie man vermuten kann, dass dies Marquard ziemlich egal war. Die Prügel, die er bisweilen bezog, buchte der Autor wohl ab als Preis der Aufklärung, der er sich kompromisslos verpflichtet fühlte. Und so wollte er – Thema 68er Bewegung – den „Zwang zur sekundären Verähnlichung von Heute und Damals" nicht hinnehmen (Marquard 1981, S. 18). Marquards kritische Diagnose mit der er laute Protestrufe und schrille Sit-Ins bedachte, lautete so treffend wie entlarvend: „Weil das, gegen das die Revolte unterblieb, Faschismus war, soll nun das, gegen das sie nachgeholt wurde, auch Faschismus sein" (ebd., S. 18). Bereits in dieser Beschreibung des damals vorherrschenden politischen Programms der avantgardistischen Elite wird die Analysemethode Marquards deutlich: Sie setzt phänomenologisch-beschreibend an, wenn er zeigt, dass „Heute" und „Damals"

als ähnlich bezeichnet werden, und fährt fort, die damit gelegte normative Basis aufzuzeigen, die mit einem Mal alles unter Faschismus-Verdacht bringt, womit bekanntlich auch alle nachfolgenden Gewaltausbrüche gerechtfertigt wurden. Trotz ihres „Absurditätsgehalts" kann nun, wie Marquard mit seiner prägnanten Formulierung der „Verbösung des Guten" erklärt, alles Weitere, je nach Bedarf unter Faschismus-Verdacht gestellt werden. Wenn nun aber für das Wirtschaftssystem (Kapitalismus) und die Erziehungsstrukturen gleichfalls der Begriff des Faschismus als passend erklärt werden, so trägt dies – was mit der „Verähnlichung" bereits vorbereitet wurde-, zu einer „nachträglichen Verharmlosung des Faschismus" bei (ebd., S. 19). Solche Aufklärung war Marquard wichtig, nicht um der Schuldzuweisung willen, sondern um der Wiedergewinnung des klaren Blicks wegen. Was den klaren Blick häufig vernebelt, ist, wie Marquard immer wieder neu nachgewiesen hat, die Geschichtsblindheit, die macht – Thema *Zukunft braucht Herkunft* –, dass die Protagonisten der 68er-Bewegung im Ernst glauben konnten, sie seien „nur noch die Zukunft" und, da jeder vergangenheitsvermittelten Schuld ledig, die allein moralisch Unbelasteten. Dass eine solche Selbsteinschätzung mit einem gehörigen Maß an Selbstverleugnung einhergeht, ist klar, „entkommt (man dem) Tribunal (doch nur), indem man es wird" (ebd.).

Bei Themen wie diesen ist man auch nach Jahrzehnten geneigt, die Frage zu stellen und beantworten zu wollen, wer denn nun Recht hat, also die nach vorne blickenden Aufbruchsmutigen, oder die Langsameren, die auch immer mal einen Blick zurückwerfen. Für den Philosophen Marquard sind solche Frageübungen müßig, weil wenig zielführend. An jeder Rechthaberei ebenso uninteressiert wie allen Ambitionen zu einer Schulbildung abhold, bemühte sich Marquard sein Leben lang ganz einfach nur um Beschreibung. Mehr zu wollen, mündet, wie der historisch Geschulte weiß, nur allzu schnell in „Absolutheitsillusion, also den Größenwahn" (Marquard 1998, S. 274).

Ob das Gegenteil dieses Wahns nun Ausdruck „höherer" oder umgekehrt, kleinerer Bescheidenheit ist, auch das ist eine völlig müßige Denkübung; wichtig ist dem auf die Erde blickenden und nicht auf das Hohe und Grandiose fixierten Denker, weiterzuleben. Die Lebenslust des engagierten Zeitdiagnostikers Marquard war denn auch nie auf Triumph aus. Auch dies weniger aus Bescheidenheit, denn aus Einsicht, ist der Kern des Menschen doch nicht das Triumphierende, sondern das Kompensierende (Vgl. ebd.). Dass dieser Denker, der nie ein Held sein wollte – auch weil Helden selten lange leben – gleichwohl kein Opportunist war, beweist seine widerständige Beschreibungsarbeit, mit der man eher aneckt als Schulterklopfen einheimst. Das eine – Anzuecken – nahm Marquard mit derselben Gelassenheit hin, wie er das andere, das Schulterklopfen, das ihm gegen Ende seines Lebens durchaus zu Teil wurde, aushielt, ohne sich aus dem einen oder dem anderen allzu viel zu machen. Denn für beides gilt: „Der Mensch ist mehr seine Widerfahrnisse als seine Leistungen" (ebd., S. 275). Auch hier geht es Marquard nicht um normative Benimmregeln („immer schön bescheiden bleiben!"), sondern erstlich um eine Beschreibung des Menschen und damit letztlich um eine Anthropologie. Menschen sind demnach vor allem durch ihre Geschichten ausgewiesen, oder, wie es Wilhelm Schapp in seinem spät einflussreich gewordenen und vom

Marquard-Mitstreiter Hermann Lübbe neu herausgegebenen Buch beschrieben hat, in „Geschichten verstrickt“ (Schapp 1953). Dieses Faktum klingt existentialontologisch und in Marquardscher Diktion gewendet, so: Der Mensch „ist [...] seine Geschichten“ (Marquard 1998, S. 275). Auch hier wieder gibt es für niemanden einen Grund zur Prahlerei. Mag der eine auch eine vermeintlich spannendere Geschichte mit seinem Leben geschrieben haben als der andere, so gilt doch für alle, dass die Geschichten aus einem „Handlungs-Widerfahrnis-Gemische“ bestehen, weswegen Menschen vor allem „leidende Wesen“ sind (ebd.). Die Kunst des Lebens besteht dann in einem gar nicht trotzig gemeinten *Trotzdem*, oder besser noch, einem *Stattdessen*. Wenn man den normativen Schnellschuss vermeidet, dann kann oder darf selbstverständlich ein jeder sich auch trotzig zur Welt und das heißt ja vor allem zu sich selbst verhalten. Klüger ist hingegen, nicht den simplen Trotz zu wählen, der zu einem bloßen Mechanismus werden kann, der einen zu einem Spielball der Verhältnisse werden lassen würde. Ausbruch aus dieser Mechanik hat einen Namen: das *Stattdessen*. Der Mensch des Stattdessen anerkennt die eigene Fehlbarkeit und Fehlerhaftigkeit und erkennt darin zugleich seine Eigenheit. Nun ist es mit dieser unerquicklichen Selbsterkenntnis noch nicht getan, man muss auch etwas draus machen. Und wer das tut, der erst lebt im Modus des Stattdessen; er lebt nämlich, obwohl er so mangelhaft ist. Der Modus des Stattdessen ist ein Bewusstwerden der eigenen Defizite und die lebenskluge Kompensation von deren Mängeln.

Die dringlichste Kompensation des menschlichen Lebens ist *natürlich* dessen Endlichkeit, wobei das Wort „natürlich“ hier selbstverständlich ist, und das heißt, dass es auf die Natur verweist. Hier wird die Kompensation zu einem absoluten Muss, Leugnung ist schlicht sinnlos. Im wörtlichen Sinne sinnvoll kann das Leben erst werden, wenn man sich zu dieser Endlichkeit und damit auch zu seiner Zeitbegrenzung verhält. Obgleich die Lebensuhr tickt und, wie schon Augustinus wusste, wir kein Zeitteilchen dem gegebenen Maß anhängen können (Vgl. Augustinus 2007, Kap. 10, S. 118), gibt es dennoch „die Möglichkeit, mehr Zeit zu haben, als wir haben“ (Marquard 1991, S. 233). Wie bringt man dieses Wunderwerk fertig, wie baut man eine Zeitmaschine des temporalen Perpetuum Mobile?

Zeit haben durch Zeit finden

In den Worten von Marquard ist die „Lebenspluralisierung“ gar nicht so schwer. Zeit gibt es ja schließlich genug, sind wir doch umgeben von „mitmenschiche(r) Multitemporalität“ (ebd., S. 234). Diese viele Zeit ist die Chance unseres Lebens. Das eigene Leben pluralisieren wir jedoch nicht dadurch, dass wir die Leben und Zeiten der Anderen vampirhaft anzapfen oder stalkermäßig auskundschaften. Dass das nicht funktioniert, hat der große Zeitphilosoph Michael Ende (1973) bewiesen. Dass der Name dieses Philosophen umgekehrt-aptronym ist, verleiht seiner Untersuchung einen weiteren Reiz: Aus der Tatsache, dass sich Zeit weder stehlen noch horten lässt, folgt nicht, dass da Ende ist. Dem ist noch lange nicht so, sind Menschen doch immer auch *Mit*menschen, was auch bedeutet, „Mitzeitler“ zu sein (Marquard 1991, S. 234). Mitzeitler sind wir zwar, gleichwohl bedarf es der Übung, diese „Multitemporalität“ auch zu leben und zu erleben. Hierfür ist die praktische Erfahrung wichtig, die allemal die theoretische Einsicht trumpft. Man muss also nicht lange darüber nachdenken, wie sich die Endlichkeit unserer Lebenszeit verlängern lässt, man kann es einfach tun. Und dabei erlebt man auch, dass sich Lebenszeit nicht über aberwitzige Programme der sogenannten Anti-Aging-Medizin erweitern lässt, sondern ganz einfach durch *leben* (Brenner 2019, S. 172–182). Es ist die Großzügigkeit, Zeit zu verschenken, die Zeit vermehrt. Wer also mit seinen Mitmenschen Zeit teilt, beispielsweise im Gespräch oder im Spiel, der hat mehr vom Leben. Das Mehr misst sich dabei nicht in Tagen oder Jahren, sondern im Erleben. Großzügigkeit ist zwar kein Garant für längeres, aber für besseres Leben. Kluge Mitzeitlerschaft beweist sich in vielerlei Gestalt. Während der eine das Gespräch oder auch Gequatsche in seiner Eckkneipe liebt und als lebensverlängernde Maßnahme entdeckt hat, so mag der andere das gar nicht mögen und stattdessen das stille Gespräch mit abwesenden Fernen, beispielsweise den längst verstorbenen Autoren vorziehen. Welchen Weg man wählt, das ist letztlich gehopst wie gesprungen.

Der anti-idealistische und anti-elitäre Ansatz Marquards ist ja deshalb den Absolutheitsambitionen gegenüber skeptisch, weil er stattdessen dem Leben gegenüber aufgeschlossen ist. Skepsis und Absolutheit stehen daher in derselben Opposition wie Leben und Nicht-Leben, wie Schönheit und Hässlichkeit, wie Freiheit und Unfreiheit oder wie Kompensation und Nicht-Kompensation. Und damit wird Skepsis auch zu einer Frage des (guten) Stils. Wer Stil zeigt, der ist sowohl ernst als auch vergnüglich (Vgl. Marquard 2002, S. 290). Ohne ihn ausdrücklich zu nennen, dämmert in dieser Wortkombination Marquards Verehrung für den großen Stilisten Friedrich Nietzsche auf; denn „ernst“ und „vergnüglich“ ist eine Kombination, wie sie Nietzsche unter anderem unter dem Titel der „Fröhlichen Wissenschaft“ (1887) zusammenfasst. Skepsis und Stil sind mithin auch Synonyme für Freiheit. Auch hier gilt wieder: Weil es keine Absolutheit gibt, kann man nur so tun, als ob es sie gäbe und sich dabei in der Absolutheitsillusion baden; und weil es keine Absolutheit gibt, gibt es auch keine absolute Freiheit. Die nicht-absolute Freiheit sieht dabei nur von der Warte des Absoluten aus betrachtet wie eine kleine Freiheit aus. Der Skeptiker weiß demgegenüber, dass es die große Freiheit gar nicht geben kann. Wie sollte die auch aussehen oder was sollte sie sein für Wesen, die um ihre Endlichkeit, ihre Mangelhaftigkeit und ihre vielfachen Unzulänglichkeiten wissen. All dies und noch manches Unangenehme mehr macht die Conditio Humana aus, die sich nur unter schwerer Verkrampfung leugnen lässt. Es bedarf nämlich schon der „Anstrengung, dumm zu sein“ (Marquard 1998, S. 278), wenn man vor all diesem Offensichtlichem die Augen verschließen und sich kräftig das Gegenteil vormachen will. Es ist also nicht Ausdruck von Bescheidenheit, wenn man sich immer mal wieder seine Unzulänglichkeiten in Erinnerung ruft, sondern schlicht gesunder Realitätssinn. Zum Realitätssinn gehört auch, die ganz großen Durchbrüche erst gar nicht anzustreben oder auf sie zu warten. Wer also aufhört, von der „Entzauberung der Welt“ zu träumen, der wird erst aufmerksam auf die vielen „Ersatzverzauberungen“ (Marquard 2002, S. 288), welche die Moderne in Bewegung halten und als Kompensationseffekte durchaus ihr Gutes haben.

Kompensation und Witz

Eine Form der Kompensation stellen auch Witz und Humor dar und nicht nur, wenn man unter dem Galgen steht, obwohl endlichkeitsbedingt aller Witz Galgenhumor ist. Nur, wer sich unter der Schwelle von Absolutheitsansprüchen, die in Wirklichkeit ja Absolutheitsillusionen sind, hält, hat Energie frei für den Witz.

Diese Energiezufuhr erlangt man, wenn man, wie es der zuletzt in Gießen lehrende Lehrer von lebenspraktischer Energieerhaltung empfiehlt, keine Energie vergeudet. Dann wird man auch einsehen, dass der Verzicht auf Dummheit schlau ist, kostet Dummheit doch Kraft, welche für die Leugnung und Verleugnung von Wirklichkeit (beispielsweise ihrer Endlichkeit) aufgebracht werden muss und hernach der Gestaltung und Fristung des zu lebenden Lebens abgeht. Wer trotz begründeter Zweifel an der Sinnhaftigkeit des Lebens – bekanntlich ist es ausgewiesen durch Egoismus, Endlichkeit, Engstirnigkeit und viele weitere Unbill – weiter dabeibleibt und aus Lebenserfahrung und -klugheit weiß, dass es ihm weder Lorbeer noch den Himmel auf Erden verleihen wird, der neigt fast zwangsläufig zum Witz. Wollte man an dieser Stelle von einem *Zwangswitz* sprechen, so wäre das ein schöner Kalauer, aber nicht das, was gemeint ist. Man kann es selbstverständlich auch lassen mit dem Witzigsein. Marquard verdonnert weder sich noch seine Leser zum Witz; dass er ihn gleichwohl schätzt, liegt auf der Hand. Witzigkeitsmäßig geht es Marquard aber nicht um die kleinen Geschichten mit dem zum brüllend komisch geführten Lacheffekt, solcherlei Witz- und Lach-Mechanik hat etwas geradezu Trostloses.

Marquard, der sich selbst als einen „trockenen, schwerfälligen" Menschen bezeichnet (Marquard 1985, S. 190), ist der Freund und bisweilen praktizierende Vertreter des Sprachwitzes. Für den Philosophen Marquard kommt dem Sprachwitz philosophische Bedeutung zu. Das könnte man schon an der Tätigkeit des Philosophierens selbst erkennen, gilt nach Marquard doch: „Philosophie ist, wenn man trotzdem denkt" (ebd., S. 192). Da die Hinterbliebenen das Denken des Philosophen Marquard – von den wenigen heute noch zugänglichen Radio und Fernseh-Features abgesehen – nur durch seine vorliegenden Texte kennen, ist es, wenn man es witzig haben will, schon komisch, dass dem Autor vieler leichtfüßig daherkommender Bonmots das Schreiben nach eigener Auskunft schwergefallen ist (Vgl. Marquard 1981, S. 15). Man muss sich den Autor Marquard also als harten, langsamen Arbeiter vorstellen, der sich auch solche Sätze abgerungen hat wie: „Lachen ist ein Denken; und Denken […] also auch Philosophie ist die Fortsetzung des Lachens unter Verwendung des Lachmuskels Gehirn als Mittel" (Marquard 1985, S. 192). In demselben Text – einer Laudatio auf Loriot – schließt Marquard folgerichtig: „Wer also humoristisch lacht, der sieht – just wie der, der denkt – mehr Wirklichkeit" (ebd.).

Mehr Wirklichkeit

Darum ist es Marquard in seinem gesamten philosophischen Bemühen gegangen: Wirklichkeitserweiterung. Aus diesem Bemühen ergibt sich auch Marquards Skepsis gegenüber allen Absolutheitsansprüchen, welche, wie jegliche Ideologie, nur durch Wirklichkeitsausblendung oder Wirklichkeitsverweigerung möglich ist. Das erklärt dann wohl auch, warum Marquard Skeptiker für unterhaltsamer hält als die von keinem Zweifel angefochtenen Schreiber, oder warum ihm „unabsolute Philosophien" wichtiger sind als Absolutheitsphilosophien (Marquard 2002, S. 290). Und aus eben diesem Grunde hat Marquard immer auch das nicht-professionelle philosophische Publikum angesprochen. Denn: „Philosophen, die nur für professionelle Philosophen schreiben, agieren fast so absurd, wie Sockenhersteller es täten, die Socken nur für Sockenhersteller herstellen" (ebd., S. 291). Ein solches sich im Kreise-Drehen war nicht Marquards Sache. Wenngleich er die philosophischen Fachkongresse nicht gescheut hat, so ist Marquard die Öffentlichkeit der Normal-Philos der deutlich ergiebigere Ort für seine Arbeit an der Wirklichkeit. Für den Skeptiker, der ja nicht nur ein Wirklichkeitssucher, sondern auch ein Wirklichkeitsverteidiger ist, muss die Agora auf Dauer wichtiger sein als die Akademie, also jener Ort, für den sich auch die Bezeichnung des Elfenbeinturms eingebürgert hat. Die Akademie hat Marquard nie gescheut, aber die Agora immer gesucht. Darin tat er es Hermann Lübbe und Robert Spaemann gleich, die neben Marquard die bekanntesten Schüler von Joachim Ritter in Münster waren.

Zur Einordnung eines einst einflussreichen Autors wird häufig die Frage gestellt: „Und was bleibt?" Die Antwort auf diese Frage wird meist im Sinne eines Programms formuliert, was nämlich im Sinne eines Energieerhaltungssatzes bleiben *sollte*. Solchen einer Heiligsprechung ähnelnden Unverzichtbarkeitserklärungen stünde Marquard wohl zutiefst abgeneigt, um nicht zu sagen, skeptisch gegenüber. Marquard ist viel zu sehr Aufklärer, als dass er sich über eine „Erhebung zur Ehre der Altäre" hätte freuen können. Skeptisch sein bedeutet im Sinne Marquards immer auch, am Boden zu bleiben, dies schon deshalb, weil sich das Leben, die Wirklichkeit also, in den Niederungen abspielt. Hier beweist sich das berühmte Königsberger *Sapere aude!* In seiner Laudatio für den Cartoonisten Loriot hatte Marquard daraus den Slogan gemacht: „Mehr Knollennase wagen!" (Marquard 1985, S. 194). Also: Nah dran sein am Leben, es schnüffelnd erkennen und sich dann seinen Reim auf das Ganze machen.

Wenn, was wohl kaum zu vermeiden ist, wir dabei auf viele andere treffen, können wir uns nur bewahren, wenn wir bei uns bleiben und nicht zu den anderen werden. Entsprechend empfiehlt Marquard eine Einübung in „den Notwehrakt wohltrainierter Gleichgültigkeit" gegenüber unseren vielen, ach so lieben, Nachbarn: „Nur wenn man sie nicht mehr zur Kenntnis nimmt, kann man mit ihnen leben" (Marquard 1983, S. 61). Man glaubt in diesem Ratschlag eine Gebrauchsanleitung auf den in Ländern wie der Schweiz seit Jahren diskutierten „Dichtestress" zu lesen. Wenn wir immer mehr werden und das heißt, wenn wir uns immer mehr auf die Pelle rücken, so können wir damit nur dadurch Leben leben lernen, dass wir innerlich zu den anderen auf Abstand gehen. Der damit einhergehenden Gefahr der Vereinsamung ist sich Marquard gleichwohl bewusst: Die modernen Gesellschaften sind zu Einsamkeitsgesellschaften geworden. Den Grund dafür sieht Marquard aber nur zum Teil in der Notwendigkeit, den vielen anderen auszuweichen.

Der Grund der Einsamkeit liegt auch in dem Gleichheitsideal der modernen Gesellschaften. Wenngleich der Text „Plädoyer für Einsamkeitsfähigkeit" bereits in den 1980er Jahren, also Jahrzehnte vor Beginn der digitalen Umwälzung der modernen Gesellschaften, geschrieben wurde, taugt er, die Wirkung, wie sie durch Social Media weiter verstärkt wurde, zu verstehen: die Orientierung an der alle Differenzen aufhebenden Gleichheit. In Social Media, aber auch im analogen Leben, hier beobachtbar an der Mode der Moden, werden die Menschen animiert, sich untereinander anzugleichen. Gleichheit wird in der modernen Gesellschaft zum belohnten Ziel. Wer sich nicht angleicht, gilt als Sonderling oder gar als A-Sozialer. Diese Entwicklung und dieser Druck zur Angleichung, hat sich inzwischen nicht nur verstärkt, sondern sogar zunehmend absurde Züge angenommen. So fühlen sich immer mehr Menschen unter Druck gesetzt, sowohl gleich mit anderen zu sein als auch sich mit anderen zu vergleichen, was dem Ziel der eigenen Ungleichheit dient. So sind die Menschen der Gegenwartsgesellschaft immer mehr mit dem Ausweis ihrer Einzigartigkeit beschäftigt, welche mittlerweile zu einer „Explosion des Besonderen" (Reckwitz 2017, S. 7) geführt hat, und dies mit dem Ergebnis, dass die Menschen sich nach Abkühlung der Explosion wieder im Brei der Gleichheit wiederfinden. Letzteres wird von den meisten sogar angestrebt, da die Besonderung nur im Felde der äußerlich messbaren Welt von Lebensstil oder anderer Formen von Konsum als attraktiv gilt. Im Nahbereich des personalen Lebens, also in Meinungsäußerung und Positionsbezug, dem also, was einmal mit dem Begriff der *Courage* (Zivil-Courage) bezeichnet wurde, überwiegt dann wieder die Gleichheitssehnsucht (zur neuen Schweigespirale s. Ackermann 2022). Marquardschisch gesprochen bedeutet das: „Da die Menschen nie nur gleich sondern stets auch ungleich sind, wird so – je mehr gesellschaftlich nur noch die Gleichheit zählt – jeder zum immer größeren Teil gesellschaftsunfähig, also einsam" (Marquard 1983, S. 62). Dass sich die Politik dieses gesellschaftlichen Phänomens annimmt und beispielsweise Großbritannien ein Ministerium für Einsamkeit eingerichtet hat, würde der Skeptiker Marquard wohl skeptisch sehen: Denn „Anti-Einsamkeits-Aktivitäten" werden, wie er mutmaßt, die Einsamkeit, „statt sie zu überwinden, vielmehr bestätigen und verstärken" (ebd., S. 63). Diese Diagnose leitet Marquard aus seiner Beobachtung des Booms von „Gegengeselligkeiten" (ebd.) ab, worunter er die Verlagerung der Mitmenschlichkeit ins Ferne versteht. Je größer die Erfahrung der Nächsten-Einsamkeit, um so größer ist demnach das Geselligkeits- und Mitmenschlichkeitsbestreben in der Ferne. Fernstenliebe und Fernstensolidarität zeigen sich dann beispielsweise in der schwärmerischen Freude an und mit Menschen, denen man für zehn Tage auf einer fernen Insel begegnet. Hier findet man, ob unter den Einheimischen oder den auch zufällig aus Gießen angereisten, echte Freunde, man fühlt sich so unglaublich gut verstanden und kann nicht verstehen, dass man noch vor kurzem, in seinen eigenen vier Wänden richtig einsam war.

Einsamkeitsfähigkeit bewahren

Da, wieder zurück im heimischen Gießen, die alte Plage sofort wieder da ist, erkennt man, dass das Problem ein anderes ist. Nicht die Einsamkeit, sondern der „Verlust an Einsamkeitsfähigkeit“ und der Verlust der „Kraft zum Alleinsein“ sind das Problem und dessen Grund liegt in einem Sinnverlust. Je weniger Menschen das Positive an „Einsamkeitsbedarf“ verstehen (ebd., S. 66), um so einsamer werden sie sich fühlen. Was uns demnach heute Not tut, sind nicht die anderen Menschen, von denen gibt es ja schließlich ganz viele; was Not tut, das ist eine „Kultur der Einsamkeitsfähigkeit“, welcher es gelingt, aus „Einsamkeitslast, Einsamkeitslust“ werden zu lassen (ebd., S. 70). Als luststeigernde Ingredienz empfiehlt Marquard sowohl Bildung als auch religiöse oder spirituelle Erfahrung.

Dass eine solche Welt derjenigen der Einsamkeitsflucht vorzuziehen ist, zeigt sich gleichfalls wiederum in der Gegenwart. Die ständig leicht fibrösen durch Hypermoralisierung überhitzten Gegenwartsgesellschaften könnten mit einem Schuss Skepsis abkühlen und durch Einsamkeitserfahrungen widerständiger gegen die vielen schnellen Moden und Trends werden. Und so können sich die Menschen in ruhige Steuerleute ihres „brüchigen Lebensschiffs“ verwandeln (ebd., S. 101).

Literatur

Ackermann, U. (2022). *Die neue Schweigespirale. Wie die Politisierung der Wissenschaft unsere Freiheit einschränkt.* Theiss in Herder.

Augustinus. (2007). *Vom Gottesstaat (De civitate dei).* Dtv.

Brenner, A. (2019). *Altern als Lebenskunst.* Die graue Edition.

Ende, M. (1973). *Momo. Die seltsame Geschichte von den Zeit-Dieben und von dem Kind, das den Menschen die gestohlene Zeit zurückbrachte.* Thienemann.

Marquard, O. (2003). Abschied vom Prinzipiellen [1981]. In O. Marquard (Hrsg.), *Zukunft braucht Herkunft. Philosophische Essays* (S. 11–30). Reclam.

Marquard, O. (2003). Loriot lauréat [1985]. In O. Marquard (Hrsg.), *Zukunft braucht Herkunft. Philosophische Essays* (S. 93–98). Reclam.

Marquard, O. (2003). Zeit und Endlichkeit [1991]. In O. Marquard (Hrsg.), *Zukunft braucht Herkunft. Philosophische Essays* (S. 222–235). Reclam.

Marquard, O. (2003). Philosophie des Stattdessen [1998]. In O. Marquard (Hrsg.), *Zukunft braucht Herkunft. Philosophische Essays* (S. 263–282). Reclam.

Marquard, O. (2003). Skepsis als Philosophie der Endlichkeit [2002]. In O. Marquard (Hrsg.), *Zukunft braucht Herkunft. Philosophische Essays* (S. 283–292). Reclam.

Marquard, O. (2023). Plädoyer für die Einsamkeitsfähigkeit [1983]. In O. Marquard (Hrsg.), *Zeitalter der Weltfremdheit. Drei Essays* (S. 59–73). Reclam.

Nietzsche, F. (1981). Die fröhliche Wissenschaft [1887]. In F. Nietzsche (Hrsg.), *Kritische Gesamtausgabe,KSA 3.* Dtv.

Reckwitz, A. (2017). *Die Gesellschaft der Singularitäten.* Suhrkamp.

Schapp, W. (2012) *In Geschichten verstrickt. Zum Sein von Ding und Mensch* [1953]. Klostermann.

Rainer Marten: *Lebenskunst* (1993) 14

Jörg Zirfas

Lebenskunst ist ihrer Form nach die Teilung des Lebens,
ihrem Gehalt nach die Steigerung des Lebens.
Rainer Marten, Mein Zeitgeist, S. 141.

Einleitung

Das 1993 erschiene Buch von Rainer Marten (geb. 1928) über die *Lebenskunst* ist von deren Vertreter:innen in den letzten Jahren kaum aufgegriffen worden. Das überrascht, denn die Themen, die er in seinem Buch anspricht, sind durchaus von zeitgenössischem Interesse der Lebenskunst wie etwa Liebe und Zeit, Inszenierung und Spiel, Armut und Tod, Gewissheit und Gott. Man kann nur mutmaßen, warum das der Fall ist, und dabei auf das fast zeitgleich erschienene Buch von Wilhelm Schmid *Philosophie der Lebenskunst* verweisen, das die Rezeption dominiert hat, oder auch darauf, dass Marten mit der Armut ein Thema in das Zentrum einer philosophischen Lebenskunst rückt, das eher in sozialethische oder religiöse Diskurse hinein zu gehören scheint; zudem erscheint seine abstrakte Sprache nicht so ohne Weiteres zugänglich, und praktische Hinweise zur Ausgestaltung einer Lebenskunst sind durchaus spärlich.

Warum erscheint nun gerade dieses Werk für eine Kritische Lebenskunst von Belang? Es lassen sich vorab vier Punkte benennen, die dann in der Darstellung ausführlicher zum Ausdruck kommen sollen, nämlich die Kritik am Solipsismus, am Unabhängigkeitsdenken, an Beurteilungsmaßstäben und an der Missachtung der Armen der Lebenskunst.

J. Zirfas (✉)
Department Erziehungs- und Sozialwissenschaften, Universität zu Köln, Köln, Deutschland
E-Mail: joerg.zirfas@uni-koeln.de

J. Zirfas und G. Gödde (Hrsg.), *Schlüsselwerke der Kritischen Lebenskunst I*, Schriften zur Kritischen Lebenskunst, https://doi.org/10.1007/978-3-662-72346-3_14

Blicken wir *grosso modo* auf die Geschichte der Lebenskunst, so wirkt diese häufig sehr *solipsistisch*. Marten kritisiert einen großen Teil der abendländischen Ideengeschichte, die den Menschen als Solipsist versteht: Der Mensch erscheint als *solitaire* (Rousseau), als sich selbst setzendes Ich (Fichte), das, allein in diese Welt geworfen (Heidegger), einsam seinen Weg der Freiheit geht (Sartre), dabei die anderen prinzipiell als Konkurrenten erlebt (Hobbes) und sich daher ein bestimmtes Image zulegt, um sein Gegenüber zu manipulieren (Goffman).

Gegen dieses einseitige Menschenbild wird hier die Sozialität des Menschen von Marten ausdrücklich betont. Denn wer über das Glück, die Schönheit und den Erfolg gelingenden Lebens philosophiert, verliert gelegentlich aus dem Blick, dass sich dieses Leben zentral sozialen Bedingungen verdankt, damit es gelingen kann. Martens kritische Impulse verweisen daher auf die Bedeutung des Sozialen für die Lebenskunst, die er als „Kunst der Lebensteilung" (Marten 1993, S. 13)[1] versteht. Der Lebenskünstler ist bei ihm kein Bonvivant, der sich sein Leben ‚schön' macht, kein Hedonist, der bedingungslos seinen Lüsten folgt, kein Autonomer, der sich den Sinn des Lebens selbsttätig gibt, kein Solipsist, der sich nur um sich selbst sorgt, und auch kein Egoist, der sich auf Kosten von anderen bereichert. Nicht nur der Egoismus, auch der Altruismus spielt in seiner Lebenskunst keine Rolle, denn der Lebenskünstler ist immer schon ‚mit' den anderen: Sein Leben ist ein geteiltes Leben. Insofern sind Menschen nicht für irgendeinen Zweck, sondern letztlich nur für sich selbst da: „Menschen brauchen einander, weil sie einander brauchen. Sie sind füreinander dar, weil sie füreinander da sind. Der erste Grund und letzte Sinn ihrer lebensteiligen Praxis liegen in nichts weiter als in der Spontaneität derselben" (56).

Die „geteilte Lebenskunst" von Marten – „geteilt" deswegen, weil es in ihr um den Umgang mit den gemeinsamen Bedingungen des Lebens geht – zielt vor allem auf die Praxis eines gemeinsam gelingenden Lebens ab. Anders formuliert, macht seine Lebenskunst auf die *Abhängigkeit* vom Anderen (Mensch, Tod, Gott) aufmerksam. Denn unter „Lebensteilung" ist zu verstehen, dass Menschen gemeinsam versuchen, wechselseitig ihre Lebensbefähigung hervorzubringen, zu entwickeln, zu stärken und neu zu bestimmen. Denn etwa aufgrund von Unsicherheit und Ambivalenz, von Endlichkeit und Sterblichkeit brauchen Menschen einander, geben sie einander Halt und verlangen sie voneinander das Einhalten von Normen und Grenzen.

So finden wir in der Antike in den einschlägigen Debatten auch immer wieder Hinweise darauf, dass die individuelle Lebenskunst von Menschen der Belehrung, Beratung und Therapie bedarf, um imstande zu sein, seinem Leben eine bejahenswerte Form zu geben. Lebenskunst verdankt sich immer auch dem Anderen, an dem wir sie lernen; und wir brauchen ihn auch, wenn wir uns von seiner Perspektive der Lebenskunst unterscheiden wollen. Doch häufig brauchen wir ihn – und hier müssen wir nicht an den Philosophen, die Beraterin oder den Therapeuten denken, sondern auch an die Eltern, die Freunde oder Vorbilder – wenn wir Infor-

[1] Belegstellen ohne Namen und Seitenangabe beziehen sich auf dieses Schlüsselwerk.

mationen und Erfahrungen, Hinweise und Ratschläge oder auch Unterstützung und Hilfe benötigen (Vgl. Gödde & Zirfas 2016). Und wir brauchen den Anderen noch in einer zweiten Hinsicht, nämlich als denjenigen, mit dem wir – auch gemeinsam – Formen einer geteilten (etwa solidarischen oder gerechten) Form der Lebenskunst entwickeln.

Lebenskunst braucht also den Anderen, um sie zu lernen und einzuüben und auch, um sie in unterschiedlichen Beziehungsformen auszugestalten und weiterzuentwickeln. Hierfür gibt es *kein feststehendes Maß*, das sich wissenschaftlich exakt bestimmen und vermessen ließe. Jedes gemeinsame bejahte Leben entwickelt ein eigenes Maß des wechselseitigen Bejahens und kann daher anderen Leben schlecht als Maßstab dienen. Es gibt Orientierungspunkte dieser Kunst, die sich zwar theoretisch benennen lassen, aber noch nicht die Lebenskunst selbst ausmachen, die nur im gelebten Leben zu haben ist. Maßlos ist diese Lebenskunst aber auch aus dem Grund, weil sie ein Sichverschenken an den Anderen propagiert, das sich einer anökonomischen Haltung verdankt. Wer das gemeinsam geteilte Leben praktiziert, der rechnet nicht.

Die *Armen* sind daher für eine Lebenskunst das *experimentum crucis*, weil hier eine radikale Asymmetrie zu den Nicht-Armen vorliegt, die es möglich macht, dass das gemeinsam gelingende Leben von einem wechselseitigen freien Sichverschenken praktiziert werden kann. Das Nichtbrauchen und das Missbrauchen von Menschen stellen eine Missachtung des Lebens dar; sie führen dazu, dass Menschen ihre Fähigkeiten zur Lebensführung nicht entwickeln können. Denkt man nun die Beziehung zu Armen vor dem Hintergrund eines gemeinsam geteilten Lebens, dann braucht es eine neue, nicht instrumentalisierbare, selbstzweckhafte Caritas. In dieser kommt ein besonderes Vertrauen ins Leben zum Ausdruck, das weder die Erhaltung noch die Beseitigung von Armut, sondern das wechselseitige Sichbrauchen im Blick hat. Mit dem Geben und Verschenken an die Armen wird die Lebensnot, die Vergeblichkeit des Lebens von der schicksalsbetonten Kontingenz und der leidenszentrierten Faktizität in die Freiheit und die Kunst überführt.

Folgende Thesen finden wir in seinem Werk:

1. Die Lebenskunst ist die Kunst der Lebensteilung (13).
2. Lebensteilung meint die zeitlose Übereignung des Selbst in ein einiges Einander (15).
3. Die Zeitlosigkeit der „einigen Selbstübereignung" (16) zielt auf den Grund der Lebensbefähigung (14).
4. Lebensbefähigend und lebensbefähigt zu leben bedeutet ein gelingendes Leben (14).
5. Um Lebensbefähigung zu gründen, bewähren und zu stärken, braucht es Kairoi (15).
6. Das Bilden von Kairoi muss in Auseinandersetzung mit dem Anderen gelernt werden (17), denn diese entstehen in der wechselseitigen Einigung der praktischen Distanz von Menschen (20),
7. Der Kairos ist immer eine Entscheidung zum gemeinsamen Guten (25).

8. Mit ihm gibt es eine (gemeinsame) Gegenwart, Vergangenheit und Zukunft (29).
9. Ein gelingendes Leben ist ein Leben der Wiederholung des Gelingens (27 f.).
10. Dieses Leben ist nicht von außen beschreibbar, sondern nur aus einer gemeinsamen Praxis heraus erfahrbar (10).
11. Gelingendes Leben ist gelebtes Leben, das nur mit künstlerischen Kriterien beurteilt werden kann (10).
12. Das experimentum crucis der Lebenskunst ist die Armut (10).

Im Folgenden werde ich, nach einem kurzen Hinweis zur Biografie von Rainer Marten, die vier Deutungsszenarien der Lebenskunst aufgreifen, die er selbst ausweist: Lieben, Zeithaben, Abschiednehmen und Brauchen (166); diese ergänze ich durch die grundlegende Praxis einer Poetisierung des Lebens und eine kritische Kommentierung. Zwei Fragen scheinen dabei zentral: Wie lässt sich im Leben Halt gewinnen – durch den Bezug auf sich selbst, den Anderen, den Tod (den anderen Anderen) und Gott (den ganz Anderen) (148)? Und wird dieser Halt der Lebenskunst nicht notwendigerweise durch eine Poetisierung seiner selbst, des Anderen, des Todes und von Gott hervorgebracht (153)?

Biografie

Rainer Marten hat Klassische Philologie (Griechisch), sowie Alte Geschichte und Philosophie in München (LMU) und Freiburg studiert. Im Jahr 1955 wurde er im Fach Philosophie mit einer Arbeit über die Begriffe οὐσία (ousia) und ἀρχή (arché) in der platonischen Philosophie promoviert. Marten gehörte zum Schülerkreis von Martin Heidegger und er nahm zwischen 1950 und 1962 an seinen privaten und öffentlichen Seminaren teil. Er habilitierte sich 1963 mit einer Studie über Platons Schrift *Sophistes* an der Albert-Ludwigs-Universität Freiburg. 1969 wurde er dort zum außerplanmäßigen und 1978 zu einem ordentlichen Professor im Fach Philosophie ernannt.

In seinen Schriften hat sich Marten intensiv mit sehr verschiedenen Thematiken auseinandergesetzt, etwa mit der antiken Philosophie, hier vor allem mit Platon und dessen Erkenntnistheorie und Dialektik und mit Aristoteles und dessen Sozial- und Politikphilosophie. Dieser Philosoph bildet den wichtigsten Bezugspunkt seines Denkens. Einen weiteren wichtigen, aber auch kritischen personalen Referenzpunkt bildet Heidegger, von dessen Denken er sich mit Blick auf seine Nähe zum Nationalsozialismus deutlich distanziert. Zudem liegen Arbeiten zur Philosophie der Sprache, zur Hermeneutik und Phänomenologie vor. In den neueren Publikationen schreibt Marten über Poesie, Ästhetik, Anthropologie und Religion und nicht zuletzt auch über Phänomene und Modelle der Lebenskunst (Vgl. wikipedia 2024). Lebenskunst zeichnet sich dadurch aus, dass sie Lebendigkeit, Leiblichkeit, Sprachlichkeit, Endlichkeit, Freiheit, Kunst, Alterität und Gemeinschaft ernst nimmt (Vgl. Marten 2017, 2021). Dieses Ernstnehmen rührt daher, dass Marten den Menschen genuin als sozialen Künstler versteht, der sein Leben vor sich und anderen aufführen muss. Das Humane verlangt die Poesie der Darstellung; und daher ist jeder zur Lebenskunst fähig, der für seine Empfindungen einen adäquaten Ausdruck sucht und findet (Marten 2022, S. 111, 140).

Sich-Lieben als Modell der wechselseitigen Lebensbefähigung

Eine in der Lebenskunst häufig thematisierte Beziehungsform ist die Liebe, als Selbstliebe, als Liebe zum Anderen oder auch als Liebe zur Natur, zur Kultur oder Gottesliebe (Vgl. Schmid 2014). Bei Marten geht es um eine dyadische Form der Liebe, die nicht zufällig den inhaltlichen Auftakt des Buches bildet. Und diese Liebe zielt auf eine wechselseitige Lebensbefähigung. Hierbei wird vorausgesetzt, dass die wechselseitige Gewissheit, in Liebesbeziehungen geliebt (und gebraucht) zu werden, für die Lebenskunst „überhaupt unabdingbar" (40) ist. Und sie erscheint deshalb unabdingbar, weil nur als Liebender der Mensch frei, einfach, offen und vor allem poetisch sein kann: „Die poetische Freiheit ist so die Geburtsstunde der Liebe, wie die Liebe die Geburtsstunde der poetischen Freiheit ist" (ebd.). Und er kann so frei, einfach, offen und poetisch sein, weil er in einer praktischen Gewissheit, nämlich der „Lebensteilungsgewißheit" (99) lebt. Das meint, dass sich der Eine dem Anderen immer schon „frei gegeben hat" (86).

Gegen die Liebe werden Gleichgültigkeit und vergewaltigende Gewalt abgegrenzt (45 f.), und die Liebenden selbst finden sich in ihrer zeitlosen Einigung wechselseitig im je Anderen. Das hier avisierte (dialektisch-hegelianische) Identifizierungs- und Ensemblemodell hat das Selbst und den Anderen zugunsten einer „Unmittelbarkeit des Einanders" (48) aufgehoben. „Einer ist des Anderen und ist dadurch, in eins, seiner selbst" (155). Menschen, die sich lieben, brauchen sich und verweisen damit darauf, dass sie vom Anderen abhängig sind: Sie haben ihn nötig und sie genießen ihn. Das gilt für alle Liebesbeziehungen, etwa der der Geschlechter, der Eltern, der Kinder, der Geschwister und der Freunde (59). Hier wird die von Marten *avant la lettre* propagierte Anthropologie des Angewiesenseins auf den ersten Blick besonders deutlich: Menschen sind Wesen, die ihren Grund und ihre Erfüllung im Mit- und Füreinanderleben haben (55 f.) – für das es selbst wiederum keinen Grund gibt.

Dieses Mit- und Füreinanderleben führt zur wechselseitigen Entwicklung von Lebensbefähigung – ein Begriff, der bei Marten unterbestimmt bleibt. Diese Lebensbefähigung als Grund und Grenze der Lebenskunst kann kein Mensch allein begründen und entwickeln. „Rein und zuerst aus sich selbst und seinem geglückten Für-sich-selbst-Sein vermag kein Mensch seine Lebensbefähigung zu gründen und zu stärken, wenn auch zu bewähren. [... Insofern gilt es], mit dem je Anderen die Gunst der Stunde zum Besten der Befähigung zu geteiltem Leben zu ergreifen" (19, 25). Und an anderer Stelle heißt es: „Das Glück, Mensch zu sein, in der Form des Glücks, nicht allein zu sein, ist, so das Glück gelingt, ein Werk der Lebenskunst" (Marten 2022, S. 210).

Aus meiner Sicht ist die Lebensbefähigung vor allem mit der Poetik in Zusammenhang zu bringen, d. h. mit den Fähigkeiten der Deutung und der Inszenierung von Leben (s. u.). Die Liebesbeziehung ist eine Beziehung, in der wechselseitig die Deutungs- und Inszenierungsmöglichkeiten entwickelt, versichert und gestärkt werden und in der diese Entwicklung und Versicherung immer wiederholt wird, so dass Leben gelingt (27). Liebe ist sozusagen der Prototyp der wechselseitigen Befähigung zur Lebensbefähigung, der *homo amandus* sozusagen eine Idealform des gemeinsamen Leben-Lernens (Vgl. Zirfas 2008b).

Zu ergänzen wäre, dass die Fähigkeit zur Entwicklung von Lebensfähigkeit wiederum ontogenetische Voraussetzungen in Fähigkeiten hat, wie sie in der frühen Kindheit entwickelt werden, etwa das Urvertrauen in sich, den Anderen und die Welt (Erikson), die Bindungserfahrung (Bowlby) oder auch das Versorgtwerden durch eine „good enough mother" (Winnicott). Das Vertrauen gilt nicht dem Andauern des Lebens, sondern vielmehr seinem Gewicht, seiner Erfüllung oder Lebendigkeit: „Wer dem Leben vertraut, der setzt es aufs Spiel. Wer im Vertrauen lebt, kennt keinen Sinn des Lebens, braucht keinen. Er läßt sich ganz von selbst (sua sponte) und das heißt aus freien Stücken auf das zu lebende Leben ein" (Marten 2023, S. 132).

Umgekehrt erleiden Menschen Schäden an der Lebensbefähigung, wenn bei ihnen das Gebrauchtwerden vom Anderen ausbleibt (65) und sie lediglich für diverse Interessen Anderer instrumentalisiert werden, wenn Liebes- und Anerkennungsbedürfnisse verweigert oder Subsistenzbedingungen vorenthalten werden (201). Das kann so weit reichen, dass das Leben eines Menschen ein Leben lang misslingen kann (27). „Mißbrauch herrscht, wo Menschen eigentlich zur Lebensteilung und Solidarität herausgefordert sind, genau diese aber im Verfolg eigener Interessen hintertreiben" (203).

Wechselseitiges Brauchen und Gebrauchen gibt es nicht nur in der dyadisch-symmetrischen Liebe, sondern auch in politisch-vielfältigen asymmetrischen Zusammenhängen. Hierbei grenzt Marten das Lieben als gelingende Intimität vom Einander-Brauchen als gelingende Kommunikation ab: „Teilnehmen und zugleich Teilnehmenlassen – das ist in praxi das ‚eigentlich' Kommunikative" (83). Diese Praktiken sieht er vor allem in der Demokratie verwirklicht, die er als politische Form der gelingenden Lebensteilung versteht. Als (aristotelisches) Verhältnis von Regierenden und Regierten bietet die Demokratie als gelingende Lebensteilung damit eine Antwort auf komplexe und konflikthafte politische Zusammenhänge der Gegenwart. Die Lebenskunst des gelingenden politischen Lebens bringt so Asymmetrie und Wechselseitigkeit in eine Balance.

Drei Komponenten spielen eine wichtige Rolle in dieser Theorie: das Vertrauen, die Verfassung und die Verantwortung (Vgl. Lüddecke 2005, S. 168–173): Zunächst müssen die Regierten den Regierenden vertrauen, dass sie nicht hintergangen und instrumentalisiert werden. Denn: „Der Regierende hat sich in seinem politischen Willen den eigenheitlichen Rechten und Gewalten der Regierten zu überlassen" (Marten 1994, S. 229). Die Verfassung ist nun die Form, die die Wechselseitigkeit im Verhältnis von Regierenden und Regierten konstituiert. Damit werden Gesetzlichkeit und Rechtmäßigkeit „sowohl ihrer Herkunft als auch ihrer Bestimmung nach Sache der Lebensteilung selbst" (Marten 2000, S. 115). Und schließlich ist der Sinn von Verantwortung in der Wechselseitigkeit des Gelingens politischer Lebensteilung zu sehen, denn diese wirkt dem Egoismus und dem Machtmissbrauch der Regierenden entgegen. Marten verweist vor allem mit Vertrauen und Verantwortung auf eine der Demokratie implizit zugrundeliegende, konstitutive Wertebasis. Allerdings gilt auch hier, dass die politische Lebensteilung kein „erlösendes Heil" verspricht, „wohl aber die Möglichkeit, das je eigene Mitspiel in der comédie und tragédie humaine zu festigen und füreinander fruchtbar zu machen. Vielleicht ist das ja die ‚Tragik', daß menschliches Gelingen nicht mehr ist, als es ist" (Marten 2005, S. 216).

Der Tod und das Abschiednehmen als Bewährung

Dass menschliches Leben und auch das geteilte durch die Endlichkeit Bedeutung gewinnt, ist ein alter Topos der Lebenskunst (Vgl. Tugendhat 2006; Schmidt 2019). Nur eine kostbare, weil vergängliche Zeit lässt (vergängliche) Andere und (vergängliches) Anderes kostbar werden. Gelingendes Leben braucht den Abschied und den Tod – was nicht meint, Menschen zu töten oder ihnen den Tod – etwa durch medizintechnologische Verlängerungen des Lebens – zu nehmen (102). Leben und Tod bilden das anthropologische Grundgerüst (Vgl. Marten 2016). Es gilt, dass der gelingende Tod das Leben braucht – wie wir seit den antiken Überlegungen zum Sterben lernen oder den mittelalterlichen *ars moriendi* wissen (Vgl. Wils 2007). Denn der Tod ist nicht nur die einzige Gewissheit des Lebens als dasjenige, was „allein verlässlich Halt gibt" (129). Sondern der Tod eröffnet auch Räume der Lebensbefähigung. Alle (Liebes-)Beziehungen brauchen den Tod – etwa den Tod der Mutter als „letzte Abnabelung" und den Tod des Vaters, der für das Kind den „letzten Lebensanstoß" bedeutet (105). Der Tod ist also eine Gestalt der Liebe und Liebe muss immer mit dem Tod rechnen – mit dem Tod des Anderen, aber auch mit ihrem eigenen: „Gelingende Liebe ist aus sich auf den Tod versprochen" (111). Oder: „Geteiltes Leben ist ein Leben in Mitendlichkeit" (Marten 2013, S. 153). Und: „Die Liebe wird einzig stark durch die Todesgewißheit der Liebenden, der Tod durch die Liebesgewißheit der miteinander auf die Scheidung durch den Tod hin Lebenden" (Marten 2022, S. 209).

Und schließlich bietet der Tod dem Bewusstsein Endlichkeit und Dunkel in Bezug auf sich, den Anderen und die Welt. Menschen brauchen dieses „Dunkel" (Wüstes, Leeres, Unordentliches, Irrationales, Chaotisches, Vergessen, Ruhe etc.), weil nur auf Grund dieser Folie die Wachheit und Aufmerksamkeit für den Anderen, das Sich-Verstehen und Von-einander-Lernen, die offene Kommunikation und das freie Phantasieren sowie das immerwährende Sich-Entwerfen in die Zukunft vonstatten gehen kann (135).

Lebenskunst hat es insofern nicht nur mit dem Gelingen, sondern immer auch mit dem Scheitern zu tun (Vgl. Zirfas 2008a). Auch der Schmerz, das Leiden und der Tod sind bedeutsame Sachverhalte einer Lebenskunst, weil sie immer wieder an die Trennung, den Verlust und die Ungewissheit erinnern, die die Lebenskunst dazu motiviert, sie zu überwinden und sie in ein Gelingen zu verwandeln (157). Vor allem gibt es im menschlichen Miteinander kein absolutes Vertrauen, keine absolute Gewissheit. So ist das ‚Gewissen der Liebe' als zeitlose Erfahrung des geteilten Lebens, als die „sedimentierte Mitwisserschaft gelingenden Lebens" (172) immer auch mit dem Misslingen, dem Missverständnis oder dem Verlassensein oder -werden konfrontiert. Im Lieben der Lebenskunst geht es um ein „Aufs-Spiel-Setzen seines Grundes" (161) und damit um ein „Aufs-Spiel-Setzen seiner Selbst" (ebd.).

Das Zeithaben als Wiederholung

Die Zeit ist in vielfacher Hinsicht für die Lebenskunst ein ebenso zentrales Thema wie der Umgang mit dem Anderen; und dabei geht es um die Bedeutung von Vergangenheit, Gegenwart und Zukunft, um das *carpe diem*, Zeitnot und Beschleunigung, Langeweile und Muße (Vgl. Klein 2011).

Bei Marten verwandelt die Liebe das Paar in Liebende, die sich wechselseitig ihre Liebe praktisch versichern – und diese Wechselseitigkeit der Subjekte schafft die praktische Identität eines „Wir", das sich durch Innigkeit und Zeitlosigkeit auszeichnet. Denn die Selbste werden dem liebend-geliebten, miteinander geteilten Leben übereignet (50). Das individuelle Sein ist nicht aus sich, sondern aus der Gemeinsamkeit der Liebe heraus zu verstehen: „Der unverwandte zeitlose Augen-Blick der Liebenden, der nichts erblickt, sondern im einigen Blick die Praxis der Gewißheit seiner selbst ist [...] – genau das ist das Bild der Selbstübereignung, das die Liebenden zeigt, wie von ihnen je schon der Eine des Anderen und seiner selbst ist" (51).

Liebende wissen, dass sie Zeit für sich und füreinander und für ein gemeinsames Tun haben (88, 90); sie leben nicht nur aus der praktischen Gewissheit, Kairoi zum gemeinsamen Guten, sondern auch aus der Gewissheit, eine gemeinsame Herkunft und Geschichte sowie vor allem eine gemeinsame Zukunft zu haben (92, 116). Die Lebenskunsttheorie zielt hier auf ein geteiltes Leben „als Verzeitlichung einer Gewißheit, die als solche zeitlos ist" (Kaegi 2005, S. 120).

Die zeitlose Verzeitlichung wird in der Wiederholung von Kairoi deutlich. Insofern ist sie eine alltägliche Kunst, die immer wieder von Neuem und immer wieder (etwas anders) gemeinsam geteiltes Leben ermöglicht: „Allein das Leben, das sich wiederholt, hat die Möglichkeit, frei zu sein, frei und poetisch. Wiederholung ist ebenso Grund wie Resultat menschlicher Freiheit und Poesie" (286). Das Leben der Lebenskunst ist ein Leben der Wiederholungen – ein Leben der Wiederkehr des Gleichen *und* ein Leben der erneuten und erneuerten Wiederaufnahme der inszenatorischen Praktiken. Hier gilt es vor allem die alltäglichen, sich wiederholenden Rituale zu einem Fest zu machen.

Dieses Leben erscheint wiederum gleichsam in die Widersprüchlichkeiten menschlicher Existenz eingelagert, wenn Marten davon spricht, dass sich das gelingende Leben durch die Dimensionen von Sinn und Sinnlosigkeit, Schwere und Leichtigkeit, Willkür und Zwang oder Leere und Ausgefülltsein „hindurch" (290) in seinen Möglichkeiten der Freiheit und Poesie zeigt. Das gemeinsame Leben der poetischen Lebensteilungsgewissheit bildet das menschenmögliche *fundamentum inconsussum,* das sich durch die Schwierigkeiten des Lebens durchhält. Es sind die Wiederholungen der Kairoi, die zwar keine absolute Gewissheit ermöglichen, aber den potentiell unendlichen Vergewisserungsprozess der Lebensteilung tragen.

Die Praxis als Poesie

Der Prozess, sich immer wieder zu vergewissern und durch den Anderen immer wieder vergewissert zu werden, kommt nie an den Punkt eines unzweifelbaren, ewigen Miteinanders, egal wie lange zwei Menschen miteinander vertraut sind. Daher geht es in der Lebenskunst des Miteinander um ein permanentes ernstes Spiel, in dem sich das Ensemble in der wechselseitigen Praxis von interpretativen Ungewissheiten immer wieder dem Anderen und sich selbst zur Deutung frei gibt (163). Das Miteinander braucht die Freiheit, die artistische Distanz zum und des Anderen, um sich und dem Anderen einen Freiraum des Deutens und Handelns zu ermöglichen. Wobei die eigene Freiheit konstitutiv auf die des Anderen verwiesen ist, der seine Alterität durch seine Freiheit zum Ausdruck bringt.

Um sich über seine Freiheitsmöglichkeiten aufzuklären, kann die Selbstpoetisierung des Menschen genutzt werden, die Möglichkeiten des Unmöglichen in Poesie, Religion und Philosophie auslotet, die „ohne das Mögliche als Königsweg und Ziel aus den Augen zu verlieren, sich auf Unmögliches einzulassen [hat], auf solches, was Menschen praktisch nicht offen steht" (Marten 2005a, S. 16 f.). Damit kommt ein utopisches oder heilendes Ganzes in den Blick, das als poetisch-religiöses Wunder kein Werk der Lebenskunst, sondern eben der Poesie oder Religion ist (ebd., S. 196). Dieses kann aber als Kontrastfolie dazu dienen, die Lebenskunst als Herausforderung ernst zu nehmen und sich dem mit ihr verbundenen Unerträglichen und Nicht-Hinnehmbaren zu stellen (ebd., S. 198).

Denn Leben und Kunst verbindet, dass beide nicht notwendig sind. Es gibt sie, weil es sie gibt und nur die Freiheit macht aus ihrer Nichtnotwendigkeit jeweils etwas Nötiges (Marten 2009, S. 257). Ein wesentliches Ergebnis dieses Freiheitsaktes ist Selbstbejahung – in der Kunst wie im Leben. Und eine wechselseitige Freiheit des Ensembles führt damit zu einer wechselseitigen Affirmation (ebd., S. 258). Die Lebenskunst erscheint als die Kunst einer wechselseitigen bejahenden Lebendigkeit menschlicher Möglichkeiten.

Maßlosigkeit und Mäßigung gehören beide zur *conditio humana*, sie brauchen und bedingen sich (Vgl. Marten 2009). Da das Leben den Überschwang braucht, mithin, um der Lebendigkeit des Lebens willen, kann der Imperativ der Lebenspraxis nicht lauten, sich zu mäßigen, sondern seine Maßlosigkeit zu „rhythmisieren", d. h. wachsam und empfänglich zu sein (ebd., S. 254). In diesem Sinne wird die Lebensbefähigung mit der Disposition in Verbindung gebracht, „gesteigert zu leben" (ebd., S. 256).

Diese Maßlosigkeit gründet in dem Sachverhalt, dass das (eigene) Leben nie eindeutig bejaht werden kann, womit die Unzufriedenheit zur Lebensaffirmation eines anderen Lebens wird, das nicht nur um die Kostbarkeit der Zeit weiß, sondern auch um ihre Qualität (Marten 2013, S. 155). Die Kunst ist insofern für das Leben notwendig, weil es nur mit ihr gelingt, aus fragilen Emotionen, ephemeren Eindrücken und flüchtigen Momenten eine Wahrheit zu formen, die auch eine gemeinsame sein kann. Die Wahrheit wird im Dienst des Lebens gesehen, als Wahrheit, die Leben ermöglicht, aber auch gelingen lässt. In der praktischen Selbstvergewisserung der Wahrheit in der Lebenskunst geht es um eine verantwortete und bejahte Freiheit (Vgl. Marten 2000).

Das Selbst gibt sich dem Anderen frei zur Deutung und dieser nimmt sich diese Freiheit der Interpretation und des Handelns. „Das ist gleichsam der Lebensatem des geteilten Lebens: die praktische Gewißheit, je des Anderen und seiner selbst zu sein, aufs Spiel zu setzen, sich eigenheitlich vor Anderen und vor sich selbst zu inszenieren, zur Deutung freizugeben und praktisch zu deuten, um sich als Halt und Einheit zu gewinnen" (176). In der Eigenheitlichkeit des Anderen kommt seine Würde zum Ausdruck und diese fordert, sie zu brauchen und anzuerkennen und sie nicht zu vereinnahmen bzw. sich von ihr vereinnahmen zu lassen (259). „Menschenwürde ist ebenso praktisch wie poetisch. Sie entspringt der Grundart lebensteiligen Einanders: der wechselseitigen Achtung. Diese kann stets allein auf inszenierte Eigenheitlichkeit gerichtet sein" (291).

Inszenieren meint hier nicht, Theater zu spielen, sondern seine individuellen und sozialen Eigenschaften zum Ausdruck zu bringen (Vgl. Zirfas 2009). Und die Poesie des Lebens liegt genau in den jeweiligen Inszenierungsformen des Miteinanders. Und sie kann sich der konventionellen Nachahmung von vorgegebenen sozialen Formen oder auch der Illusion fiktiver Gemeinsamkeiten ebenso widmen, wie der „Verrätselung und Dramatisierung" (185) eines gemeinsamen Lebens. Lebenskunst ist eine verwandelnde Kunst, die das Miteinander zugleich entspannt – bis hin zur Erfahrung von Unmittelbarkeit, Innigkeit und Intimität – und anspannt – bis hin zu seiner Gegensätzlichkeit der Ungewissheit und des Schmerzes (187). Lebenskunst erscheint so als Poetisierung des gemeinsamen Rhythmus' und sie erscheint auch als eine verwandelnde Kunst, die das Selbst und den Anderen in einen Prozess der Verrätselung, des Sich-Befragens und der Unerklärbarkeit involviert.

Poetisierung ist *Freigabe* zur Deutung, ist Verrätselung des Anderen, um Distanzierungen zu markieren und Interpretationsspielräume zu öffnen und Poetisierung ist *Freinahme* von bewährten und vertrauten Praktiken und Lebensformen, um Ungewöhnliches und Neues auszuprobieren. Die Lebenskunst als poetisierende Dramatisierung und Verrätselung ist insofern eine Infragestellung von Gewissheiten zugunsten einer Praxis des Vergewisserns (185). „Praktische Vergewisserung steht für den wissentlich freien Verzicht auf Gewißheit" (Marten 2005a, S. 189).

Einer Melancholie der Gewissheit, die nur das Erreichte registriert, steht sozusagen die Hoffnung einer ständigen Vergewisserung entgegen. Das Einander dieser Lebenskunst ist somit ein risikoreiches Ineinander von Nähe und Distanz, von Bindung und Freiheit. Kunst, und das meint auch Lebenskunst, kann, „solange sie Kunst ist, […] nicht mißbraucht werden" (87). Doch ein geteiltes Leben bleibt immer ein Risikoleben. Und auch wenn dieses Risikoleben letztlich zwischen zwei Personen ausgehandelt werden muss und so eine je individuelle Form enthält, sind die Themen, die im Zentrum der Teilung stehen, nach Marten überschaubar. Denn immer geht es, in der einen oder anderen Hinsicht, um die Deutungsschemata „Lieben, Brauchen, Zeithaben, Abschiednehmen – das ist das ganze Szenario" (166).

Wenn es eine Form der absoluten Gewissheit im Bewusstsein der praktischen Ungewissheit geben kann, dann ist diese nicht zwischen oder im Menschen selbst zu finden, sondern nur in seinem Glauben an Gott (158, 190). Dieser Glaube vergewissert sich im poetisierenden Glauben selbst: „Gott, de facto ein ‚Gedicht', wird in doppelter praktischer Poesie selbst zu der Kraft, die den Menschen ‚dichtet': als ein Geschöpf Gottes, als ein Wesen, um das allein der ‚ganz Andere' weiß, dem allein der ‚ganz Andere' gegenwärtig ist" (191). In dieser asymmetrischen Beziehung des Menschen zu Gott wird der Blick Gottes auf den Menschen bedeutsam, und die Vergewisserung seiner selbst durch dessen poetisch-praktischen Blick führt zu einer Selbstverrätselung (196). Im Glauben an Gott setzt man nicht nur immer wieder seinen Glauben, sondern vor allem sich selbst aufs Spiel, um im Angesicht des „ganz Anderen", das Geliebtwerden, das Nicht-alleine-gelassen-Werden und das Gebrauchtwerden zu erfahren.

Diese rekursive, zirkuläre und imaginäre Figur einer doppelten Poetisierung – Gott als Gedicht des Menschen, der Mensch als Gedicht Gottes – lässt sich natürlich *cum grano salis* auch human ausbuchstabieren: der Eine als Gedicht des Anderen, der Andere als Gedicht des Einen. Zudem erscheint interessant, dass Marten die Absolutheit von Beziehungen konträr zu Martin Heidegger denkt, der die Absolutheit des Absoluten als „Einheit von Absolvenz (Loslösung aus der Relation), Absolvieren (Vollständigkeit des Loslösens) und Absolution (Freispruch aus der Vollständigkeit)" (Heidegger 1980, S. 132) versteht. Für Marten bedeutet dagegen die (absolute) Beziehung die Einheit von Bindung (Eingehen der Relation), Wiederholung (als stete Erneuerung) und Aufs-Spiel-Setzen (als Teilung der Vergewisserung).

Die Armut als *experimentum crucis* des Brauchens

Neben der Liebe, dem Abschiednehmen und dem Zeithaben geht es Marten in der Lebenskunst auch um das Brauchen. Die Armen sind daher für eine Lebenskunst das *experimentum crucis*, weil hier eine radikale Asymmetrie vorliegt, denn Arme können ihr Leben in nichts teilen, „um es als menschliches Leben, ja überhaupt als Leben gelingen zu lassen" (197), während die Lebenskunst gerade auf ein solches gelingendes Leben abhebt. Armut bildet den Bezugspunkt einer Wirklichkeit, die der Lebenskunst radikal widerspricht – und damit stellt sich die Frage, ob diese jene überhaupt integrieren kann (Vgl. Kaegi 2005). Lebenskunst ist in diesem Sinne eine geteilte Kunst mit Menschen, die zu dieser Kunst nicht fähig erscheinen. Marten berührt damit aktuelle Debatten um Inklusion, Partizipation und Solidarität, um die Bedingungen der Möglichkeit für alle Menschen, am sozialen, kulturellen und politischen Leben teilhaben zu können, um den Riss im Miteinander zu überbrücken. ‚Armut' ist für Marten nur eine Chiffre für Bevölkerungsgruppen, wie etwa Arme, Kranke, Alte, Behinderte, Homosexuelle, Flüchtlinge, ethnisch und religiös-marginalisierte Gruppen – die von anderen Gruppen schlicht nicht gebraucht werden. Sie sind nutzlos, überflüssig, Ab-Fall (Vgl. Bauman 2009, S. 164 ff.). Arme werden lebenslang entrechtet, entmachtet, enteignet, entwürdigt, aus der Öffentlichkeit ausgeschlossen und sie sind schutzlos in jeder Hinsicht und sie werden nicht gebraucht (225, 238 f.).

Denkt man nun die Beziehung zu Armen vor dem Hintergrund eines gemeinsam geteilten Lebens, dann braucht es eine neue, nicht instrumentalisierbare, selbstzweckhafte *Caritas* (Vgl. Pompey 1997), die kein Tauschgeschäft ist – etwa indem Geld gegen ein gutes Gewissen eingewechselt wird. Abgelehnt werden dagegen die Versuche, Armut durch Mitleid zu begegnen, was lediglich zur Vereinnahmung der Mitleidigen durch die Armen führt, und Armut zu beseitigen, was entweder bedeutet, Armut von sich abzusondern oder diese für sich zu vereinnahmen (244–251). Lebenskunst kennzeichnet, dass sie Armut aushält und die Armen nicht loswerden will. Marten spricht von dem „reinen Einander von Helfen und Hilfsbedürftigkeit" und der praktischen Gewissheit beider, „je des Anderen zu sein" (252).

Diese Lebenskunst kann man nicht wollen, sondern nur praktizieren; sie ist immer schon entschieden, und sie zu praktizieren bedeutet *nicht*, in ein konkretes Verhältnis zum Armen eintreten zu müssen, sondern ‚lediglich', sich für den Armen zu öffnen und sich für ihn zu inszenieren (204, 285 f.). In diesem Moment kommt die Würde der Armen zum Ausdruck, die nicht von einer universellen Menschenwürde abgeleitet werden soll, sondern aus der ihrer Eigenheit, d. h. der „Schwachheit" heraus verstanden wird (224).

In dieser kommt ein besonderes Vertrauen ins Leben zum Ausdruck, das weder die Erhaltung noch die Beseitigung von Armut, sondern das wechselseitige Sich-Brauchen im Blick hat.

> Den Armen nötig zu haben und Leben fruchtbar mit ihm zu teilen, bedeutet sich auf den Anderen einzulassen, dies aber so, daß auch das eigene Selbst ins Spiel kommt. In diesem selbsthaften Einander verbinden sich das Gründen von Lebensbefähigung und das Haben von Zukunft. [...] Es ist das reine Einander von Helfen und Hilfsbedürftigkeit, die praktische Gewißheit beider, je des Anderen zu sein (241, 252).

Wenn eine grundlegende Form der Lebensteilung im Einander-Brauchen im Helfen und Sich-helfen-Lassen besteht, dann braucht der Nicht-Arme den Armen, um ihm zu helfen. Sein Imperativ lautet: Sieh, wer mich brauchen kann!

Und das beginnt etwa ganz praktisch mit dem Kaffeetrinken, indem der Konsument eine Beziehung mit dem Produzenten eingeht: Ist der Kaffeetrinker solidarisch mit dem Kaffeepflücker oder missbraucht er ihn für seine eigenen Interessen? Geht er auf Distanz zu ihm, entlastet er sein Gewissen durch das Trinken von Fair-Trade-Produkten, hört er mit dem Kaffeetrinken auf oder versucht er, die Lebenssituation der Arbeiter konkret zu verbessern? Lebenskunst will hierbei nicht die soziale Realität revolutionieren, sondern ‚lediglich' eine andere Haltung und Praxis, nämlich eine des „freien Sichvergebens" erzeugen (295, 288). „Vergeben bedeutet: austeilen und verschenken, auch verzeihen, d. h. jemandem etwas schenken, das man von ihm zu beanspruchen hat" (288). Lebenskunst erscheint als die gemeinsame anökonomische Kunst, das Geben, Verschenken und Vergeben – auch im Sinne des Verzeihens – zu leben. Sie tauscht nicht, rechnet nicht, verzweckt nicht, instrumentalisiert nicht, sondern bildet selbst das gute, gelingende Leben. Dieses Leben hat selbst keinen Grund, sondern ist der Grund der Lebenskunst selbst, als Güte, die in der Lebensteilung erfahren wird (253). „‚Wirklich' gelingendes Leben ist praktisch kein anderes als das, in dem die Emphase ‚wirklich' in das Aufs-Spiel-Setzen des lebendigen Einander eingegangen und zum stillen Zeugen seines Gelingens geworden ist" (284).

Doch im Sichvergeben und Sichverschenken ist auch die Möglichkeit des Vergeblichen mitgedacht, was auch die Rede vom Aufs-Spiel-Setzen schon anklingen lässt. Das individuelle Inszenieren kann scheitern, die Distanz zum Anderen zu groß werden, das Ineinander zum Neben- oder sogar zum Gegeneinander werden. Doch vielmehr klingt ein Sichverschwenden an den Anderen an, eine Kunst der Verausgabung, die keinen üblichen ökonomischen Maßstäben folgt (Vgl. Zirfas 2022). Sie hat damit auch etwas Unvergleichliches, da das Maß oder die Maßlosigkeit des einen nicht die des Anderen ist. Und von hier aus wird auch deutlich, warum die Lebenskunst als Kunst der freien Vergeblichkeit ihre „reinste" Gestalt in der freien Hilfe für die Armen findet (294). Hier erscheint das Tauschprinzip am ehesten außer Kraft und das freie Sichverschenken am ehesten in Kraft gesetzt.

Kritische Bemerkungen

Marten bricht mit einer stark um die Selbstsorge zentrierten Lebenskunst, indem er die Fragen nach der Integration der Anderen, der Mitsorge und der wechselseitigen Bezogenheit in den Mittelpunkt rückt. Denn die traditionelle selbstbezogene Lebenskunst hat die gelegentliche Selbstaufgabe bzw. die Selbstvergessenheit und den Selbstverzicht häufig noch in den Dienst der Selbstsorge gestellt. Marten bricht zweitens auch mit einer Neomanie des modernen Lebens, mit der Maxime einer Erlebnisgesellschaft (Schulze), die stetig auf ein „schneller, höher, weiter" abhebt. Für ihn ist ein gelingendes Lebens ein sich wiederholendes, ein wiederholbares Leben, in dem das Gute mit und für den Anderen immer wieder zum Tragen kommt – etwa im gemeinsamen Ergreifen der im *Kairos* liegenden Möglichkeiten der Lebensbefähigung, in der Wechselbeziehung einer lebensteiligen Selbstgewissheit, in der Gegenseitigkeit im Lieben, im Aufeinander-Angewiesensein, im Zeit-Haben für den Anderen, im gemeinsamen Bewusstsein des Todes, im geteilten Glauben an einen Halt im Leben. Wiederholung ist für ihn nicht das Signum des Zwangs und der Langeweile, sondern der Freiheit und der Poesie (285 f.). Insofern gilt es nicht, eine individuell-originelle Lebenskunst, sondern eine geteilte Kunst des Lebens zu erarbeiten. Denn aufgrund von Unsicherheit und Ambivalenz, von Endlichkeit und Sterblichkeit brauchen Menschen einander, geben sie einander Halt und verlangen sie voneinander das Einhalten von Normen und Grenzen.

Die folgenden kritischen Bemerkungen beziehen sich auf die Sprache dieser Lebenskunst, ihre Normativität, ihre Bedeutung für die Armut und ihren Fatalismus (Vgl. insgesamt Van Reijen & Maas 1988; Löhrer et al. 2005).

1. *Eine Sprache der Unmittelbarkeit*: Die Lebenskunst wird konsequent intersubjektivistisch gedacht oder anders formuliert, hier wird eine Lebenskunst (und eine Sprache dafür) entwickelt, die das „Zwischen" und die „Ver-Mittelung" von Subjekten in ihrer „Unmittelbarkeit" zu verstehen versucht. Es geht darum, die Sprache der anderen mit ihnen zu teilen (Vgl. Van Reijen & Maas 1988), oder auch darum, sich wechselseitig im Anderen zu spiegeln, um sich und den Andern zu verstehen und zu sich und zum Anderen zu finden (Vgl. Marten 1988). Um dieser Struktur eine Grundlage zu geben, geht Marten immer wieder auf Begrifflichkeiten ein, die abstrakt bleiben, wie etwa Reinheit, Gewissheit, Poetisierung, Handeln, Leben. Lebenskunst, das wird deutlich, lässt sich nur aus sich selbst heraus, nicht von außen erfahren. Insofern wird sehr deutlich, dass für Marten die Lebenskunst im Grunde kein Thema der Wissenschaft, sondern des gelebten Lebens und der Praxis bildet. Wissenschaft arbeitet im Gegenteil an der Verhinderung der Lebenskunst, die man nur aus sich selbst heraus erlernen kann (174). Kurz; „Lebenskunst basiert auf Lebenskunst" (296). Und die Zumutung dieser Lebenskunst besteht daher darin, „einen unmittelbaren Grund zu denken, d.i. einen Grund, der je schon gründend ist und gegründet hat, weswegen er als ‚Praxis' nicht von der Art dessen sein kann, was durch ihn in Bewegung gerät" (51). Marten entwickelt sozusagen eine normative Hermeneutik gelingenden Lebens von der Praxis der Lebenskunst für diese Praxis. Und die Zirkularität seiner praktischen Lebenskunst eines gründenden Grundes wird nirgendwo deutlicher als in der Figur der doppelten Poetisierung von Mensch und Gott.
2. *Normativität der Poetik*: Mit seinem Ansatz ist im Grunde ein konsequent anti-normativer Ansatz verbunden. Wie (zwei) Menschen ihr Leben miteinander gestalten, ist eine Sache der „Eigenheitlichkeit"; es wird immer individuell ausgeformt, wie man sich wechselseitig aufführt und deutet. Dennoch lassen sich normative Facetten der Lebensteilung benennen, wobei die Meta-Norm wohl das Gelingen selbst darstellt. Weitere normative Grenzen dieser Lebenskunst sind erstens mit den inhaltlichen Themen des Liebens, Brauchens, Zeithabens und Abschiednehmens, zweitens mit den impliziten ‚Imperativen' zur Inszenierung und Deutung, drittens mit der wechselseitigen Vermittlung von Lebensfähigkeit und schließlich auch mit der Dimension der praktischen Gewissheit gegeben:

> Das Buch von 1993 bringt für die Erklärung der gemeinsamen Vergewisserung lebensteiligen Gelingens eine praktische Gewißheit ins Spiel, die per definitionem für den Einen und Anderen jede Möglichkeit ausschließt, aneinander zu zweifeln, sich zu verkennen, einander zu täuschen, aneinander vorbeizugehen, sich einander zu verweigern, sich voneinander zurückzuziehen (Marten 2005, S. 188).

Die Normativität eines gelingenden Lebens ‚bemisst' sich vor diesem Hintergrund daran, inwieweit sich eine Lebensteilungsgewissheit bei den Beteiligten einstellt. Doch auch hierfür gibt es kein einheitliches Maß.

3. *Entgrenzung der Lebenskunst*: Die vielleicht problematischste Seite der Lebenskunst von Marten bildet ihr Verhältnis zur Armut. Einerseits lässt sich kritisieren, dass sie zunächst den Armen selbst Lebenskunst abspricht; diese erscheinen nicht in der Lage, ihre Lebenswirklichkeiten (produktiv) auszulegen und sie auch (produktiv) inszenieren zu können (281). Womit sich die Frage stellt, ob diese essentialisierende und auch stigmatisierende Charakteristik nicht dazu führt, Menschen auf ihre Schwäche, ihr Leiden, ihre Mängel und Nicht-Fähigkeiten festzulegen. Anders formuliert, wäre generell auch zu fragen, ob nicht nur im armen, sondern auch in den Formen widrigen Lebens, im unvernünftigen, harten, unglücklichen und leeren Leben, Momente und Strukturen von Lebenskunst ausgemacht werden können (259–276).
Zweitens erscheint nicht plausibel, inwiefern es in der Beziehung von Armen und Nicht-Armen um ein wechselseitiges Brauchen geht. Für die von Marten als Vergleiche herangezogenen asymmetrischen Beziehungen (etwa Arzt/Kranker, Mutter/Kleinkind, 251) erscheint das wechselseitige Brauchen intuitiv einsichtig. Doch vor dem Hintergrund des Auseinanderklaffens von (Super-)Reichtum und (extremer) Armut erscheint zwar plausibel, warum die *have nots* die *haves*, aber nicht warum diese jene brauchen sollen. Zudem bleibt die Frage, wie sich in diesem Verhältnis bei teilweise enorm unterschiedlichen Lebensstilen eine Konvergenz von Deutungen und Inszenierungen ergeben kann. Wenn gelingendes Leben sich (auch) durch die wechselseitige Vergeblichkeit auszeichnet, so impliziert diese Form eine einigermaßen symmetrische intersubjektive Beziehung der Hilfe und Unterstützung. Erscheinen die Armen nur zur ohnmächtigen Inszenierung und Darstellung ihrer selbst verurteilt? ‚Bieten' sie nur die Vergeblichkeit des Umsonst? Oder gibt es nicht auch für sie Möglichkeiten, wechselseitig Eigenheiten zu inszenieren?
Eine Möglichkeit der Überbrückung extremer ungleicher Inszenierungsmöglichkeiten besteht hier in der Simulation, das heißt, wenn die freie Vergeblichkeit des anderen Lebenskünstlers fehlt, kann der kategorische Imperativ der Lebenskunst nur lauten: „‚Handle so, als ob dein Verhältnis zu den Ohnmächtigen gelingende Lebensteilung wäre'" (Kaegi 2005, S. 25). Und hier erscheint auch der Ort, an dem das von Marten diskriminierte Mitleid eine wichtige Rolle spielen kann (Vgl. Thomä 2005). Hierbei sind weder die weitgehende Identifikation mit dem Anderen, noch eine mitleidige Herablassung und distanzierte Barmherzigkeit und auch Selbstaufopferung gefordert. Es ‚reicht', wenn man für den armen Anderen ein *fellow-feeling* entwickelt, ein Gefühl für seine Vulnerabilität und Fragilität (vgl. Zirfas 2011). Sinnvoll erscheint, wenn Marten darauf hinweist, dass das eigene Sichverschenken an die (armen) Anderen nicht unbedingt zur Folge hat, dass man auch Andere für diese Art des Lebens bekehrt; diese können sich durchaus in ihrer ablehnenden Haltung gegenüber den Armen bestätigt sehen (296).

Hier stellt sich drittens schließlich die Frage nach der Überdehnung bzw. auch nach der Grenze der Lebenskunst. Mit Kaegi lässt sich dann fragen, ob Lebenskunst nicht die (Kantische) Perspektive, was man hoffen darf, fallen lassen sollte, sondern sich daran zu orientieren habe, woran man verzweifeln muss: „Nicht im Gestus der Resignation, sondern als selbstkritische Anerkennung der Grenzen der Lebenskunst. Woran wir verzweifeln müssen, sind die Entwürdigungen, das Elend, das durch keine Kunst zu kompensieren ist" (Kaegi 2005, S. 112). Auch hier lässt sich darauf verweisen, dass eine Lebenskunst selbst in maximal entwürdigenden Situationen, wie Menschen sie in der Folter und den Konzentrationslagern erfahren haben, möglich war, dass mithin wechselseitig Situationen von Teilung, Lebensbefähigendem und Lebenserfüllendem hervorgebracht worden sind und werden können. Wenn Menschen wahrnehmen, dass Andere Hilfe benötigen, und wenn sie selbst bereit sind zu helfen, dann kann es zur gelingenden Lebensteilung kommen.

4. *Fatalismus*: Das letzte Wort dieser Lebenskunst lautet: Eine poetische Lebensteilungsgewißheit gelingt, wenn sie gelingt, und sie scheitert, wenn sie scheitert: „Das Unmögliche ist notwendig mit im Spiel, wenn Leben als Kunstwerk gelingen soll" (Marten 2023, S. 137).

Literatur

Bauman, Z. (2009). *Leben als Konsum*. Hamburger Edition.

Gödde, G., & Zirfas, J. (2016). *Therapeutik und Lebenskunst. Eine psychologisch-philosophische Grundlegung*. Psychosozial-Verlag.

Heidegger, M. (1980). Hegels Begriff der Erfahrung (1942/43). In M. Heidegger (Hrsg.), *Holzwege* (6. Aufl., S. 111–204). Vittorio Klostermann.

Kaegi, D. (2005). Grenzen der Lebenskunst. In G. Löhrer, C. Strub, & H. Westermann (Hrsg.), *Philosophische Anthropologie und Lebenskunst: Rainer Marten in der Diskussion* (S. 111–125). Fink.

Klein, G. (2011). *Zeit als Lebenskunst* (2. Aufl.). Wagenbach.

Löhrer, G., Strub, C., & Westermann, H. (Hrsg.). (2005). *Philosophische Anthropologie und Lebenskunst: Rainer Marten in der Diskussion*. Fink.

Lüddecke, D. (2005). Über „Politische Lebensteilung". Der Gedanke der Politik ausgehend von Rainer Marten. In G. Löhrer, C. Strub, & H. Westermann (Hrsg.), *Philosophische Anthropologie und Lebenskunst: Rainer Marten in der Diskussion* (S. 155–178). Wilhelm Fink.

Marten, R. (1988). *Der menschliche Mensch: Abschied vom utopischen Denken*. Paderborn: Schöningh. Um ein Nachwort erweiterte Neuausgabe (2016). Karl Alber.

Marten, R. (1993). *Lebenskunst*. Fink.

Marten, R. (1994). Politische Lebensteilung. In W. Jäger, H.-O. Mühleisen, & H.-J. Veen (Hrsg.), *Republik und Dritte Welt. Festschrift für Dieter Oberndörfer zum 65. Geburtstag* (S. 223–230). Veen Verlag.

Marten, R. (2000). *Menschliche Wahrheit*. Fink.

Marten, R. (2005a). *Die Möglichkeit des Unmöglichen: Zur Poesie in Philosophie und Religion*. Karl Alber.

Marten, R. (2005). Repliken. In G. Löhrer, C. Strub, & H. Westermann (Hrsg.), *Philosophische Anthropologie und Lebenskunst: Rainer Marten in der Diskussion* (S. 181–216). Fink.

Marten, R. (2009). *Maßlosigkeit: Zur Notwendigkeit des Unnötigen*. Karl Alber.

Marten, R. (2013). *Endlichkeit. Zum Drama von Tod und Leben*. Karl Alber.
Marten, R. (2016).*Der menschliche Tod. Eine philosophische Revision* (Neuausgabe). Karl Alber.
Marten, R. (2017). *Lob der Zweiheit. Ein philosophisches Wagnis*. Karl Alber.
Marten, R. (2021). *Nachdenken über uns. Philosophische Texte*. Mit einem Vorwort von N. Marten. Hrsg. v. L. Trabert. Karl Alber.
Marten, R. (2022). *Das Glück, Mensch zu sein. Erhellende Aufklärung und aufklärende Verklärung*. Karl Alber.
Marten, R. (2023). *Mein Zeitgeist. Philosophieren vor dem Ende des Lebens*. 2. Aufl. Karl Alber.
Pompey, H. (1997). Caritas als lebensteilige, freie Vergeblichkeit. In H. Pompey (Hrsg.), *Caritas – Das menschliche Gesicht des Glaubens* (S. 72–91). Pustet Verlag.
Schmid, W. (2014). *Dem Leben Sinn geben*. Suhrkamp.
Schmidt, I. (2019). *Über die Vergänglichkeit. Eine Philosophie des Abschieds*. Edition Körber.
Thomä, D. (2005). Lebensteilung und Mitleid. In G. Löhrer, C. Strub, & H. Westermann (Hrsg.), *Philosophische Anthropologie und Lebenskunst: Rainer Marten in der Diskussion* (S. 139–154). Fink.
Tugendhat, E. (2006). *Über den Tod*. Suhrkamp.
Van Reijen, W., & Maas, U. (Hrsg.). (1988). *Geteilte Sprache: Festschrift für Rainer Marten*. B.R. Grüner.
Wils, J.-P. (2007). *Ars moriendi. Über das Sterben*. Insel.
Wikipedia. (2024). Rainer Marten. https://de.wikipedia.org/wiki/Rainer_Marten. Zugegriffen: 1. Febr. 2024.
Zirfas, J. (2008a). Gelingen & scheitern. In P. Bubmann & B. Sill (Hrsg.), *Christliche Lebenskunst* (S. 231–238). Pustet Verlag.
Zirfas, J. (2008b). Leben lernen. Anthropologische Anmerkungen zu einem pädagogischen Thema. In C. Wulf & J. Zirfas (Hrsg.), *Paragrana. Internationale Zeitschrift für Historische Anthropologie. Band 17. Heft 2: Leben* (S. 78–91). Akademie.
Zirfas, J. (2009). Homo absconditus? Pädagogisch-anthropologische Notizen. In M. Göhlich & J. Zirfas (Hrsg.), *Der Mensch als Maß der Erziehung. Festschrift für Christoph Wulf* (S. 199–214). Beltz.
Zirfas, J. (2011). Angewiesenheit und Stellvertretung – Perspektiven einer pädagogischen Anthropologie und Ethik. In K.-E. Ackermann & M. Dederich (Hrsg.), *An Stelle des Anderen. Ein interdisziplinärer Diskurs über Stellvertretung und Behinderung* (S. 87–106). Athena.
Zirfas, J. (2022). Wie die Sonne sein. Über Verschwendung und Verausgabung. In M. Dederich & J. Zirfas (Hrsg.), *Paragrana. Internationale Zeitschrift für Historische Anthropologie. Band 31. Heft 2: Überfluss, Luxus, Verschwendung* (S. 134–147). De Gruyter.

Corine Pelluchon: *Das Zeitalter des Lebendigen. Eine neue Philosophie der Aufklärung* (2021)

15

Jörg Zirfas

Einleitung

Es geht im *Zeitalter des Lebendigen* von Corine Pelluchon um viel(es): Um eine ökologische Aufklärung, eine systematische Berücksichtigung der Vulnerabilität von Menschen, eine radikale Öffnung gegenüber dem Andersartigen, eine Gerechtigkeit gegenüber allen Lebewesen, eine Absage an eine kapitalistische Steigerungslogik, eine Ethik der Wertschätzung und um die Liebe zur Welt. Man könnte auch sagen, es geht um das Essen, das Wohnen, die Gäste, die Tiere und die zukünftigen Generationen. Oder kurz: Es geht um ein „Zeitalter des Lebendigen, das die Sorge für sich, die Welt und die anderen Lebewesen miteinander verbindet" (Pelluchon 2021, S. 277[1]; Vgl. 2019, S. 35–72[2]). Insofern lässt sich die Philosophie von Pelluchon vor allem als Versuch verstehen, die Verbindungen zwischen der Selbst-, der Anderen- und der Weltsorge herauszuarbeiten.[3] Dabei geht es ihr um den Wechsel vom Herrschaftsschema einer Todeskultur zum Wertschätzungsschema einer Kultur des Lebendigen.

[1] Belegstellen ohne Namen und Jahresangabe beziehen sich im Folgenden auf dieses Schlüsselwerk.

[2] Belegstellen nur mit Jahresangabe beziehen sich auf die Werke von Pelluchon.

[3] In diesem Sinn lassen sich die Überlegungen von Pelluchon in vielfältige Beziehungen setzen zu aktuellen Fragen und Problematiken des Anthropozäns, der Biodiversität, der Dekolonisierung, des Klimawandels, der Nachhaltigkeit, der Ökologie, der Sorge und der Vulnerabilität (Vgl. Bröckling, Krasmann & Lemke 2024) und auch der Demokratie, der Tier- und Naturrechte, der Rechte zukünftiger Generationen, der Technik und Medien, des Fortschritts und der Aufklärung.

J. Zirfas (✉)
Department Erziehungs- und Sozialwissenschaften, Universität zu Köln, Köln, Deutschland
E-Mail: joerg.zirfas@uni-koeln.de

J. Zirfas und G. Gödde (Hrsg.), *Schlüsselwerke der Kritischen Lebenskunst I*, Schriften zur Kritischen Lebenskunst, https://doi.org/10.1007/978-3-662-72346-3_15

Im Kern verfolgt Pelluchon ein ethisches, (menschen-)rechtliches und politisches Projekt, das der Berücksichtigung der Biosphäre, des Tierwohls, zukünftiger Generationen und anderer Kulturen (58) ein viel stärkeres Gewicht in politischen, rechtlichen und moralischen Debatten einräumen will. Doch handelt es sich hierbei auch um ein Projekt einer Kritischen Lebenskunst? *Ethik* lässt sich als ein Denken und eine Praxis verstehen, die aus der Sorge um den anderen, um seine Endlichkeit und Vulnerabilität, entspringt und zur Transformation des Ichs führt (90 f.); *Politik* wiederum ist ein Denken und Handeln, das auf die Gestaltung eines gemeinsamen, konvivialen Lebens zielt – was für die Demokratie heißt: ein gemeinsames Leben gemeinsam zu gestalten (167–199; Vgl. 2019, S. 166–180)[4]; und das *Recht* lässt sich schließlich als Gesamtheit der gemeinsamen Regeln begreifen, die auf Würde, Verantwortung, Kontinuität und Nichtdiskriminierung basieren (115). Der *Lebenskunst* wiederum geht es um die Gestaltung eines bejahenswerten Lebens; und sie ist dann *kritisch*, wenn sie die Möglichkeiten und Grenzen einer solchen Gestaltung in den Blick rückt. Kritische Lebenskunst bleibt bei Pelluchon implizit. In ihren kritischen wie affirmativen Einsätzen kommt ihre implizite Lebenskunst in Berührung mit ethischen, rechtlichen und politischen Fragen; d. h. nicht immer lassen sich die Grenzen dieser vier Zugänge fein säuberlich trennen.

In Sinne einer Kritischen Lebenskunst lässt sich das Buch von Pelluchon so lesen, dass es jedem Einzelnen Mut machen will, Innovationen in den Bereichen der Wirtschaft, des Verkehrs, der Energie, der Bildung und der Landwirtschaft anzustoßen (138)[5] und somit Veränderungen eines besseren Lebens (für alle) in die Wege zu leiten. Eine Kritische Lebenskunst bekommt hier durchaus einen utopischen Charakter, da sie einen Baustein darstellt, das Schema der Herrschaft und Ausbeutung durch ein Schema der Wertschätzung zu ersetzen, das das Leben und das Lebendige bewahren möchte. „Das Imaginäre ist das Vermögen, eine Sache und eine Relation, die in der Wahrnehmung nicht gegeben ist, auf den Modus der Vorstellung zu gründen“ (2020, S. 354); und eine Utopie ist ein „Traum, der sich verwirklichen will […], die uns hilft, diese Realität nicht mehr als natürlich und unhintergehbar anzusehen. Sie lässt Umrisse möglicher neuer Wirklichkeiten und neuer Lebensweisen sichtbar werden“ (2020, S. 356).

Im Folgenden werde ich, nach einem kurzen Hinweis zur Biografie von Corine Pelluchon zunächst den Rahmen von *Das Zeitalter des Lebendigen* skizzieren, der

[4] „Die Vielfalt der Blickwinkel, die Ablehnung eines fiktiven allgemeinen Willens […], und die Verhältnismäßigkeit der Mittel in Bezug auf die Zwecke sind drei wesentliche Merkmale, die die Demokratie radikal von ihren Gegnern unterscheide“ (188). Pelluchon plädiert für eine deliberative, kommunikative Demokratie, in der Heterogenität, Partizipation und Austausch entscheidende Rollen spielen (2020, S. 300–324).

[5] Das bedeutet etwa im pädagogischen Kontext, weniger die Lehrmethoden in den Blick zu rücken als die pädagogischen Zielsetzungen, weniger die Rationalität in der Bildung, sondern die Körperlichkeit zu betonen, weniger die Leistungen des Einzelnen, sondern vielmehr die Partizipation und das Zusammenleben zu betonen und schließlich weniger auf Egoismus und Kampf, sondern eher auf Wertschätzung des anderen zu setzen (161, 247, 293–295).

den Schemawechsel von der Herrschaft zur Wertschätzung betrifft, um dann sechs Dimensionen ihrer ökologischen Lebenskunst zu entfalten: die Bedeutung des kollektiven Imaginären, die Phänomenologie der Ernährung, die Existenzialität des Wohnens, den Wert der Gastfreundschaft, die Gerechtigkeit gegenüber den Tieren und die Verantwortung gegenüber den zukünftigen Generationen.

Biografie

Corine Pelluchon, geboren 1967 in Barbezieux-Saint-Hilaire hat 2003 an der Unistität Panthéon-Sorbonne in Philosophie mit einer Arbeit über Leo Strauss *La critique des Lumières modernes chez Leo Strauss* promoviert und 2010 dort mit einer Arbeit zu *Bioéthique, écologie et philosophie politique. Propositions pour un enrichissement de la philosophie du sujet* habilitiert. Sie war zunächst Professorin für Philosophie an der Universität Franche-Comté und wurde 2016 auf eine Professur für Philosophie an der Université Gustav Eiffel, Paris-Est-Marne-la Vallée berufen. Sie ist Mitglied der Hannah Arendt *Interdisciplinary Laboratory for Politicial Studies*, war Fellow beim Nachhaltigkeitsinstitut *The New Institute* in Hamburg und bei der Max Planck-Gesellschaft in Berlin. Ihre Arbeitsschwerpunkte sind Phänomenologie, (angewandte) Ethik und Politische Philosophie. Sie wurde mit verschiedenen Preisen ausgezeichnet – u. a. mit dem Paris-Lüttich-Preis (2016) und dem Günter Anders-Preis für kritisches Denken (2020) – und ist seit 2021 Ritter der französischen Ehrenlegion.

Schemawechsel: Von der Herrschaft zur Wertschätzung

Pelluchon propagiert in ihrem Buch einen Schemawechsel, der eine Kultur der Herrschaft und des Todes durch eine Kultur der Ökologie und des Lebens ablösen soll. Dabei geht es um ein grundlegend anderes Denken und Handeln, das erstens auf eine Ökologisierung der Politik hinausläuft, die nichtmenschlichen Lebewesen den Status von Bürger:innen verleiht; das zweitens auf eine Ökologisierung des Rechts abzielt, die für subjektive Naturrechte plädiert; und das drittens für eine Ökologie der Ethik eintritt, die gegenüber dem und den Anderen Sorge, Verantwortung und Gerechtigkeit fordert.

> Als Schema bezeichnen wir die Gesamtheit der Repräsentationen sowie die gesellschaftlichen, wirtschaftlichen, politischen und technologischen Entscheidungen, die die Matrix einer Gesellschaft bilden, die Produktionsverhältnisse organisieren, bestimmten Tätigkeiten und Objekten einen Wert beimessen und den Geist beeinflussen, indem sie das Verhalten konditionieren und die Vorstellungswelt kolonisieren (99).

Den Ausgangspunkt für diesen Schemawechsel bildet ein anthropologisches Denken, das dualistisch und hierarchisch verfährt. Hierbei geht es um anthropologische Modelle, die im Abendland fast durchgängig vertreten worden sind, weil dieses im

Kern durch ein binäres Denken gekennzeichnet ist. Dieses Denken erzeugt hierarchische Oppositionen, die im Grund die ganze abendländische Metaphysik ausmachen: Mensch/Tier, Geist/Körper, Vernunft/Trieb, Kultur/Natur, Mann/Frau, Freiheit/Zwang, Bewusstes/Unbewusstes, Sprache/Stummheit, Perfektion/Defekt, Erziehung/Wildheit, Unabhängigkeit/Abhängigkeit etc. Zusammenfassend verweisen diese Oppositionen und die sich daraus ergebenden Modelle auf ein problematisches Menschenbild. So finden wir eine wirkmächtige Tradition, die von Platon über Descartes bis hin zu den zeitgenössischen Vertretern des Rationalismus reicht, in der die eine anthropologische Seite, die Vernunft, der Verstand privilegiert und damit ein hierarchisches, und tendenziell gewaltförmiges Verhältnis zwischen Geist und Körper etabliert wird.

In der Logik dieser hierarchischen Oppositionen erkennt Pelluchon eine „Todeskultur“, die Wirklichkeiten ausblendet – etwa das Sterben von Tieren in Schlachthäusern, die Verwaltung von alten Menschen in Pflegeheimen, die Ausbeutung von Menschen im Kapitalismus, die Kolonisierung anderer Kulturen, die Vermüllung des globalen Südens, der tägliche Verlust der Biodiversität, die Ungerechtigkeit gegenüber zukünftigen Generationen –, Abhängigkeiten verleugnet und das Leiden der anderen Lebewesen, aber auch das eigene negiert (62).

Als Kern des Problems der Todeskultur erscheint ihr die „Ablehnung der Alterität“ (52), wobei hier die Körperlichkeit, Verletzbarkeit, die Natur und das Lebendige gemeint sind, die durchaus im Blickwinkel der Phänomenologie von Emanuel Levinas und der Kritischen Theorie von Theodor W. Adorno und Max Horkheimer verdinglicht, instrumentalisiert, unterdrückt und ausgebeutet werden. Denn die Alterität des Anderen (Menschen und Tiere s. u.) konfrontieren den Menschen mit seinen Grenzen und seiner Ohnmacht, den anderen zu verstehen und anzuerkennen, sich seiner zu bemächtigen oder auch zu vernichten. In dieser Konfrontation findet sich eine grundlegende Ambivalenz wieder, denn selbst dann (oder gerade dann), wenn ich mich um den Anderen kümmere, stehe ich in der Versuchung, diesen zu unterdrücken und zu instrumentalisieren und zu beherrschen. Umgekehrt führt die Anerkennung des „Anderen“ zur Abkehr von einem Menschenbild, das sich durch die Ansprüche von Souveränität und Herrschaft auszeichnet, hin zu einem Menschenbild, das die eigene Vulnerabilität sowie die konstitutive Abhängigkeit von anderen Lebewesen und Lebensformen grundlegend beachtet.

> Die Fähigkeit eines Jeden, diesem Weg zu folgen, setzt voraus, dass er seine eigene Verletzlichkeit und Endlichkeit akzeptiert, denn ohne die Sorge um sich selbst als fleischliches, verwundbares Wesen, das ‚lebt von‘, Hunger und Durst hat sowie für seine Entfaltung auf bestimmte natürliche und kulturelle Bedingungen angewiesen ist, gibt es weder Mitleid noch Respekt vor anderen Menschen und nichtmenschlichen Lebewesen (64).

Der Ausgangspunkt einer anderen, nicht todesfixierten, sondern lebenserhaltenden und -ermöglichenden Haltung bildet mithin eine Anthropologie der Vulnerabilität und eine Selbstsorge als Sorge um die eigene Verwundbarkeit und Angewiesenheit (Vgl. Zirfas 2017; Dederich & Zirfas 2022). Für Pelluchon (2016, S. 295) hat die Vulnerabilität ein Janusgesicht: „fragility makes me dependent on the other’s help, but it also enables me to answer his or her call and be responsible for him or her. Vulnerability is fragilty and strength as well.“ Erst das Bewusstsein einer „Schicksalsgemeinschaft“ (142) mit allen Lebewesen ermöglicht ein anderes Verständnis des Menschen. Pelluchon weist hierbei einerseits auf die Inkommensurabilität hin, das heißt auf die Unvergleichbarkeit und Bedeutsamkeit unterschiedlicher Interessen und Perspektiven von Lebewesen, und sie fordert dazu auf, mit ihnen umzugehen, anstatt sie zu leugnen oder zu reduzieren. In dieser Hinsicht geht es um Respekt und Wertschätzung der Differenz (2019, S. 106–115).

Auf der anderen Seite will sie auch das Verbindende zwischen den Lebewesen in den Blick nehmen. Für diesen Sachverhalt verwendet sie den Begriff der „Transdezendenz“. Er steht für die individuelle Erfahrung, Teil einer gemeinsamen Welt zu sein; dieses nur zum Teil rationale Erlebnis lässt sich vor allem dann machen, wenn Menschen sich anderen Wesen zuwenden. Die Erfahrung einer gemeinsamen Zugehörigkeit soll mit der Macht der Beherrschung über die Dinge brechen und ein gemeinsames Leben der Wertschätzung ermöglichen. Wertschätzung (considération) heißt, Dinge und Lebewesen mit Aufmerksamkeit zu betrachten und jedem einen Wert beizumessen, sie geht mit der Demut einher, selbst entstanden und endlich sowie Teil einer Welt zu sein, die größer und älter ist als man selbst. Wertschätzung ist insofern ein individuelles Projekt, da niemand mir vorschreiben kann, wie ich diesen Weg zur Wertschätzung einzuschlagen habe (148), und sie ist ein ökologisches Projekt, das die Subjektivität erweitert und Verbindungen mit anderen ermöglicht, die mich wiederum dazu bewegen, eine gemeinsame bewohnbare Welt zu schaffen und dies an die nächste Generation weiterzugeben (Vgl. Pelluchon 2019). Wertschätzung lässt sich skalieren: Sie beginnt damit, dass wir die Verwundbarkeit von anderen Leben als die eigene erfahren, und zeigt sich am häufigsten in Form der Konvivialität und Solidarität mit dem Gleichartigen, verläuft dann über die Gerechtigkeit gegenüber allen Lebewesen und gipfelt in einer Liebe zur gemeinsamen Welt (143; 2019, S. 135; Vgl. Huizing 2022).

Die Bedeutung des Imaginären

Es gibt eine Unvereinbarkeit zwischen dem Herrschaftsschema und dem Wertschätzungsschema (293), das völlig andere Beziehungen zu sich selbst, den anderen und der Natur mit sich bringt. Pelluchon spricht hier von einem langfristigen Prozess, der im Bewusstsein einiger weniger beginnt, sich über Vereine und Kommunen weiterentwickelt und sich dann in ökonomischen Umstrukturierungen und einer Weiterentwicklung der Gouvernementalität niederschlägt (295). Dabei kommt es vor allem auf eine demokratische Organisation der Individuen an, aus der ein kollektives Imaginäres erwächst, das dann zu einer politischen Kraft der Ökologie wird (181). „Der ökologische Wandel ruht auf vier untrennbar miteinander verbundenen Pfeilern: der Bewahrung der Umwelt, der Sorge für die Gesundheit unserer Zeitgenossen und der zukünftigen Generationen, sozialer Gerechtigkeit und dem Respekt gegenüber Wild- und Haustieren“ (296).

Die Transdezendenz, die Erfahrung einer gemeinsamen Welt, muss sich, wenn man so will, im kollektiven (und individuellen) Imaginären niederschlagen. Dieses kollektive Imaginäre wird durch Bedeutungen gebildet, die die Quelle für Institutionen, Gesetze und Repräsentationen und damit auch die Quelle von Handlungen sind: „Dieses instituierende und instituierte Imaginäre ist die eigentliche Macht; es beherrscht den Geist und das Herz" (173). Insofern ist das Zeitalter des Lebendigen vor allem die Ära eines neuen Imaginären (179).

Imaginationen erscheinen hier als ästhetische Modulations- und Modifikationsräume. Sie sind transzendente Wunschentwürfe, die über die Wirklichkeit hinausführen und allgemein Wünschenswertes einbeziehen. Ihre Ideale stehen für die Zuversicht, dass eine Entwicklung zu besserem Fühlen, Denken und Handeln und somit auch die Realisierung einer besseren Welt möglich ist. Sie sind Wegweiser. Das Imaginäre ermöglicht die Erfahrung einer lebendigen Wirklichkeit; durch sie erfahren wir, was für uns wirklich wichtig und bedeutsam ist. Und man kann in diesem Sinne fragen, ob nicht jede Imagination – selbst die negative[6] – eine eudämonistische Valenz besitzt, insofern es in Imaginationen *auch* immer um das Wohlergehen und das Glück der Menschen geht (Vgl. Zirfas 2014).

Für Pelluchon soll das kapitalistische Imaginäre durch das ökologische abgelöst werden, in dem nicht mehr der Geist der Akkumulation, der Konkurrenz und des Wettbewerbs, sondern derjenige der Kooperation, der Konvivialität, der Genügsamkeit und des Teilens herrscht (175). Es geht um die Aufhebung des Kapitalismus als Schema der Moderne (99) und damit um die Aufhebung der Ausbeutung der billigen Vier – Nahrung, Arbeit, Energie, Rohstoffe – die den Kern der „kapitalistischen Weltökologie" bilden (Moore 2020, S. 344). Der Weg dorthin verläuft über die Interaktionen zwischen Menschen und ihren Umwelten, über die demokratische Partizipation aller Individuen, die sich auf eine wandelnde Umwelt einstellen (185). Dabei erscheinen „die Vielfalt der Blickwinkel, die Ablehnung eines fiktiven allgemeinen Willens […] und die Verhältnismäßigkeit der Mittel in Bezug auf die Zwecke", nämlich Freiheit und Individualität, als wesentlich für diesen Prozess (188).

Hierbei gilt es, unsere Wahrnehmung, unsere Sensibilität und unsere Einbildungskraft unseren (anthropologischen) Handlungsmöglichkeiten anzupassen (233). Dazu können Fiktionen und Kunstwerke dienen, erweitern diese doch häufig unser individuelles Imaginäres, indem sie uns einerseits für andere Lebenswelten öffnen, ggf. sogar begeistern können, und indem sie uns andererseits Erfahrungen der Verletzbarkeit der anderen Lebewesen ermöglichen, aus denen dann die Sorge für eine gemeinsame Welt entspringen kann (238; 2019, S. 228–233; Vgl. zum kreativen Schreiben als Praxis der ‚Ernährung' van Loon 2021).

---

[6] Auch negative Imaginationen sind nötig, um etwa das Ausmaß der Umweltschädigungen einschätzen zu können und um zu einem verantwortlichen Handeln motiviert zu werden (2019, S. 51).

Die Phänomenologie der Ernährung

Eine Phänomenologie der Ernährung dient Pelluchon als ein entscheidender Ausgangspunkt ihrer Überlegungen, weil diese die Materialität der menschlichen Existenz, seine Verletzbarkeit und Abhängigkeit besonders deutlich werden lässt und weil sie eine Orientierung für eine ökologische Wertschätzung des Lebens in den Mittelpunkt rückt (Vgl. 300). Essen erscheint bei Pelluchon nicht als privater Akt, sondern mit der Selbstsorge, der Fürsorge und der Weltsorge verknüpft. Wenn ich esse, dann bin ich mit den menschlichen und nicht-menschlichen Wesen verbunden und mein Essen wirkt sich auf diese Wesen aus. Denn die Ernährungsentscheidungen haben „erhebliche Auswirkungen auf andere Menschen und auf die Tiere […] sowie auf die Selbstachtung und die Konvivialität, die für die Lebensmittel stehen, die man mit anderen teilt" (140).

Die Selbstsorge beginnt buchstäblich bei der Ernährung. Sie ist ein zentraler Aspekt des Selbstverständnisses, der Selbstwahl und der Selbstpraktiken. Von der Erkenntnis Ludwig Feuerbachs, dass der Mensch ist, was er isst, über Friedrich Nietzsches Empfehlungen zur Diätetik bis hin zu Lemkes *Ethik des Essens* (2007) wird die enge Verbindung von Menschenbild, Selbstsorge und Entwicklung immer wieder deutlich (Vgl. Sommer 2012). Nicht umsonst wird der moderne Mensch als *Homo sapiens sapiens* verstanden, frei übersetzt: das vernünftig schmeckende Tier.

Die Ernährung bildet das „Paradigma einer Phänomenologie des Fühlens" (2023, S. 70), das über die traditionellen Oppositionen Natur/Kultur, Subjekt/Objekt, Körper/Geist etc. hinausgeht. Nicht umsonst ist der Geschmack der Schnittpunkt von individueller Leiblichkeit und sozialer bzw. kultureller Allgemeingültigkeit. Die kulturellen und sozialen Anforderungen schreiben sich mit der Ernährung gleichsam in die Intimität des Körpers ein und umgekehrt finden die individuellen körperlichen Präferenzen in kulturellen Symboliken und Praktiken ihren Ausdruck. Im Geschmack verständigt man sich zugleich über soziale wie individuelle Werte und Bedeutungen, über Sinnlichkeiten und Ästhetik, über Materielles und Kulturelles. „Wenn das Leben in der Welt der Nahrung Liebe zum Leben ist, dann ist eine fundamentale Struktur der Existenz dieses Wesens […] der Geschmack, die Würze der Dinge, ihre Schönheit und alles, was ihm an ihnen förderlich ist" (2020, S. 20). Er generiert Echtheit und Wirklichkeit; er drückt sich elementar in der Gegenwart aus, verweist über seine Erinnerungsträchtigkeit auf Vergangenheit und entwirft über die mit einer leiblichen Gebundenheit versehene Kontinuität Zukunft (Vgl. Zirfas 2011a).

Insofern ist die Ernährung nicht nur ästhetisch, sondern immer auch moralisch relevant, hat also die Art und Weise, wie man isst, immer auch eine ethische Relevanz (2020, S. 373). Lemke (2008, S. 218) formuliert hier kategorisch: „*Das Essen ist moralisch, ob's einem schmeckt oder nicht*." Mit jedem Ma(h)l, stehen also nicht nur ästhetische, sondern auch moralische, politische, ökonomische, ökologische und soziale Fragen auf dem Speiseplan. Am Tisch nehmen wir leiblich Stellung zu zentralen Fragen des alltäglichen Lebens, weil wir buchstäblich die

Welt auf dem Tisch haben. Geschmack ist ein Eintopf aus unterschiedlichen Ingredienzien von Selbst- und Weltbezügen, von ästhetischen und ethischen, von politischen und sozialen, von natürlichen und kulturellen, von geschlechtlichen und pädagogischen und nicht zuletzt auch von chemischen und biologischen Zutaten.

Eine Sorge um die Existenz ist dann relevant, wenn man nur das Allernötigste hat; dann isst man, um zu (über)leben;[7] ansonsten ist diese Sorge um das Leben „umhüllt vom Genuss oder der Befriedigung" (2020, S. 26). Der Genuss – allgemein als Gefallen an den Dingen und spezifisch als Lust am Essen – verweist darauf, dass das Leben um seiner selbst willen wertgeschätzt wird.[8] Versteht man den Genuss als ein Existenzial, das die Liebe zum Leben ausdrückt, weil ein entscheidender Bezug zu den Dingen im Genießen besteht, das das elementare In-der-Welt-Sein entfaltet, dann heißt das ein „*Gourmand-Ego* zu entdecken, das auch ein *Gourmand-Cogito* ist. [...] Unser ursprünglicher Bezug zur Welt charakterisiert sich nicht durch Negativität, sondern durch den Genuss, der eine Art ‚Sorglosigkeit im Hinblick auf die Existenz' ist" (ebd., S. 40).[9] Das Dasein ist nicht wie bei Martin Heidegger ein Sein, das sich um sich selbst sorgt, sondern ein Sein, das die Welt sorglos genießt.

Die Existenzialität des Wohnens

Die Phänomenologie der Nahrung wird bei Pelluchon mit einer Phänomenologie der Wohnung in Verbindung gebracht (2020, S. 95). Über die Ernährung hinaus ist der Mensch mit der ‚Welt' vor allem in räumlicher Hinsicht verbunden. Ob wir in der Bewegung im Gehen sind, ob wir uns in Wind und Wetter aufhalten, ob wir uns mit den Jahreszeiten auseinandersetzen, oder ob wir wohnen, d. h. einen Ort haben, der „uns einen Platz einräumt oder zubilligt" (ebd., S. 80)[10] – immer stehen

[7] Von den rund acht Milliarden Menschen auf diesem Planeten steht für ungefähr drei Milliarden das Recht auf Nahrung nur auf dem Papier; der Hunger und die Unterernährung, die dazu führen, dass alle zehn Sekunden ein Kind stirbt, sind durch eine zu geringe Kaufkraft sowie durch einen Weltmarkt bedingt, der durch eine subventionierte Landwirtschaft funktioniert. Insofern liegt es nahe, die Nahrungsmittel den Gesetzen des Marktes zu entziehen, der als ‚frei' gilt, aber faktisch dereguliert ist (2020, S. 168–170, 180).

[8] Als Gründe für das lust- und genussvolle Erleben des Essens können gelten: die Befriedigung elementarer Bedürfnisse, die besondere Qualität der sinnlichen Empfindungen, der starke Bezug zur Körperlichkeit und Subjektivität oder auch Assimilations- und Verschmelzungswünsche.

[9] „To speak of enjoyment and to highlight the fact that the air, the water, the food, but also natural and cultural achievements do not only correspond to my needs, but please me, is a way of rejecting the dualism nature/culture, mind/body, reason/affects we find at the core of Western rationalism" (2016, S. 308).

[10] Hier lassen sich Anschlüsse herstellen zu den phänomenologischen Überlegungen zum Wohnen von Martin Heidegger (1967) und zu den anthropologischen Studien zum Raum von Otto-Friedrich Bollnow (1994, zum Wohnen und zur Wohnlichkeit und zum Raum des menschlichen Zusammenlebens): Mensch sein, so könnte man die beiden Positionen zusammenfassen, heißt wohnen bzw. ein Zuhause haben.

wir in einer Beziehung zum Raum. Menschen schafft sich unterschiedliche Räume und sie verstehen sich selbst in räumlichen Kontexten. Dabei lassen sich unterschiedliche Räumlichkeiten thematisieren, z. B. architektonische, psychische oder soziale. So lässt sich der Raum unter anthropologischen Gesichtspunkten etwa im Kontext *sozialer* Beziehungen (Nähe, Distanz, Anerkennung, Wohlwollen), *subjekt-* bzw. identitätsrelevanter Aspekte (Selbstbild, Selbstachtung, Selbstentwurf), *natürlicher* und (inter-)*kultureller* Gegebenheiten (Ursprünglichkeit, Landschaft, Park, Klassenräume, Museen) untersuchen.

In der Gegenwart werden Räume unter den Stichworten der Virtualisierung, der Hybridität, der Entkontextualisierung, der Verstädterung, der Globalisierung bei gleichzeitiger Regionalisierung verhandelt. Damit rücken zusehends Fragen nach dem Erodieren fester Standpunkte, der Verinselung des Erlebens sowie der Zunahme medialer Sekundärerfahrungen in den Vordergrund.

Gegen diese Entwicklungen plädiert Pelluchon für eine phänomenologische Betrachtung des Wohnens, die nicht den architektonischen und kartographierten, sondern den existenziellen Raum in den Mittelpunkt rückt. Kritisch erscheinen ihr Wohnorte und Lebensräume, die keine Verbindung zur Vergangenheit, keine Beziehung zum Gemeinsinn und keine Vermittlung von Identitäten ermöglichen – sog. „Nicht-Orte" (Augé), die lediglich gleichförmige Räume des Konsumierens und der organisierten Freizeit bilden, die wiederum Gefühle der Einsamkeit, der Abhängigkeit und der Fremdbestimmung hervorrufen (ebd., S. 104).

Dagegen ist der existenzielle Raum ein Raum des Wohnens, ein körperlicher Raum, in dem es um Sicherheit, Geborgenheit und Wohlbefinden und um die Beziehung zu den/dem Anderen geht. Das Wohnen verweist so auf die Beziehungen, die wir zwischen dem Drinnen und dem Draußen, uns und den anderen, privat und öffentlich, der Ruhe und der Arbeit, der Öffnung und der Schließung herstellen. Für Pelluchon steht der Körper im Mittelpunkt ihrer Überlegungen zum Raum; und damit vor allem die Erfahrung, die wir in und mit Räumen machen. Es gilt, das Wohnen als „eine Kunst und eine Seinsweise zu denken" (ebd., S. 100), die für ihre Bewohner:innen und nicht für die Städteplanung gedacht ist; die nicht auf ‚fabrikmäßige' Unterbringung, Abschottung und Isolation setzt, sondern in der Innen und Außen, Privatheit und Öffentlichkeit, miteinander in einen Einklang kommen. Damit erhält das Wohnen auch eine politische Dimension, wenn man an die territorialen Ungleichheiten, an *Gated Communities* und die Exklusion von Bevölkerungsgruppen in Ghettos oder in „Brennpunktvierteln" denkt (ebd., S. 95). Auch beim Wohnen gehen ästhetische, moralische, politische und rechtliche Aspekte zusammen: „Wohnen heißt, das Recht zu haben, irgendwo zu sein, jemand zu sein, der das Recht auf einen Platz hat, auf einen Ort, der ihm gehört" (ebd., S. 94).

Letztlich geht es um ein konviviales Wohnen (und konviviale Städte), um sinnliche, rhythmische und hedonistische Orte, die nicht die Grenzenlosigkeit individueller Wünsche ermöglichen, sondern ein Vertrauen in die „elementare, leiblich gespürte und nicht nur gedachte Struktur der Welt" (ebd., S. 99). Wohnen soll die Existenz wieder spüren lassen, soll eine sinnliche Erfahrung sein, die uns mit uns selbst, den anderen und der Welt in Beziehung setzt.

Die Gastfreundschaft

Es ist kein Zufall, dass die Gastfreundschaft in vielen Kulturen in einem engen Zusammenhang mit dem Essen und dem Wohnen steht (Vgl. Liebsch, Staudigl & Stoellger 2016). Für die Beziehung zum Fremden rekurriert Pelluchon auf den Gedanken Immanuel Kants, dass alle Menschen an allen Orten dieser Welt ein Gastrecht genießen sollten, weil sie als Menschen gemeinsam diese Welt besitzen – was wiederum den einzelnen Staaten verbietet, „auszusuchen, wen sie aufnehmen" (283).[11] Und sie rekurriert auch auf den Gedanken von Jacques Derrida (1998, S. 292), der das Essen mit dem Essen geben, dem „Lernen-dem-Anderen-zu-essen-zu-geben" und dem Gesetz der „unendlichen Gastfreundschaft" in Verbindung bringt, denn nicht nur wird gut gegessen – auch das Gute wie das Böse werden verspeist.

Das unbedingte Moment der Gastfreundschaft wird am deutlichsten von Derrida zum Ausdruck gebracht, wenn er von *dem Gesetz* der Gastfreundschaft spricht, welches über *den* kulturell spezifizierten *Gesetzen* der Gastfreundschaft steht. Beide Gesetzesordnungen sind antinomisch und doch untrennbar. Das unbedingte Gesetz der Gastfreundschaft, welches fordert, dem Anderen bar jeder Identifizierung bedingungslos Aufnahme zu gewähren, erfordert die kulturell spezifizierten Gesetze: „Das Gesetz wäre nicht wirklich unbedingt, wenn es nicht wirklich, konkret bestimmt *werden müsste*" (Derrida 2001, S. 62).

Die Gastfreundschaft lässt sich als der Ort verstehen, wo die Schicksalsgemeinschaft der Menschen fühlbar und erfahrbar wird. Wo der Andere zu Gast ist, wird eine gemeinsame Welt entwickelt, die ein Leben mit dem Anderen möglich macht – wo die Sorge um sich zur Sorge um den Anderen (auch um den Feind!; 2019, S. 92) und die gemeinsame Welt übergeht. Hier liegen dann gerechte politische Institutionen nahe, die allen ein gutes Leben ermöglichen (Vgl. Ricœur 2005, S. 219 f., 421). „Eine Menschheit, die ihre Kinder schon sehr früh lehrt, zu kochen und Gäste zu empfangen, ist eine Menschheit, die ihr Gleichgewicht wiederfindet. Ethik und Gerechtigkeit sind ohne diesen Ausgangspunkt undenkbar" (2020, S. 64).

Gastfreundschaft zu praktizieren, heißt also mit Pelluchon zweierlei: zum einen das unbedingte Gesetz kulturell zu realisieren, zum anderen eine Gemeinsamkeit zu ‚inszenieren', welche die Differenz, die Kluft zwischen Fremden überwindet, ohne sie zu leugnen oder zu glauben, sie auflösen zu können. Dies kann auch als Aufgabe einer Lebenskunst formuliert werden, die sich der Offenheit gegenüber dem Anderen verpflichtet weiß.

---

[11] Pelluchon geht es allerdings nicht, wie Kant, um einen Kosmopolitismus der vernünftigen Gleichen (die alle den kategorischen Imperativ anerkennen), sondern um einen Kosmopolitismus der „Anerkennung der Alterität der anderen" (2020, S. 337; Vgl. ebd., S. 342–349); alle Menschen, die gemeinsam eine Welt bewohnen, sind individuell aufgerufen, etwa in Form von Verbänden, Gewerkschaften etc. und nicht nur durch die Staaten, zur Lösung ihrer Probleme beizutragen.

Die Begegnungen mit dem Gast sollten von einer Offenheit zeugen, in der die absichtsvolle Aufmerksamkeit und die aufmerksame Absicht den Anderen in seiner Andersheit zu empfangen und zu lassen in der Lage ist (Levinas 1987; Derrida 2003, S. 33–36). Wer einen Gast empfangen will, darf ihn nicht erwarten, noch ihn als solchen eindeutig identifizieren und festlegen. Der Gast ist derjenige, der den Horizont der Erwartungen des Gastgebers sprengt, der über ihn hereinbricht. Der Gast ist ein Ereignis, die Ankunft des Neuen. „Denn um glücklich zu sein, um zu existieren, muss man dem begegnen können, was man nicht erwartet, weil es jenseits der erwartbaren Möglichkeiten liegt" (2020, S. 103). Vielleicht geht der Gast dann als Freund, der ehedem – im Althochdeutschen – der *friunt*, der Be-Freiende war (Vgl. Derrida 2000).

Der Umgang mit dem Tier

Es gibt den Anderen als fremden Menschen, als Gast, und es gibt den Anderen als Tier – das uns noch fremder ist, dessen „Ruf" uns aus größerer Entfernung erreicht (Vgl. Derrida 2010, S. 167). Die Anerkennung des Anderen bezieht Pelluchon weniger auf die Frage der Gastfreundschaft, sondern vor allem auf den Umgang mit Tieren, repräsentieren diese doch eine noch fremdere, nicht-menschliche Natur. In Verbindung stehen die Tiere mit den Menschen in der gemeinsamen Welt der Empfindung. Mit den Tieren zu fühlen, heißt allerdings nicht, an ihrer Stelle zu fühlen, sondern ihnen in ihren Äußerungen, vor allem in ihren Leidensäußerungen, zu antworten: „Die Tiere humanisieren und in dem Sinne, dass wir uns im Kontakt mit ihnen wieder mit unseren Emotionen verbinden, auf der Ebene des Fühlens kommunizieren und die Wahrheit einer Kommunikation mit der Welt spüren, die ‚älter ist als alles Denken' (Merleau-Ponty)"" (2020, S. 125). Das Leiden der Tiere zu verstehen und ihrem Leiden ‚nachzuspüren' bedeutet, am eigenen Leib durch das Tier beunruhigt zu werden und sich von seinem Leiden treffen zu lassen.

Die Sorge um die Tiere wird bei ihr zum einen geleitet von moralischen Problemen der Grausamkeit gegenüber Tieren und zum anderen von moralischen Problemen der Ungerechtigkeit, Tiere für eigene Interessen auszubeuten. In diesem Sinn geht es darum, das Zusammenleben von Menschen und Tieren so zu gestalten, dass es sowohl den Bedürfnissen von Menschen als auch denen der Tiere dient – was auf eine „Politisierung des Tierwohls" und eine Verknüpfung der Politik mit der Anthropologie hinausläuft (2023, S. 16).

Hier geht eine Änderung des Umgangs mit Tieren mit einer Veränderung der Sensibilität gegenüber der Vulnerabilität bzw. eine Abscheu gegenüber der Gewalt gegenüber Tieren und nicht zuletzt mit einer Anerkennung von Tieren als moralisch bedeutsamen Akteuren einher. Insofern sollten alle Menschen in der Lage sein, „das Leiden der Tiere anzuerkennen, und ehrlich genug zuzugeben, dass es möglich ist, das Los empfindungsfähiger Wesen zu verbessern" (ebd., S. 27). Die Gewinne für eine andere Haltung gegenüber Tieren sieht Pelluchon im Verlust einer aus der Angst gegenüber dem Anderen resultierenden Dominanz, die letztlich zur Vernichtung der Tiere führt, dann in einer „Aussöhnung mit uns selbst" (ebd., S. 28) und schließlich in einer verbesserten Beziehung zu anderen Menschen.

Eine Politisierung der Tierrechte im Sinne einer Berücksichtigung ihrer Interessen hebt die anthropologische Differenz nicht auf; nach wie vor haben Menschen andere Interessen, Fähigkeiten (vor allem intellektuelle, technologische und ethische) und Rechte als Tiere und nach wie vor sind es Menschen, die die rechtlichen und ökonomischen Rahmenbedingungen festlegen (ebd., S. 32 f.): Tiere sind zwar „keine deliberativen Akteure, aber durchaus moralische Agenten und sogar politische Subjekte" (ebd., S. 36). Versteht man Tiere als subjektive Lebewesen, die einerseits verletzbar und andererseits fähig sind, sich mit der Welt auseinanderzusetzen, so sollten ihnen auch Rechte zukommen (2020, S. 139 f.).[12] Und die Verbundenheit der Menschen mit den Tieren legt nahe, auch über eine Zoopolitik bzw. eine „Zoopolis" (Kymlicka & Donaldson) und über die Gerechtigkeit ihnen gegenüber nachzudenken und den Schutz ihres Wohls (sowie der Biosphäre) insgesamt als Aufgabe des Einzelnen wie des Staates zu verstehen.[13] Der wesentliche Sinn der Gerechtigkeit gegenüber den Tieren besteht im Teilen der Nahrung, d. h. der für die jeweiligen Lebewesen wichtigen (körperlichen, emotionalen, geistigen etc.) Lebensmittel und Lebensformen (ebd., S. 238).[14]

Insofern plädiert Pelluchon für eine vegetarische oder vegane Ernährung und für Alternativen zu Tierversuchen, insgesamt geht es um eine Veränderung der Vorstellungen, des Verhaltens, der Produktionsweisen und der Politik gegenüber den Tieren (2023, S. 42 f.). „Der Respekt gegenüber der Natur und die Wertschätzung gegenüber Tieren erwachsen nicht aus Normen und Pflichten, sondern wurzeln in jener Selbsttransformation, die sowohl den Verstand als auch die Empfindsamkeit und das Verhältnis zum Körper betrifft und den Blick auf die anderen und die Welt völlig verändert" (ebd., S. 46).

Mehrere Voraussetzungen müssen für diese Transformation gegeben sein: Das Akzeptieren unserer eigenen Verwundbarkeit *und* die Anerkennung der Verwundbarkeit von Tieren (und Ökosystemen) *sowie* die Wertschätzung ihrer Lebensfor-

[12] Die unbelebte Welt, Steine, Erden, Flüsse etc. sowie die pflanzliche Welt können nach Pelluchon Träger indirekter Rechte sein, da ihre Beschädigung oder Zerstörung, ein Unrecht gegenüber Menschen und Tieren darstellt (2020, S. 258).

[13] Dabei können die Haustiere, die zur menschlichen Welt gehören, und denen wir insofern ganz besonders verpflichtet sind, von den liminalen Tieren, die ohne Domestikation in der Nähe der Menschen leben, und den Wildtieren, die unabhängig von den Menschen ihr Leben leben, unterschieden werden (2020, S. 141–148).

[14] Pelluchon (2020, S. 273–281) benennt neun Prinzipien einer Gerechtigkeit des Teilens: 1. dem Anderen keinen Schaden zufügen; 2. eine Gesetzgebung, die die friedliche Koexistenz der Individuen und die faire Verteilung von Ressourcen regelt; 3. die Zerstörung des Planeten nicht irreversibel machen; 4. den zukünftigen Generationen ein gutes Leben ermöglichen; 5. das Recht auf Nahrung für alle Lebewesen; 6. das Recht auf eine Behausung für alle; 7. der Respekt vor anderen Kulturen; 8. die Anpassung der Arbeit und Produktion an die Bedürfnisse von Menschen und Tieren; 9. die Verbesserung der Lebensverhältnisse der Tiere.

men *und* schließlich das Annehmen der Verantwortung gegenüber den Tieren, die dazu führt, sich anders, nämlich sorgender für Tiere einzusetzen. Es geht um ein Leben mit den und für die Tiere, das das eigene Wohl ebenso berücksichtigt wie das Wohl anderer Menschen, und das Tieren so wenig Leid wie möglich zufügt. Hier wird noch einmal deutlich, dass es die Verwundbarkeit des Anderen ist, die Menschen in die Verantwortung „ruft“.

Die Verantwortung für zukünftige Generationen

Wenn die große Aufgabe des Lebens in der Verantwortung besteht – „eine Verantwortung, die im Kümmern um den Anderen und in der Sorge besteht, dass die gemeinsame Welt nicht zerstört wird“ (92) –, dann beinhaltet diese Aufgabe auch die Verantwortung für die zukünftigen Generationen. „Nicht die Todesfurcht und der Wunsch zu überdauern, stellen die Obsession des *Gourmand-Cogito* dar. Der Wunsch, eine bewohnbare Welt aufzubauen, die andere nach ihrem Sinn gestalten können, ist ihm wichtiger“ (2020, S. 77). Insofern gehören wir jetzt schon in gewisser Hinsicht den zukünftigen Generationen an (ebd., S. 268). Und das bedeutet auch, dass wir lernen müssen die Verantwortung zu tragen, auch dort, wo uns keine unmittelbare Schuld trifft, wie etwa beim Töten von Menschen, beim Abschlachten von Tieren oder bei der Zerstörung der Biodiversität etc.

Verantwortung hat es, das wird in der Lehnübersetzung des lateinischen Ausdrucks *responsibilitas* deutlich, mit Rechenschaftspflicht zu tun. Das lateinische Verb *respondere* bedeutet „antworten“ und hiermit ist sozialgeschichtlich vor allem die Verpflichtung verbunden gewesen, Antworten auf die von einem Gericht gestellten Fragen zu geben. Diese Fragen haben einen unterschiedlichen „weltlichen“ Inhalt, und so tragen Menschen etwa die Verantwortung für die kulturelle oder die technische, die ökonomische und politische oder die moralische und religiöse Welt. Aktuell werden Fragen vor allem von der jüngeren an die ältere Generation im Kontext der Ökologie gestellt. Es geht – durchaus in einem Sorgegestus – um die Zukunft des Planeten und um die der jüngeren Generation. Welche Aufgabe hat hier die Lebenskunst? Es gilt alles zu vermeiden, was den Menschen in der Zukunft „ein minderwertiges Leben unter für die Lebensqualität abträglichen Bedingungen aufzwingen würde“ (ebd., S. 277); und umgekehrt bedeutet Verantwortung. den Nachkommen die Möglichkeit zu bieten, „die Erfahrung des Schönen zu machen, ihre Sinne und ihren Geschmack zu schulen“ (ebd.).

Diese Überlegungen lassen sich gut anschließen an die Verantwortungsethik von Hans Jonas (1984). Er plädiert für Verantwortung vor dem Hintergrund, dass die Menschheit technisch in der Lage ist, die Welt gravierend zu verändern, ja zu zerstören. In diesem Sinne erinnert Jonas an die Unumkehrbarkeit, an den kumulativen und auch unwissenden Charakter zahlreicher Handlungen, die eine zerstörte Umwelt zur Folge haben können (ebd., S. 27 f.), und er reklamiert, dass die jetzige Generation das Sein der zukünftigen nicht in Frage stellen darf (ebd., S. 36). Von hier aus leitet er den Imperativ ab: „Handle so, daß die Wirkungen deiner Handlung verträglich sind mit der Permanenz echten menschlichen Lebens auf Erden“ (ebd.).

Nun kann man mit Jonas kein „Recht der Menschheit zum Selbstmord" reklamieren, doch er zögert zu Recht, auch eine Pflicht zur Zeugung von Kindern zu postulieren (ebd., S. 80, 86). Dennoch muss er diese im Grunde voraussetzen, denn nur dann werden die Erwachsenen ihrer Pflicht gerecht werden, nämlich dafür zu sorgen, dass auch die nächsten Generationen sich verantwortungsvoll um die Welt kümmern werden (ebd., S. 89). Gibt es also Ansprüche Ungeborener auf Leben (Vgl. Steinvorth 1990, S. 40 ff., 156 ff., 174 ff.) oder sollen Erwachsene bewusst auf Kinder verzichten, weil diese das „Schlimmste sind, was man der Umwelt antun kann"; denn konkret können wir 58,6 Tonnen CO_2 einsparen, „wenn wir nur ein Kind weniger in die Welt setzen" (Brunschweiger 2019)?[15]

Entscheidend wird hierbei mit Pelluchon vor allem ein anderer Umgang mit der Natur. Die durch das Judentum, das Christentum und den Islam bewirkte Entsakralisierung der Natur, die den Menschen zum Herrscher der Natur und diese wiederum zum Material seiner Selbstermächtigung degradierte, erscheint als das eigentliche Problem der neuen Aufklärung. Es geht dabei um Rückschritte aus dem Anthropozän oder dem „Kapitalozän" in Richtung einer ökologischen Ethik und Lebenskunst.

Eine ökologische Lebenskunst der Liebe zum Leben

Mit Pelluchon können wir eine Kritische Lebenskunst formulieren, die die Emanzipation von der Beherrschungslogik fordert; es geht um Beziehungen zu anderen, die keine Beziehungen der Herrschaft und Ausbeutung darstellen (2021, S. 122). Herrschaft heißt: Technisierung der Welt, Deregulierung der Wirtschaft, Kampf um Profit, ständiger Krieg, Totalitarismus (216–224). „Allmacht, die Reduzierung des Anderen auf das Selbst, Verdinglichung, unbegrenzte Ausbeutung der Ressourcen und der Lebewesen, Raubbau und Rassismus sind die Attribute des Herrschaftsschemas" (225).[16]

Um das Schema der Herrschaft zu brechen, gilt es die „Kunst der Mäßigung zu lernen" (263), die einhergeht mit einer Haltung der Demut, die die eigenen Gren-

---

[15] Samuel Scheffler hat in seinem Buch *Death and the Afterlife* (2013) ein Gedankenexperiment vorgeschlagen, das auch für die Lebenskunst inspirierend ist: Wie würde man reagieren, wenn man wüsste, dass die Menschheit 30 Jahre nach dem eigenen Tod vernichtet werden würde? Würden Menschen noch Kinder bekommen? Würde man seine Kinder noch in die Schule schicken? Scheffler jedenfalls glaubt, dass mit dem bevorstehenden Ende der Menschheit dieser auch jegliche Sinnperspektive abhanden gekommen ist. Wenn wir wissen, dass es nicht mehr weitergeht, weil es keine Kinder mehr geben wird, dann erscheint alles sinnlos. Bieten zukünftige Generationen nicht ein Sinnpotential *par excellence?*

[16] Gefordert ist die Entwicklung einer Technikkultur, die eine entfremdende Technisierung vermeiden will (214): „Im Herrschaftsschema werden die Mittel zum Zweck. Sie verlieren ihren Mittelcharakter, weil das Mögliche zum Notwendigen und die Techniken selbst die Zwecke diktieren" (218); somit instrumentalisieren und verdinglichen sie ihr Gegenüber und sie steigern und erweitern ihre Macht ohne jede Grenze.

zen, die individuellen Fehlbarkeiten und wiederum die Zugehörigkeit zu einer gemeinsamen Welt anerkennt.[17] Die Einsicht in die eigenen Grenzen und die Arbeit an der Mäßigkeit führen nicht in die Isolation und die Beschränkung, sondern ganz im Gegenteil, zur Teilhabe an einer gemeinsamen Welt und damit zu einer Erweiterung seiner Interessen. Das Inter-Esse, das Dazwischensein, bietet sozusagen mehr Anknüpfungspunkte an die Welt, die wiederum für die eigene Selbsterweiterung und Entwicklung genutzt werden können. Während die Herrschaft eine Beschränkung auf sich selbst darstellt, bietet die Teilhabe an der gemeinsamen Welt eine neue Form der Freiheit und Souveränität der Verbindungen (2019, S. 89). Eine neue Aufklärung ist nicht anthropozentrisch, sondern ökologisch. Sie erfordert „eine Aufgeschlossenheit für das Andersartige […], die ein umsichtigeres Bewohnen der Erde und ein gerechteres Zusammenleben mit den anderen Lebewesen ermöglicht" (26).

Es sind die psychischen Abwehrmechanismen von uns allen, die sich letztlich als die großen Hindernisse erweisen, wenn es um einen ökologischen Wandel, Gerechtigkeit gegenüber Tieren sowie den Kampf gegen den grenzenlosen Konsum und eine maßlose Technologie geht (137–139; Vgl. Weintrobe 2023). Weil das (theoretische) Problembewusstsein oft oberflächlich bleibt, die emotionale Betroffenheit für das Wohl von Tieren, die Vermüllung des Planeten etc. gering ist, und die eigenen praktischen Veränderungsmöglichkeiten oftmals mit einem Ohnmachtsgefühl[18] verbunden sind, bleibt wohl nur zu hoffen, dass es die vielen kleinen Schritte in der Politik, der Landwirtschaft, dem Handel und der Bildung sind, die eine ökologische Aufklärung *on the long run* ermöglichen (Vgl. Nassehi 2024).

Pelluchon (2019) geht es um den Aufbau von Tugenden der Wertschätzung, die die Lücke zwischen theoretischem Wissen und praktischem Handeln überbrücken will; diese zielt auf eine Beziehungslogik, die von gegenseitigem Respekt und Teilen geprägt ist (127).[19] Es geht hier weder um einen anthropologischen Narzissmus noch um einen alteritären Echoismus, sondern um eine Selbstachtung, die sich aus der Achtung für Andere speist, wenn man so will um eine ökologische Selbstachtung, um die Würdigung der Schönheit des Lebens. „Die Tatsache, dass wir essen, geboren wurden und im vollen Bewusstsein dessen leben, was andere und die Natur uns geben und was unsere Vorgaben uns vermacht haben, belegt, dass die gemeinsame Welt uns konstituiert" (2023, S. 125).

---

[17] Insofern soll der Wandel von Schema des Todes zu dem des Lebens zugleich radikal, gewaltlos, progressiv und diffus (295) verlaufen.

[18] Wie lässt sich etwa das Ohnmachtsgefühl überwinden, das mit einer Überforderung der moralischen Identifikationsanforderungen einhergeht? Es gibt zu viele Opfer, soviel zu beklagen und betrauern, die Verbindung zwischen Moralbewusstsein und Handeln, zwischen Machen und Fühlen, Wissen und Begreifen zerrissen hat (216, 232).

[19] Pelluchon (2019, S. 287–292) entwirft einen Tugendkatalog, der die Basis für eine ökologische Ethik und Lebenskunst darstellt: neben Mäßigung und Demut sind Wahrheit, Gerechtigkeit, Klugheit, Mut und Großzügigkeit bedeutsam.

Diese Lebenskunst nimmt ihren Ausgang vom Körper und vom Anderen (Vgl. Drouillard 2020). Sie rückt in den Mittelpunkt, wovon wir leben: vom Essen und Trinken, vom Wohnen ebenso wie von der Kultur oder der Umwelt. Und die damit die Abhängigkeiten betont, in denen Menschen leben, die von diesen Abhängigkeiten ebenso geformt werden, wie sie selbst diese formen. Insofern ist der Körper auch der Ort der Verantwortung gegenüber sich selbst, den Anderen und der Welt – der Welt der Kultur und der Welt der Natur.[20] Ausgangspunkt einer Kritischen Lebenskunst ist hier die Selbstsorge, die sich über die Fürsorge zur Weltsorge erweitert (2019, S. 30, 37, 45 f., 143).

Wichtig sind ihr die Sinnlichkeiten, das Empfinden und die Verletzlichkeit; grundlegend ist letztlich aber nicht die Vulnerabilität, sondern die Lust am und die Liebe zum Leben. Sie ist die erste Beziehung zur Welt und sie zeigt sich in der Art und Weise, wie wir uns der Lust hingeben, im Fühlen einer Übereinstimmung zwischen Ich und Welt, aber auch in unserem Appetit – „sie alle illustrieren diesen Vorrang der Liebe zum Leben vor der Unruhe und dem Unglück" (2020, S. 372).

Die Lust am Leben als Verbindung des Subjekts mit der Welt – mit Menschen, Tieren, Pflanzen und der unbelebten Natur – geht mit einem „Gefühl des Eintauchens" einher, „in dem sich die Tiefe der lebendigen Verbindung äußert, die uns mit anderen Lebewesen und mit den Ökosystemen vereint" (2023, S. 116). Diese ästhetische Erfahrung soll erstens zu einem „Gefühl der Dankbarkeit" (ebd.) führen, ein Teil der Erde zu sein, zweitens zu einem aristotelisch verstandenen tugendhaften, im Kern klugen Handeln als Kunst, das richtige Maß (zwischen Konsum und Verzicht) zu finden, und drittens zu einem Glück, das mit diesem tugendhaften Handeln einhergeht und das in Freude und Fülle besteht (2019, S. 63). Der Begriff der Genügsamkeit „fasst all diese Dispositionen zusammen und drückt die Freude aus, die mit einer maßvollen Lebensweise verbunden ist, wenn diese auf freier Entscheidung beruht und eine Tugend ist" (ebd., S. 120); und diese maßvolle Lebensweise führt schließlich auch zu einer Selbsttransformation der Menschen, die die Sorge um sich mit der Sorge um die Anderen und der Sorge um die Welt konvergieren lässt (Vgl. 124, 143–145).[21]

Insofern wäre eine *nachhaltige* Lebenskunst des Lebendigen zu entwickeln, die die Bezüge zu anderen Menschen, Generationen und zur Natur insgesamt umfasst und von der Zentrierung um die Selbstsorge absieht. Unter dem Begriff der „Nachhaltigkeit" wird eine auf die Entwicklungsmöglichkeiten der Zukunft bezogene Sichtweise verstanden, in der die Zusammenhänge von Ökonomie, Ökologie, Bildung, Sozialität, Politik und Kultur stärkere Beachtung finden (sollen). Ziel ist

---

[20] Der Körper muss einerseits als biologisch-sterblicher und individueller und andererseits als medialer Körper verstanden werden, „der die Sterblichkeit jedes Individuums transzendiert" (2020, S. 85).

[21] Pelluchon fordert über die bisherigen Menschenrechte hinaus, die die politischen und bürgerlichen und die wirtschaftlichen, sozialen und kulturellen Rechte umfassen, auch ökologische Rechte ein (2021, S. 114–118) und befindet sich damit auf der Höhe der Zeit. Am 8. Oktober 2021 wurde im UN-Menschenrechtsrat eine Resolution verabschiedet, in der das Recht auf eine gesunde Umwelt als grundlegendes Menschenrecht anerkannt wurde.

es, auch die Lebensqualität zukünftiger Menschen zu verbessern, deren Freiheitsspielräume zu erhalten, eine positive soziale Entwicklung zu ermöglichen sowie zukünftiges wirtschaftliches Wachstum und ökologische Verträglichkeit zu gewährleisten (Vgl. Zirfas 2023). Nachhaltigkeit ist die Norm, die Lebens- und Freiheitsspielräume zukünftiger Generationen nicht zugunsten der Befriedigung eigner Bedürfnisse einzuengen.

Lebenskunst bekommt hier fast einen utopischen Charakter. Weil alle Utopien die Tendenz haben, die Vielfalt menschlichen Lebens zugunsten einer als gut eingeschätzten gesellschaftlichen Ordnung einzuschränken, ist sicherlich die Einschränkung von Grundrechten erforderlich (Vgl. Wulf 2018, S. 180). Insofern lässt sich die „große Erzählung" (Lyotard) der Nachhaltigkeit auch einer kritischen Reflexion unterziehen, die in Bezug auf ein zukünftig besseres Leben nicht nur von globalen, sondern auch von differentiellen Formen eines, schönen und gelingenden Lebens ausgehen muss. D. h. die Idee der Nachhaltigkeit ist der Lebenskunst insofern verpflichtet, als sie auch die Möglichkeiten eines aus unterschiedlichen Perspektiven gelingenden Lebens in ihre normativen Ideen mit aufnehmen sollte.

Zusammenfassend lassen sich drei Wege einer ökologischen Lebenskunst Bezüge zur Nachhaltigkeit beschreiten: 1. theoretisch: im Reflektieren und der Kritik bestehender Strukturen und in der Entwicklung neuer Konzepte (etwa des Wohnens oder der Beziehung zur Natur); 2. praktisch: in der Exploration und dem Experimentieren mit neuen Lebensformen (etwa im Konsum, im Produktdesign oder im Umgang mit Tieren); und 3. emotional: in der Sensibilisierung für Probleme und Widersprüche und für neue Qualitäten des Lebens (im Sozialen, Politischen oder Ökologischen; Vgl. Zirfas 2011b).

Eine ökologische Lebenskunst ist eine geteilte Kunst des Lebens, in der das wechselseitige und dialogische Aufeinanderangewiesensein von Mensch, Gemeinschaft und Natur im Mittelpunkt steht. Sie ist zentriert in einer Liebe zum Leben, der es um das Gute des Anderen geht, das als mein eigenes angesehen wird (2019, S. 87). Diese Liebe erfüllt den Menschen mit einer umfassenden, existenziellen Freude, die über die partikulare Lust und über individuelle Glückserfahrungen hinausgeht (ebd., S. 96; Vgl. Zirfas 2021). „Leben ist ‚leben von', und ‚leben von' ist genießen. […] *Savoir vivre*, zu leben verstehen, heißt auch, Lust haben zu leben, heißt zu leben und daran Vergnügen zu finden. […] ‚Leben von' heißt aber auch ‚leben mit' und es bedeutet auch ‚leben für' (2020, S. 42, 56, 383).

Literatur

Bollnow, O.-F. (1994). *Mensch und Raum* (7. Aufl.). Kohlhammer.

Bröckling, U., Krasmann, S., & Lemke, T. (Hrsg.). (2024). *Glossar der Gegenwart 2.0.* Suhrkamp.

Brunschweiger, V. (2019). Interview: Keine Kinder der Umwelt zuliebe! Jetzt legt die Lehrerin nach – mit drei steilen Thesen. https://www.focus.de/familie/kind/keine-kindweer-wegen-der-umwelt-jetzt-legt-die-lehrerin-nach-mit-steilen-thesen_id_10421302.html. Zugegriffen: 6. Aug. 2019.

Dederich, M., & Zirfas, J. (Hrsg.). (2022). *Glossar der Vulnerabilität.* Springer VS.

Derrida, J. (1998). Man muß wohl essen oder die Berechnung des Subjekts. In J. Derrida (Hrsg.), *Auslassungspunkte. Gespräche.* (S. 267–298). Passagen
Derrida, J. (2000). *Politik der Freundschaft.* Suhrkamp.
Derrida, J. (2001). *Von der Gastfreundschaft.* Passagen.
Derrida, J. (2003). *Eine gewisse unmögliche Möglichkeit, vom Ereignis zu sprechen.* Merve.
Derrida, J. (2010). *Das Tier, das ich also bin.* Passagen.
Drouillard, J. (2020). Corinne Pelluchon: Nourishment: A philosophy of the political body. *Continental Philosophy Review, 53,* 237–243. https://doi.org/10.1007/s11007-020-09502-z.
Heidegger, M. (1967). Bauen, Wohnen, Denken. In M. Heidegger (Hrsg.), *Vorträge und Aufsätze II* (S. 19–36). Neske.
Huizing, K. (2022). Über die Liebe zur Welt. Corine Pelluchon entwirft eine Philosophie des Genusses, der Nahrung und der Wertschätzung. *Zeitzeichen, 9,* 46–49.
Jonas, H. (1984). *Das Prinzip Verantwortung. Versuch einer Ethik für die technologische Zivilisation.* Suhrkamp.
Lemke, H. (2007). *Ethik des Essens. Eine Einführung in die Gastrosophie.* Transcript.
Lemke, H. (2008). Welt-Essen und Globale Tischgesellschaft. In I. Därmann & H. Lemke (Hrsg.), *Die Tischgesellschaft. Philosophische und kulturwissenschaftliche Annäherungen* (S. 213–236). Transcript.
Lévinas, E. (1987). *Totalität und Unendlichkeit. Versuch über die Exterritorialität.* Karl Alber.
Liebsch, B., Staudigl, M., & Stoellger, P. (Hrsg.). (2016). *Perspektiven europäischer Gastfreundschaft. Geschichte – kulturelle Praktiken – Kritik.* Velbrück.
Moore, J. (2020). *Kapitalismus im Lebensnetz. Ökologie und die Akkumulation des Kapitals.* Matthes & Seitz.
Nassehi, A. (2024). *Kritik der großen Geste. Anders über gesellschaftliche Transformation nachdenken.* Beck.
Pelluchon, C. (2016). Taking vulnerability seriously: What does it change for bioethics and politics? In A. Masferrer & E. García-Sánchez (Hrsg.), *Human dignity of the vulnerable in the age of rights, interdisciplinary perspectives* (S. 293–312). Springer. https://doi.org/10.1007/978-3-319-32693-1_13.
Pelluchon, C. (2019). *Ethik der Wertschätzung. Tugenden für eine ungewisse Welt.* WBG.
Pelluchon, C. (2020). *Wovon wir leben. Eine Philosophie der Ernährung und der Umwelt.* WBG.
Pelluchon, C. (2021). *Das Zeitalter des Lebendigen. Eine Philosophie der Aufklärung.* WBG.
Pelluchon, C. (2023). *Verbessern wir die Welt! Die Sorge für Mensch, Tier und Natur.* WBG.
Ricœur, P. (2005). *Das Selbst als ein Anderer* (2. Aufl.). Fink.
Scheffler, S. (2013). *Death and the Afterlife.* Oxford University Press.
Sommer, A. U. (2012). Inwiefern ist Ernährung ein philosophisches Problem? Ludwig Feuerbach und Friedrich Nietzsche als Relativierungsdenker. *Perspektiven der Philosophie, 38*(1), 319–342.
Steinvorth, U. (1990). *Klassische und moderne Ethik. Grundlinien einer materialen Moraltheorie.* Rowohlt.
van Loon, J. (2021). Creative writing as nourishment: The political philosophy of Corine Pelluchon applied to our field. *Journal of writing and writing courses, 25*(1), 1–18. https://doi.org/10.52086/001c.23468.
Weintrobe, S. (2023). *Psychische Ursachen der Klimakrise. Neoliberaler Exzeptionalismus und die Kultur der Achtlosigkeit.* Psychosozial-Verlag.
Wulf, C. (2018). Die Bildung von Kindern in der Weltgesellschaft. In G. Blaschke-Nacak, U. Stenger, & J. Zirfas (Hrsg.), *Pädagogische Anthropologie der Kinder* (S. 178–186). Beltz Juventa.
Zirfas, J. (2011a). Die Tischgemeinschaft als ästhetisch-moralische Anstalt. Über Bildung, Geschmack und Essthetik. In E. Liebau & J. Zirfas (Hrsg.), *Die Bildung des Geschmacks. Über die Kunst der sinnlichen Unterscheidung* (S. 17–44). Transcript.
Zirfas, J. (2011b). Der Geschmack an der Nachhaltigkeit. Ästhetische Bildung als Propädeutik und Regulativ einer Bildung für nachhaltige Entwicklung. In G. Sorgo (Hrsg.), *Die unsichtbare Dimension. Bildung für nachhaltige Entwicklung im kulturellen Prozess* (S. 32–52). Forum Umweltbildung.

Zirfas, J. (2014). Imaginação da Felicidade. In N. Baitello & C. Wulf (Hrsg.), *Emoção e Imaginação. Os Sentidos e as Imagens em Movimento* (S. 173–185). Estação das Letras e Cores.

Zirfas, J. (2017). Das vulnerable Subjekt. In G. Taube, M. Fuchs, & T. Braun (Hrsg.), *Handbuch Das starke Subjekt. Schlüsselbegriffe in Theorie und Praxis* (S. 149–157). Kopaed.

Zirfas, J. (2021). Lust, Spaß oder Freude? Warum Freude am Lernen mehr ist als Lust und Spaß. *weiter bilden. Die Zeitschrift für Erwachsenenbildung, 1*, 32–35.

Zirfas, J. (2023). Buen vivir. In N. Wallenhorst & C. Wulf (Hrsg.), *Handbook of the anthropocene*. (Bd. I, S. 1677–1680). Springer Nature.

John Rawls: *Eine Theorie der Gerechtigkeit* (1971)

16

Manuel Knoll

Die Bedeutung von Rawls' Gerechtigkeitstheorie für die Lebenskunst

In den 1960er Jahren systematisierte John Rawls etliche seiner früheren Arbeiten zu einer einheitlichen normativen Gerechtigkeitstheorie, die er 1971 unter dem Titel *A Theory of Justice* veröffentlichte (Rawls 1971, 1999; dt. 1979[1]). Das Werk wurde vor allem von angelsächsischen und analytischen Philosophinnen und Philosophen als der bedeutendste Beitrag zur zeitgenössischen politischen Philosophie gefeiert. Rawls' Theorie der sozialen Gerechtigkeit, die er „Gerechtigkeit als Fairness" nennt, ist auch deshalb sehr einflussreich, weil alternative Auffassungen – wie etwa diejenige von Robert Nozick (1974) – häufig als Antworten auf sie präsentiert werden. Rawls wird zumeist als „welfare-state liberal" (Sandel 1982, S. 66) oder als der politische Philosoph der Sozialdemokratie verstanden.[2] Dieses Verständnis wurde von Wolfgang Kersting in Frage gestellt. Er behauptet, dass Rawls' Schriften keine „Sozialstaatsbegründung" enthalten (Kersting 2000, S. 31; 2004, S. 94). Auch wenn Kersting für seine Behauptung einige interessante Argumente anführt, kann sie letztlich nicht überzeugen (Knoll 2012).

[1] Rawls erstellte die „revised edition" der *Theorie der Gerechtigkeit* Anfang 1975 für die deutsche Ausgabe des Werks (Rawls 1999).

[2] Jonathan Wolff spricht vom „left-wing welfarism defended by Rawls" (Wolff 1991, S. 1).

M. Knoll (✉)
Ludwig-Maximilians-Universität (LMU), München, Deutschland
E-Mail: Manuel.Knoll@lrz.uni-muenchen.de

J. Zirfas und G. Gödde (Hrsg.), *Schlüsselwerke der Kritischen Lebenskunst I*, Schriften zur Kritischen Lebenskunst, https://doi.org/10.1007/978-3-662-72346-3_16

Als Begründung und Verteidigung des Sozialstaats bzw. des „Wohlfahrtsstaats" (*welfare state*)[3] stellt Rawls' Theorie sozialer Gerechtigkeit einen wichtigen Beitrag zu einer kritischen und gemeinschaftlich-demokratischen Lebenskunst dar. Wie die individualistisch-aristokratische Richtung der Lebenskunst, die sich insbesondere an Friedrich Nietzsche orientiert (Gödde, Loukidelis & Zirfas 2016), zielt auch eine solche Form der Lebenskunst auf ein gutes und gelingendes Leben ab. Eine gemeinschaftlich-demokratische Lebenskunst grenzt sich jedoch kritisch von einer individualistisch-aristokratischen Lebenskunst ab. Sie kritisiert, dass nur sehr wenige Menschen die Ideale einer individualistisch-aristokratischen Lebenskunst verwirklichen können, und stellt das gewöhnliche Leben in den Mittelpunkt (Kersting & Langbehn 2007; Gödde & Zirfas 2018). Im Einklang mit diesen Kritikern betont Rainer Marten die Bedeutung einer „geteilten Lebenskunst" (1993, S. 9). Eine derartige Lebenskunst versteht unter einem gelingenden Leben ein Leben, „das Menschen ihre Lebensbefähigung gemeinschaftlich und gesellschaftlich je neu gründen, bewähren und stärken läßt" (ebd., S. 9). Als „Experimentum Crucis" für seinen eigenen „Entwurf von Lebenskunst", so Marten, „dient die Armut. Das Gelingen des Entwurfs wird davon abhängig gemacht, ob Lebenskunst an eine neue Caritas denken läßt, die Armen dadurch Würde verleiht, daß sie als Arme lebensteilig und lebensbefähigend gebraucht sind" (ebd., S. 9–10). Der Wohlfahrtsstaat bringt die Solidarität der Begünstigten mit den sozial benachteiligten und armen Bürgern zum Ausdruck. Damit ermöglicht er letzteren nicht bloß das Überleben, sondern eröffnet und sichert ihnen auch eine Reihe von Optionen zu einem guten und würdevollen Leben.

Die Einrichtung und Erhaltung eines Wohlfahrtsstaats erfordert beträchtliche finanzielle Mittel und in der Regel staatlich organisierte Umverteilungen. Die moralische Legitimität substanzieller Umverteilungen durch das Steuersystem und dessen Zwänge wurde insbesondere von dem libertären Philosophen Nozick (1974) entschieden bestritten. Daher kommt Rawls' Theorie sozialer Gerechtigkeit, die den demokratischen Wohlfahrtsstaat argumentativ rechtfertigt und verteidigt, eine zentrale Bedeutung für eine kritische und gemeinschaftlich-demokratische Lebenskunst zu. Der demokratische Wohlfahrtsstaat zielt nicht bloß darauf ab, die materiellen Bedingungen zu einem guten und gelingenden Leben zu schaffen, sondern will auch die Selbstachtung seiner Bürger ermöglichen. Die sozialen und politischen Voraussetzungen der Selbstachtung sind ein zentrales Thema von Rawls' Theorie sozialer Gerechtigkeit (Vgl. Knoll 2017).

[3]Während die deutsche Sozialordnung zumeist mit dem Begriff „Sozialstaat" beschrieben wird, verwenden Sozialwissenschaftler im internationalen Vergleich in der Regel den Terminus „Wohlfahrtsstaat" (*welfare state*), der sich primär auf die „Gesamtheit der Wohlfahrtseinrichtungen" bezieht, die dem Wohlergehen der Bürger dienen (Kaufmann 2003, S. 34). Das Prinzip der Sozialstaatlichkeit ist in der Deutschen Verfassung als Staatsziel festgeschrieben (Grundgesetz § 20 Absatz 1 und § 28 Absatz 1 Satz 1).

Rawls' Leben und Werk

John Rawls wurde am 21. Februar 1921 in Baltimore, Maryland, geboren, wo er auch aufwuchs. Seine Mutter war Ortsvorsitzende der *League of Women Voters*, sein Vater ein bekannter Anwalt. Rawls studierte an der Princeton Universität, wo er 1950 – unterbrochen von seinem Kriegsdienst von 1943 bis Januar 1946 – mit einer Arbeit über Moralphilosophie promoviert wurde. Obwohl er als Student im College eine religiöse Abschlussarbeit über Glauben und Sünde verfasste und erwog, Priester zu werden, bewirkten die Schrecken des Krieges und der Holocaust seine Abwendung vom christlichen Glauben. Nach Lehrtätigkeiten an verschiedenen Universitäten (Princeton, Cornell und MIT) wurde er 1962 Professor an der Harvard Universität, wo er bis 1994 lehrte (1991 erreichte er das vorgeschriebene Renteneintrittsalter).

Bekannt wurde Rawls vor allem durch sein 1971 erschienenes Werk *A Theory of Justice*, das eine Gerechtigkeitstheorie in der Tradition des politischen Liberalismus und des Kontraktualismus (*social contract tradition*) ausarbeitet. Rawls' liberalistische Gerechtigkeitstheorie gab den Anstoß zu einer Debatte zwischen deren kommunitaristischen Kritikern und den Verteidigern des politischen Liberalismus (Vgl. Haus 2003; Honneth 1995). 1993 erschien Rawls' zweites Hauptwerk mit dem Titel *Political Liberalism*, in das er wiederum einige seiner früheren Arbeiten integrierte (Rawls 2005; dt. 2003). In diesem Werk überarbeitet Rawls die Argumentation für seine beiden Gerechtigkeitsprinzipien und modifiziert ihre Deutung. Dies hält er für notwendig, weil die vertragsschließenden Individuen als Vertreter unvereinbarer, aber vernünftiger religiöser, moralischer und philosophischer Lehren aufgefasst und anerkannt werden müssen. Um den daraus resultierenden Dissensen unter Bürgern einer pluralistischen Demokratie Rechnung zu tragen und unter ihnen – wie Rawls es jetzt nennt – einen „übergreifenden Konsens" (*overlapping consensus*) über liberale Gerechtigkeitsprinzipien und eine liberale demokratische Ordnung zustande zu bringen, modifiziert er seine Gerechtigkeitstheorie in einem entscheidenden Punkt und führt einige neue Begriffe ein wie „öffentliche Vernunft" (*public reason*). „Gerechtigkeit als Fairness" soll nun lediglich als streng politische Gerechtigkeitskonzeption begriffen werden und nicht, wie in *A Theory of Justice*, als umfassende philosophische Lehre (oder als Teil einer solchen). Denn in einer pluralistischen Demokratie mit ihren Dissensen sei ein Konsens lediglich über eine politische Gerechtigkeitskonzeption möglich. Einen solchen Konsens, der die widerstreitenden religiösen, moralischen und philosophischen Lehren übergreift, hält Rawls für nötig, um politische Stabilität zu erlangen.

Political Liberalism kann jedoch nicht als die endgültige Version von Rawls' Gerechtigkeitstheorie angesehen werden. Diese legte er erst 2001 unter dem Titel *Justice as Fairness: A Restatement* vor. Das Werk präsentiert eine umfassende Neufassung des Konzepts der „Gerechtigkeit als Fairness" und eine weitere Überarbeitung der Gerechtigkeitsgrundsätze und der sie stützenden Argumente (Rawls 2001; dt. 2006). Zu den weiteren Werken von Rawls gehören *The Law of Peoples*

(1999, dt. 2002), das eine internationale Ordnung auf der Grundlage liberaler Prinzipien entwirft (es enthält auch den Aufsatz *The Idea of Public Reason Revisited*), *Lectures on the History of Moral Philosophy* (2000, dt. 2004) und *Lectures on the History of Political Philosophy* (2007 posthum veröffentlicht, dt. 2008). Rawls verstarb am 24. November 2002 in seinem Haus in Lexington, Massachusetts, an Herzversagen. Er hinterließ seine Ehefrau Margaret Warfield Fox Rawls, mit der er seit 1949 verheiratet war, und vier Kinder.

Rawls' Werk *A Theory of Justice*

In seiner *Theorie der Gerechtigkeit* begreift Rawls die Gerechtigkeit – ähnlich wie Platon in seiner *Politeia* – als „die erste Tugend sozialer Institutionen" (Rawls 1979, S. 19). Mit seinem Werk will er zeigen, dass seine Konzeption der sozialen „Gerechtigkeit als Fairness" gegenüber konkurrierenden Konzeptionen wie dem Perfektionismus und vor allem dem Utilitarismus von Bentham, Mill und Sidgwick vorzuziehen ist (ebd., S. 33; vgl. S. 11–12, 146–147). Insbesondere versucht Rawls nachzuweisen, dass sich freie und rationale Personen in einer „ursprünglichen Vertragssituation" der Gleichheit einhellig für zwei Gerechtigkeitsgrundsätze entscheiden würden (ebd., S. 28, 32–33). Bei den klassischen neuzeitlichen Vertragstheoretikern – etwa bei John Locke oder Jean-Jacques Rousseau – bezieht sich die ursprüngliche Übereinkunft auf den Eintritt in ein bestimmtes Gesellschaftssystem und die Entstehung eines spezifischen Rechts- und Regierungssystems, das auf diese Weise rational legitimiert wird. Dagegen bezieht sich der ursprüngliche Konsens in Rawls' Gerechtigkeitstheorie auf zwei Grundsätze der Gerechtigkeit, die u. a. mit einem vertragstheoretischen bzw. kontraktualistischen Verfahren begründet werden. Rawls' erster Gerechtigkeitsgrundsatz fordert größtmögliche gleiche Grundfreiheiten und Individualrechte für alle Mitglieder der Gesellschaft. Sein zweiter Gerechtigkeitsgrundsatz besteht aus dem „Differenzprinzip" (*difference principle*) und einem damit verknüpften Prinzip der Chancengleichheit (ebd., S. 81, 336–337).

In einer angemessenen Entscheidungssituation, die eine faire Übereinkunft garantiert, sollen aus einer Liste von gängigen Gerechtigkeitskonzeptionen die Grundsätze für eine gerechte Gesellschaft gewählt werden (ebd., S. 34; zur Liste der Gerechtigkeitskonzeptionen S. 146–147). Zur Lösung dieses „Entscheidungsproblems" (*choice problem*) integriert Rawls in seine Gerechtigkeitstheorie Elemente einer „Theorie der rationalen Entscheidung" (*theory of rational choice*), der zufolge rational wählende Personen ihre eigenen Interessen zu maximieren versuchen.[4] Rawls versteht die ursprüngliche Vertrags- bzw. Entscheidungssitua-

[4] Rawls versteht die Theorie der Gerechtigkeit als einen Teil der Theorie der rationalen Entscheidung (Rawls 1979, S. 33, 35, 633). Vgl. zu Rawls' späterer Distanzierung von der „theory of rational choice" (Rawls 1994, S. 273–274). Vgl. zum Begriff der „rationalen Entscheidung" (Kersting 2004, S. 42).

tion, die er als „Urzustand" (*original position*)[5] bezeichnet, als eine „rein hypothetische Situation" (*purely hypothetical situation*)[6]. Der hypothetische Charakter des Urzustands besteht darin, dass er keine tatsächlich bestehende geschichtliche Situation ist. Vielmehr handelt es sich um eine Situation, in der sich jeder Rezipient der *Theorie der Gerechtigkeit* mit einer Reihe von Überlegungen hineinversetzen kann. Im Urzustand werden denjenigen, die sich für Gerechtigkeitsgrundsätze entscheiden, alle Informationen vorenthalten, die zu einer eigeninteressierten bzw. parteiischen Entscheidung führen könnten. Damit das Ergebnis der Wahl als unverfälschter Ausdruck und als *Beschreibung des menschlichen Gerechtigkeitssinns*[7] gelten kann, muss etwa das Wissen über die eigene Konzeption des guten Lebens, über die eigene Stellung in der Gesellschaft, d. h. über Klassenzugehörigkeit und sozialen Status, sowie über die eigenen Fähigkeiten wie Intelligenz und Stärke ausgeblendet werden. Rawls spricht davon, dass die Gerechtigkeitsgrundsätze „hinter einem Schleier des Nichtwissens (*veil of ignorance*) festgelegt" werden (ebd., S. 29; 1971, S. 12).[8]

Das kontraktualistische Verfahren ist nicht die einzige Methode, mit der Rawls seine beiden Gerechtigkeitsgrundsätze begründet. Zusätzlich verwendet er noch ein kohärenztheoretisches Verfahren. Welcher Methode der rationalen Moralbegründung in seiner Gerechtigkeitstheorie der Vorrang zukommt, ist in der Forschungsliteratur umstritten.[9] Das „vom Ideal eines widerspruchsfreien Systems inspirierte Kohärenzmodell"[10] geht von unseren „wohlüberlegten Urteilen oder

[5] Rawls differenziert zwischen den Begriffen „initial situation" und „original position". Unter der „original position" versteht er eine bestimmte Interpretation der „anfänglichen Entscheidungssituation" (*initial situation*), die philosophisch vorzuziehen ist (Rawls 1971, S. 18; 1979, S. 35).

[6] Der Terminus „hypothetical situation" wird in der deutschen Übersetzung unzutreffend mit „theoretische Situation" übertragen (Rawls 1979, S. 29, vgl. S. 33, 39).

[7] Vgl. zu dem Gedanken, dass die gewählten Gerechtigkeitsgrundsätze unseren Gerechtigkeitssinn beschreiben, Rawls 1979, S. 66, 68.

[8] Die englischen Termini sind von M.K. aus Rawls 1971 und Rawls 1999 in die 1979 erschienene deutsche Übersetzung der *Theorie der Gerechtigkeit* eingefügt.

[9] Norbert Hoerster macht darauf aufmerksam, dass Rawls „nicht vollkommen deutlich macht", in welchem Verhältnis die beiden Begründungsmodelle zueinander stehen. Hoerster versucht zu zeigen, „daß das Kohärenzmodell für Rawls das fundamentalere ist" (Hoerster 1977, S. 58). Im Gegensatz dazu behauptet Karl Ballestrem, es gebe „bei Rawls nicht zwei Theorien der Rechtfertigung von Normen" (Ballestrem 1977, S. 118). Nach Robert Paul Wolff, der nach dem logischen Status von Rawls' Argumentation fragt, gibt dieser neben seiner Konzeption eines *rational choice* Verfahrens und neben der rationalen Rekonstruktion von festen moralischen Überzeugungen noch eine dritte Antwort: „Rawls also has an extremely powerful commitment to an Idealist conception of the harmonious and organic society". Wolff zufolge ist der logische Status von Rawls' Theorie unklar (Wolff 1977, S. 180–191, 190).

[10] Hoerster 1977, S. 74. Hinsichtlich der Lösung des Problems der philosophischen Rechtfertigung von Handlungen und Normen unterscheidet Susanne Hahn die Position des „Fundamentalismus" von der des „Kohärentismus". Kohärentisten machen den „Status der Rechtfertigung von der Zugehörigkeit zu einem kohärenten System abhängig" (Hahn 2000, S. 15). Als Standardeinwand gegen kohärentistische Rechtfertigungen führt sie an: „Bloße Kohärenz könne keine Glaubwürdigkeit garantieren; die Herstellung eines Gleichgewichtes systematisiere lediglich unsere Vorurteile" (ebd., S. 18).

Überzeugungen“ (*considered judgements* bzw. *considered convictions*) über Gerechtigkeit aus (Rawls 1979, S. 37, 67; Rawls 1971, S. 19, 47). Diese sind im Idealfall das Resultat der Ausübung unserer moralischen Vermögen und insbesondere unseres Gerechtigkeitssinns. Um zu ihnen zu gelangen, werden alle Urteile ausgesondert, „die zögernd oder mit wenig Vertrauen gefällt werden“ und bei denen die Wahrscheinlichkeit besteht, dass sie auf Irrtümern oder unserem Eigeninteresse beruhen (Rawls 1979, S. 67; Vgl. Hoerster 1977, S. 67). Als Beispiele führt Rawls die wohlüberlegten Urteile an, dass religiöse Intoleranz und Rassendiskriminierung ungerecht sind (Rawls 1979, S. 37, 235). Nach dem kohärenztheoretischen Verfahren werden die wohlüberlegten Urteile und Überzeugungen als „vorläufige Fixpunkte“ angesehen, mit denen jede Gerechtigkeitskonzeption übereinstimmen muss (ebd., S. 37, 235). Ergibt sich zwischen ihnen und einem Grundsatz der Gerechtigkeit ein Widerspruch, dann bewirkt dies zuerst Zweifel an der Gültigkeit des Grundsatzes. Ein Widerspruch kann aber auch zu einer Infragestellung und Revision unserer wohlüberlegten Urteile und Überzeugungen führen.

Die wohlüberlegten Urteile, dass religiöse Intoleranz und Rassendiskriminierung ungerecht sind, die Rawls als Beispiele anführt, widersprechen jedoch nicht seinen Gerechtigkeitsgrundsätzen. Vielmehr sind sie in seinem ersten Gerechtigkeitsgrundsatz enthalten, der größtmögliche gleiche Grundfreiheiten und Individualrechte für alle Mitglieder der Gesellschaft fordert (ebd., S. 81, 336). Dieser Grundsatz weist offensichtlich keinen innovativen Charakter auf. Ein solcher wird von Rawls auch nicht für ihn beansprucht. Vielmehr erklärt der Grundsatz das Recht des Individuums auf die klassischen liberalen Grund- und Menschenrechte zu einem Gebot der Gerechtigkeit. Damit knüpft er an die modernen Grundrechtskataloge an, die auch das Recht auf Religions- und Glaubensfreiheit enthalten und daher wie sein erster Gerechtigkeitsgrundsatz dem Urteil entsprechen, dass religiöse Intoleranz ungerecht ist. Im Gegensatz zu den älteren Grundrechtskatalogen postuliert Rawls erster Grundsatz jedoch auch die politischen Freiheiten des Bürgers einer Demokratie wie „das Recht, zu wählen und öffentliche Ämter zu bekleiden“ (ebd., S. 82, 251–265).

Rawls erachtet Gerechtigkeitsgrundsätze als gut begründet, wenn sie zugleich durch das vertrags- und das kohärenztheoretische Verfahren gestützt bzw. legitimiert werden können. Zum einen muss die Vertragssituation so festgelegt werden, dass sie Bedingungen aufweist, die vernünftig sind und stark genug, dass die Grundsätze aus ihnen abgeleitet werden können.[11] Zum anderen müssen die abgeleiteten Grundsätze unseren – gegebenenfalls revidierten und modifizierten – wohlüberlegten Urteilen und Überzeugungen über Gerechtigkeit entsprechen:

[11] Rawls erklärt als sein Ideal, dass die Anerkennung der Grundsätze die einzige Wahl ist, die mit „einer vollständigen Beschreibung des Urzustandes vereinbar ist. Die Argumentation soll letzten Endes streng deduktiv sein“ (Rawls 1979, S. 143). Vgl. zur Argumentation, mit der Rawls seine beiden Gerechtigkeitsgrundsätze herleitet (ebd., S. 174 ff.).

Diesen Zustand nenne ich Überlegungs-Gleichgewicht (*reflective equilibrium*). Es ist ein Gleichgewicht, weil schließlich unsere Grundsätze und unsere Urteile übereinstimmen (*coincide*); und es ist ein Gleichgewicht der Überlegung (*it is reflective*), weil wir wissen, welchen Grundsätzen unsere Urteile entsprechen, und aus welchen Voraussetzungen [sie, M.K.] abgeleitet sind (ebd., S. 38).[12]

Die Passage zeigt, dass Rawls seine beiden Verfahren der rationalen Normenbegründung in dem Begriff des Überlegungs-Gleichgewichts verbindet. Der Terminus „Gleichgewicht" bringt die Kohärenz zwischen wohlüberlegten Urteilen und Gerechtigkeitsgrundsätzen zum Ausdruck. Der Terminus „reflective" bzw. „Gleichgewicht der *Überlegung*" bezieht sich sowohl auf das detaillierte Wissen von dieser Kohärenz als auch auf die Bedingungen des Urzustandes, aus dem die Gerechtigkeitsgrundsätze abgeleitet sind. Auch wenn Rawls einräumt, dass das Überlegungs-Gleichgewicht durch neue Erwägungen instabil werden kann, ist mit ihm das Begründungsverfahren einstweilen abgeschlossen. Es führt die vertrags- und die kohärenztheoretische Methode zusammen, so dass sich in ihm verschiedene Erwägungen gegenseitig stützen und zu einer kohärenten Betrachtungsweise zusammenstimmen (ebd., S. 39).

In seiner Theorie der sozialen Gerechtigkeit versteht Rawls die Gesellschaft als eine Kooperationsgemeinschaft, deren zentraler Konflikt sich um die Verteilung der Güter dreht, die durch die Zusammenarbeit erzeugt werden. Dementsprechend ist der primäre Gegenstand seiner beiden Gerechtigkeitsgrundsätze die Art und Weise, wie die wichtigsten gesellschaftlichen Institutionen die fundamentalen Rechte und Pflichten verteilen und wie sie die Aufteilung der Früchte der gesellschaftlichen Zusammenarbeit bestimmen (ebd., S. 20–23, 26, 31–32). Rawls' Theorie der sozialen Gerechtigkeit bezieht sich also nicht auf eine konkrete bzw. einzelne Güterverteilung, sondern auf die institutionelle Gesamtverfassung der Gesellschaft, die er ihre „Grundstruktur"[13] nennt. Diese verteilt bestimmte soziale Werte bzw. „Grundgüter" (*primary goods*)[14], von denen die Menschen lieber mehr als weniger erhalten möchten. Genau auf dieses Verteilungsproblem beziehen sich seine beiden Gerechtigkeitsgrundsätze, die in allen ihren Formulierungen ein

Spezialfall einer *allgemeineren Gerechtigkeitsvorstellung* sind, die man folgendermaßen formulieren kann: Alle sozialen Werte – Freiheiten, Chancen, Einkommen, Vermögen und die sozialen Grundlagen der Selbstachtung – *sind gleichmäßig zu verteilen* (*are to be dis-*

[12] Vgl. zu den verschiedenen Deutungen des Überlegungs-Gleichgewichts, Rawls 1979, S. 68–69.; vgl. Hahn 2000.

[13] Die Grundstruktur der Gesellschaft setzt sich aus ihren wichtigsten Institutionen zusammen, wie etwa ihrer Verfassung und ihrer wichtigsten wirtschaftlichen und sozialen Einrichtungen (Rawls 1979, S. 23, vgl. S. 74–81).

[14] Unter Grundgütern versteht Rawls „Dinge, von denen man annehmen kann, daß sie jeder vernünftige Mensch haben will. Diese Güter sind gewöhnlich brauchbar, gleichgültig, was jemand für einen vernünftigen Lebensplan hat. Der Einfachheit halber wollen wir annehmen, die hauptsächlichen Grundgüter der Gesellschaft seien Rechte, Freiheiten und Chancen sowie Einkommen und Vermögen" (Rawls 1979, S. 83; vgl. S. 112, 433 ff.).

tributed equally), soweit nicht eine ungleiche Verteilung *jedermann* zum Vorteil gereicht (ebd., S. 83; Hervorh. M.K.).

Diese allgemeine Konzeption der Gerechtigkeit bildet den Kern der beiden besonderen Grundsätze, die Rawls in seiner Theorie zu begründen versucht. Er gelangt von seiner allgemeinen Konzeption zu *zwei* Grundsätzen, indem er die in der Gesellschaft erzeugten und zu verteilenden „sozialen Werte" bzw. „Grundgüter", die in ihr erwähnt werden, *zwei* verschiedenen sozialen Subsystemen zuordnet (Vgl. Koller 1998, S. 48–49). Auf diese Weise differenziert er seine allgemeine Konzeption zu zwei Gerechtigkeitsgrundsätzen aus, die genau genommen aus ihr abgeleitet sind. Rawls' erster Gerechtigkeitsgrundsatz bezieht sich auf das rechtliche und politische System der Gesellschaft, sein zweiter vor allem auf ihr ökonomisches System. Sein erster Grundsatz ist eindeutig egalitaristisch, weil er die *gleichen* Grundfreiheiten und Rechte für *alle* Individuen fordert. Rawls spricht ihm einen Vorrang vor dem zweiten Gerechtigkeitsgrundsatz zu (Rawls 1979, S. 60–65, 85, 275–276). Diesen Vorrang erachtet er als gewichtiges Argument für seine Gerechtigkeitskonzeption. Denn im Gegensatz zum Utilitarismus lässt er eine Beschränkung der Grundfreiheiten und Rechte zur Erhöhung der ökonomischen und sozialen Grundgüter wie Einkommen, Vermögen und Chancen nicht zu (ebd., S. 19–20, 31, 40–45, 176–177, 181).

Rawls' zweiter Gerechtigkeitsgrundsatz verknüpft ein Prinzip der Chancengleichheit mit dem im Folgenden genauer zu thematisierenden Differenzprinzip.[15] Auch er bringt eine egalitaristische Konzeption der sozialen Gerechtigkeit zum Ausdruck, weil er wie sein erster Gerechtigkeitsgrundsatz aus seiner allgemeinen Gerechtigkeitskonzeption abgeleitet ist, eine Gleichverteilung im numerischen Sinne grundsätzlich vorzieht und eine Ungleichverteilung nur dann zulässt, wenn sie „*jedermann* zum Vorteil gereicht".[16] Rawls lässt Ungleichheiten bzw. Ungleichverteilungen vor allem deshalb zu, weil sie Anreize zu mehr Arbeit und Leistung schaffen und so die Gesamtmenge der erwirtschafteten und zu verteilenden Güter erhöhen (ebd., S. 99; vgl. Koller 1998, S. 47–48).

Das anthropologische Fundament von Rawls' zwei Gerechtigkeitsgrundsätzen ist ein moralischer und damit ein normativer Begriff der Person. Moralische Personen zeichnen sich „durch zwei Eigenschaften aus: erstens sind sie einer Vorstellung von ihrem Wohle (im Sinne eines vernünftigen Lebensplanes) fähig (und haben sie auch); zweitens sind sie eines Gerechtigkeitssinnes fähig (und haben ihn auch), eines im allgemeinen wirksamen Wunsches, die Gerechtigkeitsgrundsätze anzuwenden und nach ihnen zu handeln, jedenfalls in einem gewissen Mindestmaß" (Rawls 1979, S. 548; vgl. S. 36–37). Rawls' moralischer Begriff der Person

[15] Rawls spricht nicht bloß dem ersten Grundsatz der Gerechtigkeit einen Vorrang vor dem zweiten zu, sondern räumt auch innerhalb des zweiten Grundsatzes dem Prinzip der fairen Chancengleichen den Vorrang vor dem Differenzprinzip ein (Rawls 1979, S. 336–337).

[16] Vgl. zur Debatte über die Frage, ob Rawls unter die Rubrik „Egalitarismus" eingeordnet werden sollte, Krebs 2002, S. 109.

ist sowohl die Grundlage für die Gleichheit der Menschen in der ursprünglichen Entscheidungssituation als auch für ihren „Anspruch auf gleiche Gerechtigkeit" (ebd., S. 36–37, 549).[17]

Wie bereits erwähnt, gibt es gute Gründe für die Auffassung, dass Rawls' *Theorie der Gerechtigkeit* den modernen Wohlfahrtsstaat rechtfertigt. Präziser und als These gefasst, lautet diese Auffassung, dass Rawls' „Differenzprinzip" (*difference principle*) als das Prinzip des Wohlfahrtsstaats verstanden werden muss (Knoll 2012). Während Rawls' erster Gerechtigkeitsgrundsatz das „umfangreichste Gesamtsystem gleicher Grundfreiheiten" für alle fordert, besteht sein zweiter Gerechtigkeitsgrundsatz aus dem Differenzprinzip und einem damit verknüpften Prinzip der Chancengleichheit (Rawls 1979, S. 336–337). Nach einer vorläufigen Fassung besagt das Differenzprinzip, das unter (a) formuliert wird: „Soziale und wirtschaftliche Ungleichheiten sind so zu gestalten, daß (a) vernünftigerweise zu erwarten ist, daß sie zu jedermanns Vorteil dienen, und (b) sie mit Positionen und Ämtern verbunden sind, die jedem offen stehen" (ebd., S. 81). Rawls' zweitem Gerechtigkeitsgrundsatz zufolge darf von der strikten Gleichverteilung von Gütern oder Güterbündeln, die den Vergleichsmaßstab darstellt, nur dann abgewichen werden, wenn dies „zu jedermanns Vorteil" dient bzw. alle dadurch besser gestellt werden. Das Differenzprinzip bedeutet, dass ungleiche Einkommen und Vermögen nur dann gerechtfertigt sind, wenn alle davon einen Vorteil haben. In seiner endgültigen Fassung des Differenzprinzips zeichnet Rawls den Vorteil der „am wenigsten Begünstigten" aus, der Ungleichverteilungen rechtfertigt (ebd., S. 336; vgl. S. 95–104 und zur Definition der „am wenigsten Begünstigten" S. 118–119).[18] Die sozialpolitische Konsequenz des Differenzprinzips ist ein Wohlfahrtsstaat, der Einkommen und Vermögen umverteilt.

Rawls' Begründung des Wohlfahrtsstaats geht zum einen aus seinem vertragstheoretischen Ansatz hervor, dem zufolge risikoscheue Akteure unter dem „Schleier des Nichtwissens" über Prinzipien der Gerechtigkeit für ihnen entsprechende soziale Institutionen entscheiden. Für Rawls ist es eine „Tatsache" (*fact*), dass „die beiden Grundsätze diejenigen sind, die jemand als Plan (*design*) für eine Gesellschaft wählen würde, in der ihm sein Feind einen Platz zuweisen kann"

[17] Genauer erklärt Rawls, dass „die Fähigkeit zur moralischen Persönlichkeit eine hinreichende Bedingung für den Anspruch auf gleiche Gerechtigkeit ist (*the capacity for moral personality is a sufficient condition for being entitled to equal justice*)" (Rawls 1979, S. 549). Rawls' anthropologische Grundüberzeugung, alle Menschen seien als moralische Personen gleich, ist keineswegs konsensfähig. Nach Aristoteles etwa sind die Menschen moralisch von äußerst ungleichem Wert, je nach dem Grad, in dem sie die ethischen Tüchtigkeiten und die Klugheit (*phronêsis*) ausbilden und so ihren Charakter und ihre praktische Vernunft vervollkommnen können. Weil unterschiedliche anthropologische Grundüberzeugungen existieren, kann es kaum zu einem Konsens über die Interpretation einer angemessenen „initial situation" kommen.

[18] Rawls' finale Fokussierung auf den Vorteil der „am wenigsten Begünstigten" ist problematisch, weil die von ihm unterstellte „Verkettung" (*chain connection*) aller sozialen Positionen, der zufolge etwa die Verbesserung der Situation eines ungelernten Arbeiters auch die Erwartungen des angelernten Arbeiters verbessert, nicht generell zutrifft (vgl. Rawls 1979, S. 101).

(ebd., S. 178).[19] Zum anderen geht Rawls' Begründung des Wohlfahrtsstaats von zwei negativen Argumenten aus: Privilegierte Menschen verdienen weder die begünstigte Ausgangsposition im Leben, die sich aus ihrer Familienzugehörigkeit ergibt, noch ihre Begünstigung bei der natürlichen Verteilung der Fähigkeiten und Talente. Die Ergebnisse der „Lotterie der Natur" sind unverdient und daher „unter moralischen Gesichtspunkten willkürlich" (ebd., S. 94; vgl. S. 32, 93, 345). Rawls geht sogar noch einen Schritt weiter und erklärt, man könne auch den „überlegenen Charakter, der die Initiative zur Ausbildung der Fähigkeiten mit sich bringt", nicht als Verdienst betrachten. Denn „ein solcher Charakter hängt in erheblichem Maße von glücklichen familiären und gesellschaftlichen Bedingungen in der Kindheit ab, die man sich nicht als Verdienst anrechnen kann" (ebd., S. 125).

Rawls' moralisches Urteil, dass „man seine natürlichen Gaben ebensowenig verdient hat wie seine Ausgangsposition in der Gesellschaft", ist für seine egalitaristische Gerechtigkeitsauffassung zentral (ebd., S. 345). Denn von ihm leitet sich nicht bloß sein „Ausgleichsprinzip" (*principle of redress*), sondern auch das eng mit ihm verknüpfte Differenzprinzip ab. Das Ausgleichsprinzip verlangt, dass „unverdiente Ungleichheiten ausgeglichen werden sollten. Da nun Ungleichheiten der Geburt und der natürlichen Gaben unverdient sind, müssen sie irgendwie ausgeglichen werden (*compensated for*)" (ebd., S. 121). Das Ausgleichsprinzip ist letztlich als egalitaristisches Prinzip anzusehen, weil es die unverdienten Ungleichheiten der Menschen negiert und darauf abzielt, durch staatliche Umverteilungen zwischen ihnen so weit wie möglich Gleichheit herzustellen.

Das Differenzprinzip ist zwar nicht mit dem Ausgleichsprinzip identisch. Es verfolgt aber wie dieses die Intention, die unverdienten sozialen und natürlichen Ungleichheiten zu kompensieren und insbesondere die „willkürlichen Wirkungen der natürlichen Lotterie" zu mildern (ebd., S. 94, 122). Beabsichtigt man das Gesellschaftssystem derart zu gestalten, dass „niemand von seinem zufälligen Platz in der Verteilung der natürlichen Gaben oder seiner Ausgangsposition in der Gesellschaft Vor- oder Nachteile hat, ohne einen Ausgleich zu geben oder zu empfangen", dann wird man nach Rawls „auf das Unterschiedsprinzip geführt" (*we are led to the difference principle*)" (ebd., S. 123). Dem Differenzprinzip zufolge dürfen alle von der Natur Begünstigten von ihren glücklichen Gaben nur unter Bedingungen profitieren, die „auch die Lage der Benachteiligten verbessern" (ebd., S. 122). Die Anerkennung des Differenzprinzips bedeutet den Übergang von einer liberalen zu einer demokratischen Auffassung der Verteilungsgerechtigkeit, „die jedermann als moralische Person gleich behandelt" (ebd., S. 95; Übers. von M.K.; vgl. S. 548–549, 555).

Rawls versteht eine gerechte Gesellschaft als eine marktwirtschaftliche Demokratie, in der die Regierung durch Besteuerung die Mittel aufbringt, mit denen sie „öffentliche Güter bereitstellen und Umverteilungen im Sinne des

---

[19] Diese „Tatsache" veranschaulicht Rawls zufolge, dass eine Analogie zwischen den beiden Grundsätzen und der Maximin-Lösung bzw. „Maximin-Regel für Entscheidungen unter Unsicherheit" besteht (Rawls 1979, S. 177; Rawls 1971, S. 152).

Unterschiedsprinzips vornehmen kann (*make the transfer payments necessary to satisfy the difference principle*)" (ebd., S. 312). Aus dem Differenzprinzip und dem eng mit ihm verknüpften Ausgleichsprinzip leitet sich die Forderung nach staatlicher Umverteilung und nach einem Wohlfahrtsstaat ab, dessen Institutionen sie umsetzen können: „Das Unterschiedsprinzip bedeutet faktisch (*represents, in effect, an agreement*), daß man die Verteilung der natürlichen Gaben in gewisser Hinsicht als Gemeinschaftssache (*common asset*) betrachtet" (ebd., S. 122). Die Anerkennung des Differenzprinzips kommt einer Betrachtung der überdurchschnittlichen Fähigkeiten als „Gemeinschaftsgut" (*social asset*) gleich, „das zum gemeinsamen Vorteil genutzt werden soll" (ebd., S. 129). Da das Differenzprinzip eine Übereinkunft darstellt, die Verteilung der individuellen Talente und Fähigkeiten als kollektives soziales Gut anzusehen, das dem Gemeinwohl zu dienen hat, muss es als Prinzip des Wohlfahrtsstaats verstanden werden. Für diese Deutung spricht auch, dass das Differenzprinzip nach Rawls „den Grundsatz der Brüderlichkeit konkretisiert" bzw. ihre Grundbedeutung „unter dem Gesichtspunkt der sozialen Gerechtigkeit" ausdrückt (ebd., S. 126–127). Die Brüderlichkeit impliziert einen „Sinn für Bürgerfreundschaft und soziale Solidarität" und kann „als eine gewisse Gleichheit des gesellschaftlichen Ansehens (*esteem*)" verstanden werden (ebd., S. 126).

Rawls konzipiert für die gerechte Gesellschaft nicht bloß passende wohlfahrtsstaatliche Institutionen, sondern auch ein politisch-administratives System. Er unterteilt die Regierung in vier Zweigstellen, von denen er der „Umverteilungsabteilung" (*transfer branch*) und der „Verteilungsabteilung" (*distribution branch*) besondere Aufmerksamkeit widmet. Die Umverteilungsabteilung, die „ein bestimmtes Wohlfahrtsniveau gewährleistet", ist für die Aufrechterhaltung des „Existenzminimums" bzw. „sozialen Minimums" (*social minimum*) verantwortlich (ebd., S. 309). Dabei orientiert sie sich an den „Bedürfnissen" (*needs*) der Bürger (ebd., S. 310).[20] Sie legt unter Berücksichtigung der gerechten Sparrate für zukünftige Generationen ihr Gesamteinkommen fest, das sich aus allen Einkünften plus Transferleistungen zusammensetzt (ebd., S. 310, 338). Dabei ist ihr Ziel, dem Differenzprinzip gemäß die „Erwartungen" (*expectations*) der am wenigsten Begünstigten zu maximieren. Der Verteilungsabteilung kommt die Aufgabe der Besteuerung von Einkommen zu. Sie erhebt nicht bloß proportionale Steuern auf Ausgaben und Einkommen, sondern auch eine Reihe von Erbschafts- und Schenkungssteuern und schränkt das Recht auf Vermächtnisse ein. Ihr Ziel ist es, sowohl eine breite gesellschaftliche Streuung des Eigentums zu begünstigen als auch die Mittel zu erlangen, die für die Umverteilung und die Aufrechterhaltung des Wohlfahrtsstaates erforderlich sind (ebd., S. 311, 313).

Kersting argumentiert unter Berufung auf Rawls, dass sich das Differenzprinzip nicht auf die selbstversorgungsunfähigen Bürger, sondern lediglich auf diejenigen bezieht, „die gesellschaftlich zusammenarbeiten" (Kersting 2004, S. 118). Daher

---

[20] Vgl. zu Rawls' Stellungnahmen zum Bedürfnisprinzip, zu dessen ideengeschichtlicher Entstehung, und zu dessen enger Verknüpfung mit der modernen Auffassung von Verteilungsgerechtigkeit, Knoll 2019, S. 37, vgl. S. 7 in der dem Aufsatz Knoll 2019 vorangehenden Einleitung.

kann es Kersting zufolge nicht als das Prinzip des Wohlfahrtsstaats angesehen werden. Diesem Einwand kann jedoch das intuitive moralische Urteil entgegengehalten werden, aus dem Rawls das Ausgleichs- und das Differenzprinzip ableitet. Verlangen zufällige natürliche und gesellschaftliche Vorteile einen Ausgleich, weil sie unverdient sind, dann muss diese moralische Forderung konsequenterweise auch auf unverdiente Nachteile wie Krankheiten, Arbeitsunfähigkeit oder Behinderungen etc. ausgeweitet werden. Das Argument, nach dem natürliche und gesellschaftliche Zufälle die gesellschaftlichen Verteilungsmuster nur bedingt beeinflussen dürfen, treibt von seiner Logik über die Kooperationsgemeinschaft hinaus zur wohlfahrtsstaatlichen Solidargemeinschaft. Das Differenzprinzip, das die Solidargemeinschaft in erster Linie begründet, würde nach Rawls in einer fairen ursprünglichen Entscheidungssituation auch deshalb gewählt, weil es dazu beiträgt, die schlechtmöglichste Position, in die ein Mensch in der Gesellschaft geraten kann, so erträglich wie möglich zu gestalten (Rawls 1979, S. 177–181).

Optionen zu einem guten und gelingenden Leben hängen nicht bloß von den materiellen Voraussetzungen ab, die ein Wohlfahrtsstaat den am wenigsten begünstigten Mitgliedern der Gesellschaft bietet. Sie werden auch durch die liberalen Freiheiten und Grundrechte eröffnet und gesichert, die Rawls' erster Gerechtigkeitsgrundsatz festlegt: „Jede Person muss ein gleiches Recht auf das umfangreichste Gesamtsystem gleicher Grundfreiheiten haben, das mit einem ebensolchen System der Freiheiten für alle vereinbar ist" (ebd., S. 336; Übers. von M.K.; engl. Rawls 1971, S. 302). Dieser Gerechtigkeitsgrundsatz, dem Rawls den Vorrang gegenüber dem zweiten einräumt, schützt etwa die freie Ausübung von religiösen oder spirituellen Überzeugungen, das Engagement in den meisten politischen Bewegungen, und allgemein die Verwirklichung des eigenen Lebensplans bzw. der eigenen Vorstellung vom Guten. Rawls begründet den Vorrang der gleichen Grundfreiheiten auch damit, dass sie die „Selbstachtung" (*self-respect* oder *self-esteem*) der Bürger fördern, die er als „vielleicht das wichtigste Grundgut (*primary good*)" ansieht (Rawls 1979, S. 479). In diesem Zusammenhang behauptet er sogar, die „Grundlage der Selbstachtung (*basis for self-esteem*)" in einer gerechten Gesellschaft sei „nicht die Stellung in der Einkommensverteilung, sondern die öffentlich bekräftigte Verteilung der Grundrechte und Grundfreiheiten" (ebd., S. 590; zur Kritik an dieser unplausiblen Behauptung und zu Rawls' problematischer Wendung der „sozialen Grundlagen der Selbstachtung", siehe Knoll 2017, S. 210, 212 ff.).

Rawls erhebt den Anspruch, dass seine Konzeption der sozialen „Gerechtigkeit als Fairness" das Grundgut der Selbstachtung stärker unterstützt als konkurrierende Konzeptionen. Unsere Selbstachtung hängt normalerweise „davon ab, daß wir von anderen geachtet werden" (Rawls 1979, S. 204). Zudem achten Menschen in der Regel andere mehr, wenn sie sich selbst achten. Daher hält es Rawls für ein wünschenswertes Merkmal einer Gerechtigkeitskonzeption, dass sie „die gegenseitige Achtung (*respect*) der Menschen öffentlich ausdrückt" (ebd., S. 205). Nach Rawls gehört zur Selbstachtung zum einen „ein Vertrauen in die eigene Fähigkeit, seine Absichten, soweit es einem eben möglich ist, auszuführen" (ebd., S. 479). Zum anderen gehört zu ihr „das Selbstwertgefühl, die sichere Überzeugung, daß die eigene Vorstellung vom Guten, der eigene Lebensplan, wert ist, verwirklicht zu werden" (ebd.). Das Vertrauen in die eigenen Fähigkeiten und den eigenen Wert sowie die soziale Achtung des eigenen Lebensplans sind zentrale Voraussetzungen dafür, diesen gegen alle Widerstände durchführen zu können. Rawls ist davon überzeugt, dass seine Gerechtigkeitskonzeption und die ihr entsprechenden gesellschaftlichen Institutionen nicht bloß den wechselseitigen Respekt der Menschen öffentlich zum Ausdruck bringen, sondern auch die Achtung des Werts von jedermanns Bestrebungen und Zielsetzungen (ebd., S. 204–205). Dadurch unterstützt seine Gerechtigkeitskonzeption nicht bloß das Grundgut der Selbstachtung der Bürger, sondern trägt auch wesentlich zu ihrem guten und gelingenden Leben bei.

Kritische Einschätzung der Funktion von Rawls' Gerechtigkeitstheorie für die Lebenskunst

Rawls' Theorie sozialer Gerechtigkeit begründet und verteidigt den demokratischen Wohlfahrtsstaat, der den sozial benachteiligten und armen Bürgern zu einem guten und würdevollen Leben sowie zur Selbstachtung verhelfen soll. Damit stellt sie einen wichtigen Beitrag zu einer kritischen und gemeinschaftlich-demokratischen Lebenskunst dar. Rawls begründet den modernen Wohlfahrtsstaat vor allem mit dem Argument, dass unverdiente natürliche und gesellschaftliche Vorteile politisch auszugleichen sind. Dieses Argument kann jedoch nicht überzeugen. Rawls' Auffassung, dass die glückliche Geburt in eine privilegierte Familie oder eine reichliche natürliche Ausstattung mit Fähigkeiten und Talenten in moralischer Hinsicht keine Verdienste darstellen, ist zwar plausibel. Daraus folgt aber keineswegs sein Ausgleichsprinzip bzw. eine moralische Pflicht, diese Vorteile mit den weniger begünstigten Mitgliedern der Gesellschaft zu teilen. Um diesen weiteren Schritt zu gehen und um einen moralischen Anspruch der Gemeinschaft auf einen Teil der gesellschaftlichen und natürlichen Vorteile der Begünstigten zu rechtfertigen, bedürfte es eines zusätzlichen Arguments. Ein solches müsste die moralische Pflicht der Begünstigten zu solidarischem Verhalten gegenüber den weniger begünstigten Mitgliedern der Gesellschaft überzeugend rechtfertigen. Das wäre etwa durch den Nachweis möglich, dass die Begünstigten eine Verpflichtung oder Schuld gegenüber der Gemeinschaft haben, weil sie von ihr gefördert wurden oder von ihr Wohltaten empfangen haben (Vgl. Sandel 2021, S. 130–131). Eine solche Rechtfertigung könnte auch durch den Nachweis der Existenz eines starken moralischen Bandes der Gemeinschaft und der Solidarität bestehen (Vgl. Sandel 1982, S. 66–103; Sandel 1995, S. 28–29). In modernen individualistischen Gesellschaften dagegen ist das Argument stichhaltig, das Robert Nozick bereits 1974 gegen Rawls' Begründung des Wohlfahrtsstaats ins Feld führte. Selbst wenn man einräumt, die Begünstigten hätten ihre natürlichen Gaben nicht verdient, könnten sie darauf beharren, dass diese Gaben ihnen dennoch rechtmäßig gehören. Da ihnen ein Anrecht auf ihre natürlichen Gaben zukomme, hätten sie auch einen legitimen Anspruch auf das Gros der Einkünfte, die sie durch ihre Ausübung erwirtschaften können (Nozick 1974, S. 213–231).

Rawls' Begründung des Wohlfahrtsstaats kann letztlich nicht überzeugen. Allerdings ist er nicht der einzige zeitgenössische politische Philosoph, der den Wohlfahrtsstaat verteidigt und aus diesem Grund für eine kritische Lebenskunst relevant ist. So ist ein bedeutender Teil der von Michael Walzer 1983 veröffentlichten Sphärentheorie der Gerechtigkeit einer Begründung des Wohlfahrtsstaats gewidmet (Walzer 2006, insb. Kap. 3). Ein Wohlfahrtsstaat ist auch die politische Zielsetzung des von Martha C. Nussbaum seit der zweiten Hälfte der 1980er Jahre verteidigten „Fähigkeiten-Ansatzes", der ursprünglich von dem Wirtschaftswissenschaftler Amartya Sen entwickelt wurde (Nussbaum 1999, 2015). Die Solidarität der Begünstigten mit den benachteiligten Bürgern und die Förderung ihres guten Lebens sind für eine gerechte Gesellschaft zentral. Genauso zentral ist allerdings die Bestimmung eines angemessenen Wohlfahrtsniveaus, das im Verhältnis zu den vorhandenen Ressourcen steht und keine unangemessen großen Umverteilungen verlangt.

Literatur

Ballestrem, K. G. (1977). Methodologische Probleme in Rawls' Theorie der Gerechtigkeit. In O. Höffe (Hrsg.), *Über John Rawls' Theorie der Gerechtigkeit* (S. 108–127). Suhrkamp.

Gödde, G., Loukidelis, N., & Zirfas, J. (Hrsg.). (2016). *Nietzsche und die Lebenskunst. Ein philosophisch-psychologisches Kompendium*. Metzler.

Gödde, G., & Zirfas, J. (Hrsg.). (2018). *Kritische Lebenskunst. Analysen – Orientierungen – Strategien*. Metzler.

Haus, M. (2003). *Kommunitarismus: Einführung und Analyse*. Westdeutscher Verlag.

Hahn, S. (2000). *Überlegungsgleichgewicht(e). Prüfung einer Rechtfertigungsmetapher*. Karl Alber.

Hoerster, N. (1977). John Rawls' Kohärenzmodell der Normenbegründung. In O. Höffe (Hrsg.), *Über John Rawls' Theorie der Gerechtigkeit* (S. 57–76). Suhrkamp.

Honneth, A. (Hrsg.). (1995). *Kommunitarismus. Eine Debatte über die moralischen Grundlagen moderner Gesellschaften*. Campus.

Kaufmann, F.-X. (2003). *Varianten des Wohlfahrtsstaates. Der deutsche Sozialstaat im internationalen Vergleich*. Suhrkamp.

Kersting, W. (2000). *Einleitung*. In W. Kersting (Hrsg.), *Politische Philosophie des Sozialstaats* (S. 17–92). Velbrück.

Kersting, W. (2004). *John Rawls zur Einführung* (2., korr. Aufl.). Junius.

Kersting, W., & Langbehn, C. (Hrsg.). (2007). *Kritik der Lebenskunst*. Suhrkamp.

Knoll, M. (2012). Ist staatliche Umverteilung gerecht? John Rawls' Begründung des Wohlfahrtsstaats. In M. Spieker (Hrsg.), *Der Sozialstaat. Fundamente und Reformdiskurs* (S. 39–63). Nomos.

Knoll, M. (2017). The cardinal role of respect and self-respect for Rawls's and Walzer's theories of justice. In G. Giovanni & E. Irrera (Hrsg.), *The roots of respect. A historic-philosophical itinerary* (S. 207–227). De Gruyter.

Knoll, M. (2019). Deep disagreements on social and political justice. Their meta-ethical relevance and the need for a new research perspective. In M. Knoll, S. Snyder, & N. Şimşek (Hrsg.), *New perspectives on distributive justice.Deep disagreements, pluralism, and the problem of consensus* (S. 23–51). De Gruyter.

Koller, P. (1998). Die Grundsätze der Gerechtigkeit. In O. Höffe (Hrsg.), *John Rawls: Eine Theorie der Gerechtigkeit* (S. 45–69). Akademie.

Krebs, A. (2002). *Arbeit und Liebe. Die philosophischen Grundlagen sozialer Gerechtigkeit.* Suhrkamp.

Marten, R. (1993). *Lebenskunst.* Fink.

Nozick, R. (1974). *Anarchy, State, and Utopia.* Basic Books.

Nussbaum, M. C. (1999). *Der aristotelische Sozialdemokratismus.* In M. C. Nussbaum & von H. Pauer-Studer (Hrsg.),*Gerechtigkeit oder das gute Leben* (S. 24–85, engl. 1990). Suhrkamp.

Nussbaum, M. C. (2015). *Fähigkeiten schaffen: Neue Wege zur Verbesserung menschlicher Lebensqualität* (engl. 2011). Karl Alber.

Rawls, J. (1971). *A theory of justice.* Belknap Press of Harvard University Press.

Rawls, J. (1979). *Eine Theorie der Gerechtigkeit.* Übers. von H. Vetter. Suhrkamp.

Rawls, J. (1994). *Gerechtigkeit als Fairneß: Politisch und nicht metaphysisch.* In J. Rawls & von W. Hinsch (Hrsg.), *Die Idee des politischen Liberalismus. Aufsätze 1978–1989* (S. 255–292). Suhrkamp.

Rawls, J. (1999). *A theory of justice* (Revised Edition). Belknap Press of Harvard University Press.

Rawls, J. (2001). *Justice as fairness. A restatement.* Edited by Erin Kelly, Belknap Press of Harvard University Press.

Rawls, J. (2002). *Das Recht der Völker. Enthält: „Nochmals: Die Idee der öffentlichen Vernunft"* (engl. 1999). Übers. von W. Hinsch. De Gruyter.

Rawls, J. (2003). *Politischer Liberalismus.* Übers. von W. Hinsch. Suhrkamp.

Rawls, J. (2004). *Geschichte der Moralphilosophie: Hume – Leibnitz – Kant – Hegel* (engl. 2000). Übers. von J. Schulte. Suhrkamp.

Rawls, J. (2005). *Political Liberalism (Expanded edition, original 1993).* Columbia University Press.

Rawls, J. (2006). *Gerechtigkeit als Fairness. Ein Neuentwurf.* Übers. von J. Schulte. Suhrkamp.

Rawls, J. (2008). *Geschichte der politischen Philosophie* (engl. 2007). Übers. von J. Schulte. Suhrkamp.

Sandel, M. J. (1982). *Liberalism and the limits of justice.* Cambridge University Press.

Sandel, M. J. (1995). *Die verfahrensrechtliche Republik und das ungebundene Selbst.* In A. Honneth (Hrsg.), *Kommunitarismus. Eine Debatte über die moralischen Grundlagen moderner Gesellschaften* (S. 18–35). Campus.

Sandel, M. J. (2021). *The Tyranny of merit. What's become of the common good?* Penguin.

Walzer, M. (2006). *Sphären der Gerechtigkeit. Ein Plädoyer für Pluralität und Gleichheit* (engl. 1983) (2. Aufl.). Campus.

Wolff, J. (1991). *Robert Nozick. Property, justice and the minimal state.* Polity Press and Basil Blackwell.

Wolff, R. P. (1977). *Understanding Rawls. A reconstruction and critique of a theory of justice.* Princeton University Press.

Richard Rorty: *Kontingenz, Ironie und Solidarität* (1989)

17

Dennis Sölch

Zur Person

In einem Interview mit dem niederländischen Journalisten Wim Kayzer berichtet Richard Rorty im Jahr 2000 von seiner lange zurückliegenden Kindheit. Als schüchterner, in sich gekehrter Junge habe er seine Grundschulzeit zwar ohne Freunde, aber dafür mit umso größerer Furcht vor einer Tracht Prügel in der Pause verbracht. Nachdem er sich im Alter von vier Jahren selbst das Lesen beigebracht hatte, wurden Bücher zu seiner Zuflucht (vgl. Rorty 2025, Min. 4.31–7.54). Geschichten und Erzählungen stellten für den jungen Rorty gleichermaßen eine Flucht vor der Welt dar und eine Möglichkeit, mit ihr umzugehen.

Sowohl seine soziale Unbeholfenheit als auch sein unstillbarer Hunger nach Büchern würden den am 4. Oktober 1931 geborenen Richard McKay Rorty bis an sein Lebensende begleiten. Der Hunger nach Büchern bereitete zudem den Boden für eine glänzende Karriere in der akademischen Philosophie. Seine Eltern James Rorty und Winifred Raushenbush, die beide als freischaffende Journalist:innen tätig und bekannte Namen in der linken Intellektuellenszene von New York waren, förderten ihren Sohn auf diesem Weg in vielfältiger Hinsicht. Schon als Kind hatte Richard unbeschränkten Zugang zu philosophischer und politischer Literatur, bei den zahlreichen Debatten und Diskussionsrunden im Hause Rorty war er ganz selbstverständlicher Zuhörer, er erhielt Unterstützung bei seinen ersten literarischen Versuchen, wurde bei der Karriereplanung beraten und profitierte von den persönlichen Kontakten seiner Eltern zu potenziellen Mentoren (vgl. Gross 2008). Bereits mit 15 Jahren wechselt er an das Hutchins College der Universität von

D. Sölch (✉)
Heinrich-Heine-Universität Düsseldorf, Düsseldorf, Deutschland
E-Mail: dennis.soelch@hhu.de

J. Zirfas und G. Gödde (Hrsg.), *Schlüsselwerke der Kritischen Lebenskunst I*, Schriften zur Kritischen Lebenskunst, https://doi.org/10.1007/978-3-662-72346-3_17

Chicago, wo er sich unter Gleichgesinnten wiederfindet. Das philosophisch breit aufgestellte Studienprogramm schließt er drei Jahre später mit dem Bachelorgrad ab. Während des anschließenden Masterstudiums, das er ebenfalls in Chicago absolviert, entdeckt er sein Talent wie auch seine Begeisterung für philosophiehistorische und ideengeschichtliche Fragestellungen.

Doch nicht nur intellektuell bereichert ihn diese Zeit. 1951 lernt er Amélie Oksenberg kennen und lieben, die später erfolgreich eine eigenständige Karriere als Philosophieprofessorin verfolgen wird. Gemeinsam wechselt das Paar an die Yale Universität, wo sie 1954 heiraten und noch im gleichen Jahr einen Sohn bekommen. Nach Abschluss seiner Dissertation leistet Rorty seinen zweijährigen Militärdienst ab, bevor er eine erste universitäre Anstellung am Wellesley College in Massachusetts erhält. Erstmals liest er Wittgensteins *Philosophische Untersuchungen*, deren zentrale Idee einer grundlegenden Abhängigkeit des Denkens von der Sprache seine geistige Entwicklung entscheidend prägt. „I also read Wittgenstein's *Investigations* for the first time, and that made a great difference" (Rorty 2006, S. 19). Nicht zuletzt durch den Druck seines akademischen Umfeldes findet er sich bald zunehmend in der Rolle eines analytischen Philosophen wieder, für den die Auseinandersetzung mit philosophiegeschichtlichen Größen in den Hintergrund rückt, um Platz zu machen für metaphilosophische Fragen, etwa nach der Möglichkeit von Fortschritt in der Philosophie. Diese Ausrichtung verfolgt er ab 1961 in Princeton, wo er nach nur vier Jahren eine feste Anstellung bekommt und 1967 mit *The Linguistic Turn* sowie 1979 mit *Der Spiegel der Natur* international auf sich aufmerksam macht. Das zweite Buch stellt nicht nur eine historisch untermauerte Kritik der Erkenntnistheorie dar, sondern nimmt auch die professionelle akademische Philosophie überhaupt kritisch in den Blick, die dazu tendiere, sich als Fach mit distinkten Unterdisziplinen vom allgemeinen Gespräch der Kultur abzukoppeln und rein philosophieimmanente Probleme zu diskutieren, die in der Regel keine lebensweltliche Relevanz hätten.

Angesichts der kritischen Distanz zur eigenen Fachkultur gelingt Rorty in der zweiten Karrierehälfte ein erstaunlicher Spagat. Zuerst als Professor für Geisteswissenschaften an der Universität von Virginia und schließlich als Professor für vergleichende Literaturwissenschaft an der Universität Stanford entfernt er sich zwar institutionell von der Philosophie, steigt aber zugleich zum bekanntesten und wohl meistdiskutierten Philosophen der Vereinigten Staaten auf. „He was an anti-establishment establishment persona, as his numerous establishment awards, grants, and notorious lecture invitations attested" (Mendieta 2023, S. 81). Die enorme internationale Rezeption seiner späten Schriften verdankt sich dabei auch der Tatsache, dass Rorty sich literarisch immer freier fühlt und häufig einen leicht zugänglichen, dezent humorvollen Ton anschlägt, wenngleich dieser bisweilen über die Stringenz seiner Argumentation und die Tiefe seiner philosophiegeschichtlichen Kenntnisse hinwegtäuscht. So brilliert vor allem das 1989 publizierte Buch *Kontingenz, Ironie und Solidarität* mit Interpretationen von Nabokov und Orwell, eigenwilligen Einordnungen von Freud oder Nietzsche und der fiktiven Gestalt der liberalen Ironikerin, die das Ideal einer postmetaphysischen Intellektuellen personifiziert.

Beginnend mit den frühen 1990er Jahren werden zahlreiche seiner Aufsätze und Vorträge, die unter Rekurs auf Klassiker wie Heidegger oder Dewey Themen wie Wahrheit und Objektivität behandeln, in insgesamt vier Bänden von *Collected Papers* herausgegeben. Unter den Veröffentlichungen des letzten Jahrzehnts seines Schaffens sticht besonders *Achieving Our Country* heraus, das kulturphilosophische Diagnose und politische Streitschrift gleichermaßen ist. Im historischen Rückblick rekapituliert Rorty die Errungenschaften der progressiven Linken in den Vereinigten Staaten, um dann zu monieren, dass diese seit Ende der 1970er Jahre das Bemühen um konkrete Reformen zugunsten von Identitätspolitik weitgehend eingestellt habe. Damit das unabgeschlossene Projekt einer Sozialdemokratie wiederbelebt werden könne, sollte die Linke eine ‚Theoriepause' (vgl. Rorty 1998, S. 91) einlegen und einerseits durch gezielte Kampagnen, andererseits durch die Inspiration literarischer Werke für die Überwindung wachsender Ungleichheit mobilisieren. Bis zuletzt begleitet er die politische Entwicklung Amerikas kritisch und warnt insbesondere vor der Aushöhlung des Rechtsstaats im Zuge des sogenannten ‚Kriegs gegen den Terror'.

Seinen Lebensabend verbringt Rorty mit seiner zweiten Frau, der Bioethikerin Mary Vernon, die er 1972, ein Jahr nach der Scheidung seiner ersten Ehe, geheiratet hatte. Das Paar hat zwei gemeinsame Kinder. Richard Rorty stirbt am 8. Juni 2007 in seiner Wahlheimat in Palo Alto an Schilddrüsenkrebs.

Zum Gesamtwerk

Ganz im Gegensatz zum vorherrschenden Trend einer zunehmenden Spezialisierung innerhalb der akademischen Philosophie hat Rorty eine enorme Bandbreite von unterschiedlichen Themen bearbeitet. Seine Schriften widmen sich der Erkenntnistheorie und der Metaphysik wie auch der Politischen Philosophie oder der Kulturphilosophie, und gleichzeitig handhabt er das methodische Inventar der Analytischen Philosophie dabei ebenso souverän wie jenes des Pragmatismus oder der Hermeneutik. Die enorme Wirkmächtigkeit Rortys verdankt sich insofern weniger einem systematischen Lösungsangebot für ein besonderes theoriegeschichtliches Problem als vielmehr der Tatsache, dass er unterschiedliche Problemzusammenhänge metaphilosophisch reflektiert. Was führt dazu, dass innerhalb der Philosophiegeschichte eine Frage auf eine bestimmte Weise gestellt wird? Was kann es überhaupt bedeuten, eine philosophische Antwort auf eine Frage zu geben? Welchen Unterschied macht es, ob wir ein Anliegen auf die eine oder die andere Weise beschreiben?

Dass auf diesem Wege die Sprache ins Zentrum der Philosophie rückt, demonstriert bereits die Anthologie *The Linguistic Turn*, die Rorty 1967 herausgegeben hat und deren Titel seitdem für einen der großen Paradigmenwechsel innerhalb der Philosophiegeschichte des 20. Jahrhunderts steht. Der Band versammelt Texte so prominenter Autoren wie Schlick, Carnap, Chisholm oder Quine, denen die Auffassung gemeinsam ist, dass philosophische Probleme als rein sprachliche Probleme zu verstehen sind, die gelöst werden können, indem man sich entweder um ein klareres Verständnis der gewöhnlichen Alltagssprache bemüht oder aber eine Idealsprache konstruiert, die beispielsweise frei von mehrdeutigen Begriffen ist. Rortys Einleitung rekonstruiert zum einen die Entstehung der sprachanalytischen Philosophie und illustriert zum anderen die Konsequenzen bestimmter metaphilosophischer Annahmen unter Rekurs auf exemplarische philosophiegeschichtliche Konzeptionen, etwa jene Spinozas oder Kants. Abschließend skizziert er mögliche Szenarien für die weitere Entwicklung philosophischen Denkens und deutet an, dass sich mit der linguistischen Wende lediglich der Beginn einer grundlegenden Neubewertung erkenntnistheoretischer Schwierigkeiten abzeichne, die sich bis Platon zurückverfolgen ließen (vgl. Rorty 1992, S. 39). Genau diesem Unterfangen wendet Rorty sich in den Folgejahren selbst zu.

Seine Überlegungen münden in seiner umfangreichsten Monographie *Philosophy and the Mirror of Nature* von 1979, die sich kritisch gegen die Erkenntnistheorie überhaupt richtet. Diese sei gefangen in dem „Bild vom Bewußtsein als einem großen Spiegel“ (Rorty 2017, S. 22), der die wirkliche Welt mehr oder minder treffend abbilde. Wahre Erkenntnis besteht dieser Korrespondenztheorie zufolge in der möglichst präzisen Repräsentation des Objektiven im erkennenden Subjekt. Die ersten Weichenstellungen für eine solche Vorstellung sieht Rorty schon bei Platon angelegt, doch zum entscheidenden Problem werde sie vor allem in der Neuzeit mit der cartesischen Trennung des Geistigen vom Körperlichen. Das Mentale erscheine in der Folge als das Fundamentale, d. h. als ein zeitloses und neutrales Vermögen, das aller Erkenntnis und Kultur vorausgehe, und die philosophische Erkenntnistheorie trete mit dem Anspruch auf, die notwendigen Bedingungen von Wissen und Wahrheit gewinnen zu können und damit jeder menschlichen Praxis vorauszugehen. Zwar habe die sprachanalytische Philosophie zu der Einsicht geführt, dass nicht Bewusstsein, sondern Sprache am Anfang jeder Erkenntnis stehe, doch auch sie ist für Rorty noch der Spiegelmetapher verhaftet, insofern sie entweder nach einer Idealsprache suche oder sich um das richtige Verständnis der gewöhnlichen Sprache bemühe. Nun gelte es einzusehen, dass Sprache durch und durch kontingent sei, insofern sich auch der Repräsentationalismus letztlich nur einer zufälligen Metapher, nämlich der des Spiegels, verdanke.

Im Anschluss an den klassischen Pragmatismus vertritt Rorty konsequenterweise einen Antirepräsentationalismus, demzufolge Sprache nicht der Abbildung einer objektiven Wirklichkeit dient, sondern Handlungsgewohnheiten im weitesten Sinne bezeichnet und untrennbar mit nicht-sprachlicher Praxis verwoben ist. Das Ziel der Philosophie könne folglich nicht darin bestehen, wahre Erkenntnis zu gewinnen, die aller sozialen Praxis vorausgehe, sondern sie sei eine Stimme unter vielen in dem Bemühen, das Gespräch der Menschheit in Gang zu halten (vgl. ebd., S. 427). Dass Philosophinnen und Philosophen zu vielen Themen wertvolle Ansichten beitragen könnten, liege nicht an einem privilegierten Einsichtsvermögen, sondern beispielsweise an ihrem Verständnis für umfassende Zusammenhänge, an ihrem differenzierten Vokabular und ihrer Fähigkeit, Ideen und Argumente in neue Kontexte zu übertragen. An die Stelle der Suche nach Wahrheit und Gewissheit tritt für Rorty damit die Hoffnung, „interessante Alternativen zu den gegenwärtigen Überzeugungen“ (Rorty 1994, S. 25) zu finden, die wiederum neue Formen gelingenden Lebens hervorbringen.

Während *Der Spiegel der Natur* noch in der Terminologie der sprachanalytischen Philosophie verfasst ist, findet Rorty in seinen späteren Schriften oft einen freieren Stil, der seine Texte einem größeren Publikum zugänglich macht, wenn auch die inhaltliche Stoßrichtung weitgehend gleich bleibt. Aus dem Verzicht auf letzte Gewissheiten und Gründe außerhalb der kommunikativen Praxis zieht er in seinem zweiten Hauptwerk *Kontingenz, Ironie und Solidarität*, von dem im weiteren Verlauf noch ausführlicher die Rede sein wird, die Konsequenz eines Verzichts auf eine Begründung des Liberalismus. Die liberale Kultur brauche kein unumstößliches philosophisches Fundament, sondern eine transformative Neubeschreibung (vgl. Müller 2014, S. 241–355), die sinnvolle Reformen ermögliche und demokratisches Engagement fördere. Rortys eigene Neubeschreibung favorisiert dabei eine deutliche Trennung von privat und öffentlich. Im Bewusstsein, dass seine eigene Haltung auch ‚nur‘ das Resultat einer kontingenten historischen Entwicklung von Sprachspielen darstellt, das keine epistemische Autorität beanspruchen kann, plädiert er dafür, dass das private Vokabular individueller Lebensgestaltung und Selbsterschaffung prinzipiell keinen Beschränkungen unterliege, wohingegen alles Öffentliche im Einklang mit dem Ziel der Vermeidung von Leid und Grausamkeit stehen sollte.

Der Idee transformativer Neubeschreibungen bleibt Rorty bis an das Ende seines philosophischen Schaffens treu. Das Etikett der ‚Kulturpolitik‘ ersetzt dabei jene der Hermeneutik und der Bildung bzw. Erbauung, die im *Spiegel der Natur* die Kritik traditioneller Erkenntnistheorie und Metaphysik flankiert hatten. Da für Rorty die Trennung von Erkenntnisfragen und normativen Setzungen hinfällig ist, gibt es auch keinen Vorrang von Wissenschaft und Ontologie vor der Kulturpolitik. Fragen danach, ob es menschliche Rassen oder einen Gott gibt, gehen einer Diskussion darüber, ob wir von Rassen sprechen und Berufungen auf göttlichen Willen akzeptieren *sollten*, also nicht einfach voraus. Vielmehr haben wir es stets mit Abwägungen von relativen Vor- und Nachteilen für gesellschaftliche Sprachspiele zu tun, die kommunikativ ausgehandelt werden müssen und nicht unter Rekurs auf die Natur der Dinge entschieden werden können. „Alle Versuche, eine der Gesellschaft übergeordnete Autorität zu nennen, sind getarnte Züge im Spiel einer Kulturpolitik“ (Rorty 2008, S. 24), an dem Rorty mit einer konsequent antiautoritären Perspektive teilnimmt.

Zu *Kontingenz, Ironie und Solidarität*

Rortys 1989 erstmals veröffentlichtes zweites Hauptwerk *Kontingenz, Ironie und Solidarität* ist nicht nur sein rezeptionsgeschichtlich und kommerziell mit Abstand erfolgreichstes Buch, sondern auch das für die Kritische Lebenskunst anschlussfähigste. Das mag insofern überraschen, als der Text in erster Linie einen Beitrag zur Politischen Philosophie darstellt, der das Projekt einer skeptischen Kritik erkenntnistheoretischer, metaphysischer oder moralphilosophischer Letztbegründungen auf das Konzept der liberalen Demokratie überträgt. Der Wert einer liberalen, demokratischen Gemeinschaft besteht für Rorty allerdings gerade darin, dass sie Bedingung der Möglichkeit einer umfassenden individuellen Selbstgestaltung ist. Um die spezifische Ausprägung der Lebenskunst, das latente Spannungsverhältnis zwischen individuellem Selbstentwurf und den Erfordernissen einer liberalen Gesellschaft sowie die fortwirkende Aktualität des Buches in den Blick zu bekommen, ist jedoch vorab eine Rekonstruktion der erkenntnistheoretischen und sprachphilosophischen Grundannahmen nötig, auf denen die weiterführenden ethischen und politischen Überlegungen in *Kontingenz, Ironie und Solidarität* aufbauen.

Der erste von insgesamt drei Abschnitten, die sich wiederum aus jeweils drei Kapiteln zusammensetzen, knüpft der Sache nach an die sprachphilosophische Kritik von Erkenntnistheorie und Metaphysik an, die Rorty schon zehn Jahre zuvor in *Der Spiegel der Natur* formuliert hatte. Dabei wechselt er allerdings fast vollständig das Register und verzichtet weitgehend auf ein technisches Fachvokabular. Selbst die zahlreichen Bezüge auf Nietzsche und Derrida, Davidson und Heidegger oder andere philosophische Gesprächspartner erheben keinen Anspruch auf akkurate Interpretation und stehen gleichberechtigt neben ebenso eigenwilligen Lesarten poetischer und literarischer Schriften. Rortys zentrale Annahme lautet, dass es nichts außerhalb der Sprache gibt, das für uns mit Notwendigkeit eine verbindliche Autorität darstellen kann. Es gibt keine Wahrheit außerhalb von Sprache. Alle Überzeugungen, Theorien oder Rechtfertigungen, die wir mit einem Anspruch auf Wahrheit verbinden, sind nur innerhalb von Sprachen sinnvoll, die bestimmten Begriffen eine Bedeutung zuweisen. Sprachen wiederum finden wir nicht einfach fertig in der Welt oder im Bewusstsein vor, sondern sie sind das Produkt kreativen menschlichen Handelns. Damit ist freilich keinem radikalen Konstruktivismus das Wort geredet. Die Welt erlaubt zwar unterschiedliche, aber nicht beliebige Konzeptualisierungen. Sie setzt dem Handeln Widerstände entgegen und macht damit einige Überzeugungen für spezifische Zwecke sinnvoller als andere. Entscheidend ist jedoch, dass uns kein archimedischer Punkt außerhalb der Sprache, die wir sprechen, zur Verfügung steht, um beurteilen zu können, welches Vokabular der Wirklichkeit selbst angemessen ist – jede Festlegung von Kriterien, auf die wir uns berufen könnten, hängt selbst von dem Sprachspiel ab, das wir benutzen.

Tatsächlich stehen Kriterien bei der Entscheidung für ein Sprachspiel gar nicht zur Debatte. So wie wir als Individuen in ein bestimmtes Vokabular hineinsozialisiert werden, stellen wir auch innerhalb einer Gesellschaft allenfalls fest, dass eine Art zu sprechen sich durchgesetzt hat und zu einer selbstverständlichen Gewohnheit geworden ist. „Unsere Sprache und Kultur sind ebenso zufällig, ebenso Ergebnis von tausend kleinen Mutationen, die Nischen finden […] wie Orchideen und Menschenaffen" (Rorty 1992, S. 42). Sobald wir uns bewusstmachen, so Rorty, dass unsere sprachlich verfasste Weltsicht lediglich das vorläufige Ergebnis einer zufälligen, quasi-evolutionären Entwicklung ist, können wir uns allerdings in neuer Art und Weise zu diesem sprachlichen Inventar verhalten. Die Worte, mit denen wir uns selbst oder die Welt beschreiben, müssen sich dann nicht mehr primär daran messen lassen, ob sie wahr sind, sondern ob wir sie als interessant und bereichernd erfahren.

Das ist insofern zentral für Rortys Beitrag zur Lebenskunst, als auch das menschliche Selbst durch und durch von sprachlichen Kontingenzen abhängig ist. Wir sind all das, was wir denken, erleben und erinnern, und dieses persönliche Inventar ist so eng oder weit wie unsere Möglichkeiten, Ereignisse oder Zusammenhänge zu benennen und zu beschreiben. Mehr noch: Unsere gesamte Lebensgeschichte ist geprägt davon, dass wir Einzelheiten sprachlich hervorheben und in einen narrativen Zusammenhang bringen. Unsere Handlungsmöglichkeiten und beruflichen Tätigkeiten sind ebenso sprachabhängig wie unsere Zukunftsträume und Selbstzweifel, unsere Vorstellungen von Freundschaft oder Umweltschutz, und wir sind auch deshalb die Person, die wir sind, weil wir eine spezifische Sichtweise auf Astrophysik und Astrologie, auf den Krieg in der Ukraine oder die Aushöhlung des US-amerikanischen Rechtsstaats haben. Menschen sind von dieser Warte aus am besten als verkörperte Vokabulare zu verstehen, als sprachlich verfasste Bezugnahmen auf die Welt, ihre Mitmenschen und sich selbst.

Unsere je eigene Identität lässt sich aus Rortys Sicht also nicht in einem geistigen Inneren finden, weil es dort nichts gibt außer dem kontingenten Vokabular, das wir von unseren Eltern und unserer sozialen Umwelt übernommen haben. Menschen beginnen ihr Leben gewissermaßen als Kopien. Sie eignen sich Beschreibungen an, die das Resultat zufälliger historischer Entwicklungen darstellen, und puzzeln sie in einer Weise zusammen, die die Kontingenzen ihres Geburtsortes, ihres Freundeskreises und ihres Bildungsweges widerspiegelt. Eine Veränderung unseres sprachlichen Inventars betrifft nicht nur die Mittel, die uns zum Ausdruck von Überzeugungen oder Gefühlen zur Verfügung stehen, sondern bedeutet nicht zuletzt eine Veränderung dessen, was wir für uns selbst und für andere sein können. Je mehr Worte uns zur Verfügung stehen, desto komplexer können die eigenen Gedankengänge werden und desto mehr Gefühle können wir bewusst empfinden. „Seinen eigenen Geist zu konstruieren heißt, seine eigene Sprache zu konstruieren" (ebd., S. 59), wie auch umgekehrt gilt, dass die Hervorbringung einer individuellen Art und Weise der Sprachverwendung gleichbedeutend ist mit der schöpferischen Gestaltung des eigenen Selbst.

Diese aktive Einflussnahme auf das eigene Selbst durch eine phantasievolle Veränderung der Sprache verdankt sich für Rorty dem Wunsch, keine bloße Kopie zu bleiben. Der Versuch, „nicht bloß ein Geschöpf der Erziehung oder der Umwelt zu bleiben, sondern eine eigenständige Person zu werden" (Rorty 2008, S. 162), kann unterschiedliche Formen annehmen, die in *Kontingenz, Ironie und Solidarität* in literarischer Manier als fiktive Charaktere eingeführt werden, insbesondere in Gestalt des Metaphysikers und der Ironikerin.

Das Streben des Metaphysikers nach Autonomie etwa zeichnet sich durch das Bemühen aus, der Kontingenz durch das Auffinden einer Wirklichkeit mit universaler Gültigkeit zu entkommen. „Er vermutet, daß man erst zufrieden sterben kann, wenn man etwas findet, das für alle Menschen zu allen Zeiten gilt" (Rorty 1992, S. 55) und der Prägung blinden Zufalls enthoben ist. Wer in diesem Sinne metaphysisch auf die kontingente eigene Herkunft reagiert, hält an der Vorstellung fest, dass es ein Vokabular geben müsse, das sich am Ende einer historischen Entwicklung als das wahre erweisen werde oder das sich durch alle zeitlichen Veränderungen hindurch als Bedingung der Möglichkeit von Selbstgestaltung entdecken lasse. Die Bedeutung oder der Wert des eigenen Lebens werden damit an die Verbindung mit einer Realität gekoppelt, die unabhängig von den Sprachspielen anerkannt werden muss, die gerade gespielt werden. Eine solche objektive Wirklichkeit umfasst nicht nur religiöse Gottesbegriffe, sondern schließt auch naturwissenschaftliche Erkenntnis, objektive Moral oder Konzeptionen von Vernunft und Rationalität ein ebenso wie Bezugnahmen auf die Natur des Menschen oder das Wesen der Dinge. Lebenspraktisch haben sie für Rorty allesamt den Nachteil, dass wir niemals wissen können, ob wir tatsächlich etwas Universales gefunden haben oder lediglich von dem überzeugt sind, was uns aufgrund der historischen Konstellation von Sprachspielen richtig vorkommt. Zugleich geht die Berufung auf eine Realität mit überhistorischer Geltung mit der Gefahr einher, dass sie dogmatisch zur Norm erhoben wird, um sie dann auch zum Maßstab für andere zu machen.

Der Metaphysiker ist jedoch nur eine Spielart des romantischen Impulses zur Selbsterschaffung. Der Wunsch, der eigenen ‚zufallsblinden Prägung' zu entkommen, muss nicht in einem Essentialismus münden, sondern kann sich durchaus in einem ironischen Umgang mit der eigenen Kontingenz artikulieren. Die Fähigkeit, sich von der eigenen Sozialisation zu distanzieren und spielerisch neue Beschreibungen auszuprobieren, wird in *Kontingenz, Ironie und Solidarität* entsprechend von der Ironikerin verkörpert. Sie ersetzt die Vorstellung einer Wahrheit, die nur gefunden werden müsse, durch die Hoffnung auf bereichernde Neubeschreibungen, die sich durch Phantasie erschaffen lassen, ohne jedoch in dieser wiederum das entscheidende Wesensmerkmal des Menschen sehen zu wollen. Selbsterfindung durch das Experimentieren mit der eigenen Sprache ist kein Ausdruck der menschlichen Natur, auch wenn es, wie Rorty lakonisch anmerkt, „eine feine Sache ist" (Rorty 2001, S. 319), so wie wir auch mehr Freizeit und Redefreiheit als soziale Veränderungen zum Besseren ansehen.

Die Ironikerin bewegt sich sozusagen wie eine Eiskunstläuferin an der Oberfläche der Dinge, weil es für sie keine Tiefe gibt, zu der man vordringen könnte. So wie die Eisläuferin ihr Repertoire an Sprüngen und Figuren erweitert, genügt es ihr, den eigenen geistigen Horizont unaufhörlich in dem Wissen zu erweitern, dass jederzeit nicht nur eine ganz andere Kür denkbar ist, sondern dass andere Menschen auch ganz andere Sportarten spielen, die nicht auf einer objektiven Skala miteinander verglichen werden können. Ihr Training besteht vor allem in der Lektüre von Büchern, durch die sie die Welt, ihre Mitmenschen und nicht zuletzt sich selbst auf neue Weise zu sehen lernt, und durch Gespräche mit anderen, deren Erfahrungen sich von ihren eigenen unterscheiden. Ihre Identität findet sie nicht durch Introspektion und geistige Erkenntnis, sondern sie erschafft sich selbst unablässig durch ihre kommunikative und rezeptive Praxis. Die Ironikerin zeichnet sich für Rorty durch drei zentrale Charakteristika aus. So hegt sie erstens „radikale und unaufhörliche Zweifel an dem abschließenden Vokabular, das sie gerade benutzt" (Rorty 1992, S. 127), d. h. an dem Vokabular, das ihr Selbstbild konstituiert, weil sie sich erinnert, schon früher bestimmte Ansichten und Ideen für selbstverständlich gehalten zu haben. Sie erkennt zweitens, dass sie diesen Zweifeln argumentativ nicht begegnen kann, weil die Überzeugungskraft der Argumente an ihrem gegenwärtigen abschließenden Vokabular hängt. Argumente, die sie heute als zwingend ansieht, werden ihr in einigen Jahren, wenn sie sich erneut verändert hat, möglicherweise nur noch trivial oder ganz unangemessen erscheinen. Drittens schließlich glaubt die Ironikerin nicht an die Möglichkeit, sich einer objektiven Realität anzunähern, um daraus Richtlinien für das eigene Leben oder das Leben anderer ableiten zu können. Sie schwankt fortwährend zwischen der souveränen Orientierung in ihrem Sprachspiel und dem Bewusstsein des Ungenügens aller vorhandenen Ansichten, von denen sie weiß. Sie wird angetrieben von dem Gefühl, dass es noch mehr geben muss als das, was sie bereits kennt, und dass sie noch nicht all das geworden ist, was sie zu sein vermag. Kurzum, eine Ironikerin ist „eine Person, die der Tatsache ins Gesicht sieht, dass ihre zentralen Überzeugungen und Bedürfnisse kontingent sind" (ebd., S. 14), und die jede Vorstellung von einer objektiven Autorität aufgegeben hat.

Die eigentliche Heldin in Rortys Buch ist jedoch eine besondere Form der Kontingenzkünstlerin, nämlich die liberale Ironikerin. Sie fühlt sich sozialer Gerechtigkeit und der Würde des Einzelnen verpflichtet, obwohl sie zugleich ihr eigenes Pflichtgefühl als kontingent ansieht (vgl. Rorty 2000, S. 49). Für sie stellen Grausamkeit und Demütigung das Schlimmste dar, was Menschen einander antun können, obwohl sie weiß, dass es kein nicht-dogmatisches oder nicht-zirkuläres Argument gibt, das alle anderen davon überzeugen würde, ihre Position zu teilen. Sie glaubt auch, dass wir niemals in der Situation sein werden, Grausamkeit zu definieren; wir werden immer wieder neu lernen und uns dafür sensibilisieren müssen, welche Formen demütigender Behandlung existieren, die wir bisher gar nicht wahrgenommen haben. Eine Liberale ist sie durch den Zufall ihrer Geburt und ihrer Sozialisation, aber trotz ihres Wissens um die Kontingenz ihrer Weltsicht tritt sie für die Überzeugung ein, dass die Vermeidung von Grausamkeit und Unrecht das höchste Gut einer Gemeinschaft darstellt. Es handelt sich daher für Rorty nicht um einen Relativismus, der aus einer neutralen Position heraus urteilen würde, dass alle politischen Systeme und Weltanschauungen gleichwertig sind. Vielmehr befinden wir uns immer schon innerhalb eines bestimmten Wertesystems und können lediglich ‚ethnozentrisch', von innen heraus, Vergleiche anstellen und eigene blinde Flecken identifizieren.

Entscheidend für Rortys Verständnis des Liberalismus ist die klare „Unterscheidung zwischen dem Privaten und dem Öffentlichen" (Rorty 1992, S. 142). Der Bereich des Privaten ist die Domäne ironischer Selbsterschaffung. Zu Privatzwecken darf jeder Mensch sich grenzenlosen Machtvorstellungen hingeben oder sich an der Überzeugung erfreuen, dem einzig richtigen Glauben anzugehören und dafür später mit dem ewigen Leben belohnt zu werden, während andere in der Hölle schmoren müssen. Öffentlich wirksam werden soll aber nur das, was andere nicht an ihrer eigenen Selbsterschaffung hindert, d. h., Menschen dürfen nicht von der gleichberechtigten Teilhabe am öffentlichen Leben ausgeschlossen werden, nur weil sie einer Minderheit angehören, eine bestimmte sexuelle oder religiöse Identität haben oder einen exzentrischen Spleen kultivieren. Die Grenze zwischen privat und öffentlich, zwischen Grausamkeit und Toleranz mag weniger trennscharf sein, als Rorty hofft (vgl. Sölch 2014), doch zurecht weist er darauf hin, dass eine liberale Gemeinschaft weniger auf einem theoretischen Fundament als vielmehr auf einer immer wieder neu auszuhandelnden Praxis ruht.

Die liberale Ironikerin findet sich innerhalb dieser gesellschaftlichen Praxis wieder. Als Ironikerin ist sie offen für Transformationen ihres Selbstbildes durch die Begegnung mit anderen Menschen, neuen Kulturen oder originellen Ausdrucksformen in Büchern und Gedichten, als Liberale besteht ein wesentlicher Teil ihrer Selberschaffung darin, ihre Sensibilität für das Leid anderer Menschen zu erhöhen. Ihr ist es ein Anliegen, „wirkliche und mögliche Demütigungen der Menschen zu verstehen" (Rorty 1992, S. 157). Sie hegt insofern kontinuierliche Zweifel an ihrem gegenwärtigen abschließenden Vokabular, als sie fürchtet, andere durch ihre Art, Menschen zu bezeichnen, zu kategorisieren oder anzusprechen, unwissentlich zu verletzen. Ihre Lektüre besteht daher überwiegend aus Romanen, Dokumentationen oder Ethnographien, um ihre bewussten oder unbewussten Vorurteile zu korrigieren und zu lernen, was sowohl sie selbst als auch die sozialen Institutionen dazu beitragen können, strukturelle Diskriminierung oder andere vermeidbare Formen der Demütigung zu vermeiden.

Da die Ironikerin ihr wachsendes Bewusstsein für das Leben und Leid anderer nicht als wahre Erkenntnis, sondern als Veränderung ihres kontingenten Vokabulars betrachtet, kann sie andere nicht unter Verweis auf eine moralische Einsicht oder richtigen Vernunftgebrauch dazu auffordern, ihr Verhalten oder ihre Sichtweise ebenfalls zu ändern. Zudem sieht sie, dass abstrakte Argumente kaum etwas zu praktischer Moralität beitragen. Das Gefühl für Gemeinsamkeiten mit Menschen, die bisher als merkwürdig und bedrohlich ausgegrenzt wurden, ist weitaus besser in der Lage, solidarisches Handeln zu befördern. Sie wird also keinen moralischen Zeigefinger heben, sondern im Gespräch mit ihren Mitmenschen Beschreibungen wählen, die verbinden. Anstatt jemanden in ihrer Nachbarschaft beispielsweise nur als ‚den Syrer' zu bezeichnen, wird sie über ihn als ‚Torwart der lokalen Kreisligafußballmannschaft' oder ‚Vorsitzender der Schulpflegschaft' reden, und statt von ‚illegalen Einwanderern' wird sie je nach Kontext von ‚Schutzsuchenden' oder ‚Geflüchteten' sprechen.

Rortys Hoffnung ist, dass eine liberale Ironikerin sich früher oder später als eine starke Dichterin erweisen wird. Starke Dichter finden kreative neue Beschreibungen, die bei anderen auf fruchtbaren Boden fallen. Ihnen fallen gleichermaßen originelle wie irritierende Sprachspiele ein, die tradierte Debatten in ganz anderes Licht tauchen und starre Grenzen zwischen sozialen oder politischen Konfliktparteien auflösen. Ob eine Person zur starken Dichterin wird, hängt davon ab, ob ihre Ansichten zufällig einen gesellschaftlichen Nerv treffen und von anderen aufgegriffen werden. Ein solcher Fortschritt ist also nicht planbar, doch in jedem Fall sei jeder nachhaltige kulturelle und soziale Wandel auf genau solche genialen Sprachkünstlerinnen angewiesen. „If we ever ran out of strong poets, culture and society would freeze over" (Rorty 2005, S. 34; vgl. Müller 2014, S. 128). Auch wenn Rorty in den Folgejahren, auf Kritik reagierend, der Bedeutung von organisierten Reformbewegungen stärker Rechnung getragen hat, bleibt es dabei, dass für ihn eine Veränderung von Gesetzen und Institutionen nachrangig ist gegenüber einem Wandel unserer Art und Weise, die Welt zu beschreiben und zu betrachten. Individuelle Lebenskunst und Gemeinschaft, Selbstgestaltung und kultureller Wandel sind auf diese Weise eng miteinander verzahnt und bilden letztlich zwei Seiten einer Medaille.

Die „literarische Form eines Bildungsromans" (Kretz 2023, S. 203) hat *Kontingenz, Ironie und Solidarität* sicherlich allenfalls dann, wenn man den Begriff des Bildungsromans an die Grenzen der Erkennbarkeit ausdehnt. Die Figuren der Ironikerin, des Metaphysikers oder des starken Dichters sind Typen, keine Individuen, und sie durchlaufen auch weniger eine lebensgeschichtliche Entwicklung, als dass die systematischen Schritte im Rahmen ihrer jeweiligen Selbsterschaffung skizziert werden. Die Rede von einem Bildungsroman macht allerdings treffend darauf aufmerksam, dass Rorty seinen argumentativen Positionen nicht nur eine personale Gestalt verleiht, sondern damit zugleich einen Raum eröffnet, in dem man sich Dialoge und Übergänge zwischen ihnen vorstellen kann. Der Metaphysiker, der seinen Frieden mit der Kontingenz macht, ohne seine spielerische Neugier zu verlieren, mag zur Ironikerin werden, während die Begegnung mit bestimmten Personen oder Büchern aus der Ironikerin zusätzlich eine Liberale zu machen vermögen.

Mit dem Ideal der liberalen Ironikerin hat Rorty einen Lebensentwurf skizziert, der offenbar kaum beanspruchen kann, ein Modell für alle zu sein. Die Ironikerin verkörpert „eine intellektualistische Variante des ästhetischen Lebens" (Müller 2014, S. 413): Sie ist ein regelrechter ‚Bücherwurm', verbringt viel Zeit mit Lektüre und anspruchsvollen Gesprächen, und sie liest nicht nur zum Zweck der Unterhaltung, sondern um an sich selbst und ihrer moralischen Sensibilität zu arbeiten. Rorty sieht sich daher aus nachvollziehbaren Gründen dem Vorwurf ausgesetzt, ein außerordentlich elitäres Ideal der Lebensführung zu skizzieren. Die Mehrzahl der Menschen hat weder die Muße noch die Fähigkeit oder Leidenschaft, sich gezielt durch die Lektüre von Biographien, Romanen oder Dokumentationen mit neuen Perspektiven und Erfahrungen zu konfrontieren. Noch weniger Menschen würden vermutlich von sich sagen, dass sie „radikale und unaufhörliche Zweifel" an der eigenen Sozialisation hegen und genau deshalb die denkbaren Einseitigkeiten ihres Weltbildes auszugleichen suchen. Würden wir alle so leben, dann bräche unsere geregelte und durchgetaktete soziale Ordnung vermutlich auch schnell zusammen. Eine derart intellektualistische Lebensführung kann demnach schon prinzipiell nur ein Vorbild für wenige sein, und Rorty gesteht gerne zu, dass die liberale Ironikerin letztlich auf eine nicht-ironische Gesellschaft angewiesen bleibt, an der sie sich abarbeiten kann (vgl. Rorty 1992, S. 150).

Allein der Hinweis auf den elitären Einschlag seiner Protagonistin stellt aus Rortys Sicht allerdings keinen nachhaltigen Vorwurf dar, der das Modell liberaler Ironie diskreditieren würde. Nichts liegt seiner affirmativen Auseinandersetzung mit Kontingenz ferner als die Vorstellung einer universellen ethisch-politischen Norm. Der Vorschlag, ironisch mit Kontingenz umzugehen, ohne die Hoffnung auf Gleichheit und Freiheit aufzugehen, sollte nicht normativ, sondern explikativ und appellativ verstanden werden. Rorty legt Rechenschaft über seine eigene

Lebenspraxis als Philosoph und Schriftsteller ab, und zugleich wirbt er für eine Haltung, die sich durch Rücksichtnahme und Bildung auszeichnet, ohne dafür auf göttliche Gebote oder notwendige Vernunfteinsichten rekurrieren zu müssen.

Außerdem gesteht er durchaus zu, dass Intellektuelle in gewisser Weise „nur Sonderfälle" (ebd., S. 74) sind, nämlich Menschen, die mit Worten tun, was andere mit ihren Hobbies und ihren Freunden, mit ihrer Musik, ihren Töpferutensilien oder ihrer Familie, als Hobbygärtner oder Unternehmer machen. Von Freud könne man lernen, so Rorty, jedes Leben als eine dichterische Selbsterschaffung zu verstehen, und jeder dieser Lebensentwürfe könne auch im Bewusstsein der eigenen Kontingenz und mit einer liberalen Haltung erfolgen. Dass ihm das intellektuelle Leben besonders wichtig ist, liegt dann vor allem an der zufälligen Tatsache, dass er sich selbst als einen Intellektuellen versteht.

Schließlich geht es der liberalen Ironikerin darüber hinaus gerade darum, dass in ihrer Gesellschaft möglichst solche Bedingungen hergestellt werden, die prinzipiell allen Menschen ein Höchstmaß an Muße und intellektueller Tätigkeit erlaubt. Sie ist nicht darauf aus, die eigenen Privilegien auszuweiten und sie gegenüber anderen durchzusetzen, sondern sie will möglichst alle Personen in die Lage versetzt sehen, eine Vielzahl alternativer Beschreibungen der Welt kennenzulernen.

Zur Rezeption

Die Schriften Rortys, insbesondere *Kontingenz, Ironie und Solidarität*, sind innerhalb verhältnismäßig kurzer Zeit zu einem festen Bestandteil des Kanons der akademischen Philosophie geworden – zumindest, wenn man keine allzu hohen Erwartungen an die Verbindlichkeit eines solchen Kanons im Rahmen eines Philosophiestudiums anlegt. Das gilt insbesondere für die pragmatistische Tradition. Es ist keine Übertreibung zu sagen, dass Rorty „*der* Philosoph des Neopragmatismus im gegenwärtigen Denken" (Reese-Schäfer 2006, S. 142) ist. Seine Werke stehen gewissermaßen exemplarisch für die Wiederbelebung des Pragmatismus nach dem *linguistic turn*, die meisten von ihnen sind in zahlreiche Sprachen übersetzt worden und ihre anhaltende Rezeption wird durch die kontinuierliche Publikation von Handbüchern, Abhandlungen und Sammelbänden ebenso dokumentiert wie durch einschlägige Konferenzen und die Aktivitäten der *Richard Rorty Society*.

Weder die umfangreiche historisch-systematische Rezeption Rortys innerhalb der Politischen Philosophie, der Sprachphilosophie oder der Ethik noch seine Bedeutung für die noch junge Teildisziplin der Metaphilosophie können angesichts dieser enormen Wirkmächtigkeit im Rahmen dieses Aufsatzes nachverfolgt werden. Mit Blick auf die Kritische Lebenskunst soll aber wenigstens angedeutet werden, zu welchen Entwicklungen sein Denken gegenwärtig beiträgt.

Im Binnenbereich der Umweltphilosophie bildet *Kontingenz, Ironie und Solidarität* eine der Inspirationen für das Konzept der *Slow Hope*, der langsamen Hoffnung. Angesichts der fortschreitenden ökologischen Zerstörung bedürfe es nicht nur einer Anerkennung der wissenschaftlichen Daten und Prognosen oder eines Eingeständnisses der menschlichen Verfehlungen, sondern auch einer Sprache, die den Blick auf positive Veränderungen und eine mögliche bessere Zukunft lenkt (vgl. Mauch 2019, S. 18). Es mangele weder an Wissen noch an theoretischen Begründungen für umweltethisches Handeln, doch es brauche darüber hinaus vor allem neue Narrative, um Potentiale für Verbesserung sowohl sichtbar als auch handlungswirksam zu machen. Erst wenn wir zu sehen lernen, was etwa hinsichtlich der Renaturierung von Flüssen, der Umstellung von Ernährung oder der Einrichtung von Schutzgebieten gegen alle historischen Erwartungen bereits erreicht wurde, könnten wir jene Form von Hoffnung kultivieren, die langfristiges Handeln motiviert.

Im Hinblick auf moralische und existenzielle Herausforderungen hat Rortys Werk ferner zu einer neuen Beschäftigung mit dem Nihilismus beigetragen. So eröffnet seine Philosophie radikaler Kontingenz zwar einerseits einen schier endlosen Raum von Möglichkeiten der Selbstwerdung, doch andererseits scheint sie nahezulegen, dass in letzter Konsequenz all unser Bemühen ohne Sinn und Bedeutung ist. Wenn die Welt selbst uns kein Vokabular zum Sprechen vorschlägt, dann ist sie unserer Suche nach Gewissheit und Wahrheit gegenüber offenbar gleichgültig. „The world is indifferent" (Koopman 2021, S. 25), doch wir sind es eben nicht. Als gründlicher Leser Nietzsches flirtet Rorty mit dem Nihilismus, ohne in ihm allerdings das zentrale Übel der Zeit zu sehen; zwar teilt er mit seiner Ablehnung von Letztbegründungen wesentliche Grundannahmen dessen, was als Nihilismus zumeist mit Sinnlosigkeit und existenzieller Leere assoziiert wird, ohne jedoch dessen negative Konsequenzen zu teilen.

In *Outgrowing Modern Nihilism* hat Tracy Llanera deutlich gemacht, inwiefern sich mit Rorty das nihilistische Sinnlosigkeitsverdikt als Folgeproblem des Egoismus verstehen lässt. Egoistische Selbstzufriedenheit impliziert demnach eine rigide Engstirnigkeit in intellektuellen, moralischen und religiösen Angelegenheiten. Wer in diesem Sinne egoistisch ist, glaubt stets, bestens informiert zu sein und über das abschließende Vokabular mit dem Höchstmaß an Verständnis zu verfügen. Der Egoist sieht jede kritische Selbstbefragung als unnötig an, ist dafür aber umso stärker gefährdet, wenn die eigene Weltanschauung doch irgendwann zusammenbricht, etwa wenn der für gottgesandt gehaltene politische Führer sich als inkompetenter Narzisst erweist oder der als überlegen angesehene Ernährungsstil durch eine schwere Krankheit infrage gestellt wird. In solchen Fällen kann der Nihilismus als Gefühl völliger intellektueller und moralischer Orientierungslosigkeit auf den selbstzufriedenen Egoismus folgen (vgl. Llanera 2020, S. 106). Wer seine Überzeugungen jedoch ohnehin als kontingent versteht und sich der historischen Bedingtheit der eigenen Weltsicht bewusst ist, entzieht einer solchen Tragödie von vornherein den Boden. Die Ironikerin unterläuft das Problem des Nihilismus, indem sie die Kriterien los wird, die das menschliche Leben überhaupt erst als hoffnungslos erscheinen lassen könnte. Es gelte sich demnach in der Kunst zu üben, die eigenen Überzeugungen als kontingent zu akzeptieren und dennoch nach bestem Wissen und Gewissen unerschrocken für sie einzustehen.

Literatur

Gross, N. (2008). *Richard Rorty. The making of an American pahilosopher*. The University of Chicago Press.

Koopman, C. (2021). Rorty's metaphilosophy: A pluralistic corridor. In D. Rondel (Hrsg.), *The Cambridge companion to Rorty* (S. 19–41). Cambridge University Press.

Kretz, D. (2023). Contingency, irony, and solidarity (1989). Übers.: Kontingenz, Ironie und Solidarität (1989). In M. Müller (Hrsg.), *Handbuch Richard Rorty* (S. 201–224). Springer VS.

Llanera, T. (2020). *Richard Rorty: Outgrowing modern Nihilism*. Palgrave Macmillan.

Mauch, C. (2019). Slow hope: Rethinking ecologies of crisis and fear. *RCC Perspectives, 1*, 1–43.

Mendieta, E. (2023). Richard Rorty's intellectual biography. In M. Müller (Hrsg.), *Handbuch Richard Rorty* (S. 79–113). Springer VS.

Müller, M. (2014). *Private Romantik, öffentlicher Pragmatismus? Richard Rortys transformative Neubeschreibung des Liberalismus*. Transcript.

Reese-Schäfer, W. (2006). *Richard Rorty zur Einführung*. Junius.

Rorty, R. (1992). *Kontingenz, Ironie und Solidarität*. Suhrkamp.

Rorty, R. (1994). *Hoffnung statt Erkenntnis. Eine Einführung in die pragmatische Philosophie*. Passagen.

Rorty, R. (1998). *Achieving our country. Leftist thought in twentieth-century America*. Harvard University Press.

Rorty, R. (2000). *Philosophie & die Zukunft: Essays*. Fischer.

Rorty, R. (2001). Erwiderung auf Dieter Thomä. In T. Schäfer, U. Tietz, & R. Zill (Hrsg.), *Hinter den Spiegeln. Beiträge zur Philosophie Richard Rortys* (S. 319–324). Suhrkamp.

Rorty, R. (2005). The brain as hardware, culture as software. In A. Vieth (Hrsg.), *Richard Rorty. His philosophy under discussion* (S. 13–34). Ontos.

Rorty, R. (2006). From philosophy to postphilosophy. In E. Mendieta (Hrsg.), *Take care of freedom and truth will take care of itself. Interviews with Richard Rorty* (S. 18–27). Stanford University Press.

Rorty, R. (2008). *Philosophie als Kulturpolitik*. Suhrkamp.

Rorty, R. (2017). *Der Spiegel der Natur: Eine Kritik der Philosophie*. Suhrkamp.

Rorty, R. (2025) Interview mit Vim Kayzer: On Beauty and Consolation, Episode 23: Richard Rorty. https://www.youtube.com/watch?v=86K3VXKZSec. Zugegriffen: 23. Mai 2025.

Sölch, D. (2014). Private Ironie und öffentliche Grausamkeit. Zur Kritik von Richard Rortys Nietzsche-Kritik. *Nietzsche-Studien, 43*, 200–212.

Wilhelm Schmid: *Philosophie der Lebenskunst. Eine Grundlegung* (1998)

18

Andreas Brenner

Der Meister

Fragt man nach *dem* Philosophen der Lebenskunst, dann wird man im deutschen Sprachraum einhellig den einen Namen hören: Wilhelm Schmid. Der 1953 in Bayern geborene Autor vertritt das Thema wie niemand anderer, was sich an seinem großen Oeuvre zeigt, das mittlerweile auf über 30 Bücher kommt, die allesamt um das eine Thema kreisen: aus dem Leben ein Kunstwerk zu machen. Ein solches Werk ruft unvermeidlich Neider und Lästerer auf den Plan, die – allesamt aus der akademischen Zunft kommend – zu bedenken geben, ob jemand, der so konsequent lebenslang bei einem Thema geblieben ist, denn noch etwas Neues ersinnen kann oder sich vielmehr immer aufs Neue wiederhole.[1] Solche Bedenkenträger attackieren dabei nicht nur den ins Visier genommenen Autor, sondern ebenso sein millionenfaches Publikum. Denn diese vielen Leser und Käufer müssten demnach so uneinsichtig sein, beim Kauf ihres *neuen Schmid* nicht zu realisieren, dass sie nur aufgekochten Kaffee bekommen.

Dem ist jedoch nicht so, wenngleich es durchaus Wiederholungen gibt, was bei einem Autor, der so lange dasselbe Feld beackert, kaum vermeidbar ist. Die Schmidschen Wiederholungen, so sie denn vorkommen, fungieren aber anders: Es geht nicht darum, jemandem etwas unterzujubeln, das er schon längst hat, sondern

[1] In diesem Sinne bemängelt Wolfgang Kersting, das Werk Wilhelm Schmids habe sich „zu einem gewaltigen konsiliatorischen Universum ausgedehnt“, das sich „kaum mehr von den Hochglanzbroschüren der Wohlfühl industrie“ unterscheide und zu einem „lebensethischen Rosenkranzbeten“ gerate (2007, S. 48, 50).

A. Brenner (✉)
Universität Basel, Philosophisches Seminar, Basel, Schweiz
E-Mail: andreas.brenner@unibas.ch

J. Zirfas und G. Gödde (Hrsg.), *Schlüsselwerke der Kritischen Lebenskunst I*, Schriften zur Kritischen Lebenskunst, https://doi.org/10.1007/978-3-662-72346-3_18

Anlauf zu nehmen, um Schwung zu bekommen, um eine neue Perspektive einnehmen zu können. Exemplarisch für solche Schwungübungen kann man auf die kleine treffliche Schrift zum Schaukeln blicken. Um was geht es in einem dieser jüngsten Veröffentlichungen, in denen Schmid im wahrsten Sinn persönlich wird? Nun es geht, wenig überraschend, um die Lebenskunst. Und das ist, wenn diese Kunst gelingt, eine wahre Lebensfreude. Aber ganz so einfach ist es dann doch nicht, muss doch auch das geübt werden, geht es schließlich um eine „Kunst der Lebensfreude" (so der Untertitel von Schmid 2023).

Wie der Lebenskunst-Philosoph weiß, gibt es auch die Lebensfreude selten einfach so. Zwar gibt es die Beglückung des Beschenktwerdens (Vgl. Schmid 2017), meist stellt sich diese jedoch erst ein nach gründlicher Vorbereitung, um nicht zu sagen, Arbeit. Denn das ist eine Erkenntnis der Schmidschen Analysen: Die Kunst, sein Leben zu meistern, ist eine Arbeit.

Schwung nehmen

Auch die Schmidsche Schaukelphilosophie erwies sich für den Autor als harte Arbeit. Am Anfang war jedoch, wie so häufig, noch alles leicht und, im wahrsten Sinne beschwingt. Was das Schaukeln ist, das wusste damals der schaukelnde Philosoph noch nicht, er genoss es einfach gemeinsam mit Ehefrau und erwachsener Tochter in einem Park, als sie auf drei langen, weit ausschwingenden Schaukeln um die Wette schwangen. Leichtigkeit und Freude, aber auch ein bisschen Angst, stellte sich von allein ein. Den Nachmittag, den Schmid zu Beginn seiner Schaukel-Philosophie schildert, darf man sich getrost als einen gelungenen, ja, als einen glücklichen Nachmittag vorstellen. Beschwingt und auf neue Gedanken gebracht, wie der Autor noch Tage danach war, fasste er den Entschluss zu seinem neuen Publikationsprojekt. Man muss sich den Autor als glücklich vorstellen, als er, noch immer ganz beschwingt, am Mittag seiner Frau von seinem Schaukel-Buch berichtete. Auch sie war gleich begeistert von dem neuen Projekt und auch sie hatte etwas zu berichten: Sie hatte an diesem Tag die Diagnose ihrer Krebserkrankung erhalten: unheilbar und in fortgeschrittenem Stadium. Als für Schmid mit einem Schlag die Welt stillstand und zu zerbrechen drohte, war es seine Frau, die ihn ermunterte, an dem schönen Projekt einer Schaukelphilosophie dranzubleiben.

Obwohl der Autor sich mittlerweile unter diesen extrem erschwerten Bedingungen wiederfand, hatte er wohl nicht wirklich an der Sinnhaftigkeit dieser Arbeit gezweifelt. Ist die Lebenskunst doch nicht nur die Kunst, „die schönen Seiten des Lebens zu genießen", sondern „auch mit den schwierigen Seiten zurechtzukommen" (Schmid 2023, S. 10). Und dazu bietet sich die Arbeit am Schaukeln in Theorie und Praxis in besonderer Weise an. Dass der Autor zu dieser Erkundungsarbeit von seiner Frau ermuntert wurde, lieferte den kleinen Anstoß, dessen Menschen häufig bedürfen, um die Kraft, die trotz aller Verzagtheit noch vorhanden ist, zu spüren und wirksam werden zu lassen. Und so ist aus dem Projekt, an dessen Beginn der Schock der niederschmetternden Nachricht stand, eine kleine Phänomenologie des Auf und Ab, also des Lebens geworden. Dass diese

Phänomenologie sich der gelebten Praxis verdankt, versteht sich dabei schon fast von selbst. Erst, wenn man es tut und sich auf eine Schaukel setzt und sich in Schwung bringt, wird einem klar, dass Heraklit noch harmlos war, als er lediglich fand, dass alles fließt. Im Gegenteil erkennt man recht bald die andere Weise: „Alles schaukelt!" (ebd.). Auch diese Erkenntnis ist nicht gratis zu haben, sie bedarf des Mutes, sich einmal auf die Schaukel zu setzen und loszulegen. Dass das Mut kostet, ist klar. Wer schaukelt, der kann abstürzen und, wer als Erwachsener schaukelt, der kann sich dabei nicht nur besonders verletzen, sondern setzt sich zugleich dem Verdacht des Kindischen aus. Aber ohne diesen Mut wird niemand zu Schaukelerkenntnissen gelangen.

Schmid will in seiner Lebenskunst aber nicht nur ermutigen, sondern auch zur Wahrnehmung ermuntern und auch dafür bietet das Schaukeln gute Gelegenheit. Das Hineinspüren in den eigenen Körper und die entsprechende Verlagerung des eigenen Gewichts, das Schwungnehmen und das Loslassen, all das setzt ein Können voraus, das vor allem dem Erwachsenen oft nicht leichtfällt. Denn die unter dem Druck des abendländischen Rationalismus aus ihrer Kindheit Erwachsenen sind, wie es ein anderer Beobachter seiner selbst, Helmuth Plessner, gesagt hat, hoffnungslos „ernüchtert" (Plessner 1928, S. 374). Gerade deshalb will das Schaukeln gelernt sein und gerade deshalb fördert Schaukeln die Form von Körperbeherrschung und Leibwahrnehmung, welche das schwingende Auf und Ab auf dem an langen Seilen hängenden Brett nicht etwa zu einer Metapher für das Leben, sondern sogar zu einer Phase *gelungenen* Lebens werden lässt.

Nun können wir nicht permanent auf der Schaukel sein, was ja auch nicht nötig ist, können wir doch Erfahrungen, die wir auf dem Brett gemacht haben, im normalen Leben, dann also, wenn wir wieder auf dem festen Boden angekommen sind, erinnern. Die Erfahrung von Schwung, maximaler Leichtigkeit bis zum beginnenden Rückschwung, kann Freude geben, die den Rest des Tages, an dem wir eher in der Mühsal der Ebene verbringen, überstrahlt. Insofern kann das Schaukeln selbst dann noch nachwirken, wenn Schwere und Druck den Menschen längst schon wieder ergriffen haben. Die Nachwirkung verdankt sich zweierlei, der Erinnerung an den Schaukel-Dynamos und der dort erfahrenen und aufgebauten Energie; beides vergeht letztlich nicht, zumal ein Drittes hinzukommt und dies ist die erlebte *Zeit der Zeitlosigkeit*. Sind wir wieder auf dem Boden der Tatsachen angekommen, dann läuft die Zeit wieder, wir sind dann in einer „Kultur der Zeit" (Schmid 1998, S. 98) gefangen, in der Tempo gemacht wird. Und das bedeutet: Je schneller wir sind, umso weniger von unserer gemachten Zeit haben wir. In einer solchen Zeit bleibt für das Schaukeln keine Zeit, sieht es doch aus, als sei es ein Akt der Zeitvergeudung, bei der der Mensch auf der Stelle steht, wobei es doch ganz anders ist und er sich aus der Zeit ausklinkt und aus ihr hinausschwingt. Schaukeln ist eine Weise der *Frei*zeit.

Natürlich herrscht auf dem Seilbrett nicht die absolute Freiheit. Wer glaubt, er müsse hier nichts müssen, der kommt entweder nicht in die Höhe oder er fällt, einmal in Schwung gekommen, bald herunter. Absolute Freiheit, dieses Unding auf Erden, gibt es auch hier nicht, auch „Schaukeln will gelernt sein" (Schmid 2023, S. 23) und fürs Lernen gilt: Übung macht den Meister. Hat man es aber gelernt, ist sozusagen ein Meister-Schaukler, dann rückt alles andere in den Hintergrund. Die Zeit ist auf der Schaukel auch nicht ausgeschlossen, man merkt es spätestens, wenn man nach langem Schaukeln Hunger bekommt. *Frei*zeit ist also nicht keine Zeit, wohl aber ein temporales Fluidum, das von es okkupierenden Fremderwartungen frei ist. Das Paradebeispiel einer solchen Okkupation stellt die Digitalisierung dar, welche sich mittlerweile als der Zeitdieb schlechthin erwiesen hat.[2] Sich dem zu entziehen, rückt den Fokus der Lebenskunst ins Zentrum: bei sich sein. Für diesen Zustand böte sich das Modewort der Authentizität an; Schmid wählt lieber die sprechenden Worte der Umgangssprache. Nur wem es gelingt, bei sich zu sein, der hat die Chance, ein „erfülltes Leben" (Schmid 1998, S. 94) zu führen. Dass ein solches Leben keines ist, das sich an den äußeren Kriterien orientiert, leuchtet ein, weil ein solches Leben nicht er*füllen* würde, sondern leer wäre.

Um noch einmal auf das Schaukeln zurückzukommen: Liest man im bislang vorliegenden Gesamtwerk Schmids, dann verblüfft es einen, wie er später vertiefte Gedanken bereits früh gedacht hat. Das zeigt sich häufig in seiner einfachen und zugleich subtilen Sprache, beispielsweise dann, wenn er feststellt, dass am Grunde der Lebenskunst die Kernfrage unausgesprochen *mitschwingt*, warum man das Leben überhaupt gestalten solle (ebd., S. 88). Von diesem Mitschwingen ist es dann eine kurze Bewegung zu der Vorstellung, wie wirklich wichtige Gedanken entstehen: im Fluss und Schwung.

Aber das hier zu lebenskünstlerischen Ehren gelangte Schaukeln ist selbstverständlich nicht die einzige Weise, über *Frei*zeit zu sich selbst zu kommen: Da gibt es so viele verschiedene Formen wie es Menschen gibt; sie zu entdecken, bedarf indes sowohl der Selbsterkenntnis als auch der Welterkenntnis.

Welt erfahren

Niemand kann sein Leben auf der Schaukel verbringen, wir müssen auch noch anderes tun und so leben wir nicht nur in *Frei*zeit, sondern auch in *Fest*zeit, in der wir einem Beruf oder sozialen Verpflichtungen wie Essen vorbereiten und sich mit anderen zusammensetzen, nachgehen und dabei vielen Anforderungen gerecht zu werden haben, über die wir nicht alle frei bestimmen können: Vieles ist gegeben oder ergibt sich wie von selbst. Trotz der Selbstläufigkeit der Welt ist es kein Widerspruch, sich dazu zu verhalten und auch bewusst zu wählen, wie wir uns zu was wie verhalten wollen.

Darin zeigt sich Lebenskunst, die auch eine Frage der *Wahl* ist. Wie schwer die Wahl gerade in der Moderne fällt, ist hinlänglich beschrieben worden als eine Explosion der Wahlmöglichkeiten. Anders als aus vormoderner Perspektive gedacht, erweist sich die schier unendliche Zahl von Auswahlmöglichkeiten als Überforde-

[2] Daher hält Schmid eine „Erholung von der Digitalisierung" für dringend geboten (2023, S. 15–22). Es ist bemerkenswert, dass er bereits 1998 über „Lebenskunst im Cyberspace" geschrieben hat (1998, S. 133–137).

rung und ist ein wohlüberlegtes Wählen unter diesen Bedingungen gar nicht möglich. Vor diesem Hintergrund erweist sich die moderne Multiwahloption zunehmend als eine Scheinwahl, bedeutet doch „Wahlfreiheit [...] Wahlnotwendigkeit" (ebd., S. 189). Und die Wahlnotwendigkeit wird zugleich zur Basis von Frustration, ist doch jede Wahlentscheidung *für* in einem Zuge die Entscheidung *gegen* tendenziell unendlich viele andere Optionen. Das alles zusammengenommen weist die Wahlfreiheit eher als eine Illusion, denn eine wirkliche Freiheit aus (ebd., S. 190). Lebenskunstphilosophisch würde das bedeuten, dass Menschen über diese Zusammenhänge, welche nicht zuletzt Folge des finanzkapital-getriebenen Wirtschaftssystems sind, aufgeklärt werden müssen.

Entsprechend unternimmt Schmid in der *Philosophie der Lebenskunst*, welche als Schmidscher Grundlegungsschrift gelten kann, ausgiebige Analysen der gesellschaftlichen Subsysteme. Diese Kenntnisse gilt es im Blick zu behalten, wenn man daran geht, sein Leben in Form zu bringen. Es ist demnach kein Muss, aber von Vorteil, wenn einem die Möglichkeiten und Kniffe des modernen Marketings bewusst sind, wenn man eine Vorstellung davon hat, wie die moderne Technologie das Leben umfasst, wenn man ein Basiswissen von Natur und Umwelt sowie von Politischer Theorie hat. Man merkt schon, dass man dies unmöglich alles zusammenbringen kann, weswegen man sich mit Schmid fragen kann, ob es nicht zielführend sei, gleich in der Schule damit zu beginnen und „Lebensgestaltung als Schulfach" einzuführen (ebd., S. 317–324). So naheliegend dieser Gedanke auch ist, so vergeblich gestalten sich schließlich entsprechende curriculare Überlegungen und es bleibt ganz einfach und ganz kompliziert bei der Einsicht, die schon Seneca hatte und die Schmid zitiert: „Leben muss man das ganze Leben lang lernen" oder: Es geht „bei der Frage des Lebenlernens um Selbstbildung und Erziehung seiner selbst" (ebd., S. 324).

Es ist dieser Ansatz, den Schmid in seinem Lebenswerk in immer wieder neuen Perspektiven entfaltet, curriculare Überlegungen kommen demgegenüber bei ihm nicht mehr vor. Wenn dies dem Autor eher geeignet erscheint, das Ziel zu erreichen, das Leben nicht einfach so gelebt, sondern es gestaltet zu haben, als auch in dieser Sache die Schulbank zu drücken, dann folgt er letztlich dem Ansatz zur Aufklärung, wie ihn Immanuel Kant vermittelt. Aufklärung im Sinne von Kant lässt sich ja bekanntlich auch nicht lernen, man muss es ‚einfach' tun. Damit das denn gelingt, bedarf es lediglich einer guten Prise Muts und sicher auch Durchhaltewillens. Da es nicht immer und eher selten um den Kampf gegen selbstherrische Autokraten geht, handelt es sich bei dem gefragten Mut weniger um Löwenmut als eher um Unerschrockenheit gemischt mit einem Schuss Mumm. Jeder spürt selbst am besten, was von ihm Mumm verlangt, beispielsweise das öffentlich zu tun, was einem selbst Freude bereitet und sich damit zu sich selbst zu bekennen. Das ist weniger leicht getan als gedacht und dies häufig nicht wegen der einen kritisch beäugenden Anderen, sondern schlicht wegen einem selbst. Ein wenig hat dies gleichwohl mit den Anderen zu tun, denn das Projekt der Freundschaft, das dazu unabdingbar ist, wird selten als Selbstfreundschaft verstanden. Denn nur, wer mit sich selbst befreundet ist, wählt sich selbst „zum Ansatzpunkt für eine verträglichere Welt, die sich durch mehr *humanen Charme* und weniger Narzissmus auszeichnet“ (Schmid 2018, S. 12). Genau dieses Verständnisses bedarf es aber, wenn Lebenskunst gelingen soll. Und diese Weise kann man kurz und knapp wie folgt bestimmen: Lebenskunst, das ist „die bewusste, überlegte Lebensführung“ (Schmid 2004, S. 9). Beide Beschreibungen machen es aus: Bewusst sein eigenes Leben zu führen, ist deshalb so schwer, weil in der modernen Gesellschaft vieles wie von selbst läuft und wir bei dem hohen Tempo im Getriebe häufig schlicht überfordert sind und den an uns herangetragenen Erwartungen hinterherrennen. Dass dies auch in der hochdynamischen und ausdifferenzierten Gesellschaft nicht so völlig neu ist, lässt sich bereits bei den antiken Lebenskunst-Autoren Epiktet und Seneca, auf die sich Schmid immer wieder bezieht, lernen. Offenbar hatten auch die Alten schon das Problem, dass sie sich unter so hohem Druck empfanden, dass sie sich selbst davon nur befreien konnten, indem sie, wie Epiktet es formuliert, sich selbst „ein festes Gepräge und Muster“ gaben (Epiktet 1992, Regel 33, S. 51). Wenngleich sich in der Sache wenig geändert hat, so stellt die Umsetzung eine große Herausforderung dar. Denn zwischen der Antike und der Moderne hat sich der „Gegenstand“ um den es hier geht, gewaltig verändert. Das Selbst, welches in ein solches Gepräge und Muster eingepasst werden soll, hat sich mittlerweile zu einem ganzen Kontinent ausgefaltet, bei dem schwer zu sagen ist, wo er beginnt und wo er aufhört. Und, wenn dies einmal geleistet ist, können sich die vielen Verästelungen als beunruhigendes Labyrinth erweisen.

Lebenskunst bedarf daher einer „Hermeneutik des Selbst“ (Schmid 1998, S. 94), die komplexer, vielfältiger und verwirrender ist als ein ‚einfaches‘ „Erkenne Dich selbst“, das bekanntlich ja auch nie einfach war. Die Erkenntnis des Selbst muss zugleich sowohl einen inneren als auch einen äußeren Erkenntnisgang wählen, um schließlich zu „Selbsterkenntnis“, „Selbsterfahrung“, „Selbstbewusstsein“ und „Selbstgefühl“ zu gelangen, welches dann in ein „Selbstgespür“ mündet. Im Selbstgespür vereinigen sich „körperliches Befinden“, „seelisches Empfinden“, „kognitives Wissen“ und das aus dem Umgang mit sich und anderen resultierende Erfahrungswissen (ebd.). Diese vielfältigen Einsichten liefern erst die Basis, um darauf das von Epiktet bezeichnete „Gepräge“ zu bauen, für welches Schmid den eingängigeren Begriff der „Lebensform“ wählt. Eine solche Form ist unabdingbar, um dem „diffusen Etwas namens „Leben“ Bestimmtheit“ zu geben. Wenn dies gelingt, lässt sich sagen: „Ich bin eine in das Leben geschriebene Form“ (ebd., S. 120). Diese Form ist deshalb unverzichtbar, weil andernfalls das lebenskünstlerisch Gestaltete nicht von dem, das andere gestaltet haben oder das nichtgestaltet ist, unterschieden werden kann. Man sieht, warum es nicht gut ist, wenn sich – Schmid sieht in der Gegenwart eine zunehmende Tendenz dazu – *„Formlosigkeit“* breitmacht (ebd., S. 121). Ein formloses Leben ist ein auseinanderflatterndes, das immer schwerer und immer weniger als selbst gelebt betrachtet werden kann. Formlos ist wie wohnungslos, ist doch die Lebensform „eine Wohnung für das Leben“ (ebd.).

Damit adelt Schmid die Wohnung, deren Bedeutung er derjenigen der Heimat noch voransetzt. Dabei hat Schmid auch die Heimat bereits in seiner Grundlegungsschrift diskutiert (ebd., S. 400–401), um ihr später eine eigenständige Monografie zu widmen (Vgl. Schmid 2021). Wenn „Wohnung“ „Heimat“ trumpft, ist das doppelt erklärungsbedürftig, wird Letztere doch schon sprachlich als Existential beschrieben („Heimweh") und mit „Heimat" Politik gemacht und bisweilen sogar Kriege geführt. Heimat ist aber, wie man mit Epiktet und Schmid sagen kann, nichts wert, wenn es einem nicht gelingt, seinem Leben Form zu geben. Die Form und der Halt, welche die *Lebensform* bieten, sind der Rahmen innerhalb dessen die Welt *erfahren* wird. Da Erfahrung keine objektive Kategorie, sondern ein subjektives, personales Erleben beschreibt, ist Welterfahrung die Voraussetzung jedes nachträglichen Weltbezugs. Wir können uns erst zur Welt verhalten, wenn wir uns, unser Selbst, erlebt und wahrgenommen haben, das aber setzt voraus, dass wir es in Form bringen, weil es erst in der selbstgegebenen Verdichtung entsteht. Auch deshalb stellt die digital getriebene Omnipräsenz einen Angriff auf die nötige Verdichtung des Selbst dar, weswegen digitale Auszeiten, Zeiten des Off, die Chance zur Eigenzeit bieten (Vgl. Nowotny 1993). Sich solche Zeiten zu nehmen, ist eine lebenskünstlerische Leistung und Tat. Denn darin kommt die „Sorge um sich" zum Ausdruck, um die sich alle Lebenskunst dreht.

Sich um sich sorgen

Mit dem für das Werk von Schmid so zentralen Motiv der Selbstsorge rückt neben der bereits benannten antiken Philosophie eine weitere wichtige Quelle seines Werks in den Fokus, die Philosophie Michel Foucaults. Für die deutschsprachige Rezeption Foucaults leistet Schmid mit diesem Werk nicht nur, aber auch Türöffner-Dienste. Das Werk Foucaults ist zwar bereits seit den 1970er Jahren im Deutschen bekannt, aber die wichtigen lebensphilosophischen Arbeiten erscheinen erst ab 1984 (Foucaults Todesjahr) im Original und werden dann bald übersetzt. Da kommt Schmid mit seinem in Paris erarbeiteten und 1987 erschienenen Buch gerade recht, um die Rezeptionsgeschichte Foucaults maßgeblich mitzuprägen. Das macht er aber nur *en passant*, geht es ihm doch darum, zu verstehen, wie Foucault die *L'usage des plaisirs* denkt und was sich daraus für die Sorge um sich selbst lernen lässt. Liest man heute dieses erste Buch von Schmid, so ist es verblüffend zu sehen, wie sehr er seinen eigenen Weg bereits vorgezeichnet gesehen haben mag. In dieser schmalen Schrift kommen die späteren Themen von Liebe, Lust und Schönheit bereits vor und dies nicht als für sich stehende Solitäre, sondern im Bezug auf die Arbeit der Sorge um sich selbst (Vgl. Schmid 1987).

Die Sorge um sich selbst kann letztlich als Synonym für Lebenskunst genommen werden (Vgl. Schmid 1998, S. 244), was sich sowohl im Negativen als auch im Positiven zeigen lässt: Bei einer Sorglosigkeit in Bezug auf das eigene Selbst, droht dessen Vernachlässigung bis hin zur Selbst-Schädigung; umgekehrt verhält es sich im Positiven, hier stärkt eine Sorge um sich selbst eben dieses Selbst. Schmid verweist in diesem Zusammenhang nicht nur auf Martin Heideggers Auffassung, die Begriffe „Selbst" und „Sorge" bezeichneten ein und dasselbe (Vgl. Heidegger 1927, § 41, S. 193, § 64, S. 318), sondern er verteidigt eben diese Ansicht mit seinen Sorge-Analysen.

Selbst- und zugleich Fremd-Sorge hat derjenige besonders nötig, der einen geliebten Menschen verliert, besonders dann, wenn er ihn aus dem Leben verliert. Auch damit hat sich Schmid auseinandergesetzt und damit gezeigt, dass er die Haupttugend der Philosophie, die sich bekanntlich im Mut äußert, lebt. Mut ist denn auch nötig, wenn man die existentiellen Fragen, welchen die Lebenskunst nicht aus dem Weg gehen sollte, angeht. Mit einer solchen Frage beginnt Schmid sein jüngstes Werk, wenn er fragt: „Wo ist meine Frau?" Dann ist dem Leser auch sofort klar, dass die beschwingende Analyse, die wir in seinem Buch zum Schaukeln lesen durften, nicht gut ausgegangen ist. Nun also fragt Schmid, wo seine Frau nach ihrem Tod ist. Ausgehend von weitverbreiteten Erfahrungen, den verstorbenen Menschen zu spüren und zu erleben, mutmaßt Schmid, dass sich solche Erlebnisse energetischen Zuständen verdanken könnten. Dem Magnetismus vergleichbar, so überlegt Schmid, könnten die „Energien, die der Verstorbene nicht mehr für sich braucht", auf denjenigen übergehen, „der in Beziehung zu ihm bleibt" (Schmid 2024, S. 19). Betrachtungen wie diese sind nicht neu, finden jedoch zunehmend Beachtung und Bestätigung und[3] Schmid gelingt es, diesen Ideen Sinn zu verleihen. Die Irrtumsmöglichkeit schließt er dabei keineswegs aus, zugleich ist ihm jedoch klar, dass „Sinngebung so vollständig wie möglich in den Blick zu bekommen", eine Weise selbstbestimmten Lebens ist (Schmid 2013, S. 12).

Never-Ending?

Kritisch wurde bereits früh an Schmids Werk angemerkt (Vgl. Kersting 2007, S. 48, 50), dass es fast keinen Bereich des Lebens gebe, der von ihm nicht als Gegenstand der Lebenskunst entdeckt und im wahrsten Sinne beackert worden sei. Falls diese Kritik damals bereits zutraf, umso mehr müsste das zwei Jahrzehnte später und vor dem Hintergrund vieler weiterer Lebenskunst-Analysen gelten. Wolfgang Kersting kritisiert das Schmidsche Gesamtunternehmen „einer Rettung der Philosophie durch Lebenskunst und einer Rettung der Lebenskunst durch Philosophie" (ebd., S. 52). Mit dieser Kritik werden wir gleich an den Anfang zurückgeworfen und müssen erst einmal klären, was denn Philosophie und was denn Lebenskunst ist. Im Kern behauptet Kersting, dass Schmid sich die Sache ‚Leben' sowohl zu einfach als auch zu kompliziert mache. Konkret kritisiert er, dass die vielen Analysen von Schmid von einem Kosmos der Wahlmöglichkeiten ausgehe, den es in der gelebten Wirklichkeit gar nicht gebe, und den anzunehmen sowohl Illusion als auch Überforderung bedeuten könne (Vgl. ebd., S. 55–57; Schmid 1998, „Eine Frage der Wahl", S. 188–238).

So wenig diese Kritik vollends zurückzuweisen ist, so sehr gilt doch auch, dass Leben als eine Wahlmöglichkeit begriffen werden muss, wenn es überhaupt Sinn

[3] Beispielsweise durch den Physiker Federico Faggin (2024); siehe dazu Marc Zollinger (2024), literarisch verdichtet hat diesen Ansatz Sibylle Lewitscharoff (2019).

machen soll. Schmids Oeuvre kann mithin als Aufmerksam-Macher gelten, welcher die Möglichkeiten der Wahl, die wir haben und die jeder in seinem Leben entdecken kann, zum Vorschein bringt. Schmids Anspruch und Leistung besteht denn auch zunächst einmal in nichts anderem als einer ästhetischen Übung, und zwar in dessen ursprünglichem Sinne von *aisthesis* als Übung von Wahrnehmung. Der Blick von außen bleibt unverzichtbar (s. Langbehn 2007, S. 215–234), um sich selbst zu erkennen und dann sich selbst sorgend begegnen zu können. Der Blick von außen ist daher nicht erst zur Entwicklung einer ökologischen Lebenskunst gefragt (Vgl. Schmid 1998, „Ökologische Lebenskunst", S. 399–414), sondern stellt schlicht die Voraussetzung gelingender Selbstsorge dar (Vgl. ebd., „Das Subjekt der Sorge um sich", S. 244–249). Dieses Selbstverhältnis hat einige Bezüge, die eine allgemeine Konstanz ausweisen, im Konkreten und Besonderen jedoch jeweilig neu errungen werden müssen. Das zeigt sich nicht nur, aber dort in besonderer Weise, im Selbstbezug auf die Dimension der Leiblichkeit. Die alle Menschen betreffende Gemeinsamkeit verlangt unter der Perspektive der individuellen Disposition eine jeweils neue und damit nie endende Sorge-Arbeit. Die im Wandel begriffene Leiblichkeit macht es nötig, nicht bei einem einmal errungenen Selbst-Verständnis auszuruhen. Auch hier ist Bewegung gefragt (Beispiele sind Alter und Krankheit, Vgl. Schmid 2013, 2015, 2016). Selbstsorge gelingt jedoch nur, wenn den „sorgenden *Ichs* (…) das *Wir* nicht egal ist" (Schmid 2025, S. 13). Und so überrascht es nicht, dass Schmid sein bislang letztes Opus Magnum der Gesellschaft widmet und der immer wieder diskutierten Sorge um den vermeintlich schwindenden Zusammenhalt. So berechtigt diese Sorge auch sein mag, so offensichtlich ist, was aus Schmidscher Sicht dagegen zu tun ist: Wahrnehmung. In der Wahrnehmung der Anderen bekümmern wir uns zugleich immer auch um uns selbst und so kann dann auch zusammenfinden, was zusammengehört.

Es überrascht daher nicht, dass Wilhelm Schmid die Themen noch nicht ausgegangen sind. Der Grund dafür liegt nicht in der Feststellung, mit der Peter Handke bereits als junger Autor sein Schreibwerk ankündigte: „Geschichten schreibt das Leben bekanntlich am besten, nur dass es nicht schreiben kann" (Handke 1972, S. 22). Schmid ist nämlich nicht von Geschwätzigkeitssucht angetrieben, sondern von der Not, das Leben zu verstehen und ihm im Verstehen Sinn abzugewinnen.

Literatur

Epiktet. (1992). *Handbüchlein der Moral*. Reclam.

Faggin, F. (2024). *Oltre l'invisible. Dove scienza e spiritualità si uniscono*. Mondadori.

Handke, P. (1972). *Ich bin ein Bewohner des Elfenbeinturms*. Suhrkamp.

Heidegger, M. (1984). *Sein und Zeit* [1927]. Niemeyer.

Kersting, W. (2007). Die Gegenwart der Lebenskunst. In W. Kersting & C. Langbehn (Hrsg.), *Kritik der Lebenskunst* (S. 10–90). Suhrkamp.

Langbehn, C. (2007). Grundlegungsambitionen, oder der Mythos vom gelingenden Leben. Über Selbstbewusstsein und Selbstgestaltung in der Ethik. In W. Kersting & C. Langbehn (Hrsg.), *Kritik der Lebenskunst* (S. 201–236). Suhrkamp.

Lewitscharoff, S. (2019). *Von oben*. Suhrkamp.

Nowotny, H. (1993). *Eigenzeit. Entstehung und Strukturierung eines Zeitgefühls*. Suhrkamp.
Plessner, H. (1981). Die Stufen des Organischen und der Mensch [1928]. In *Gesammelte Schriften*, Bd. IV. Suhrkamp.
Schmid, W. (1998). *Philosophie der Lebenskunst. Eine Grundlegung*. Suhrkamp.
Schmid, W. (2000). *Die Geburt der Philosophie im Garten der Lüste. Michel Foucaults Archäologie des platonischen Erbes* [1987]. Suhrkamp.
Schmid, W. (2004). *Mit sich selbst befreundet sein. Von der Lebenskunst im Umgang mit sich selbst*. Suhrkamp.
Schmid, W. (2013). *Dem Leben Sinn geben*. Suhrkamp.
Schmid, W. (2015). *Sexout. Und die Kunst, neu anzufangen*. Insel.
Schmid, W. (2016). *Das Leben verstehen. Von den Erfahrungen eines philosophischen Seelsorgers*. Suhrkamp.
Schmid, W. (2017). *Vom Schenken und Beschenktwerden*. Insel.
Schmid, W. (2018). *Selbstfreundschaft. Wie das Leben leichter wird*. Insel.
Schmid, W. (2021). *Heimat finden. Vom Leben in einer ungewissen Welt*. Suhrkamp.
Schmid, W. (2023). *Schaukeln. Die kleine Kunst der Lebensfreude*. Insel.
Schmid, W. (2024). *Den Tod überleben. Vom Umgang mit dem Unfassbaren*. Insel.
Schmid, W. (2025). *Die Suche nach Zusammenhalt. Ich und Wir: Vom schönen und schwierigen Leben in Gesellschaft*. Suhrkamp.
Zollinger, M. (17. Oktober 2024). Das Bewusstsein existiert weiter nach dem Tod. Der Physiker Federico Faggin gehört zu den bedeutendsten Erfindern. Aber sein Denken beschränkt sich nicht auf die materielle Welt. *Neue Zürcher Zeitung*, 30.

Peter Sloterdijk: *Du mußt dein Leben ändern. Über Anthropotechnik* (2009)

19

André Schütte

Biografisches und Werkschaffen

Peter Sloterdijk wird 1947 in Karlsruhe als Sohn einer Deutschen und eines Niederländers geboren. Infolge einer komplizierten Geburt und einer daran anschließenden Gelbsucht ist sein Leben jedoch von Beginn an bedroht: „Ich habe sozusagen als Toter angefangen. […] Von der ersten Minute meines Lebens an war ich schon an sein Ende erinnert. Wenn der Beginn das Ende evoziert, so ergibt das einen Ausgangspunkt, der alles verfärbt" (Sloterdijk 2007). Anfang der 1950er-Jahre zieht die Familie, die der Vater jedoch bald verlässt, nach München. Ab 1968 studiert Sloterdijk zuerst in München (u. a. bei Bernhard Waldenfels) und später in Hamburg Philosophie, Germanistik und Geschichte. Allerdings ist er selbst kein 68er, die er als zu stark politisch und zu wenig existentiell ausgerichtet kritisiert. 1976 wird Sloterdijk von Klaus Briegleb mit einer literaturwissenschaftlichen Arbeit an der Universität Hamburg promoviert, die unter dem Titel *Literatur und Organisation von Lebenserfahrung. Autobiographien der Zwanzigerjahre* publiziert wird. In den Jahren zwischen 1978 und 1980 hält er sich im indischen Poona auf. Seine Zeit im Ashram von Bhagwan Shree Rajneesh (‚Osho') und den Kontakt zu Zen-Buddhismus und Sufismus beschreibt er als ‚Ost-Erweiterung der Vernunft'. Zurück in Deutschland, widmet sich Sloterdijk dem Schreiben als freier philosophischer Schriftsteller.

Im biografischen Rückblick beschreibt er das Zustandekommen seiner eigenen philosophisch-schriftstellerischen Arbeit wie folgt:

A. Schütte (✉)
Universität Siegen, Siegen, Deutschland
E-Mail: andre.schuette@uni-siegen.de

J. Zirfas und G. Gödde (Hrsg.), *Schlüsselwerke der Kritischen Lebenskunst I*, Schriften zur Kritischen Lebenskunst, https://doi.org/10.1007/978-3-662-72346-3_19

> 1947 geboren, blieb ich ein von der Vaterseite her so gut wie völlig ungeprägter junger Mann. Zur rechten Zeit sah ich ein, ich sollte mich zu einer Art Selbstbevaterung entschließen. […] Ich mußte mir meine Väter oder Instruktoren zusammensuchen, dazu war es nötig, sich in der Welt umzusehen. Väter sind Vorbilder, nicht wahr, die man aufsucht, um etwas zum Überwinden zu haben, irgendwann später? So machte ich mich am Leitfaden der Bewunderung auf den Weg. Niemand, der etwas zu sagen hatte, war vor meiner Bewunderung sicher – auch nicht vor meiner Enttäuschung. Der Durchbruch kam, als ich verstand, daß ich mir selber die Welt erzählen mußte. In meinem Fall konnte das nur dadurch geschehen, daß ich mich selber an die Hand nahm – als Lehrer und Schüler in einer Person. […] Ich denke noch immer, dieses Vorgehen war nicht die schlechteste Zugangsweise zur philosophischen Sphäre. Sie empfahl sich in meinem Fall besonders, sie entsprach der Lage eines jungen Menschen, der wie so viele aus seiner Generation mit dem Gefühl starker Unsicherheit aufgewachsen war (Sloterdijk 2013, S. 18 f.).

Sloterdijk wird durch seine 1983 publizierte *Kritik der zynischen Vernunft* populär. Einer Poetik-Dozentur an der Goethe-Universität Frankfurt folgen eine Professur an der Akademie der bildenden Künste in Wien sowie von 1992 bis 2017 eine Professur für Philosophie und Ästhetik an der Hochschule für Gestaltung in Karlsruhe, der er zwischen 2001 und 2015 als Rektor vorsteht. 1999 wird seine Rede *Regeln für den Menschenpark* in der Öffentlichkeit kontrovers diskutiert, und zwischen 2002 und 2012 moderiert er gemeinsam mit Rüdiger Safranski die Abendtalkshow „Das Philosophie Quartett" im ZDF.

2024 hält Sloterdijk als Gastprofessor eine Vorlesungsreihe über Europa (Titel: *Der Kontinent ohne Eigenschaften*) am Collège de France in Paris. Sloterdijk ist in vierter Ehe verheiratet und hat eine Tochter. Seit seiner Emeritierung lebt er abwechselnd in Berlin und in der Provence.

Sloterdijks Werk lässt sich inhaltlich grob in zwei Phasen einteilen. Die erste Phase hebt 1972 mit einem Essay über *Michel Foucaults strukturale Theorie der Geschichte* an und erstreckt sich über die *Kritik der zynischen Vernunft* bis an das Ende der 1980er-Jahre. Diese Phase zeichnet sich dadurch aus, dass Sloterdijk hier die Möglichkeit eines kritisch-zeitdiagnostischen Philosophierens jenseits der Kritischen Theorie auslotet: „Weder eskapistisch noch einverstanden, zielt eine alternative Kritik darauf, eine kritische Theorie des In-der-Welt-Seins voranzubringen" (Sloterdijk 1989, S. 13). Das letztgenannte Zitat stammt aus dem Buch *Eurotaoismus*, das gewissermaßen eine Scharnierstelle zwischen der ersten und der zweiten Phase in seinem Werk darstellt. In dieser zweiten Phase ist ein kritisch an Heideggers Existenzial-Ontologie orientiertes philosophisch-anthropologisches Interesse zu beobachten, das sich die ‚Analytik des Zur-Welt-Kommens' vornimmt. Dieses Programm erweitert sich über die *Sphären*-Trilogie bis hin zu *Du mußt dein Leben ändern* und die *Schrecklichen Kinder der Neuzeit*: Es „würde von dem Augenblick an plausibel, in dem es gelingt, einen nicht-theologischen Raum für Weltabstand aufzuzeigen – wenn man so will: eine Transzendenz in methodischer Absicht zu eröffnen" (ebd.).

Was nun die systematische Einordnung von *Du mußt dein Leben ändern* in das Werkschaffen Sloterdijks anbelangt, so kann man erstens sagen, dass das Buch einen Teilbereich seines Projektes ausmacht, die Allgemeine Immunologie als Nachfolgewissenschaft der Metaphysik zu begründen. Zweitens schließt das Buch an seine Ansätze zu einer Anthropologie der Technik an, die hier auf den Bereich des Ethischen ausgeweitet werden.

Zum ersten Punkt: Hierbei weist Sloterdijk den klassischen metaphysischen Weltbildentwürfen die „Korrelation von Form und Immunität" nach, um zu zeigen, dass hinter dem Problem der „Letztbegründung die Sorge um Letztimmunisierung steht". Diese Form ist die Kugel bzw. der Globus, bei den Griechen unter dem Begriff ‚Kosmos' als dem „stimulierenden Bild einer allumfassenden Sphäre" (Sloterdijk 2005, S. 19) vorgestellt. Die Metaphysik sei jedoch gescheitert, weil „sie die Sache des Lebens verteidigen will […] und zugleich Partei ergreift für das Unendliche, das jedes einzelne Leben verneint und private Immuninteressen ignoriert" (Sloterdijk 2004, S. 19).

Dies werde in der Moderne sinnfällig: Sie habe „keine Supersphäre von der Art der Gotteskugel mehr zur Verfügung", weshalb auch der Immunsinn der (einen) Kugelform obsolet geworden sei, sodass die „Sphärologie der Moderne eine Beschreibung von Raumvielheiten erfordert" (Sloterdijk & Heinrichs 2006, S. 346). Hierfür benutzt Sloterdijk die Metapher ‚Schäume' – viele kleine, kontingente, unterschiedliche und fragile Kugeln statt einer allumfassenden und ‚dickwandigen' großen: „Der Satz ‚Gott ist tot' wird als die gute Nachricht der Gegenwart bestätigt. Man könnte ihn umformulieren: Die Eine Kugel ist implodiert, nun gut – die Schäume leben" (Sloterdijk 2004, S. 26).

Das Konzept der Allgemeinen Immunologie gebe Antwort auf die Frage, wie das geschieht. Demgemäß wird menschliches Welt- und Selbstverhalten primär als Auseinandersetzung mit „Verletzungen und Invasionen" sowie mit „potentiellen Todbringern" gedeutet (Sloterdijk 2009, S. 20). Die immunologischen Grundoperationen bestehen Sloterdijk zufolge in Aktionen der „Selbstschließung und selektive[n] Teilhabeverweigerung" (Sloterdijk 2004, S. 195) denn: „Für jeden Organismus ist seine Umwelt seine Transzendenz, und je abstrakter und unbekannter die Gefahr ist, die von der Umwelt her droht, desto transzendenter steht sie ihm gegenüber" (Sloterdijk 2009, S. 21).

Vor diesem Hintergrund versteht Sloterdijk in *Du mußt dein Leben ändern* Immunsysteme als „Systeme zur vorwegnehmenden Verletzungsverarbeitung" (ebd., S. 22). Im Hinblick auf den Menschen geht er von drei kooperativ verschränkten und sich funktional ergänzenden Immunsystemen aus: Über dem bewusstseinsunabhängigen biologischen Immunsystem macht er zwei Systeme immunologischer Praktiken aus. Dies ist zum einen ein System von „sozio-immunologischen Praktiken", zu denen insbesondere die „juristischen und solidarischen, aber auch die militärischen" Praktiken zählen, „mit denen Menschen in ‚Gesellschaft' ihre Konfrontationen mit fern-fremden Aggressoren und benachbarten Beleidigern oder Schädigern abwickeln". Zum anderen sind dies die „symbolischen beziehungsweise psycho-immunologischen Praktiken" (ebd.), auf denen Kultur beruht: Sie gewähren „Weltbildsicherheit, Kompensation der Todesgewißheit und generationenübergreifende Normenkonstanz" (ebd., S. 701). Die Ausführungen in *Du mußt dein Leben ändern* beziehen sich vor allem auf das letztgenannte Feld symbolisch-kultureller Praktiken.

Zum zweiten Punkt: Der Untertitel ‚Über Anthropotechnik' macht deutlich, dass die Ausführungen in *Du mußt dein Leben ändern* in einer Linie von Arbeiten stehen wie den *Regeln für den Menschenpark* oder dem Aufsatzband *Nicht gerettet. Versuche nach Heidegger*, in denen Sloterdijk die These vom Menschen als technischem Wesen entfaltet: Zum einen geht er hier davon aus, dass Techniken menschheitsgeschichtlich eine herausragende Rolle gespielt haben. Und zum anderen entfremdet sich der Mensch Sloterdijk zufolge nicht von sich selbst, wenn er Techniken auf sich selbst anwendet oder anwenden lässt. Das technische Welt- und Selbstverhalten mache vielmehr den Grundzug der conditio humana aus. Überhaupt hätten Menschen nie „unmittelbar zur sogenannten Natur gelebt" (Sloterdijk 1998, S. 46). Für Sloterdijk ist der Mensch ein prinzipiell künstliches und damit technisches Wesen: Er erzeugt und benutzt Techniken, und damit wird er gleichzeitig von ihnen erzeugt.

Mit Heidegger versteht Sloterdijk Technik als „eine Weise des Entbergens. Sie holt Ereignisse ans Licht, die von ihnen selbst her nicht und nicht zu dieser Zeit an den Tag gekommen wären" (Sloterdijk 2001, S. 228). Im Gegensatz zu Heideggers Technik-Deutung versucht Sloterdijk jedoch mit seiner Technikphilosophie, eine Neukonstellation von Anthropologie und Seinsdenken zu begründen: „Wenn ‚es' den Menschen ‚gibt', dann nur, weil eine Technik ihn aus der Vormenschheit gebracht hat" (ebd., S. 225).

So steht der Begriff Anthropotechnik bei Sloterdijk „für ein klar umrissenes Theorem der historischen Anthropologie: nach ihm ist ‚der Mensch' von Grund auf Produkt und kann […] nur verstanden werden, indem man seinen Produktionsverfahren und -verhältnissen analytisch nachgeht" (ebd., S. 152). In diesem Sinne finden sich bei Sloterdijk drei unterschiedliche, aber miteinander verbundene Formen von Anthropotechniken: Erstens sind sie als Hominisationstechniken historisch-evolutionär für die Menschwerdung verantwortlich. Mit ihrer Hilfe verschränkt sich im Zuge der Menschwerdung die „erworbene Unfähigkeit, ein Tier zu sein […], mit der erworbenen Fähigkeit, in der Welt zu sein" (Sloterdijk 2004, S. 359). Zweitens haben sie als Immuntechniken die Aufgabe, körperliche, psychische, soziale und symbolische Gefährdungen zu verhindern: Anthropotechniken stehen hier für „die mentalen und physischen Übungsverfahren, mit denen Menschen verschiedenster Kulturen versucht haben, ihren kosmischen Immunstatus angesichts von vagen Lebensrisiken und akuten Todesgewissheiten zu optimieren" (Sloterdijk 2009, S. 23). Drittens dienen sie als Übungstechniken der Steigerung menschlichen Könnens: Hierdurch wird „die Qualifikation des Handelnden zur nächsten Ausführung der gleichen Operation erhalten oder verbessert" (ebd., S. 14).

Diese dritten Techniken stehen in *Du mußt dein Leben ändern* im Fokus. Im Kontext seines Werkschaffens hat das Buch die Funktion, das anthropotechnische und immunologische Denken von der Anthropologie auf das Feld der Ethik zu erweitern: „Es ist inzwischen möglich, den Teil des ethischen Diskurses, der kein Geschwätz ist, in anthropotechnischen Ausdrücken zu reformulieren" (ebd., S. 13).

Der Beitrag von *Du mußt dein Leben ändern* zur Kritischen Lebenskunst

Diskurse und Praktiken der Lebenskunst bemühen sich um die Vermittlung einer Ästhetik und Ethik der Existenz, um sie in die Praxis einer selbstbestimmten Lebensführung einmünden zu lassen. Es geht hierbei also einerseits um die Frage nach dem guten Leben, andererseits aber auch darum, dem guten Leben eine ästhetische Gestalt zu geben, die sich etwa in einem spezifischen Stil ausdrückt und sichtbar wird. Während es in antiken bis neuzeitlichen Lebenskunstkonzepten eher darum ging, das Leben an allgemeingültigen philosophisch-ethischen Idealen auszurichten, geraten seit der Moderne Fragen danach in den Fokus, wie und unter welchen Bedingungen individualisierte Lebensentwürfe möglich sind und lebbar werden. Gegenwärtig wird dieser Gedanke zudem durch die stete oder zumindest stets mögliche Wandelbarkeit etablierter Selbst-, Anderen- und Weltverhältnisse erweitert. Demzufolge stellt die Kunst, sein Leben zu führen, ein kontingentes Projekt dar, das nicht nur von Mensch zu Mensch, sondern auch im individuellen Lebenslauf andere und vielgestaltige Formen annehmen kann.

Dies bedeutet jedoch nicht, dass Lebenskunst beliebig ist. Wilhelm Schmid zum Beispiel geht in seiner *Philosophie der Lebenskunst* mit Aristoteles von der Notwendigkeit aus, die eigene Urteilskraft zu kultivieren, um so klug wählen zu können:

> Die Klugheit sorgt dafür, […] für die individuelle Zuwendung auch einen universalistischen Anspruch aufrecht zu erhalten. Bei der Suche nach dem richtigen Maß geht es um ein Abwägen zwischen subjektiven Vorstellungen und objektiven Erfordernissen, um ein wohlüberlegtes Setzen von Prioritäten, ein Aufstellen von Hierarchien der Wichtigkeit und ein Bestimmen von Präferenzen (Schmid 1998, S. 227).

Im antiken Lebenskunst-Diskurs wird die intensive ‚Sorge um sich' als Kernelement freier Lebensführung und -gestaltung betont: Gegenüber der Sorge um Selbsterkenntnis hebt Michel Foucault den praktischen Aspekt antiker Selbstsorge im Sinne der Einübung von Regeln und Prinzipien der Selbstformung, -beherrschung und -verbesserung hervor. Dies impliziert einerseits die Anwendung spezifischer Techniken oder „Technologien des Selbst, die es dem Einzelnen ermöglichen, […] eine Reihe von Operationen an seinem Körper oder seiner Seele, seinem Denken, seinem Verhalten und seiner Existenz vorzunehmen" (Foucault 2007a, S. 289). Anderseits geht hiermit auch die Kultivierung eines bestimmten und sichtbaren Ethos einher, das sich in „seiner Kleidung, seiner Bewegung, seiner Art zu gehen, in der Ruhe, mit der er auf alle Ereignisse reagiert usw." zeigt (Foucault 2007b, S. 258).

Der Gedanke der Selbstgestaltung, der in der Antike und bei Foucault immer auch eine soziale und politische Dimension hat, wird in Friedrich Nietzsches Lebenskunstdenken aufgenommen und radikal individualisiert. In der *Fröhlichen Wissenschaft* ruft er im Aphorismus 299 bekanntlich dazu auf, „Dichter unseres Lebens" zu werden: Als *Dichter* des Lebens geht es Nietzsche darum, das eigene

Leben im Sinne einer Kunst zu gestalten, und als Dichter des *Lebens* betont Nietzsche, dass es der Lebenskunst darum zu gehen habe, das Leben von Grund auf zu bejahen und die eigenen Lebensmöglichkeiten zu erweitern und zu intensivieren. Das Spektrum der Lebenskunst ist bei Nietzsche breit: Es schließt das philosophische Fragen und Suchen nach dem Sinn des Lebens nach dem Tode Gottes ebenso wie diätetische Fragen der konkreten Gestaltung des Alltags ein (Vgl. Zirfas 2022). Nietzsche findet die anthropologische Grundlage der umfassenden und lebenslangen Praxis der Selbstformung in einer plastischen Kraft, „aus sich heraus eigenartig zu wachsen, Vergangenes und Fremdes umzubilden und einzuverleiben, Wunden auszuheilen, Verlorenes zu ersetzen, zerbrochene Formen aus sich nachzuformen" (Nietzsche 2000a, S. 100). Hierbei stellt Nietzsche diese Art der Lebenskunst unter das Ziel der Steigerung und Überhöhung des Selbst: „dein wahres Ich liegt nicht tief verborgen in dir, sondern unermeßlich hoch über dir" (Nietzsche 2000b, S. 186).

Nietzsches Lebenskunst ist hierbei von einem aristokratischen ‚Pathos der Distanz' durchzogen: Denn im Gegensatz zu den vielen und den meisten, die er immer wieder abschätzig Herden- oder Massenmenschen nennt, traut es Nietzsche im Grunde nur wenigen ‚Genialen' zu, eine derartige Lebenskunst nicht nur realisieren zu können, sondern sie überhaupt auch zu wollen.

Sloterdijks 2009 erschienenes Buch *Du mußt dein Leben ändern* lässt sich in den Diskurs um Lebenskunst einreihen, weil es mit der ausführlich dargelegten Zielgestalt einer an Nietzsche anlehnenden ‚Akrobatik der Existenz' ein spezifisches Modell der Ausgestaltung des eigenen Lebens vorstellt (ausführlich: Schütte 2015). Es geht darum, sich durch Leistungsbereitschaft und Anstrengungswillen einer Sache so lange und intensiv zu widmen, bis sie meisterhaft gekonnt wird – und bis das Meisterhafte als das Mühelose erscheint: Akrobaten ist an der „Somatisiserung des Unwahrscheinlichen" (Sloterdijk 2009, S. 195) gelegen, was einerseits eine radikale Individualisierung und andererseits die Vervollkommnung des eigenen Selbst bedeutet: „Die akrobatische Existenz detrivialisiert das Leben, indem sie die Wiederholung in den Dienst des Unwiederholbaren stellt" (ebd. S. 325). Zum anderen nimmt Sloterdijk den von Foucault herausgestellten Aspekt der Selbstformung durch Übung und Selbsttechniken auf (ebd., S. 234–252) und universalisiert ihn zu einem grundlegenden anthropologischen Faktum: Der Mensch wird zum Menschen durch spezifische Figuren der Wiederholung, nämlich „durch sein Leben in Übungen" (ebd., S. 13). Orientierung finde das übende Leben an historisch wirksam gewordenen Leitbildern, denen die „Verwandlung des Unglaublichen ins Vorbildliche" gelungen ist (ebd., S. 430): Gurus, buddhistische Meister, Apostel, Philosophen, Sophisten, (profane) Athletentrainer, Handwerksmeister, virtuose Künstler, Professoren, Lehrer und (aufklärerische) Schriftsteller (Vgl. ebd., S. 424–466). Neben der Orientierung an solchen Vorbildern schlägt Sloterdijk in inhaltlicher Hinsicht vor, die anthropotechnische Lebenskunst an den Gegenständen einer ‚Allgemeinen Disziplinik' auszurichten: Üben könne und solle man sich vor allem in – so nennt er das – Akrobatik und Ästhetik, Athletik, Rhetorik, Therapeutik, Epistemik, der allgemeinen Berufe-Kunde, in Technik, Administrativik, Meditation, Ritualistik, Sexualpraxiskunde sowie Gastronomik

(Vgl. ebd., S. 246–249), um so disziplinspezifische Formen einer akrobatischen Existenz zu realisieren. Und hier kehrt schließlich bei Sloterdijk ein an Nietzsche orientierter Elitismus wieder: Akrobaten, das sind für ihn diejenigen, die „aus dem Horizont des gewöhnlichen Menschenseins" herausfallen (ebd., S. 182).

Sloterdijk selbst versteht *Du mußt dein Leben ändern* als ein kritisches Buch, und aus dieser Perspektive liegt seine kritische Funktion für die Lebenskunst zum einen darin begründet, gegenüber einer vermeintlich egalitären Moral und einem „egalitaristischen Pathos" (ebd., S. 25) auf Differenzen zwischen Menschen und ihrem Übungsverhalten hinzuweisen: „Wo immer man Menschenwesen begegnet, sind sie in Leistungsfelder und Statusklassen eingebettet" (ebd., S. 26). Zum anderen leitet Sloterdijk hieraus seine Kulturkritik ab, die einerseits an die Populärkultur und anderseits an die fehlende Leistungsbereitschaft der Vielen gerichtet ist: Angehende Akrobaten sollten sich nicht an irgendwem orientieren, vor allem nicht an den Vertretern „einer invasiven Vulgarität, die durch die Vehikel der Popularkultur in praktisch alle Bereiche vordringt" (ebd., S. 26). Orientierung bieten demgegenüber denjenigen, die Herausragendes und Außerordentliches geleistet haben. Denn „offensichtlich gibt es gewisse Meta-Idole, deren Autorität sich kulturübergreifend geltend macht" und „von denen sich niemand emanzipieren kann" (ebd.). Und so betont Sloterdijk die Anstrengungen, die eine Akrobatik der Existenz impliziert, und die damit eine „Liebe zu *ponos*, Mühe, Last, Strapaze meint" (ebd., S. 305), gebunden ist. Denn ohne sie verharrten die Menschen in den „Vereinigten Staaten der Gewöhnlichkeit" (ebd., S. 692) bzw. der „Stumpfheit, der Niedergeschlagenheit, der Verranntheit, vor allem aber [...] der Banalität" (ebd., S. 698).

Darstellung

In der Einleitung von *Du mußt dein Leben ändern* macht Sloterdijk klar, dass das Buch als Heldengeschichte verstanden werden kann:

> Der Held der folgenden Geschichte, der *homo immunologicus*, der seinem Leben mitsamt dessen Gefährdungen und Überschüssen eine symbolische Fassung geben muß, ist der mit sich selbst ringende, der um seine Form besorgte Mensch – wir werden ihn als den ethischen Menschen näher charakterisieren oder besser: als den *homo repetitivus*, den *homo artista*, den Menschen im Training (Sloterdijk 2009, S. 24).

In diesem Sinne präsentiert er auf rund 700 Seiten eine Theorie und Geschichte des Menschen als des übenden Wesens: „Es ist an der Zeit, den Menschen als das Lebewesen zu enthüllen, das aus der Wiederholung entsteht" (ebd., S. 14), denn der Mensch bringe sich selber „durch sein Leben in Übungen" hervor (ebd., S. 13). Als Paradigma gilt Sloterdijk dabei der Sport.

Hierbei sei jedem Menschen zugleich notwendigerweise eine ‚Vertikalspannung' inhärent, sodass er in seinem Denken, Fühlen und Handeln nach ‚oben' hin ausgerichtet ist und gar nicht anders kann, als nach ‚Höherem' zu streben. Kulturhistorisch haben sich demgemäß unterschiedliche Differenzfiguren herausgebildet wie z. B. vollkommen/unvollkommen, heilig/profan, vornehm/gemein, exzellent/mittelmäßig. Während vormoderne Gesellschaften diese Differenzen noch auf anthropologische Unterschiede zurückführten, werden in der Moderne Unterschiede zwischen Menschen im Sinne einer Meritokratie von ihren Leistungen her begründet. Sloterdijk nimmt diesen Gedanken auf und deutet ihn – mit Nietzsche – übungstheoretisch: „Daß der Grund der Ungleichheit zwischen den Menschen in ihren Askesen liegen könnte – in der Verschiedenheit ihrer Stellungnahmen zu den Herausforderungen des übenden Lebens: dieser Gedanke ist in der Geschichte des Nachdenkens über die letzten Ursachen der Verschiedenheit zwischen Menschen nie formuliert worden" (ebd., S. 66).

Um das übende Leben zu einer anthropotechnisch-artistischen Lebenskunst zu steigern, ist einerseits die Orientierung an historisch wirksamen Vertikalspannungen nötig, die sich in der Moderne hin zu einem „Pluralismus der Leitunterscheidungen" ausdifferenziert hat (ebd., S. 29). Hierbei sei vor allem auf die „Kriterien der jeweiligen Schultradition" sowie „auf die ans Ziel gelangten Meister" zu achten (ebd., S. 369). Zum anderen ist im Hinblick auf die eigene Selbststeigerung unabdingbar, zwischen „den Optimierungen, die ich an mir selbst bewirke, und den Lebensverbesserungen, die ich als Zeitgenosse avancierter Erfindungen und Dienstleistungen seitens anderer in Anspruch nehme" (ebd., S. 589), zu unterscheiden. Sloterdijk bestimmt demgemäß das artistische Subjekt als „Träger einer Reihe von Übungen" (ebd., S. 248), das sein Können nicht nur durch aktive und kompetente Selbstformung steigert, sondern das zugleich auch über eine „erweiterte Passivitätskompetenz" verfügt: „Das kompetente Subjekt muß nicht nur auf die Erweiterung des Radius seiner eigenen Handlungen achten, es ist zugleich gehalten, seine Zuständigkeiten für ‚Behandlungen' durch andere auszubauen" (ebd., S. 590).

Um dies zu realisieren, kommt es darauf an, sich in eine reflexive Distanz zu seinen Gewohnheiten zu bringen, um so zwischen guten und schlechten Routinen unterscheiden zu können. In kritischer Auseinandersetzung mit Bourdieus Habitus-Konzept greift Sloterdijk die Bedeutung von hexis und habitus im Sinne von Aristoteles und Thomas von Aquin auf: Anstatt nur auf die Inkorporation der ‚Klasse in mir' zu blicken und dadurch individualisierte Selbstentwürfe nicht berücksichtigen zu können, ginge es darum, Gewohnheiten als Ermöglichungsformen des Guten zu begreifen: „Wer die *habitus*-Theorie in ihrem bei Thomas erreichten Stand aufgreift, hat mehr als die Hälfte des Weges zu einer Deutung des Menschseins als Artistik des Guten zurückgelegt […]. Sie erläutert, wie es möglich ist, daß gerade das, was schon recht gut gelingt, den Sog des Besseren verspürt, und warum das vorzüglich Gekonnte im Attraktionsfeld eines noch höheren Könnens steht" (ebd., S. 291). Hierzu ist es nötig, sich von seinen Leidenschaften und Meinungen im Sinne körperlicher und geistiger Gewohnheiten zu distanzieren. Es geht nämlich darum, sukzessive aus einem mechanischen Wiederholungsverhalten in „willensgestützte Eigenanstrengungen überzugehen" (ebd., S. 263). Sloterdijk bestimmt nun die konkreten Anthropotechniken, die nötig sind, um gute Gewohnheiten zu habitualisieren. Akrobatische Leistungen sind Sloterdijk zufolge nur durch einen Akt der Distanzierung von der jeweiligen Lebenswelt möglich, den er „Sezession" nennt: „Alle Steigerungen geistiger und leiblicher Art beginnen mit einer Sezession von der Gewöhnlichkeit" (ebd., S. 338). Damit werde eine Differenz in die Welt eingeführt mit Konsequenzen für die bisherige Weltwahrnehmung und somit auch für das bisherige Weltverhältnis: „Die Sezession vollziehen heißt die Welt spalten [...] – in die Zone der Weggehenden und die der Bleibenden" (ebd., S. 343). Hieraus erklärt Sloterdijk die Etablierung konkreter realer Räume, in denen die Gesetze der gewöhnlichen Lebenswelt außer Kraft gesetzt werden. Der Akt der Sezession zeitigt also heterotopische Wirkungen: Er „richtet Grenzen auf, hinter denen ein wirklich andersartiger Daseinsmodus seinen Willen diktiert" (ebd., S. 345).

Sezessionen gründen in einem weiteren Komplex von Techniken, den Sloterdijk „Rezession" nennt und wodurch sich Menschen vom Rest der Welt unterscheiden könnten. So nämlich tauche die Unterscheidung zwischen dem Wirkungskreis der eigenen Kräfte und der aller anderen auf. Damit aber „mein Können, mein Wollen, vor allem jedoch mein Gestaltungsauftrag hinsichtlich meines eigenen Daseins gewissermaßen zur Allein-Regierung aufsteigen" (ebd., S. 350) könne, müsse die Arbeit an sich selbst in der „Evakuierung des Innenraums durch Ausräumung des Nicht-Eigenen" bestehen (ebd., S. 351). Dies geschieht durch die „strikte Kontrolle zweier Krisengebiete", des Leiblich-Sensorischen sowie der Sprache: Zum einen gehe es um „einen systematischen Rückzug von allen Sinnenfronten, bis die völlige Desaffektion erreicht ist" (ebd., S. 356) und zum anderen um „die Herauslösung des Subjekts aus dem Sprachenstrom der ersten Gesellschaft" (ebd., S. 358).

Stabilisiert würden Rezessionen zudem durch Techniken des Selbstgesprächs: „Alle Exerzitien, ob sie nun yogischer, athletischer, philosophischer oder musikalischer Art sind, können nur stattfinden, wenn sie von endorhetorischen Prozessen getragen werden, in denen Akte der Selbstermahnung, der Selbstprüfung, der Selbstevaluierung [...] eine entscheidende Rolle spielen" (ebd., S. 369). Als Ergebnis solcher Selbstgespräche zeige sich eine imaginierte Vorwegnahme des Eintritts in das jeweilige Übungsziel, um so „Ankunftsphantasien" auszulösen, „ohne die sich kein Anfänger auf den Weg begeben und kein Fortgeschrittener auf ihm halten könnte" (ebd., S. 381). Für Sloterdijk liefert dies ein anschauliches Beispiel der Aristotelischen *causa finalis*: „Nach dieser Logik sind Ziele so etwas wie Magnete, die geeignete Objekte in ihrem Attraktionsbereich unwiderstehlich zu ihnen hin bewegen" (ebd., S. 382).

Um das Üben schließlich weiter zu organisieren, zu methodisieren und zu didaktisieren, ist Sloterdijk zufolge zum einen die Errichtung einer Dreistufigkeit nötig, nämlich die Unterscheidung zwischen Vollendeten, Fortgeschrittenen und Anfängern. Zum anderen gehe es in einem zweiten Schritt darum, diese vertikale Stufung zu temporalisieren: Die Gegenwart werde mit der Anfängerposition identifiziert, in mehr oder weniger naher Zukunft solle der Status des Fortgeschrittenen erreicht werden, bevor schließlich in einer ferneren Zukunft der Vollkommenheitsstatus winke. Und schließlich besteht der dritte und letzte Schritt darin, auf dieser Basis ein Curriculum mit einer aufsteigenden Stufung zu erarbeiten: „Die wirklichen Schwierigkeiten [...] enthüllen sich in der Ausarbeitung der curricularen

Stufen. Diese sorgen für die Einteilung des übenden Daseins in sinnvoll erlebbare Sequenzen und für die Gliederung der Annäherung an das hohe Ziel in mit der Selbsterfahrung des Aspiranten kongruente Teilstrecken" (ebd., S. 393).

Kritische Einschätzung

Es kann als ein Verdienst Sloterdijks gelten, mit *Du mußt dein Leben ändern* die Bedeutung des Übens für die Lebenskunst betont zu haben. Neu ist das natürlich nicht (Vgl. Foucault, Schmid). Jedoch stellt das Buch auf Basis einer beeindruckenden Materialfülle den Übungscharakter individueller und gemeinschaftlicher Versuche, die „gute Form zu finden" (ebd., S. 220) heraus – und das in anthropologischer, historischer und kulturvergleichender Hinsicht. Zudem gebührt es Sloterdijk, auf den Aspekt der Vervollkommnung hingewiesen zu haben, wie ihn bspw. schon Wilhelm von Humboldt für die moderne Bildungstheorie herausgestellt hat (Vgl. Humboldt 1997, S. 39): Bildungsprozesse haben sich Humboldt zufolge an der Idee eines „individuellen Ideals" (Humboldt, zit. nach Menze 1965, S. 119) zu orientieren, das das „innere[] und nicht so veränderliche[] Seyn" des Menschen ausmacht (ebd.). Im Gegensatz hierzu rechnet die anthropotechnische Lebenskunst mit einer Vielzahl möglicher Vollkommenheiten – und trägt damit der Pluralität und Vielgestaltigkeit menschlicher Entwurfsmöglichkeiten inhaltlich und formal Rechnung. Gleichzeitig fußt sie auf einem normativen Kulturbegriff, den Sloterdijk an anderer Stelle als „Differenz zum Besseren" bestimmt (Sloterdijk 2000, S. 91). In diesem Sinne personalisiert sich Kultur im Typus des Akrobaten und sie verobjektiviert sich in akrobatischen Leistungen und Werken.

Damit betont Sloterdijk zudem die Bedeutung von Vorbildern für den Bereich der Lebenskunst. Auch dies kann als ein Verdienst gewertet werden, zumal die Orientierung an Vorbildern vor allem nach 1968 etwas einseitig in Misskredit geraten ist: Vorbilder, so der Einwand, repräsentierten lediglich „idealisierte festgefügte Ordnungen" (Helmer & Herchert 2010, S. 1114). Demgegenüber betont die anthropotechnische Lebenskunst, dass Vorbilder Bestehendes gerade nicht legitimieren, sondern es vielmehr überschreiten. Damit rückt sie die ermöglichenden und produktiven Aspekte der Vorbildorientierung in den Vordergrund: „Bewunderungsübungen – tatsächlich gibt es bei allem, was die Kultur [...] ausmacht, um eine Anstrengung, durch Maßnehmen am Bewundernswerten nicht ganz die Höhe zu verlieren" (Sloterdijk 2000, S. 91).

Diese Punkte können jedoch nicht darüber hinwegtäuschen, dass Sloterdijks anthropotechnisches Konzept von Lebenskunst eine Fülle von Problemen aufwirft. Das beginnt damit, dass in seinem immunologischen Denken menschliche Welt- und Mitverhältnisse unter dem Primat möglicher Gefährdungen des Selbst betrachtet werden, wodurch ermöglichende oder auch irritierende Potenzen von Welt und anderen Menschen in den Hintergrund rücken und imperiale und strategische Gesten des ‚In-Besitz-Nehmens', ‚Sich-zunutze-Machens' oder der indifferenten Ablehnung betont werden. Die anthropotechnische Lebenskunst wird so zu einem solipsistischen und egomanischen Projekt. Und weil sich das übende Subjekt einer rigiden Selbstkontrolle hinsichtlich seiner Leidenschaften, Gewohnheiten und Vorstellungen unterwerfen soll, erhebt Sloterdijk schließlich die „Verachtung zu einem regulativen Konzept der Person“ (ebd., S. 262). Eine so verstandene immunologische Lebenskunst wird zum einen nicht als gestaltende Praxis, sondern als Prozess der zielgerichteten Selbstherstellung verstanden, und zum anderen ist sie ganz prinzipiell und umfassend vom Problem der Gewalt (gegen andere und sich selbst) bedroht.

Die Grenzen und Probleme von Sloterdijks Anthropotechnologie werden zudem dort deutlich, wo sie den Menschen als ein Wesen bestimmt, das selbst noch seine passiven Vollzüge als Modi von Aktivität (‚Passivitätskompetenz‘) bestimmt. Menschen sind jedoch auch in Zusammenhänge verstrickt, denen vielmehr im Modus konstitutiver Offenheit begegnet werden kann. Hier eröffnet sich ein weites Feld von Erfahrungen, die in *Du mußt dein Leben ändern* kaum besprochen werden, die für eine Kritische Lebenskunst aber von grundsätzlicher Bedeutung sind.

Sloterdijk betont, dass im Grunde jeder Mensch „zugeben müßte, er sei weniger geworden, als er seinem Seinkönnen nach hätte werden sollen“ (ebd., S. 701). Er beschreibt also das Leben als ein nicht enden wollendes Programm der Selbststeigerung, das von einem unbedingten Ethos der Anstrengung getragen wird. Damit aber gliedert sich das Übungsverhalten des Subjekts nahezu reibungslos in die neoliberale Ideologie des Wachstums und der Leistungsbereitschaft ein (Vgl. Schütte 2024, S. 126–128), das die Steigerung ebenfalls als letztes und nicht weiter begründungsfähiges Handlungsziel ausweist. Aus Sloterdijks Buch sind jedenfalls keine Hinweise zu entnehmen, wie und warum anthropotechnisch übende Lebenskünstler zeitgenössischen Ausbeutungsformen gegenüber immun sein können. Denn dass das Üben nicht nur der „Überwanderung“ der Verhältnisse dient (ebd., S. 325), sondern eben auch „eine Praxis der Disziplinierung“ oder der Normalisierung sein kann (Menke 2003, S. 285), kommt bei ihm nicht in den Blick.

Zudem ist die strikte Teleologie und Linearität zu kritisieren, die einer solchen Lebenskunst unterstellt wird. Negative Erfahrungen des Scheiterns, der Enttäuschung oder des Nicht-Könnens werden von Sloterdijk ausgeblendet (Vgl. Brinkmann 2010, S. 382 ff.). Ein solches Verständnis von Lebenskunst kann überdies als ‚Lebensplan‘ beschrieben und kritisiert werden: Indem die Vorstellung, sein Leben auf ein Ziel auszurichten und es auch demgemäß zu führen, als ein prinzipiell kontingenzvergessenes Leben verabsolutiert würde, drohe Selbstbestimmung in Selbstunterwerfung umzuschlagen (Vgl. Larmore 2002, S. 41–61).

Gegenüber Sloterdijks perfektionistischer Anthropologie können zum einen mit Christoph Wulf und Dietmar Kamper die „Grenzen der Perfektibilität bzw. die Unverbesserlichkeit des Menschen“ (Kamper & Wulf 1994, S. 10) eingeklagt werden. Zum anderen ist gegen einen solchen anthropologischen Entwurf einzuwenden, dass damit keineswegs Allgemeinmenschliches „jenseits von Bejahung und Verneinung“ (Sloterdijk 2009, S. 31) zu Tage tritt, sondern dass dieser Entwurf selbst auf der sozialpolitischen Überzeugung fußt, der zufolge nämlich vor allem die Leistungsstarken die Gesellschaft voranbringen.

Zudem ist der Hinweis nötig, dass Sloterdijks Elitismus mit einer zeitgenössischen demokratischen Lebenskunst kaum vereinbar ist. Das Ideal meisterhafter Könnerschaft setzt die Verfügung über Ressourcen (nicht zuletzt über Zeit und Zugangsmöglichkeiten) sowie ein hohes Maß an Reflexivität und Selbstdisziplin selbstverständlich voraus. All dies steht jedoch vielen Menschen nicht ohne Weiteres zur Verfügung. Dass die meisten Menschen laut Sloterdijk an den Meisterspielen der Akrobaten sowieso „nur im Modus des Nicht-Verstehens beteiligt" sind (ebd., S. 303), führt wohl weniger zur Verehrung der Akrobaten als vielmehr zur Diskriminierung der Vielen. Inhaltlich ist Sloterdijks Polemik gegen die Populärkultur (und ihre Rezipienten) entgegenzuhalten, dass auch hier Möglichkeiten einer Kritischen Lebenskunst bereitliegen, insofern die Populärkultur „für große Teile der Bevölkerung *die* Kultur, *die* Ressource ästhetischer Erfahrungen und kunstvermittelter Erkenntnis" darstellt (Maase 2015, S. 1).

Und schließlich ist im Hinblick auf Sloterdijks Verachtung des Gewöhnlichen und Alltäglichen mit Jörg Zirfas „an die Faktizität des Lebens und des Leibes, an die biografischen Gegebenheiten, an die sozialen oder zeithistorischen Zusammenhänge, an die materiellen Gegebenheiten und psychischen Schicksale" zu erinnern (Zirfas 2020, S. 592), von denen sich nicht einfach abgewendet werden kann und soll. Gegenüber Sloterdijks elitärem Lebenskunstprojekt anthropotechnischer Selbstvervollkommnung scheint deshalb Wolfgang Kerstings Vorschlag einer Lebenskunst „des gewöhnlichen Lebens", die uns dazu verhilft, „mit Zufall, Schicksal und Endlichkeit auf würdige und anmutige Weise fertig zu werden [und] in die Wirklichkeit der Abhängigkeiten und Unveränderlichkeiten zurückzukehren" (Kersting zit. n. ebd., S. 594), in vielerlei Hinsicht überzeugender.

Literatur

Brinkmann, M. (2010). Übungen der Vertikalität. Pädagogische Anmerkungen zu Sloterdijks anthropotechnischer Kulturtheorie der Übung. *Vierteljahrsschrift für wissenschaftliche Pädagogik, 4*, 421–426.

Foucault, M. (2007a). Technologien des Selbst. In M. Foucault (Hrsg.), *Ästhetik der Existenz. Schriften zur Lebenskunst* (S. 287–317). Suhrkamp.

Foucault, M. (2007b). Die Ethik der Sorge um sich als Praxis der Freiheit. In M. Foucault (Hrsg.), *Ästhetik der Existenz. Schriften zur Lebenskunst* (S. 253–279). Suhrkamp.

Helmer, K., & Herchert, G. (2010). Vorbild und Beispiel. In D. Benner & J. Oelkers (Hrsg.), *Historisches Wörterbuch der Pädagogik* (S. 1108–1114). Beltz.

Humboldt, W. v. (1997). Plan einer vergleichenden Anthropologie. In W. v. Humboldt (Hrsg.), *Bildung und Sprache. Besorgt von C. Menze* (S. 29–58). Schöningh.

Kamper, D., & Wulf, C. (Hrsg.). (1994). *Anthropologie nach dem Tode des Menschen. Vervollkommnung und Unverbesserlichkeit*. Suhrkamp.

Larmore, C. (2002). Der Begriff des Lebensplans. *Neue Rundschau, 1*, 41–61.

Maase, K. (2015). *Der Mainstream der Populärkultur: Feld oder Feind Kultureller Bildung?* In: Kulturelle bildung online. https://www.kubi-online.de/artikel/mainstream-populaerkultur-feld-oder-feind-kultureller-bildung. Zugegriffen: 21. Mai 2024.

Menke, C. (2003). Zweierlei Übung. Zum Verhältnis von sozialer Disziplinierung und ästhetischer Existenz. In A. Honneth & M. Saar (Hrsg.), *Michel Foucault. Zwischenbilanz einer Rezeption. Frankfurter Foucault-Konferenz 2001* (S. 283–299). Suhrkamp.

Menze, C. (1965). *Wilhelm von Humboldts Lehre und Bild vom Menschen.* Henn.
Nietzsche, F. (2000a). Vom Nutzen und Nachteil der Historie für das Leben. In F. Nietzsche (Hrsg.), *Unzeitgemäße Betrachtungen* (S. 94–184). Insel.
Nietzsche, F. (2000b). Schopenhauer als Erzieher. In F. Nietzsche (Hrsg.), *Unzeitgemäße Betrachtungen* (S. 185–279). Insel.
Schmid, W. (1998). *Philosophie der Lebenskunst. Eine Grundlegung.* Suhrkamp.
Schütte, A. (2015). *Bildung und Vertikalspannung. Welt- und Selbstverhältnisse in anthropotechnischer Hinsicht.* Velbrück.
Schütte, A. (2024). Anthropotechnik. In M. Dederich & J. Zirfas (Hrsg.), *Optimierung. Ein interdisziplinäres Handbuch* (S. 123–128). Metzler.
Sloterdijk, P. (1989). *Eurotaoismus. Zur Kritik der politischen Kinetik.* Suhrkamp.
Sloterdijk, P. (1998). *Sphären. Mikrosphärologie. Band I: Blasen.* Suhrkamp.
Sloterdijk, P. (2000). *Die Verachtung der Massen. Versuch über Kulturkämpfe in der modernen Gesellschaft.* Suhrkamp.
Sloterdijk, P. (2001). Domestikation des Seins. Die Verdeutlichung der Lichtung. In P. Sloterdijk (Hrsg.), *Nicht gerettet. Versuche nach Heidegger* (S. 142–234). Suhrkamp.
Sloterdijk, P. (2004). *Sphären. Plurale Sphärologie. Band III: Schäume.* Suhrkamp.
Sloterdijk, P. (2005). *Im Weltinnenraum des Kapitals. Für eine philosophische Theorie der Globalisierung.* Suhrkamp.
Sloterdijk, P. (2007). Die Athletik des Sterbens. Gespräch mit René Scheu. *Schweizer Monatshefte,* Juni 2007. https://schweizermonat.ch/7-die-athletik-des-sterbens/. Zugegriffen: 26. Aug. 2024.
Sloterdijk, P. (2009). *Du mußt dein Leben ändern. Über Anthropotechnik.* Suhrkamp.
Sloterdijk, P. (2013). *Ausgewählte Übertreibungen. Gespräche und Interviews 1993–2012.* Hrsg. von B. Klein. Suhrkamp.
Sloterdijk, P, & H.-J. Heinrichs (2006). *Die Sonne und der Tod. Dialogische Untersuchungen.* Suhrkamp.
Zirfas, J. (2020). Lebenskunst. In G. Weiß & J. Zirfas (Hrsg.), *Handbuch Bildungs- und Erziehungsphilosophie* (S. 585–598). Springer.
Zirfas, J. (2022). Elemente einer philosophischen Lebenskunst bei Friedrich Nietzsche. In E. Brock, G. Gödde, & J. Zirfas (Hrsg.), *Das Leuchten der Morgenröthe. Friedrich Nietzsche und die Kunst zu leben* (S. 3–10). Metzler.

Werner Stegmaier: *Philosophie der Orientierung* (2008) 20

Reinhard G. Müller

Bedeutung des Textes für die Lebenskunst

Die Frage einer kritischen Philosophie der Lebenskunst, wie man gut lebt und wie das Leben gelingen kann, ist eine Frage der Orientierung. Orientierung ist nach Werner Stegmaiers *Philosophie der Orientierung* (2008) die Leistung, sich in immer neuen und überraschenden Situationen im Leben immer neu zurechtzufinden. Die Lebenskunst ist immer auch Orientierungskunst, sofern es darum geht, im Leben ‚klar zu kommen' und das Beste aus den Möglichkeiten zu machen, die einem gegeben sind. Nach Stegmaier zeigt sich eine „langfristige Lebenskunst" in einer „souveränen Orientierung", die selbst schwierige Situationen immer neu mit Leichtigkeit und Sicherheit so bewältigen kann, dass sie sogar ästhetisch bewundert werden kann (2018, S. 12). Der Beitrag der Philosophie der Orientierung für eine kritische Lebenskunst besteht darin, dass sie nicht normativ vorgeht, sondern deskriptiv nach den Anhaltspunkten für ein gelungenes Leben fragt, die zuletzt individuell und kontextuell sind. Methodisch ‚kritisch' untersucht sie im Sinne Immanuel Kants die Bedingungen der Möglichkeit von Lebenskunst, deren Spielräume sich in fluktuanten Strukturen der Orientierung zeigen. Als eine neue Philosophie der Gegenwart ermöglicht ihre Terminologie einerseits Anschlüsse an die gegenwärtigen Wissenschaften und andererseits bietet sie gleichsam eine Plattform an, auf der die verschiedenen Entwürfe der Lebenskunst vergleichbar werden. Mit ihrem Begriff der ‚Routine' lässt sich die Lebenskunst besonders plausibel erschließen und mit aktuellen Beiträgen verbinden.

R. G. Müller (✉)
Executive Director of the Foundation for Philosophical Orientation, Nashville, USA
E-Mail: reinhard.mueller@hfpo.com

J. Zirfas und G. Gödde (Hrsg.), *Schlüsselwerke der Kritischen Lebenskunst I*, Schriften zur Kritischen Lebenskunst, https://doi.org/10.1007/978-3-662-72346-3_20

Biographie und Werk

Werner Stegmaier, geb. 1946 in Ludwigsburg, wo er auch aufwuchs, berichtet in seiner kurzen englischen Autobiographie *Which Way to Go? How I Became the Philosopher of Orientation*, dass er die Jahre nach dem Krieg, nach der „Stunde Null", als eine Zeit wahrnahm, in der es um grundlegende Neu-Orientierungen ging und man lernen musste, sich selbständig zu orientieren: „I grew up in a public order that was entirely provisional and in intellectual terms entirely hollow. We did not feel the spookiness of it; it was the environment into which we grew. No one explained it. We had to learn to orient ourselves" (Stegmaier 2023a, Abs. 5). Als Pfadfinder war er gut darin, sich in der Natur zurechtzufinden. Nach dem Abitur studierte er Germanistik, Philosophie und Latinistik an der Universität Tübingen, wo er 1974 bei Karl Ulmer, einem früheren Assistenten Martin Heideggers, und Josef Simon promovierte. In seiner Dissertation mit dem Titel *Substanz. Grundbegriff der Metaphysik*, entdeckte er, dass der Substanz-Begriff bei Aristoteles, Descartes und Leibniz im Fluss war und mit der Zeit ging (Stegmaier 1977). Nach seinem Lehramts-Referendariat und einigen Jahren, in denen er als Lehrer an Gymnasien unterrichtete und Referendare ausbildete, wurde er wissenschaftlicher Mitarbeiter von Josef Simon und habilitierte sich 1990 in Bonn mit der Schrift *Philosophie der Fluktuanz: Dilthey und Nietzsche* (Stegmaier 1992), wo er sein Verständnis von einer ‚Substanz im Fluss' oder der ‚Fluktuanz', wie er sie nun nannte, bei Friedrich Nietzsche und Wilhelm Dilthey weiterverfolgte – als eine Einheit, die im Laufe der Zeit alle ihre Elemente austauschen und so ihre Identität gänzlich verändern kann. Der Begriff der Orientierung, der hier noch am Rande auftauchte, wurde dann seit seiner Antrittsvorlesung im Jahre 1990 in Bonn zu Kants Schrift „Was heißt: sich im Denken orientieren?" sein zentraler Forschungsgegenstand der kommenden Jahrzehnte.

Nach der Wende wurde Stegmaier Gründungsdirektor des Instituts für Philosophie der Universität Greifswald, wo er von 1994 bis zu seiner Emeritierung im Jahre 2011 Inhaber des Lehrstuhls für Philosophie mit dem Schwerpunkt Praktische Philosophie war. Von 1999 bis 2017 war Stegmaier Mitherausgeber und Schriftleiter der *Nietzsche-Studien: Internationales Jahrbuch für die Nietzsche-Forschung* sowie der *Monographien und Texte zur Nietzsche-Forschung*. Er organisierte zahlreiche wissenschaftliche Konferenzen und publizierte als Autor, Co-Autor und Herausgeber bis dato 45 Bücher sowie Hunderte von Aufsätzen.

In seinem Hauptwerk, der insgesamt 800 Seiten umfassenden *Philosophie der Orientierung*, entwickelt er den Begriff der Orientierung systematisch als Grundbegriff einer ‚ersten Philosophie' der Gegenwart und lässt dabei seine vielfältigen Forschungsgegenstände einfließen, u. a. Platon, Aristoteles, Descartes, Spinoza, Leibniz, Kant, Hegel, Dilthey, Nietzsche, Whitehead, Heidegger, Wittgenstein, Levinas, Derrida und Luhmann. Sein zweites großes Forschungsgebiet war stets die Philosophie Nietzsches, wo er seit Jahrzehnten internationale Bekanntheit erlangt hat. Seine sachlichen Forschungsfelder betreffen u. a. die Philosophie des Zeichens, die Philosophie der Zeit, die philosophische Aktualität der jüdischen Tradition und die *Formen philosophischer Schriften* (Stegmaier 2021). Hier untersucht und vergleicht er die schriftstellerischen Innovationen von 50 abendländischen Philosophen, um zu zeigen, dass das philosophisch Neue an entscheidenden Wendepunkten der philosophischen Orientierung auch neue Ausdrucksformen braucht, um sich verständlich zu machen (Vgl. www.stegmaier-orientierung.de). Zur Förderung und Weiterentwicklung der Philosophie der Orientierung gründete er 2019 zusammen mit den US-amerikanischen Stiftern Mike und Tina Hodges und mir die *Foundation for Philosophical Orientation* in Nashville, TN.

Darstellung des Schlüsselwerks

Der Ausgangspunkt der Philosophie der Orientierung

‚Orientierung', der zentrale Begriff dieses Schlüsselwerks, ist relativ neu in der Geschichte der Philosophie. Er wurde 1785 von Moses Mendelssohn in die Philosophie eingeführt, um im ‚Spinozastreit' Gotthold Ephraim Lessings Parteinahme für Baruch de Spinoza, der als Atheist galt, zu rechtfertigen. Laut dem Juden Mendelssohn muss man am Scheideweg zwischen dem gemeinen Menschenverstand und der spekulativen Vernunft nicht mehr durch Vernunft begründbare Entscheidungen treffen, sondern orientiert sich dabei am gemeinen Menschenverstand und korrigiert ihn zugleich durch die spekulative Vernunft (Stegmaier 2008, S. 63–77). Als Mendelssohn im Lauf der von christlicher Seite aggressiv geführten Debatte verstarb, griff Kant, ein Freund Mendelssohns, in sie ein und entwickelte den Begriff des Sich-Orientierens philosophisch weiter. Schon zuvor hatte Kant argumentiert, dass die von einem Standpunkt aus getroffene Unterscheidung von rechts und links weder sinnlich wahrgenommen noch logisch zirkelfrei erfasst werden kann (Stegmaier 2019, S. 3). Sofern die in unserem Umgang mit der Welt unerlässliche Rechts-/Links-Orientierung sowohl dem Denken als auch der Wahrnehmung vorausgeht, untergräbt sie eine Leitunterscheidung des abendländischen Denkens (Stegmaier 2008, S. 84). Kant unternimmt es jedoch nicht mehr, den Begriff mit seinen Kritiken in Einklang zu bringen. Der relativ junge Begriff machte in der weiteren Geschichte der Philosophie dennoch schnell Karriere und wird inzwischen regelmäßig zur Erklärung anderer Begriffe verwendet, wobei er selbst undefiniert im Hintergrund bleibt. Orientierung ist laut Stegmaier ein „Letzt- und Grundbegriff". Sachlich geht sie allen Definitionen voraus: „man muss bereits orientiert sein, um etwas definieren zu können", und man ist gerade dann erfolgreich orientiert, wenn die Orientierung nicht fraglich oder problematisch, sondern „selbstverständlich" ist (ebd., S. VI).

Wenn es Aufgabe von Philosophie ist, das zu begreifen, was Allem vorausgeht, und die Orientierung der Anfang von Allem und „aller Entscheidungen im Leben" ist, dann komme, so Stegmaier, philosophisch alles auf deren „Klärung" an (ebd., S. VI). Nach „Jahrtausenden philosophischer und wissenschaftlicher Kritik alles Selbstverständlichen" könnte der Begriff der Orientierung „das letzte Selbstverständliche sein, was noch geblieben ist“ (ebd., S. XVII). Und sofern mit dem Begriff der Orientierung die Leitunterscheidung der abendländischen Philosophie von Denken und Wahrnehmung unterlaufen wird, müssen nun, so Stegmaier, auch die grundlegendsten philosophischen Fragen neu gestellt werden: „In order to approach the question of human orientation in this way, we must re-sort and reexamine the insights that philosophy has hitherto gained and developed in collaboration with the sciences from the ground up“ (2019, S. XIII). Man stößt dann auf „Fragen so grundlegender Art, dass sich die grundlegendsten philosophischen Fragen neu stellen“ (Stegmaier 2008, XVII). Stegmaier legt die Philosophie der Orientierung als einen radikalen Neuanfang in der Philosophie an, als eine neue ‚erste Philosophie‘, die sich den Grundfragen der Philosophie neu stellt. Gerade sie könnte die Lebenskunst auf eine neue Art erschließen.

Methodisch folgt sie den wissenschaftskritischen Ansätzen u. a. von Nietzsche und Heidegger und findet ihren neuen philosophischen Gegenstand ‚im Leben selbst‘. Wir sind nach Stegmaier immer schon im Leben orientiert, bevor wir nach der Orientierung fragen und sie philosophisch reflektieren können: „Man sucht nicht, sondern findet zuerst“ (ebd., S. 1). Man findet sich stets in einer Situation, in der man sich zurechtfinden muss. Man kann sich hierbei jedoch nicht über die Situation erheben und von oben auf sie herunterblicken (es sei denn imaginär), sondern ist immer schon Teil der Situation: Man orientiert sich stets „über die Situation in der Situation“ (ebd., S. 151). Orientierung selbst definiert Stegmaier als die *„Leistung, sich in einer Situation zurechtzufinden, um Handlungsmöglichkeiten auszumachen, durch die sich die Situation beherrschen lässt“* (ebd., S. 2). Doch sofern jede Situation, auf die man trifft, „mehr oder weniger neu“ ist (ebd., S. 152), hat es die Orientierung auch immer mit Ungewissheiten zu tun.

Es gehört zu den Grundbedingungen der Orientierung, dass sie stets unter Ungewissheit („man orientiert sich immer unter Ungewissheit“, ebd., S. 166) und unter Zeitdruck stattfindet: „Zeitdruck, sofern […] die Zeit ‚drängt‘, in dieser Situation das zu tun, was jetzt erfolgreich zu tun ist“ (ebd., S. 166). Unsere alltägliche Orientierung findet nicht von einer theoretischen Distanz aus statt, sondern vollzieht sich, so Stegmaier, eher wie in der (Ur-)Situation des Jagens, wo der Jäger sich stets selbst in Gefahr begibt, der Gejagte zu werden (2019, S. 35–36). Man ist stets in Bewegung, kann nicht alles überblicken und setzt sich dabei stets neuen Risiken aus; gleichzeitig ergeben sich in der ständigen Bewegung immer neue Gelegenheiten, die man im richtigen Augenblick im Leben ergreifen muss. Im Ganzen ist die Frage nach der Orientierung nach Stegmaier „in erster Linie“ keine theoretische Frage, sondern eine *pragmatische*: „eine Frage nicht definitiver Feststellungen, sondern der Spielräume des Umgangs mit Feststellungen beim Zurechtkommen mit unablässig anderen Situationen“ (2008, S. 5). Genau darum geht es auch bei der Lebenskunst.

Lebenskunst im Rahmen der Philosophie der Orientierung

Die Frage nach der Lebenskunst ist mindestens so alt wie die Geschichte der Philosophie selbst. Es geht bei ihr um die Grundfrage, wie wir gut leben können bzw. wie wir uns gut im Leben zurechtfinden. Sie hat im Laufe der Geschichte eine Vielzahl von Formen angenommen, die sich als unterschiedliche Grundorientierungen zur Gestaltung des Lebens auffassen lassen: zum Beispiel als das Streben nach Eudaimonia und Tüchtigkeit bei Aristoteles, nach rationaler Selbstbeherrschung im Stoizismus, nach Vergnügen und Ruhe im Epikureismus, nach moralischer Pflicht und sozialer Harmonie im Konfuzianismus, nach einem moralisch tugendhaften Leben etwa im Christentum, nach Achtsamkeit und Mitgefühl im Buddhismus, nach Selbstkultivierung und Gleichgewicht in der Renaissance, nach Authentizität und Freiheit z. B. im ‚Existenzialismus' von Sartre, Beauvoir und Camus, nach eigener Lebensgestaltung bei Nietzsche und Foucault, und nach Effizienz und ‚Wachstum' in gegenwärtigen Beiträgen etwa bei Tim Ferris und Tony Robbins. Insgesamt taucht die Lebenskunst heutzutage als ein interdisziplinäres und vielfältiges Konzept auf, das Philosophie, Psychologie, Spiritualität und Alltagspraxis auf bisweilen eklektische Art miteinander verknüpft. Die Philosophie der Orientierung bietet die Terminologie, mit der sich die verschiedenen Ausrichtungen der Lebenskunst in ihren Standpunkten und Perspektiven vergleichen lassen; doch dies ist hier nicht das Thema.[1]

Trotz dieser Vielfalt ist die Lebenskunst dennoch bis heute ein problematischer Begriff für die Disziplin der Philosophie geblieben. Ein grundlegendes Problem besteht darin, dass die Metapher der Kunst suggeriert, wir könnten unser Leben gänzlich frei gestalten, wie ein Bildhauer seine Skulptur oder ein Maler sein Bild, und wir könnten somit frei kreieren, was wir wollen. Doch im Leben sind wir nie losgelöst von unserem Gegenstand, dem Leben, sondern sind immer schon Teil von ihm. Unsere Mittel und Materialien der künstlerischen Gestaltung sind beschränkt. Wir sind immer schon durch verschiedenste Einflüsse bedingt, durch unseren Körper, unsere Kultur, durch die politischen, moralischen, religiösen Lebensbedingungen sowie durch unsere Routinen.

Zweitens lässt sich die Lebenskunst nicht einem theoretischen Subjekt wie ein sachlicher Gegenstand oder ein wissenschaftliches Objekt gegenüberstellen. Das Leben steht nicht fest, Menschen sind individuell verschieden, und zuletzt sind alle Situationen des Lebens singulär. Was für diese Person in dieser Situation eine erfolgreiche Lebenskunst ausmacht, kann für eine andere Person in einer anderen Situation und in einem anderen Kontext gänzlich anders sein. Eine universelle Theorie der Lebenskunst ließe sich nur lebensfern konstruieren.

[1] Für einen Überblick über die Geschichte der Lebenskunst sowie deren gegenwärtige Themenbereiche, siehe Ferdinand Fellmann (2009). Stegmaier hat zwar keine Geschichte der verschiedenen Ausrichtungen der Lebenskunst vorgelegt, ist aber in *Orientation in Philosophy* (2024) auf Alternativen in der Geschichte der (westlichen) Philosophie eingegangen.

Doch gerade die Philosophie der Orientierung stellt sich diesen Bedingungen des Lebens und geht von ihnen aus. Auch in unserer Orientierung sind wir nicht völlig frei, sondern vielfältig beschränkt (Stegmaier 2019, S. 54). Und erst die Beschränkungen erlauben es uns, dass wir uns orientieren können. Freiheit, auch die Freiheit der Lebenskunst, ist stets eine Freiheit in einem ‚Spielraum', der, ein orientierungsphilosophischer Grundbegriff, nach Stegmaier „eine *geregelte Grenze ungeregelten Verhaltens*" ist (2008, S. 221). Und es sind die Spielräume, nach denen eine kritische Philosophie der Lebenskunst fragen muss, in denen diese Kunst möglich ist: Sie bilden die Bedingungen der Möglichkeiten von Lebenskunst.

Auch bei der alltäglichen Orientierung ist der theoretische Zugang problematisch; er ist genötigt, die Orientierung abzukürzen, wenn er sie philosophisch greifen will. Denn sofern wir uns stets individuell in singulären Situationen orientieren (ebd., S. 3), muss jede Theorie und Philosophie verallgemeinern und ungleiche Situationen als gleich ansehen. Die alltägliche Orientierung kann von der Philosophie und den Wissenschaften „nur als allgemeine erörtert werden und [ist] auch nur als allgemeine von Belang" (ebd., S. 3). Die Philosophie der Orientierung fragt daher nach den wiederkehrenden Strukturen in der Orientierung. Und auch in der Lebenskunst, die zuletzt singulär ist, muss es darum gehen, die allgemeinen Spielräume ihrer Strukturen zu erschließen.

Würde man in der Analyse der Komplexität der alltäglichen Orientierung die bisherigen theoretischen oder wissenschaftlichen Begriffe verwenden, verstünde man, so Stegmaier, die Orientierung „noch immer zu einfach und zu starr" (ebd., S. 4). Diese Begriffe unkritisch zu übernehmen, wäre eine terminologische Vorentscheidung: „Vorentscheidungen liegen auch in der Wiederaufnahme geläufiger Unterscheidungen" (ebd., S. 3). Und „wie die Newtonsche Physik sich heute schlicht ausnimmt gegenüber der aktuellen Physik, könnte auch das Denken in traditionellen Unterscheidungen die komplexen Bezüge der Orientierung nur sehr dürftig erschließen" (ebd., S. 4). Um die Komplexität der alltäglichen Orientierung besser zu greifen, entwickelt Stegmaier ein neues philosophisches Begriffswerk, in welchem er sich am alltäglichen und seinerseits hoch komplexen Sprachgebrauch orientiert. In der alltäglichen Sprechweise, „die sich durch zahllose Sprecher in zahllosen Sprechsituationen durchgesetzt habe", zeige sich, „wie die alltäglichen Bedürfnisse der Orientierung plausibel zum Ausdruck kommen" (ebd., S. 33). Sie bietet auch eine griffige Terminologie für den Gegenstand der Lebenskunst.

In seinem Aufsatz „Orientierungskunst" (2018) hat Stegmaier selbst bereits die Gemeinsamkeiten von Lebenskunst und Orientierungskunst aufgezeigt: Da jede Situation anders ist und mit anderen Mitteln bewältigt werden muss, kann es universelle Kriterien weder für eine erfolgreiche Orientierung noch für eine gelingende Lebenskunst geben. Insofern ist Orientierung „auch Kunst" (ebd., S. 8). Wie bei der Orientierung gehe es bei der Lebenskunst darum, sich zurechtzufinden, mithin Wege zu finden, um schwierige Situationen zu bewältigen. Bei beiden kommt es also darauf an, das Beste aus dem zu machen, was in bestimmten Umständen gegeben ist: „Lebenskunst kann nicht mehr sein als die Kunst, das Leben zu ‚bewältigen', aus seinen Lebensbedingungen, so wie sie sich mit der Zeit ergeben haben und mit der Zeit in Spielräumen verändern, ‚das Beste zu machen' in dem Sinn, dass man mit ihm zufrieden sein, an ihm Freude haben, es genießen und darum ‚bejahen' kann." Insofern erfülle die Orientierung nicht nur alle Bedingungen der Lebenskunst, sondern die Lebenskunst sei nicht ohne Orientierungskunst zu begreifen: „[Lebenskunst] beruht auf Orientierungskunst. Die Orientierungskunst aber könnte nicht nur ihre Voraussetzung, sondern auch schon ihr Kern sein" (ebd.).

Bei beiden geht es nicht um Wahrheit oder Falschheit, sondern um das Gelingen oder Misslingen des menschlichen Lebens. Und dabei kommt es nach Stegmaier nicht darauf an, einfach „irgendetwas zu tun", sondern „das in der Situation ‚Richtige', nämlich in der Situation Erfolgversprechende". Und das Erfolgversprechende ist das, „womit ‚aus einer Situation am meisten gemacht wird'". Z. B. spricht man von Orientierungslosigkeit, wenn eine Fußballmannschaft „nicht so zusammenspielt, dass sie Tore schießt" (ebd., S. 151). Da das Sich-erfolgreich-Orientieren einigen leichter fällt als anderen, verbindet Stegmaier es mit „Orientierungstugenden", die einige mehr haben als andere und die diese befähigen, sich in herausfordernden Situationen erfolgreicher zu orientieren und somit das Leben besser zu bewältigen. Unter die Orientierungstugenden zählt er u. a. die Fähigkeiten der ‚Übersicht', der ‚Umsicht', der ‚Vorsicht', der ‚Einsicht', der ‚Rücksicht', der ‚Zuversicht' und des ‚Mutes', die nach Stegmaier zusammen das ausmachen, was man nicht mehr kantisch als ‚Vernunft', sondern als ‚Vernünftigkeit' fasst (Stegmaier 2019, S. 240). Mit Vernünftigkeit hebt man nicht vom Empirischen des Lebens ab, sondern bewegt sich „souverän" in ihm; mit „langfristiger Lebenskunst" kann man in immer neuen Situationen immer neue Wege finden, um überraschende und schwierige Herausforderungen erfolgreich und leicht zu meistern: „Souverän ist, wer auch überraschende Situationen, pragmatische und moralische, mit einer Leichtigkeit und Sicherheit bewältigt, die auch ästhetische Bewunderung erregt" (2018, S. 12).

Die Orientierungstugenden treten je nach Handlungsfeld und Orientierungswelt in unterschiedlicher Weise und in verschiedenen Konstellationen zutage. Als Führungskraft, Geschäftsfrau, Fußballer, Journalistin, Wissenschaftler, Politikerin, Künstler, Musikerin, Lehrer, usw. braucht man unterschiedliche Orientierungstugenden und „Orientierungsfähigkeiten", um erfolgreich zurechtzukommen: z. B. Kommunikations-, Entscheidungs-, Verhandlungs-, Führungs-Kompetenzen, usw. Die Frage, welche Orientierungsfähigkeiten in den jeweiligen Handlungsfeldern wichtig sind, wurde bereits zum Gegenstand von weitergehenden Forschungen.[2]

---

[2] An der *Foundation for Philosophical Orientation* (o. J.) werden diese ‚orientation skills' gerade u. a. in einer Seminarreihe zum Thema ‚Leadership' als auch in einer Essayreihe zu den „Orientation Skills in Everyday and Professional Life" untersucht; dazu: orientation-philosophy.com.

Die Spielräume der Lebenskunst in den Strukturen der Orientierung: Lebenskunst als Gestaltung der Orientierung

Doch es stellt sich die Frage, inwiefern wir überhaupt die Möglichkeit haben, unser Leben zu gestalten und sozusagen Künstler:innen unseres Lebens zu werden. Freilich sind unter bestimmten, leichten Lebensbedingungen – sei es etwa in physischer, ökonomischer, politischer oder moralischer Hinsicht – die Gestaltungsspielräume größer als unter eingeschränkten, und daher hatte die Lebenskunst auch stets den Hauch des Aristokratischen. Nichtsdestotrotz gibt es selbst unter den beengendsten Lebensbedingungen noch Spielräume in den Strukturen der Orientierung, die eine gewisse Freiheit zur Gestaltung bieten. Sogar unter den furchtbarsten Umständen im Konzentrationslager blieb noch, so Viktor Frankl, *„die letzte menschliche Freiheit“*: *„sich zu den gegebenen Verhältnissen so oder so einzustellen“* (1977, S. 75).

Ich frage hier nach den Bedingungen der Möglichkeit von Lebenskunst als Gestaltungskunst, also nach ihren Spielräumen in der Orientierung, und erschließe sie über Schlüsselbegriffe der Philosophie der Orientierung. Zum einen zeigt sich hier eine Kunst des Perspektivierens und zum anderen eine Kunst der Gestaltung von ‚Routinen‘ der Orientierung. Die Spielräume beider kann man (wiederum in Spielräumen) erweitern und so (mehr oder weniger) zur/zum Künstler:in des eigenen Lebens werden.

Die Kunst des Perspektivierens

Spielräume zeigen sich nach der Philosophie der Orientierung bereits darin, dass jede Orientierung stets Alternativen hat: „every orientation has alternatives; otherwise it would not deserve the name“ (Stegmaier 2019, S. 103). Die Alternativität und somit die Perspektivität, die Spielräume der Orientierung eröffnen, finden sich in allen Grundbegriffen der Philosophie der Orientierung.

Ihre erste und grundlegende Unterscheidung ist die zwischen der ‚Situation‘ und der ‚Orientierung‘: „Die Situation ist das, womit Orientierung zu tun hat, und sie ‚bewältigt‘ sie, indem sie mit ihr ‚zurechtkommt‘ und damit ‚weiterkommt‘. *Die Situation ist das Korrelat zu ‚Orientierung‘*“ (Stegmaier 2008, S. 151). Doch die Situation, in der sich die Orientierung zurechtfindet, ist kein feststehendes Objekt, sondern sie verändert sich schon, wenn man sich in ihr über sie orientiert. Als Gesamtheit des ‚Gegebenen‘ lässt die Situation sich nicht im Ganzen überblicken: Ihre Bestimmung ist prinzipiell unabgrenzbar; da zuletzt nichts ausgeschlossen werden kann, ist sie unbegreiflich und unübersehbar (ebd., S. 155). Doch wir müssen zu unserer Orientierung die Situation begrenzen und tun das, indem wir uns auf das konzentrieren, was in ihr von Belang, also relevant ist: „Von Belang ist […] in einer Situation, was (mehr oder weniger) nötigt, ‚sich damit zu befassen‘“ (ebd., S. 153). So ist Orientierung *„der Umgang mit relevanter Kontingenz“* (ebd., S. 153). Hier zeigt sich ein erster und grundsätzlicher Spielraum: die Freiheit in der Auswahl dessen, worin die relevanten Anhaltspunkte einer Situation bestehen.

Auch wenn wir genötigt werden, uns mit dem ‚Relevanten' zu befassen – z. B. mit Hunger oder Leid – lässt doch jede Not in der prinzipiellen Unbegrenztheit der Situation wiederum zu, dass man anders mit ihr umgeht, sie anders perspektiviert. So kann man auch willig für einen ‚höheren Zweck' hungern und leiden.

Die Sprache des Perspektivischen und des ‚perspektivischen Sehens' ist grundlegend in der Philosophie der Orientierung. Nach Stegmaier hat „*das perspektivische Sehen, wie wir es kennen,* [...] *immer Alternativen*", es ist ein „*Immer-auch-anders-sehen-Können*" (ebd., S. 207). Als die perspektivische Malerei aufkam, wurde deutlich, dass wir die Wirklichkeit nicht einfach wahrnehmen, wie sie ist, sondern dass wir sie immer nur in Perspektiven sehen: „in der Natur *sieht* das Auge nicht Tiefe, sondern *konstruiert* sie. *Durch die perspektivische Malerei der Moderne wurde die ‚natürliche' Optik als Perspektivkunst manifest*" (ebd., S. 209). Sofern wir aber die Natur, das Leben und die jeweilige Situation nur in begrenzten Perspektiven wahrnehmen, bedeutet dies nicht nur, dass es immer noch andere Perspektiven gibt, sondern auch, dass wir die Perspektiven unseres Lebens selbst ändern und wechseln können: Wir können z. B. unser Leben und unsere Orientierung vor einem weiten oder einem engen Horizont betrachten. An schlechten Tagen oder in Angst und Not ist der Horizont eng, an guten Tagen wird er weit. Gelingende Orientierungen ermutigen uns, weitere Herausforderungen anzunehmen; bei misslungenen werden die Horizonte enger und wir konzentrieren uns auf die Probleme. Die Spielräume der gestaltenden Lebenskunst beginnen mit der Kunst, Perspektiven bewusst auszuwählen und zu wechseln – je nach Ziel und Orientierungsbedarf.

Es war Nietzsche, der die Kunst des Perspektivierens zu einem grundlegenden Prinzip seines Philosophierens gemacht und sie treffend als eine Aufforderung an seine idealen „Freigeister" illustriert hat, denen er sagt:

> Du solltest Herr über dich werden, Herr auch über deine eigenen Tugenden. Früher waren sie deine Herren; aber sie dürfen nur deine Werkzeuge neben andren Werkzeugen sein. Du solltest Gewalt über dein Für und Wider bekommen und es verstehn lernen, sie aus- und wieder einzuhängen, je nach deinem höheren Zwecke. Du solltest das Perspektivische in jeder Werthschätzung begreifen lernen – die Verschiebung, Verzerrung und scheinbare Teleologie der Horizonte und was Alles zum Perspektivischen gehört (Nietzsche 1999a, S. 20).

Den Perspektivismus versteht Nietzsche hier radikal, sofern er ihn auch mit Vorstellungen von Moral und Wahrheit verbindet: Auch die Moral, nach der wir leben, und die Wahrheiten, an die wir glauben und die uns plausibel sind, sind begrenzte Perspektiven, in denen wir das Leben nur beschränkt wahrnehmen und die somit „notwendig ungerecht" sind. Doch Nietzsche macht – in der Perspektive der Philosophie der Orientierung zurecht – aus dieser Not eine Tugend: ‚Freie Geister' haben gelernt, sich frei in diesem grundlegenden Perspektivismus zu bewegen.

Zu dieser Kunst des Perspektivierens gehört die Fähigkeit, die Bedingungen und Möglichkeiten von gesellschaftlichen Orientierungswelten zu erkennen, einschließlich derjenigen der herrschenden Moral, der Wissenschaft und akzeptierter Wahrheiten, der Medien, der Politik, des Rechts und so weiter. Jede dieser Welten bringt bestimmte Plausibilitäten mit sich, und um unsere Orientierungsspielräume zu erweitern, müssen wir in der Lage sein, sie zu erkennen, sie zu hinterfragen, zu wechseln und manchmal neue Plausibilitäten zu schaffen. Ideale Lebenskünstler:innen meistern die Kunst, Perspektiven umzustellen und können Werte, Ideale, Moralen und sogar soziale Systeme so nutzen, dass sie für ihre „Aufgaben" passen. Besonders gut lässt sich diese Kunst bei Politiker:innen und Führungskräften beobachten, die je nach Situation schnell umschwenken müssen, um aktuelle Gelegenheiten zu nutzen, Risiken zu vermeiden und die Orientierungen anderer erfolgreich auszurichten.

Ein berühmtes Beispiel einer erfolgreichen Umperspektivierung ist die von Steve Jobs bei Apple, wo er, als er die Firma wieder übernahm, deren Aufgabe grundlegend umorientierte. Apple, so Jobs, sei nicht einfach eine Computer-Firma („what we're about isn't making boxes for people to get their job done"), sondern eine Firma, die unternehmerische Menschen mit ihren Leidenschaften verbindet, die die Welt verbessern: „Apple is about something more. It's about people with passion who change the world for the better" (1997, World Developers Conference). Durch die Umperspektivierung verschiebt sich die Orientierung von der Produktion eines Gebrauchsgegenstandes zu dem Ideal, Menschen zu helfen, die Welt zu verbessern – ein Ideal, das der Firma nicht nur erlaubt, mehr kreative Mittel zu finden, um diesem Ideal nachzueifern (z. B. durch die Erfindung des iPhones, des iPads, der Apple Watch), sondern zugleich einen höheren und emotionalen ‚Sinn' sowohl für die Mitarbeiter als auch für die Kunden zu stiften.

Ein anderes Beispiel ist Nelson Mandela, der seine 27 Jahre in Gefangenschaft nach eigenem Bekunden so verstand, dass er sie nicht als Strafe wahrnahm, sondern als das notwendige Einüben von Geduld, Durchhaltevermögen und Entschlossenheit, das ihn auf seine Aufgabe vorbereitet habe, die politische Führung Südafrikas zu übernehmen. In beiden Fällen sind beide Interpretationen möglich (Computer-Firma vs. Welt-Verbessern; Strafe vs. Vorbereitung) und beide sind im jeweiligen Sinn ‚richtige' Auslegungen. Doch eine der beiden Optionen hilft deutlich mehr bei der jeweils gewählten „Aufgabe". An diesen Beispielen zeigt sich zugleich ein grundlegendes Prinzip einer erfolgreichen Lebenskunst: aus Nöten Tugenden zu machen, in Problemen Gelegenheiten zu sehen und in Niederschlägen Möglichkeiten, um zu wachsen – und so die Orientierungsspielräume zu erweitern und „voranzukommen".

Die Beispiele zeigen auch, wie eng die Lebenskunst mit dem Begriff der ‚Identität' verbunden ist. Laut Stegmaier gibt es Identitäten nicht ‚an sich' als feststehende Wesen; vielmehr kann man sich jeweils mit einer zugeschriebenen Identität identifizieren oder nicht (2019, S. 153). Und hier gibt es wiederum Spielräume, die man im Sinn der Lebenskunst nutzen kann: „Identität als entscheidbare Identifikation mit entscheidbaren Identifikationen lässt Spielräume für die Profilierung vielfältiger Identitäten und für ihre Stabilisierung und Destabilisierung" (Stegmaier 2008, S. 456). Identitäten als „*Fixpunkte*" der „*wechselseitigen Orientierung*" (ebd., S. 431) können eine starke Wirkung in der Orientierung haben und nicht nur Individuen, sondern auch ganzen Bevölkerungen durch „kollektive Identitäten" einen starken Halt geben. Es macht einen Unterschied, ob man sich mit der Vorstellung identifiziert, möglichst viel Geld zu verdienen oder die Welt zu verbessern, ein Straftäter zu sein oder sich auf die Staatsführung vorzubereiten: Man wird jeweils gänzlich andere ‚relevante' Anhaltspunkte in seinen Lebensumständen wahrnehmen. Identitäten geben Halt, können aber die Orientierung auch dauerhaft auf einen Sinn ‚festlegen' und unbeweglich machen.

Identität ist wiederum eng mit ‚Sinn' verknüpft. Nach Stegmaier „findet" man nicht einen „*Sinn des Lebens*", sondern „entscheidet *sich für ihn und damit gegen anderes*"; es ist stets ein Sinn auf Zeit sowie ein Sinn, der Alternativen hat (ebd., S. 184). Insofern gibt es auch hier Spielräume. Sich dabei auf einen bestimmten Sinn (oder eine Identität) festzulegen, kann jemandem eine feste und „dauernde Orientierung geben"; doch dies kann zugleich verhindern, „mit der Zeit zu gehen", und es kann der Orientierung damit „*ihren* Sinn nehmen" (ebd.). Bei der Lebenskunst geht es darum, die Spielräume der Möglichkeiten der Identifikation mit Identifikationen und deren Sinnstiftung so zu nutzen, dass die Orientierung in immer neuen Situationen gelingt.

Die Spielräume sind jedoch auch begrenzt, vor allem durch die Orientierungsmöglichkeiten, die an den eigenen ‚Standpunkt' gebunden sind. ‚Standpunkt', ‚Horizont' und ‚Perspektive' bilden die erste „Grundordnung" der Orientierung; sie strukturieren, „*erleichtern und beschleunigen*" sie (ebd., S. 192). Der Standpunkt ist der „Bezugs- und Ausgangspunkt aller Orientierung" (ebd., S. 199); er umfasst alles, was man in seiner Orientierung schon „mitbringt": seinen „Körper", seine „Stimmung", seine gesamte „psychophysische Befindlichkeit", seine „Gesundheit", seine „Talente", seine bisherigen Erfahrungen, seine Bildung, seine soziale Einbettung mit ihren zugehörigen Meinungen und Verpflichtungen – kurzum die gesamten biographischen, bildungsmäßigen und kulturellen Hintergründe der Orientierung eines Individuums (ebd., S. 200). Laut Stegmaier ist „auch alle Vernunft" unvermeidlich an ihn „gebunden" (ebd., S. 199).

Zwar kann man nach ihm „an seinem Körper, seiner Gesundheit, Leistungsfähigkeit und Attraktivität" arbeiten, aber „nur in Grenzen (aus einem unsportlichen Menschen kann man keinen Olympiasieger machen)". Und „das gilt über die Körperlichkeit hinaus auch für die Lebensbedingungen im Übrigen, die Begabungen, die man ‚mitbringt', die soziale und familiäre Umgebung, in der man aufwächst, die Einflüsse, unter die man gerät, die Erfahrungen, die man macht, den Charakter, den man dabei ausbildet" (ebd., S. 200). Und soweit man hier „etwas tun" kann, ist man nach Stegmaier auch dann noch von diesen Bedingungen „geprägt". Der Standpunkt ist bei Stegmaier „*der Inbegriff dessen, was jemand in seiner Orientierung jeweils schon mitbringt und in sie einbringt und wovon er nur in (mehr oder weniger engen) Grenzen abrücken kann*" (ebd.).

Doch auch der Standpunkt steht in der alltäglichen Orientierung nicht einfach fest, sondern ist beweglich und verändert sich im Laufe der Zeit. Er ist keine feste Substanz, sondern ist fluktuant, und er stabilisiert sich über Gewohnheiten bzw. ‚Routinen' der Orientierung. In ihren – oft geschmähten – Routinen findet die Orientierung nicht nur ihren stärksten Halt, sondern auch die greifbarsten Angelpunkte und Spielräume für eine gestaltende Lebenskunst.

Die Kunst der Gestaltung von Routinen

In den Begriffen der Philosophie der Orientierung sind es in erster Linie unsere eigenen Routinen, die unser Leben prägen: Die alltägliche Orientierung ist „dicht von Routinen durchdrungen und hält sich in ihnen: Das beginnt mit leiblichen Routinen wie Körperbewegungen und Körperhaltung, Gestik und Mimik“, „setzt sich fort in Handlungs-, Arbeits-, Tages-, Wochenabläufen“ und „reicht bis zu hochkontrollierten sozialen Routinen, seien es pädagogische, sportliche, ökonomische, bürokratische, rechtliche, politische, religiöse, künstlerische oder wissenschaftliche“ (Stegmaier 2008, S. 304–305).

Routinen spielen sich ein, wenn Orientierungsverläufe „regelmäßig“ werden und die neue Orientierung vertraut wird: „Durch Vertrautheit, regelmäßiges Gelingen der Orientierung ohne merkliche Beruhigung und Beunruhigung, gewinnt sie erstes *Selbstvertrauen*“ und „*Routine*“ (ebd., S. 304). Unsere Orientierungsroutinen geben uns den stärksten Halt in unserem Leben, und soweit wir uns unhinterfragt auf sie verlassen, fungieren sie wie „*selbstvergessenes*“ „Orientierungswissen“, das „Artikulationen, Explikationen und Begründungen“ erspart, „auch wenn sie möglich wären“ (ebd., S. 306). Nachdem man gelernt hat, Schriftzeichen zu lesen oder Auto zu fahren, laufen diese Prozesse ganz unmerklich und automatisch ab. Routinen erzeugen nach Stegmaier „Plausibilitäten“, auf die man in der Orientierung selbstverständlich vertraut: „Plausibilitäten sind Annahmen, die nicht erst ‚gemacht‘ und noch weniger begründet zu werden brauchen. Sie sind mit einem Wort selbstverständlich“ (ebd., S. 15). Plausibilitäten und Routinen bieten der Orientierung umso mehr Sicherheit, je mehr man ihnen vertraut. Man kann sie zuletzt nicht rational begründen, sondern „muss auf sie vertrauen, und nur wenn man auf sie vertraut, kann man sich erfolgreich durch sie orientieren“ (ebd., S. 306).

Zu einem großen Teil werden wir in unsere Routinen „hineingeworfen“: Wir haben zunächst nicht selbst gewählt, welche Sprache wir sprechen, in welchem Körper wir uns bewegen und mit welcher Hautfarbe wir leben, in welcher Kultur und Moral wir aufwachsen, usw. Indem man sich auf seine Routinen verlässt, bieten sie nicht nur selbstverständlichen Halt, sondern sie schaffen als Automatismen blinde Flecken in der Orientierung. Menschen neigen dazu, ihr Leben in den Routinen, die sich einmal eingespielt haben, weiter laufen zu lassen und vertrauen auf die – wörtlich – „gebahnten Straßen“, auf denen leicht und zielführend zu gehen ist, und die die Orientierung abkürzen und erleichtern. Um in der Orientierungs- und Lebenskunst beweglich zu bleiben, muss man gerade heute, in einer Zeit, die sich immer schneller verändert, sich immer wieder neue Routinen aneignen, um ‚mit der Zeit gehen‘ zu können.

Grundlegende Veränderungen in unserer Orientierung finden nach Stegmaier dadurch statt, dass sich unsere Routinen ändern oder wir sie Schritt für Schritt austauschen. Das kann man jedoch wiederum nur, wenn zugleich andere Routinen bestehen bleiben – auch die Routine, Routinen zu wechseln. Auch Muster von Routinen, die unser alltägliches Leben ausmachen, verschieben sich in Spielräumen: „Durch die Ersetzung einzelner Routinen versetzt sich das Muster. Es hat die

Struktur versetzter Kontinuitäten.“ Mit der Zeit kann man in immer neuen Umgebungen immer neue Routinen aufnehmen, andere ablegen und so zuletzt „in der schrittweisen Ersetzung [der] Routinen“ ein ganz anderer Mensch werden (ebd., S. 311–312).

Routinen sind Menschenwerk und so auch Werke der Lebenskunst. Man kann sie sich nicht nur einspielen lassen, sondern sie auch selbst gezielt beeinflussen, gestalten und sich einverleiben. Hier wird die Gestaltungsmöglichkeit der Lebenskunst am greifbarsten. Heute spricht man hier vom „habit design“ bzw. „behavior design“, die zum Gegenstand empirischer Forschung wurden. Deren neuere Ergebnisse wurden praxisbezogen von James Clear und Brian Jeffrey Fogg zusammengetragen.[3] Ich gebe hier nur einige Anhaltspunkte.

Clear, der u. a. die Arbeiten von Edward Thorndike, Burrhus F. Skinner, Daniel Kahneman und Charles Duhigg weiterführt, argumentiert, dass wir durch neue Handlungen und Routinen auch unsere Identität ändern können: Da „jede Überzeugung, auch das Selbstbild, [...] durch die Erfahrung erlernt und konditioniert“ wird (Clear 2020, S. 54), können wir unser Selbstbild durch neue Handlungen verändern. Doch man kann auch beim gewünschten Selbstbild ansetzen und sich so seine orientierende Kraft zunutze machen: Nachdem man sich entschieden hat „was für ein Mensch“ man sein möchte, kann man sich dieses Bild mit „kleinen Siegen“ immer wieder beweisen, bis man sich die neuen Gewohnheiten einverleibt hat (ebd., S. 57). Dabei ist jede Handlung wie eine „Stimme“ für die Art Mensch, die man sein möchte. Gewohnheiten entstehen laut Clear (und Duhigg 2014, den er hier aufgreift) durch „Feedbackschleifen“, die in der Abfolge von vier Stufen stattfinden: 1. der Auslösereiz („veranlasst Ihr Gehirn, ein Verhalten auszulösen“), 2. das Verlangen („Man verlangt nicht nach der Gewohnheit an sich, sondern nach der Veränderung des Zustands, die sie bewirkt.“), 3. die Reaktion („die tatsächliche Gewohnheit [...], entweder als Gedanken oder als Handlung“), 4. Belohnungen („Sie befriedigen uns, und wir lernen daraus“). Nur wenn alle „vier Phasen“ erfüllt sind, komme es zur neuen „Gewohnheit“ (ebd., S. 66–71). Den vier Stufen entsprechend entwickelt Clear ein Regelwerk, um Gewohnheiten zu fördern bzw. loszuwerden: 1. Über den „Auslösereiz“: Mache die Gewohnheit „offensichtlich“ / nicht offensichtlich (gesundes Essen in ständiger Sichtweite). 2. Über das Verlangen: Mache die Gewohnheit attraktiv / unattraktiv (sich die negativen Konsequenzen des Rauchens immer wieder vor Augen führen). 3. Über die Reaktion: Mache es einfach / schwer (um weniger fernzusehen, ziehe das Kabel des Fernsehers heraus). 4. Über die Belohnung: Mache sie befriedigend bzw. unbefriedigend (nach dem Sport sich mit einem Smoothie belohnen).

Der Soziologe Brian Jeffrey Fogg, der das „Stanford Persuasive Technology Lab“ gründete (heute „Stanford Behavior Design Lab“), welches die Keimzelle für Firmengründungen wie Instagram und Clubhouse war, schlägt ein ähnlich

[3] Hierzu mein Aufsatz „Nietzsches Art of Living in the United States Today“ (2023), in dem ich am Beispiel von Tony Robbins aktuelle Lebenskunst-Ansätze in den USA beleuchte, die unter den Begriffen „self-development“ und „self-growth“ große Popularität erlangt haben.

praktisches Modell vor: Am erfolgreichsten lassen sich, so Fogg, neue Gewohnheiten einverleiben, wenn man eine vereinfachte Version der Gewohnheit (die „tiny habit") direkt nach einer bestehenden Routine verankert (dem „Ankermoment") und danach den Erfolg mit einem körperlichen Ausdruck „feiert" (Fogg 2021, S. 30); durch die selbst hervorgebrachte Belohnung werde der Dopaminwert erhöht und man könne so das Gehirn „programmieren" (ebd., S. 207; englisch: „hacking your brain", 2020, S. 123). „Behavior Design" sei besonders erfolgreich, wenn die neue Gewohnheit möglichst überschaubar ist, schrittweise eingeführt und vor allem gern ausgeübt wird.

Falls es möglich ist, Routinen auf diese Art zu verändern, könnte man – in gewissen Spielräumen – wohl am stärksten zur/zum Künstler:in des eigenen Lebens werden. Doch ob weitere Spielräume dabei helfen, das Leben im Ganzen erfolgreich zu bewältigen, ist eine andere Frage. Bei manchen Menschen könnten weite Spielräume auch Desorientierungen auslösen. Auch schaffende Künstler können mit ihrer Kunst stets scheitern. Dafür, ob eine Lebenskunst im Ganzen gelingt, lässt sich wiederum kein universelles Kriterium angeben. Es bleibt zuletzt bei stets kontextuellen Anhaltspunkten für gelungene bzw. misslungene Orientierungen, die sich auch auf die Einverleibung neuer Routinen beziehen.

Firmen wie Instagram haben diese Mechanismen bereits eingesetzt, um ihre Nutzer:innen an sich zu binden und sie mehr oder weniger von sich ‚abhängig' zu machen. Lebenskunst, verstanden als die Kunst, Routinen zu gestalten, geht hier aber schon über das individuelle Leben hinaus, betrifft Millionen von Menschen und womöglich die Zukunft der Menschheit. Von neuen Technologien, etwa Künstlicher Intelligenz, ist zu erwarten, dass sie einen immer stärkeren Einfluss auf unsere tägliche Orientierung haben werden; und so wird auch die Verantwortung immer offensichtlicher, die die Gestaltung von Routinen mit sich bringt. Aber auch das einfache ‚Weiterführen' von Routinen bspw. in den Medien, der Politik, der Wirtschaft und der Wissenschaft könnte verantwortungslos sein. Nach Nietzsche besteht die Natur des Menschen als eines „noch nicht festgestellten Thiers" (1999b, S. 81), gerade darin, dass seine Zukunft offen und unbestimmt ist und er daher eigene Entscheidungen treffen muss. Doch ob uns die Lebenskunst hier im Ganzen gelingt, und was die Kriterien dafür wären, bleibt ebenfalls offen.

Einordnung und die kritische Funktion des Schlüsselwerks

Sofern die Philosophie der Lebenskunst laut Ferdinand Fellmann eine „zukünftige Form moralphilosophischer Reflexion" sein könnte, die die „gängigen Oppositionen von teleologischer und deontologischer Ethik, von Tugend- und Pflichtethik, von Gesinnungs- und Handlungsethik, von Kognitivismus und Deskriptivismus" in Hegels Sinne „aufhebt" (Fellmann 2009, S. 23), scheint die Philosophie der Orientierung für diese Form der Reflexion die geeigneten Voraussetzungen und Begriffe zu liefern, um hinter solche traditionellen theoretischen Unterscheidungen zurückzugehen und beim alltäglichen, tatsächlich gelebten Leben selbst anzusetzen. Stegmaiers *Philosophie der Orientierung* ist eine Meta-Philosophie in diesem Sinn. Sie schließt an verschiedene philosophische Traditionen an und vermittelt zwischen den sogenannten ‚analytischen' und ‚kontinentalen' Lagern. Sie nimmt selbst keine inhaltliche Position ein, sondern fragt nach den Bedingungen, aus denen bestimmte Positionen entstehen und wo deren Grenzen in der menschlichen Orientierung liegen. Auch die Lebenskunst erschließt sie nicht normativ, sondern sie beobachtet und beschreibt die Anhaltspunkte für erfolgreiche Orientierungen und eine gelungene Lebenskunst, die sich in unterschiedlichen kulturellen, politischen, moralischen und professionellen Kontexten stets unterscheiden. Die Vielfalt der Formen, die die Lebenskunst bisher angenommen hat, kann sie in ihren Standpunkten, Perspektiven, Horizonten und Anhaltspunkten vergleichen. Hier liegt auch ihr kritischer Beitrag für die Lebenskunst: Sie fragt nach den Bedingungen der Möglichkeit einerseits bisheriger Spielarten der Lebenskunst und andererseits von Lebenskunst überhaupt, von der Kunst, das Leben zu gestalten, und sie erschließt diese in den Spielräumen der Orientierung.

Literatur

Clear, J. (2020). *Die 1%-Methode. Minimale Veränderung, maximale Wirkung. Mit kleinen Gewohnheiten jedes Ziel erreichen*. Goldmann.

Fellmann, F. (2009). *Philosophie der Lebenskunst*. Junius.

Frankl, V. E. (1977). *...trotzdem Ja zum Leben sagen. Ein Psychologe erlebt das Konzentrationslager* [1959]. Dtv.

Duhigg, C. (2014). *The Power of Habits: Why We Do What We Do in Life and Business*. Random House.

Foundation for Philosophical Orientation. (o. J.). http://www.orientation-philosophy.com. Zugegriffen: 8. Jan. 2025.

Fogg, B. J. (2020). *Tiny Habits: The Small Changes that Change Everything*. Houghton Mifflin Harcourt.

Fogg, B. J. (2021). *Die Tiny Habits-Methode: Kleine Schritte, große Wirkung*. Penguin Random House.

Mueller, R. G. (2023). Nietzsche's Art of Living in the United States Today. In G. Gödde, J. Zirfas, R. G. Mueller, & W. Stegmaier (Hrsg.), *Nietzsche on the Art of Living: New Studies from the German-Speaking Nietzsche Research* (S. 263–277). Orientations Press.

Nietzsche, F. (1999a). Menschliches. Allzumenschliches. Ein Buch für freie Geister. Erster Band [1878]. In von G. Colli & M. Montinari (Hrsg.), *Kritische Studienausgabe in 15 Bänden* (*KSA* 2, S. 9–366). Dtv/De Gruyter.

Nietzsche, F. (1999b). Jenseits von Gut und Böse. Vorspiel einer Philosophie der Zukunft [1884]. In von G. Colli & M. Montinari (Hrsg.), *Kritische Studienausgabe in 15 Bänden* (*KSA* 5, S. 9–243). Dtv/De Gruyter.

Stegmaier, W. (1977). *Substanz. Grundbegriff der Metaphysik*. Frommann-Holsboog.

Stegmaier, W. (1992). *Philosophie der Fluktuanz: Dilthey und Nietzsche*. Vandenhoeck und Ruprecht.

Stegmaier, W. (2008). *Philosophie der Orientierung*. De Gruyter.

Stegmaier, W. (2018). Orientierungskunst. In G. Gödde & J. Zirfas (Hrsg.), *Kritische Lebenskunst. Analysen – Orientierungen – Strategien* (S. 6–13). Metzler.

Stegmaier, W. (2019). *What Is Orientation? A Philosophical Investigation*. Übers. von R.G. Mueller. De Gruyter.

Stegmaier, W. (2021). *Formen philosophischer Schriften zur Einführung*. Junius.

Stegmaier, W. (2023a). Which Way to Go? How I Became the Philosopher of Orientation. https://www.orientation-philosophy.com/about-us/how-i-became-the-philosopher-of-orientation. Zugegriffen: 8. Jan. 2025.

Stegmaier, W. (2023). The Art of Living as an Art of Orientation. In G. Gödde, J. Zirfas, R. G. Mueller, & W. Stegmaier (Hrsg.), *Nietzsche on the Art of Living: New Studies from the German-Speaking Nietzsche Research* (S. 249–261). Orientations Press.

Stegmaier, W. (2024). *Orientation in Philosophy: Courageous Beginnings in the History of Philosophy toward a Philosophy of Orientation.* Orientations Press.

Stegmaier, W. (o. J.). Werner Stegmaier: Philosophie der Orientierung / Philosophy of Orientation. Nietzsche-Forschung / Nietzsche-Research. http://www.stegmaier-orientierung.de. Zugegriffen: 8. Jan. 2025.